新世纪高职高专护理类课程规划教材

总主编 沈小平

（第二版）

社区护理学

SHEQU HULIXUE

U0245218

主　编　许方蕾　王　骏　杨旭静
副主编　徐　俐　鲁　敏　张　静
编　者　（以姓氏笔画为序）
　　　　万春华（上海思博职业技术学院）
　　　　王　骏（上海健康医学院）
　　　　王亚华（复旦大学附属华东医院）
　　　　叶　雯［同济大学附属上海市第四人民医院（筹）］
　　　　朱新丽（复旦大学附属妇产科医院）
　　　　许方蕾（上海同济大学附属同济医院）
　　　　杨旭静（上海中西医结合医院）
　　　　张　静（复旦大学附属华山医院）
　　　　张　燕（上海思博职业技术学院）
　　　　陈淑英（复旦大学护理学院/上海思博职业技术学院）
　　　　范素云（上海市第十人民医院）
　　　　莫婵萍（复旦大学附属中山医院）
　　　　郭　薇（上海中西医结合医院）
　　　　顾　芬（上海交通大学医学院附属第九人民医院）
　　　　徐　俐（上海中医药大学附属市中医医院）
　　　　盛爱萍（复旦大学护理学院）
　　　　鲁　敏（同济大学附属上海市肺科医院）
主　审　陈淑英

 大连理工大学出版社

图书在版编目(CIP)数据

社区护理学 / 许方蕾,王骏,杨旭静主编. -- 2 版
. -- 大连 : 大连理工大学出版社,2021.2
新世纪高职高专护理类课程规划教材
ISBN 978-7-5685-2658-6

Ⅰ. ①社… Ⅱ. ①许… ②王… ③杨… Ⅲ. ①社区－
护理学－高等职业教育－教材 Ⅳ. ①R473.2

中国版本图书馆 CIP 数据核字(2020)第 155960 号

大连理工大学出版社出版
地址:大连市软件园路 80 号 邮政编码:116023
发行:0411-84708842 邮购:0411-84708943 传真:0411-84701466
E-mail:dutp@dutp.cn URL:http://dutp.dlut.edu.cn
大连日升彩色印刷有限公司印刷 大连理工大学出版社发行

幅面尺寸:185mm×260mm 印张:20.75 字数:556 千字
2015 年 9 月第 1 版 2021 年 2 月第 2 版
2021 年 2 月第 1 次印刷

责任编辑:程砚芳 责任校对:刘俊如
封面设计:张 莹

ISBN 978-7-5685-2658-6 定 价:55.00 元

新世纪高职高专护理类课程规划教材编写委员会

李红伟　泰山护理职业学院

李建华　南阳医学高等专科学校

余尚昆　长沙卫生职业学院

佘金文　长沙卫生职业学院

沈小平［美］　上海思博职业技术学院

张玉侠　复旦大学附属儿科医院

张雅丽　上海中医药大学附属曙光医院

陈淑英　上海思博职业技术学院

易传安　怀化医学高等专科学校

周文海　武汉科技大学城市学院

郑艾娟　永州职业技术学院

施　雁　同济大学附属第十人民医院

徐元屏　湖北中医药高等专科学校

徐建鸣　复旦大学附属中山医院

唐晓凤　泰山护理职业学院

凌　峰　永州职业技术学院

黄　群　中国福利会国际和平妇幼保健院

康爱英　南阳医学高等专科学校

彭月娥　长沙卫生职业学院

彭慧丹　湖北中医药高等专科学校

董小文　长沙卫生职业学院

韩玉霞　滨州职业学院

程　云　复旦大学附属华东医院

简亚平　永州职业技术学院

序

　　本人在医学教育领域学习、工作了四十余年,其中在白求恩医科大学十二年,在上海交通大学附属第六人民医院三年,在美国俄亥俄州立大学医学院十五年,回国创办上海思博职业技术学院卫生技术与护理学院已十年有余。从国内的北方到南方,从东方的中国到西方的美国,多年来在医学院校的学习、工作经历使我深深感到,相关医学类如护理专业的教材编写工作是如此重要,而真正适合国内医学护理高职高专院校学生的教材却并不多见,教学效果亦不尽如人意。因此,组织编写一套实用性、应用性较强的高等职业技术教育创新系列教材的想法逐渐浮出台面,并开始尝试付诸行动。当本人主编的《多元文化与护理》和《护理信息学》两本书作为高等职业技术教育创新教材先后由人民卫生出版社正式出版发行后,我又欣然接受大连理工大学出版社的邀请,担任新世纪高职高专护理类课程规划教材的编委会主任暨总主编。

　　为适应我国高职高专护理教育的改革与发展、护理专业教学模式和课程体系改革的需要,依据以"人"为中心的护理理念,以知识、能力、素质综合发展和高等技术应用型护理人才的培养目标为导向,以高职高专护理职业技能的培养为根本,我们组织来自全国各地护理院校的资深教师及临床第一线的护理专家们编写了这套高职高专护理类课程规划教材。本教材的编写满足了学科需要、教学需要和社会需要,以求体现高职高专教育的特色。根据护理专业各学科本身的知识构架,本教材有利于学生对学科有系统的认识,并形成学科的思维和学习方法;有利于教师教,有利于学生学,符合学科规定和学生的认知特点;能够保证社会对学生技能和知识的要求,学生通过学习本教材应具有基础知识适度、技术应用能力强、知识面宽、素质较高等优点。

新世纪

　　本系列教材的编写得到了上海思博职业技术学院和全国各地兄弟院校广大教师以及各教学实习医院有关专家、学者的大力支持和帮助,特别是大连理工大学出版社的鼓励和帮助,在此一并表示衷心的感谢! 鉴于本人教学经验水平有限,本系列教材一定存在许多不足之处,恳请读者批评指正。

沈小平

2013 年 8 月 于上海

前言

　　《社区护理学》(第二版)是新世纪高职高专教材编审委员会组编的护理类课程规划教材之一。

　　社区护理学是在护理学、医学、社会学、公共卫生学、预防医学、康复医学等相关学科理论基础上发展起来的新兴学科。社区护理是综合应用护理学和公共卫生学的理论和技术,借助有组织的社会力量,以社区为基础,以人群为对象,以服务为中心,对个人、家庭、社区提供连续的动态的综合服务。其目的是促进健康,预防疾病,维持健康,提高社区人群的健康水平。

　　本教材共分为 10 章,重点介绍了社区护理学概论、以社区为导向的护理、流行病学与社区疾病管理、社区家庭健康护理、社区健康促进与健康教育、社区保健与护理、社区常见慢性病及传染病的护理与管理、社区康复护理、社区灾害性事件与急救护理、社区临终护理。教材后附社区护理实习指导。

　　本教材编写的基本思路:突出现代化护理理念;注重教材编写的"三基(基本理论、基本知识、基本技能)"原则;强调教材的科学性、启发性、适用性和新颖性;符合我国护理学专业的课程特色。每节前学习目标明确,设有案例导入,文中有案例分析和问题思考;每节后有 key words;每章后设计案例分析与思考题,以启发学生积极思考,提高学生的知识应用能力。本教材配有课件和 key words 答案,既可供各高职高专院校护理专业学生作为教材使用,也可作为社区护理人员、护理院校教师,以及从事相关工作的人员的参考用书。

　　在编写本教材的过程中,我们参考了国内外有关书籍、报刊、文件资料等的一些观点,在此谨向相关作者表示感

新世纪

谢。相关著作权人看到本教材后,请与出版社联系,出版社将按照相关法律的规定支付稿酬。

本教材根据社区医学与社区护理学的发展,以及广大读者的意见和建议进行了修订。由于时间紧迫,教材中可能会存在不足和缺漏之处,敬请广大读者批评指正。

编　者

2021 年 2 月

所有意见和建议请发往:dutpgz@163.com

欢迎访问职教数字化服务平台:http://sve.dutpbook.com

联系电话:0411-84707492　84706104

目 录

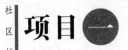

社区护理学概论

社区护理是由护理学和公共卫生学理论综合而成的,用以促进和维护人群的健康。它的实践范畴不限于某一特别的年龄群或某一疾病,而是提供连续性的、动态的、全科性质的服务。它的主要职责是视人群为一整体,使用健康促进、健康维护、健康教育、管理、协调和连续性照顾,直接对社区内个体、家庭和群体实施连续性的照顾和护理,使全民达到健康。

任务一　社区与社区卫生服务概述

学习目标

【掌握】
1.说出社区卫生服务的特点与内容。
2.运用自己的语言解释初级卫生保健的内容和特点。
3.理解并学会综合性保健观念的三级预防措施。
【熟悉】
1.运用自己所学到的知识,建立完善的社区卫生服务管理档案。
2.正确描述社区护士的素质与能力要求。
【了解】
识记社区的类型与功能。

案例导入 1-1

李先生,73 岁,患高血压 33 年,老伴 7 年前病故,很少出门,子女均不在身边,嗜甜食,长期服用珍菊降压片、吲达帕胺等药物,但血压一直不稳定,近日体检血压 150/95 mmHg,空腹血糖 8.3 mmol/L。请问:如何运用综合性保健的观念对其采取三级预防措施?

一、社区的定义、结构和功能

(一)社区的定义

社区(community)一词是由拉丁文演化而来的。关于社区的定义说法很多,1986 年格润和安德森认为:"社区是一个社会单元,是由一群人共同生活在一起而组成的。作为一个社会的群体,它具有资源结构及行为规范,并管理着环境及行为。"我国著名的社会学家费孝通给社区下的定义为:"社区是由若干社会群体或社会组织聚集在某一地域里所形成的一个生活上相互关联的大集体。"

社区的特征主要有以下三个方面：

（1）社区位于一定的地理位置，范围大小不定，可按行政区域或地理范围来划分；有一定数量的人口；居民有共同的意识和利益，并有着较密切的社会交往。

（2）社区是由人群组成的，有相似的风俗习惯和生活方式；社区居民有相似的需要与问题。社区护士应充分了解所管辖社区的自然环境、社会环境、地理位置、人口分布、交通、商业文化设施及疾病类型等。

（3）社区有特有的组织结构与行为规范管理条文，以及道德规范。人们的生活和工作都是集中在社区里进行的。社区里的人们通过共同生活、共同劳动而相互熟悉，形成共同的社区意识。

（二）社区的结构

社区结构是指社区内各要素的内部及其相互间形成的相对稳定的关系或构成方式。社区是一个由各种要素相互作用形成的有机系统。经济要素、政治要素和文化要素是社区的重要组成部分，它们自身具有一定的结构，相互间也形成一定的结构，从而形成不同的社区类型。

（1）根据生产力水平的高低，社区可以划分为发达社区、不发达社区。

（2）根据所发挥的主要社会功能，社区可以划分为居住社区、商业社区、工业社区、政治社区等。

（3）根据地理环境，社区可以划分为平原社区、山区社区、岛屿社区等。

尽管社区分类多样，但最基本的划分方法，就是把社区分为乡村社区和城市社区。

（三）社区的功能

1. 基本功能

（1）社会服务功能：为社区居民和单位提供社会化服务。社区服务是现代社区最基础、也是最重要的社会功能。

（2）社会化功能：社区是对居民进行社会化的重要场所和基本载体。

（3）社会保障功能：救助和保护社区内的弱势群体。社区是使社会保障制度的各项具体措施落到实处的操作平台，社会保障的社区化是现代社会保障发展的基本趋势。

（4）社会民主功能：社会主义民主的实质和核心是人民当家做主。人民当家做主要落到实处，必须为人民提供机会和舞台。从实践的观点来看，社区是人民群众认识社会、参与社会生活实践的第一场所；社区也是人们涉足公民参与、学习参与的首要场所，是人们走向更广泛的公民参与舞台的起点。

（5）社会控制功能：社区作为一个社会生活的基本单位，具有维护社会稳定的职责，化解各种社会矛盾，保证居民生命财产安全。

2. 社区功能（华伦提出的社区功能）

从方便社区群众角度出发，在充分掌握社区内居民基本需求的基础上，发挥社区功能的作用。社区功能应包括：

（1）生产—分配—消费功能：随着社会的进步和经济的发展，原本的社区结构已不能满足社区居民所需的生产—分配—消费功能的模式，如公共设施的交通、医院、学校、购物等。

（2）社会化功能：社会化功能已是现代的社区管理结构的必要功能，随着社会老龄化，新型的社区模式管理，由社区居民参与组成的物业管理机构，根据居民的文化、生活等需求组织相应的社会化服务，如老年活动之家、健身活动中心等。

（3）社会控制功能：为保护广大社区居民的利益，社区均成立各自的物业管理系统，通过制定物业管理制度、居民行为规范而达到社会控制的功能，如物业保安人员的安全执勤制度起保护社区居民安全的作用。

（4）社会参与功能：社区参与是指在政府的支持下，在社区中各式各样的群众组织团体，并有序地开展各种活动，如文艺学习班、健身活动中心、老年活动室等丰富老年生活的社会活动。

（5）互相支援功能：针对社区群体特点，给予必要的支援和帮助。特别是老、幼、妇、残等弱势群体，由于疾病或生活困难的需要，可由当地社区居民根据需要与医疗单位或民政局联系，得到必要的支援和帮助，如社区老人护理院或社区卫生服务中心所提供的服务。

由此可见，作为一名社区护理人员，在掌握应有的理论知识和操作技能的基础上，还需了解社区的功能和这些功能所发挥的重要作用，只有这样才能做好社区护理服务工作，从而达到促进社区卫生服务工作的巩固发展。

二、社区卫生服务的概念与任务

（一）社区卫生服务的概念

社区卫生服务（community health service，CHS）是社区建设的重要组成部分，是在政府领导、社区参与、上级卫生机构指导下，以基层卫生机构为主体、全科医师为骨干，合理使用社区资源和适宜技术，以人的健康为中心、家庭为单位、社区为范围、需求为导向，以健康人群、亚健康人群、高危人群、重点保健人群、患者等为服务重点，以解决社区主要卫生问题、满足基本卫生服务需求为目的，融预防、医疗、康复、保健、健康教育、计划生育技术指导等服务为一体的，有效、经济、方便、综合、连续的基层卫生服务。

（二）社区卫生服务的特点

1. 以基层保健为主要内容

遵循三级预防原则，为社区居民提供基本的预防、医疗、康复、保健等服务。

2. 提供综合性服务

对服务对象不分性别和年龄，包括患者和非患者，服务内容上包括健康促进、疾病预防、治疗和康复并涉及生理、心理和社会文化各个方面，其服务范围包括个人、家庭和社区。

3. 提供连续性服务

社区医疗保健人员对所辖社区居民的健康负有长期的、相对固定的责任。

4. 进行协调性服务

社区医生需要其他医疗和非医疗部门的配合，协调各专科的服务，为居民提供全面深入的医疗服务。

5. 提供可及性服务

社区卫生服务的可及性，包括时间上的方便性、经济上的可接受性及地理位置上的接近和心理上的了解。

（三）社区卫生服务的内容

1.预防服务

预防服务包括传染病、非传染病和突发事件的防控。一是传染病的预防，即社区一级病因预防、二级五早预防和三级预后康复预防。二是非传染病的预防，即一级危险因素预防、二级早期疾病干预和三级防残预防。三是突发事件的预防，是指隐藏在"健康人群"内的，且有可能突发严重卫生问题的监测预防。

2.医疗服务

除在医院开展门诊和住院服务外，重要的是根据社区居民的需要，开展家庭治疗、家庭康复、临终关怀等服务。

3.康复服务

对社区慢性病患者进行医院、社区和家庭的康复工作。

4.保健服务

对社区居民进行保健合同制管理，并定期进行健康保健管理。

5.健康教育服务

健康教育是实施预防传染病、非传染病和突发事件的重要手段，很多不良卫生问题要通过健康教育工作得以纠正。

6.计划生育技术指导服务

对社区育龄人群计划生育和优生优育进行指导工作。

（四）社区卫生服务的基本原则

社区卫生服务在现代卫生保健事业中处于十分重要的地位。社区卫生服务内容包括预防、医疗、康复、保健等，对增进社区人群健康、预防疾病，尤其是慢性非传染性疾病的预防起着极其重要的作用。例如：有关部门于2017年10月确定了社区卫生服务的基本原则：坚持为人民服务的宗旨。依据社区人群的需求，正确处理社会效益和经济效益的关系，把社会效益放在首位。坚持政府领导，部门协同，社会参与，多方筹资，以公有制为主导。坚持预防为主，综合服务，健康促进。坚持以区域卫生规划为指导。引进竞争机制，合理配置和充分利用现有卫生资源；努力提高卫生服务的可及性，做到低成本、广覆盖、高效益，方便群众。坚持社区卫生服务与社区发展相结合。保证社区卫生服务可持续发展。坚持实事求是，积极稳妥，循序渐进，因地制宜，分类指导，以点带面，逐步完善。

（五）加强和发展社区卫生服务的对策

1.各地各级政府的重视

《国务院关于发展城市社区卫生服务的指导意见》〔2006〕中明确指出：社区卫生服务要坚持公益性原则，政府主导原则。"各级政府要调整财政支出结构，建立稳定的社区卫生服务筹资和投入机制，加大对社区卫生服务的投入力度。""地方政府要为社区卫生服务机构提供必要的房屋和医疗卫生设备等设施。"努力做到"三个确保"：一是确保财政投入逐年增长；二是确保社区卫生服务人员经费和日常工作经费；三是确保社区卫生基础建设经费。

2.提高社区卫生服务人员的素质

加强人才队伍建设，努力提高医疗水平。社区卫生服务人员，应有为社区卫生服务献身的精神,一切从社区广大居民的健康出发,具备为患者着想的职业道德。由于社区卫生服务是集预防、医疗、康复、保健、健康教育及计划生育技术指导为一体(六位一体)的服务体系,要求社区护理人员在业务上必须经过正规训练,接受社区服务的特别课程,要有丰富的临床知识和疾病康复知识,掌握服务技巧。社区人群的复杂性,要求社区护理人员还要掌握人文学、心理学、营养学、教育学等学科的基本知识。在日常生活中还要有较好的人际沟通能力。

3. 落实社区卫生服务经费

(1)政府资助:社区卫生服务在我国还是一项新兴的卫生服务,其既有专业服务性,又有相关的社会福利。因此,政府应对各地的社区卫生服务中心加强领导,在批准成立社区服务中心的同时,政府应给予相应的物质及经费投资,待正常运作后再改为自负盈亏,从而扶持社区卫生服务中心的成立和有序开展工作。

(2)社区卫生服务中心的经营性收入:在政府资助的同时,经营性收入应作为社区卫生服务中心经费的主要来源。社区卫生服务中心可根据有关部门的规定,制定收费标准。收费标准既要考虑服务人员的收益和社区卫生服务中心的开支,也要考虑病患家庭的承受能力。因此,在设置社区卫生服务中心时,应注意病患数量、经费来源和中心该配备的人员数量,遵循经费来源自给为主,政府资助为辅的原则。

4. 改革管理模式、增强服务功能

改革目前由区医院管理社区卫生服务中心的管理体制,建议设立市、区二级社区卫生服务管理机构。其主要职责是对社区卫生服务中心的日常运行进行监管,组织落实社区卫生服务的各项任务,实施质量控制,负责考核社区卫生服务中心的服务绩效。

实行收支两条线管理。社区卫生服务中心按《国务院关于发展城市社区卫生服务的指导意见》的要求,实行定编、定岗,人员工资、奖金、日常工作经费、基础建设经费由财政核拨,社区卫生服务中心各项收入上缴财政,切断医务人员个人收入与医院业务收入的联系。

实行契约式管理。财政拨款前政府要与社区卫生服务中心签订详尽的合同,据此实施综合考核。完善考核内容,对社区卫生服务中心的考核由过去以经济指标为主,转为以服务质量和服务水平为主。职工收入分配与技术水平、服务数量、服务质量、社会满意度紧密挂钩。

5. 建立完善的社区卫生服务管理档案

建立完善的社区卫生服务管理档案,可使患者与被保健人员的健康状况及服务过程中的情况有据可查,更可以从中总结出许多宝贵的经验和理论资料,为进一步开展社区卫生服务工作提供坚实的理论依据和经验。

总之,有效地开展社区卫生服务是大势所趋,社区卫生服务,坚持"实事求是,积极稳妥,循序渐进,因地制宜,分类指导,以点带面,逐步完善"的原则。在政府的重视、全社会人员的支持及有效措施的实施下,使社区居民的健康能得到保证,并有效地节约卫生资源,从而促进人类健康的发展。

三、社区卫生服务模式与机构设置

(一)社区卫生服务基本模式

社区卫生服务模式由目的、内容、组织形式和政策支持四个部分组成,这四个部分相互联系、相辅相成,最终形成一个有机整体。

1. 发展社区卫生服务的基本目的

(1)合理配置和利用卫生资源,促使卫生资源向社区流动,让全科医生在社区中用较少的资源解决大量的问题。

(2)通过加强预防保健、合理利用卫生资源,来降低医疗费用,减轻国家、企业和老百姓的负担。

(3)通过大力发展横向的、广度上的专科来弥补生物医学专科化服务的不足,形成横向的专科与纵向的专科,即全科与专科,分工合作的卫生服务体系,维持医疗保健系统的平衡和完整,提高卫生服务的效率、效果和效益。

(4)为建立医疗保险制度打下良好的基础。

(5)保障社区居民的健康,提高社区居民的健康水平和生活质量。

(6)改善医德医风和医患关系,密切党群、干群关系,促进社会主义精神文明建设和国家的长治久安。

(7)促进国家的经济发展。

(8)促进基层卫生事业的发展。

2. 社区卫生服务的基本内容

社区卫生服务的基本内容就是"六位一体"的服务,但这种提法比较抽象,而且无法与具体的服务流程结合在一起,不具备操作性。学术界对"六位一体"的说法也提出了质疑,因为从医学科学应用领域的划分来说,比较公认的只有四大领域,即预防医学、临床医学、康复医学和保健医学,说"四位一体"比较合适,健康教育只是预防医学中的一种方法,属于一级预防的范畴,而计划生育技术指导也不是单独的一个领域,通常包含在妇产科学或妇女保健中。

根据社区卫生服务的操作流程,社区卫生服务的基本内容应该包括以患者为中心的门诊服务、以家庭为单位的服务、以社区为范围的服务和社会服务四个方面,这四个方面也是相互交叉、相互联系的,最终被整合为社区居民所需要的整体性服务。

社区卫生服务的基本内容是由政府根据社会经济发展水平确定的,相对固定,在同一个地区普遍适用,可以直接推广、应用。如果没有内容的相对固定,模式实际上也就不存在了。虽然内容的性质和范围不变,但其质量和水平可受很多因素的影响而变化。

3. 社区卫生服务的组织形式

组织形式就像造房子的地基和基本的框架结构,是模式的支撑系统,其核心是"四大支柱",即一体化管理、网络建设、医疗保障、全科医生培养。组织形式的其他内容包括所有制形式、机构分类管理、筹资途径、经营机制、运作方式、管理形式、发展策略、技术操作规范等。

组织形式应该因地制宜,多种多样,应符合当地的实际情况和具体要求;固定不变、千篇一律的组织形式是不存在的,也是行不通的。最佳的组织形式是能使内容产生最佳效果、提高效率和增加效益的形式。

4. 社区卫生服务的政策支持

政策支持是指实施这一模式需要国家或卫生行政部门给予哪些政策方面的支持,以便使这一模式能持续发展下去,能普遍推广应用,能产生最佳的效果、效率和效益。政策支持的要求必须在国家可能给予的范围内,脱离实际或超出国家可能承受范围的政策是不现实的。政策支持包括：

(1)人才政策:如人事制度改革、上岗培训制度、职称系列、工资福利待遇、继续医学教育、晋升奖励制度等。

(2)经费支持政策:如国家的投资政策、筹资政策、物价政策、税收政策、保险政策、经费补偿政策和消费引导政策等。

(3)经营管理政策:如优先照顾政策、保护政策、部门协调政策、竞争激励政策等。

(4)其他配套政策。

社区卫生服务模式是一种综合性的模式,是由许多相对独立的模块有机组合而成的,例如:全科医生培养模块、城镇职工基本医疗保险模块、一体化管理模块、网络建设模块、门诊服务模块、家庭服务模块、社区医学服务模块、政策支持模块等。每一个模块都是一个系统工程,而社区卫生服务是一个更大的系统工程。我们可以分别对每一个模块进行深入的研究、分析、评价和总结,但这不是最终的目的,最后要在对每一个模块进行系统研究的基础上,将他们联系为一个有机整体,并实现社区卫生服务的最终目标。

(二)社区卫生服务机构

社区卫生服务机构是社区卫生服务工作的主要载体,它是非营利性、公益性的医疗卫生机构,主要由社区卫生服务中心和服务站组成。社区卫生服务中心(图1-1)和社区卫生服务站(图1-2)本身就是一个单位(一个母,一个子)。社区卫生服务中心是××医院的别名,社区卫生服务站就是这个医院下的一个定点医疗机构。

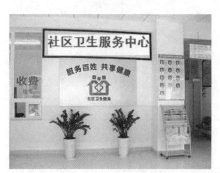

图1-1 社区卫生服务中心

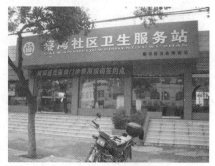

图1-2 社区卫生服务站

四、初级卫生保健与三级预防措施

(一)初级卫生保健

初级卫生保健(primary health care,PHC)是一种基本的卫生保健。是社区内的个人和家庭能够普遍获得的基本卫生保健,它既是国家卫生系统和社会经济发展的组成部分,具有国家卫生系统的中心职能,也是个人、家庭和社区与国家卫生系统接触的第一环,卫生保健持续进程的起始一级。

世界卫生组织(WHO)在其宪章中宣告:"享受最高标准的健康是每个人的基本权利之一。"1998年5月在日内瓦召开的第51届世界卫生大会,审议通过了WHO提出的"21世纪人人享有卫生保健"的全球策略。实现这些目标的基本途径是初级卫生保健。实施初级卫生保健的基本措施是三级预防。

社区卫生服务中心是社区中最基层的医疗预防组织,承担了社区内居民的初级卫生保健任务和三级预防工作,是卫生工作的重点机构。因此,社区护理人员与其他卫生工作者一样,必须明确预防保健策略和措施的具体内容,应用三级预防的观念做好社区护理工作。

1. 初级卫生保健的含义

(1)体现了居民的需要和利益

①居民最基本的、必不可少的卫生保健。

②居民团体、家庭、个人均能获得的卫生保健。

③费用低廉、群众乐于接受的卫生保健。

(2)体现了卫生工作中的地位和作用

①应用切实可行、学术上可靠的方法和技术。

②最基层的第一线卫生保健工作。

③国家卫生体制的基础和一个重要组成部分。

④以大卫生观念为基础,工作领域更宽,内容更加广泛。

(3)体现了政府职责和任务

①各级政府及有关部门的共同职责。

②各级人民政府全心全意为人民服务、关心群众疾苦的重要体现。

③各级政府组织有关部门和社会各界参与卫生保健活动的有效形式。

(4)体现了社会和经济的发展

①社会经济总体布局成果的组成部分,必须与社会经济同步发展。

②社会主义精神文明建设的重要标志和具体体现。

③农村社会保障体系的重要组成部分。

2. 初级卫生保健的内容(表1-1)

表1-1 初级卫生保健的内容

内容分类	基本内容
预防保健	计划生育,妇幼卫生,免疫接种,中老年保健等
健康促进	健康教育,自我保健,合理营养,体育锻炼和体力适应,促进精神卫生,改变有害健康的个人不良卫生行为
保护健康	环境保护,疾病防治,职业安全与卫生及急诊服务等
卫生管理	生命统计资料的收集、分析、利用,卫生服务研究及管理,卫生法规和卫生标准的制定,卫生人员的继续教育等

3. 初级卫生保健的特点

初级卫生保健具有社会性、群众性、艰巨性和长期性等特点。

(1)社会性:健康不仅是指没有疾病或虚弱,而且指健全的身心及社会适应能力的总体状态,这是每个人的基本权利。使所有人达到尽可能高的健康水平是世界范围内的一项重要社会性目标。要实现这一目标,开展初级卫生保健是关键性措施。影响居民健康的因素,既有社会经济、自然环境、生态环境和医疗卫生条件的影响,又有生物因素、理化因素、心理因素和居民习俗的影响。因此,初级卫生保健具有广泛的社会性。

(2)群众性:初级卫生保健的对象是居民群体。初级卫生保健关系到全世界每个居民、每个家庭、每个社区。居民不仅享有卫生保健的权利,同时有参与实施初级卫生保健的义务。因此,初级卫生保健具有广泛的群众性。要不断教育、组织群众同不卫生的习惯和各种疾病做斗争,采纳符合卫生要求的生活方式,养成爱清洁、讲卫生的习惯,形成健康行为,提高自我保健与家庭保健的能力。

(3)艰巨性:不论是从当今世界亟待解决的卫生问题来看,还是从我国卫生状况来分析,初级卫生保健的任务都是相当艰巨的。我国农村的经济、文化和教育水平还比较差,卫生事业的发展与社会经济的发展不同步,初级卫生保健经费不足,缺少所需要的适宜人才及适宜技术,医疗卫生事业还满足不了人民对医疗保健日益增长的需要。加上我国各地经济、文化发展很不平衡,城乡、沿海和内地卫生状况差别甚大,不少农村人口仍然饮用不合卫生要求的水,绝大部分粪便尚未得到无害化处理。在相当多的地区,传染病、寄生虫病和地方病仍然严重威胁人民健康。心血管病、脑血管病、恶性肿瘤和遗传性疾病等在全国已上升为对人民生命的主要威胁。随着经济改革和对外开放的不断深入,已经存在和将要带来的若干新的卫生问题,亟须研究解决。

(4)长期性:我国初级卫生保健面临着许多新情况、新挑战。随着社会的发展和居民生活水平的不断提高,人们对卫生保健的要求愈来愈高,不仅要求有医有药,而且追求健康长寿。因此,初级卫生保健的范畴要随时间的推移、经济的发展而不断扩展。我国将进入老龄化社会,老年保健上升到重要位置。根据有关部门预测,到 2030 年全国范围内需要护理的老年人大幅度增长,国家经济的发展和人民生活方式的改变,使环境因素、心理因素和社会因素成为致病的重要原因,医学模式由生物医学模式转变为生物—心理—社会医学模式。为使医疗、预防保健工作从理论上、技术上、方式方法上适应这一发展变化的趋势,初级卫生保健势必具有新的内涵。

问题思考 《阿拉木图宣言》将初级卫生保健的任务分为哪四个方面和哪八项要素?

四个方面:健康促进、预防保健、合理治疗、社区康复。

八项要素:①对当前主要卫生问题及其预防和控制方法的健康教育;②改善食品供应和合理营养;③供应足够的安全卫生水和基本环境卫生设施;④妇幼保健和计划生育;⑤主要传染病的预防接种;⑥预防控制地方病;⑦常见病和外伤的合理治疗;⑧提供基本药物。

(二)三级预防措施

1948 年世界卫生组织成立,其目的是"使所有的人都可能达到最高的健康水平"。半个多世纪以来,疾病谱、死因谱和人口年龄构成的改变,使社区居民的卫生健康需求产生了相应的改变,要求从多方面、多层次积极贯彻预防为主的方针。健康是一种状态,人的健康状态往往波动于健康与疾病之间。这一健康定义全面考虑到人们的生物、心理与社会因素对健康和疾病的作用,反映了生物—心理—社会医学模式符合现代整体医学模式,这一健康观也包括了综合性保健观念的三级预防。

公共卫生措施通过不同级别的预防在全体居民中实施,统称为三级预防。第一级预防(primary prevention)又称病因预防。第二级预防(secondary prevention)也称临床前期预防,第三级预防(tertiary prevention)即临床预防。三级预防是针对健康与疾病的全过程,以全体居民为对象,以健康为目标,以预防疾病为中心的预防保健原则。目的是促进健康、预防疾病的发生和控制疾病的发展。三级预防是实施初级卫生保健的基本措施,是整体健康观念的具体体现。社区卫生服务中心将各种预防保健措施通过三个级别的预防,落实到所有服务对象,使得构成慢性病危险因素的不良生活方式得到有效干预,健康促进力度进一步加强。

1. 第一级预防

第一级预防(病因预防),即针对致病因素所采取的预防措施。它的目的是使健康人群免受致病因素的危害,防止疾病发生;使患病者远离致病因素,防止疾病发展。第一级预防是疾病预防的主干,是最积极、效益最高、工作量最大、根本性的预防措施。具体措施主要包括以下三个方面。

(1)政策与组织措施:政策与组织措施是宏观性质的措施,它包括各种与卫生保健事业相关的策略、方针、法律、规章,以及相配套的卫生组织和措施等,是全球或国家行政级的政治行为。如"人人享有卫生保健"的世界卫生策略;"以农村为重点,预防为主,中西医并重,依靠科技与教育,动员全社会参与,为人民健康服务,为社会主义现代化建设服务"的国家卫生工作方针;颁布《环境保护条例》《食品卫生法》等法规。

(2)对环境的措施:指直接消除或控制环境危险因素的措施。这是预防疾病发生最积极的措施,主要是改善生活环境和生产环境,防止和减少环境中生物、化学和物理致病因素对人体的危害,包括保护空气、水、食物和土壤免受环境污染物污染的具体措施,例如:在工业生产中采用无毒低毒原料;改革工艺和改造设备;尽可能搞好机械化、自动化、密闭化生产;加强排气通风,所排放的废气、废水和废渣进行净化处理和综合利用;使用清洁能源;治理交通工具废气排放和噪声;发展高效、低毒、低残留农药。并运用卫生监督和治理措施,保障居民生活用水和食品的安全,通过健康教育提高居民环保意识,提倡绿色消费等。

(3)保护机体的措施:指保护机体减少接触危险因素或增强机体对抗危险因素能力的措施。机体的状态对疾病的发生发展有很大影响,必须:

①开展健康教育:流行病学调查显示,人类疾病中约50%与人们不良的生活方式有关。因此,通过健康教育,增强自我保健意识,培养个人良好的生活方式和卫生习惯,是预防疾病发生的一项极为重要的环节。

②预防接种:提高人群对传染病的免疫水平。通过预防接种(图1-3),全球目前已经消灭了天花,脊髓灰质炎已经接近消灭。我国实行计划免疫后,已有效地控制了白喉、破伤风、麻疹等疾病的流行。

③做好婚前检查:婚前检查是实行优生优育的重要措施,禁止近亲结婚,以减少或避免遗传病的发生。

④重点人群保护:妇女、儿童、老人、职业人群,他们所处的环境和生理心理特点,较常人更易受危险因素的侵袭。做好妊娠期和儿童的卫生保健工作,特别重视致癌因素在预防肿瘤发病上的重要意义,例如,妇女在妊娠早期接受X线照射易产生畸胎和生下

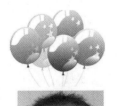

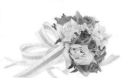

预防接种保健康

打就宝健
了打宝康
保预预一一
防防出
生针针生

图1-3 预防接种

的子女易患白血病等。

⑤慎用医学检查和药物,以防医源性疾病的发生。

2. 第二级预防

第二级预防(临床前期预防),即在疾病的临床前期做好早期发现、早期诊断、早期治疗的"三早"预防工作,目的是防止疾病发展。其对象是尚无自觉症状或仅有不典型、未分化症状的早期患者,如传染病潜伏期、癌前期病变、有职业危险因素接触史等。早期发现和及早治疗各种癌前期病变也是第二级预防的重要一环。在不能完全实现第一级预防或第一级预防失效后,第二级预防是很重要的弥补措施。

第二级预防的有效措施包括疾病普查、定期健康体检,其中对高危人群实行定期健康体检具有普遍而重要的意义;也包括在健康咨询、家庭访视中随时发现的健康损害问题。社区护士与居民接触机会多,有条件、有优势在第二级预防方面起重要作用。在群体服务水平上,疾病登记报告亦是有效的第二级预防措施。建立传染病、职业病报告制度等,目的是及时发现和制止疾病在人群中流行蔓延。

3. 第三级预防

第三级预防(临床预防),即对患者采取及时、积极、有效的治疗,防止疾病恶化、并发症、病残。对已经丧失劳动力或残废者,施以适宜的康复措施。换言之,第三级预防措施即为临床医疗性手段。但必须认识到对患者尤其是慢性病患者,除了积极的第三级预防措施外,第一级、第二级预防同样重要。社区护士身处社区,承担着慢性疾病院外持续性管理工作,在敦促遵医嘱用药、康复性护理、家庭护理指导、临终关怀、社区突发性事故处理等方面有其独到的优势。

三级预防在疾病防治过程中是一个有机整体,其中第一级预防主要以群体服务为主,第二级、第三级预防则以个体服务为主。不同类型疾病以哪级预防为主,主要取决于病因是否明确,病变是否可逆。对病因明确的疾病,特别是病变不可逆的疾病,尽力采取第一级预防为主;对病因尚不够明确或危险因素众多且避免接触困难,第一级预防效果尚难肯定的疾病,例如针对肿瘤,在尽量做好第一级预防外,要重点做好第二级预防;对所有已患病的患者,尤其是对慢性疾病患者,要积极做好第三级预防,促使患者早日康复。

对不同类型的疾病,有不同的三级预防策略。但任何疾病都应强调第一级预防,有些疾病,病因明确而且是人为的,如职业因素所致疾病、医源性疾病,采取第一级预防,较易见效。有些疾病的病因是多因素的,如心脑血管疾病、代谢性疾病,除针对其危险因素,致力于第一级预防外,还应兼顾第二和第三级预防。医务工作者是贯彻三级预防的主体。

▌ 案例分析 1-1 ▐

李先生因长期患有高血压病,目前血糖又升高,虽然有用降压药,但效果不太理想,又是一人生活,所以社区护士必须运用综合性保健的观念对其采取三级预防措施。通过一级预防措施,即健康教育,培养个人良好的生活方式和乐观的心理状态。通过二级预防措施,指导老人定期检查身体,随时掌握病情进展。通过三级预防措施,及时对老人采取积极、有效的降压降糖治疗措施,随访用药效果,防止疾病恶化或产生并发症。

4.社区护士在社区三级预防中的职责

目前,我国的三级医疗预防保健网已经为社区人群提供了比较全面的卫生服务,社区护士在社区三级预防中的职责与社区其他卫生工作者一样,必须明确预防保健策略和措施。以"个人-家庭-社区三位一体"的预防为护理模式,在护理患者的过程中,以"健康新视野"为指导思想,贯彻三级预防的具体任务。

(1)"个人-家庭-社区三位一体"的预防模式

"个人-家庭-社区三位一体"的预防模式包括个体化预防、家庭预防和群体预防。

(2)"健康新视野"的概念

WHO西太平洋地区提出的面向21世纪的新策略中,明确指出:"未来工作的根本问题是如何确保健康和环境不被经济发展所破坏,鼓励和帮助人们自己预防疾病和残疾,帮助他们建立有助于健康的生活方式和环境,维护健康的行动要从生命开始时做起,即健康新视野(new horizon in health)的概念。"根据这一指导思想,对影响健康的因素进行分析,预防不利因素,促进有利因素。"健康新视野"的具体实施从以下三个方面来考虑。

①生命的培育:生命培育的目的是确保婴幼儿不仅能在生命的最初几年内得以存活,而且通过适当培育,能在一生中发挥其潜能。

②生命的保护:生命保护指经历过儿童和青少年期之后,应该支持个人全面发展和维持健康的生活方式,保护他们免受潜在有害环境所引起的疾病的困扰。目的在于尽可能以最经济有效和公平的方式,延长富有创造力的、健康的、没有伤残的生命。

③晚年的生活质量:晚年的生活质量指使所有人获得并保持充满创造力及有意义生活所必需的身体、精神和社会适应能力。

"健康新视野"策略的实施,不仅要强调政府的职能,同时要强调个人的职责与潜能,发挥各部门、多学科的合作,要从以疾病为中心的研究方法转向以人群或人类发展为中心的研究途径。通过上述三个方面开展一系列活动,才能实现"健康新视野"的目标。

社区卫生服务的工作方向必须将侧重点从疾病本身转向导致疾病的危险因素和促进健康方面来。社区护士必须与其他社区工作人员密切配合,共同计划和完成与卫生相关的一些活动,确保将技术与有限的资源用于保证促进健康的工作上。

Key Words

1.社区卫生服务的内容:_____、_____、_____、_____、_____、_____。

2.六位一体与四位一体的区别:_____,目前学术界认为_____较为合适。

3.预防保健的基本内容:_____、_____、_____、_____等。

4.初级卫生保健的特点:_____、_____、_____、_____。

5.实施初级卫生保健的基本措施是_____。

6.一级预防措施的关键是_____;二级预防措施的关键是_____;三级预防措施的关键是_____。

任务二 社区护理任务与社区护士

学习目标

【掌握】

1. 说出社区护理的对象、内容和范围。

2. 正确描述社区护理的特点与工作任务。

【熟悉】

能根据社区护士的素质与能力要求，扮演好自己的护士角色。

【了解】

比较国内外社区护理发展的异同点。

案例导入 1-2

张女士，22岁，大学生。周日上街买衣服，不幸被车子撞成脑外伤，送往医院急救处理，经手术治疗后病情稳定，约1个月后回家进一步疗养。请问：社区护士小王应怎样对该患者进行康复护理？

一、社区护理的特点、工作任务和服务模式

（一）社区护理的特点

1. 社区护理的综合性

社区护理的综合性表现在其服务是全方位、立体性和综合性的。社区护理的对象是社区所有的人；内容是将预防、保健、治疗、康复、健康教育等融为整体的一体化服务；其范围是以人为中心，家庭为单位，社区为范畴的服务。

2. 社区护理的连续性

疾病的发生、发展和转归是一个连续不断的过程，这就决定了疾病的诊断、治疗、护理必须具有连续性。因此，社区护理对疾病的转归起着延续、促进的作用。社区护理的延续性要求护理人员以高度负责、一丝不苟、严谨慎独的态度，坚持不懈地为患者提供上门服务，定期随访和护理咨询，从生理、心理、社会三方面为个人、家庭、社区提供全方位的服务。例如：慢性病患者或伤残者经过医院的治疗和护理回到社区后，对其并发症和二次损伤的减少是社区护理工作的重点内容，包括指导患者及其家属根据不同病情和体质，采取必要的安全护理措施，对常见各系统的并发症进行相应的护理，对坠床、摔伤、骨折、脱臼等意外伤害防患于未然，最大限度地减少和避免患者痛苦，促进患者机体功能恢复。

3. 社区护理的协调性

为了使社区患者及时得到进一步的康复医疗和诊治，社区护理人员不仅要为患者联系与协调就医医院、急诊、出诊、会诊、转诊等高效价廉的服务，而且要发掘、动员和利用各种资源服务于患者，包括家庭资源、社区资源、各类医疗资源，也可根据实际情况开

展远程医疗这一些辅助形式。

4.社区护理的可及性

社区护理能够利用最方便、最快捷的途径或方法来解决居民的健康问题,让所有的居民都能顺利进入社区护理服务系统,并自觉使用这一资源。亦即社区护理的可及性就在于社区护理应以门诊和出诊为主要服务形式,立足于社会和所有家庭,以有规律的门诊服务为基础。它不受时间及地点限制,不分年龄和性别,为居民提供及时、方便、经济的服务。

5.社区护理的个性化和人格化

社区护理尤其严格强调服务的个性化、人格化服务。护理对象的个人情况不同,其健康状态亦千差万别,要使他们保持最佳身心状态,社区护理人员必须充分了解自己的患者,熟悉其生活方式、工作环境、文化背景,掌握其个性,才能为其提供适合其个性的服务。社区护理的人格化、个性化具体表现在以下两个方面:

(1)患同一疾病的不同个体,其个性服务各异。如同样患有高血压病的患者,A、B、C各型性格者对疾病的担忧程度很不相同,故对其护理服务的需求也应有所区别,对A应耐心解释,释其疑团;对B应具体指导,纠正偏执;对C则应多加提醒,增加他对疾病的重视。

(2)不同的人群其个性服务亦各异。如对健康者应侧重于计划生育、婴幼儿保健、青春期保健及心理卫生、老年常见病及多发病的预防等方面的服务;对患者要偏重家庭护理指导与定期随访相结合,从病情观察入手,对治疗和护理措施实施情况及时给予调整;对生活不能自理者要加强生活护理方面的指导,如个人与床单的清洁、压疮、泌尿和呼吸系统的感染及交叉感染的防治、营养膳食管理等;而对于临终患者则应基于人类生命延续原则,尽可能提供尽善尽美的临终关怀服务。

问题思考 人类性格特征分为几种类型?

A型性格特性:易激动、发怒和急躁。B型性格特性:不易激动,容易和人相处,社交适应性好,遇事想得开。C型性格特性:童年形成压抑性格,过分忍耐,回避矛盾,自生闷气,过分焦虑。D型性格特性:沉默寡言,待人冷淡,缺乏自信,性格孤僻,不合群,情感消极,易烦躁不安。E型性格特性:属神经质型焦虑症,感情丰富,善于思考,攻击性弱,情绪消极,自我评价偏于悲观。

(二)社区护理的工作任务

1.预防与保健服务

社区预防与保健包括社区计划免疫、优生优育、健康筛选、不良行为与生活方式的纠正、参与社区传染病预防与控制工作。

2.健康教育与咨询

(1)设计制订社区健康计划,依次实施健康教育活动。社区护士可将社区常见病的防治、意外伤害的防范、家庭急救与护理、饮食与营养、心理卫生等知识制成宣传材料,通过座谈会、咨询等形式开展卫生宣传,并及时进行效果评估,使宣传服务行之有效。

(2)参与对社区人群的健康教育与咨询、行为干预和筛检工作,注重群体健康,帮助人们建立健康意识和自我保健,同时建立健康档案和开展高危人群监测工作。

(3)参与社区护理诊断工作,负责管辖区域内人群对象的护理信息的收集、整理和统计分析工作,以及建立健康档案等。

3. 疾病转诊与管理

(1)危重、急诊患者的转诊服务:帮助社区将无法进行妥善救治和管理的危重、急诊患者安全转入适当的医疗机构,使他们得到及时、必要的抢救和治疗。

(2)慢性疾病患者的护理服务:为慢性病患者提供病情观察、注射、输液、服药等服务,承担诊断明确的居家患者的访视工作。

(3)慢性非传染性疾病的预防:采取病因、临床前期、临床期三级预防措施,做到防患于未然。

4. 康复治疗与护理

康复治疗与护理主要针对从医院回到社区的康复人群。对伤残人员提供生活指导,鼓励其积极进行功能锻炼,争取在身心、功能、残疾三个不同水平得到恢复,将致残因素造成的后果缩小到最低限度;除此之外,还包括向家庭成员或其他有关人员传授必要的康复知识及营养指导等。

案例分析 1-2

社区护士小王对该患者的康复护理措施:①首先评估患者目前的身心状况,得知其身体良好,情绪有所低落;②为患者制订一份康复护理计划;③帮助患者进行脑功能和语言功能锻炼;④给予心理支持;⑤争取家属、学校和社会的支持。

5. 情感指导与交流

在社区中开展积极向上的文体活动,促进社区居民情感交流,尤其对于一些长期受疾病折磨的患者,对其出现的情绪不稳定及悲观失望,要加强心理疏导,安慰、鼓励患者,使其消除不良情绪,充分调动其与疾病做斗争的主观能动性,增强战胜疾病的信心。

6. 临终关怀与服务

为临终患者和家属提供临终关怀所需要的综合性护理服务,帮助患者走完人生的最后一步。

(三)社区护理的服务模式

1. 社区护理服务方式

(1)社区护理服务中心:主要以所辖区的居民为服务对象,为他们提供有关健康促进和疾病预防的护理服务。内容包括:预防、健康促进、家庭计划、妇幼保健、康复和常见疾病的基本治疗和护理。服务对象可以到社区卫生服务中心来,社区护士也会定期对服务对象进行家庭访视。

(2)老年服务中心:主要针对一些低收入、无力支付或只能够支付较低医疗保险的家庭和人群,多半是老年人,这种机构类似于"老年公寓",在这里居住的老年人多半病情较轻,生活可以自理,他们拥有单元住房,内设卧室、起居室、厨房和厕所等设施。

(3)临终关怀服务中心:为那些身患绝症或慢性疾病且已无法通过药物或其他治疗手段挽救生命的人群提供服务,包括各个年龄阶段的患者。由医生(兼职)、护士、营养师(兼职)、心理学工作者(兼职)及社会工作者共同组成健康团队,承担患者在临终关怀服务中心住院期间以及出院后的护理照顾和健康指导工作。临终关怀服务中心的宗旨是通过医生、护士、心理学工作者和社会工作者的努力,尽量减轻临终患者身体上的痛苦,帮助他们舒缓失落、悲伤和抑郁的心情,使他们"平静地"走完人生的最后旅程。

2.社区护理服务形式

(1)保健服务:包含社区计划免疫、计划生育、合理营养、体育训练、健康筛选、不良行为和不良生活方式纠正、康复、临终关怀等。

(2)社区精神卫生和心理咨询:包括社区中个体心理保健、群体心理保健和心理咨询。

(3)社区健康教育:社区健康教育的目的是使社区居民能够自己确定自己的健康状况,依靠自己的力量获取政府及社会群体、家庭及他人的帮助支持。然后决定采取何种最健康的生活方式改变那些有损于健康的或易导致疾病的行为,采取积极有效的健康行为。社区健康教育的实施从设计制订计划,到实施、评价,应该是全方位的。

(4)社区卫生调查:开展社区卫生调查的目的是通过充分了解影响人民健康的自然条件、社会经济状态、行为等因素,同时以相应的人群健康状况、特征及变动趋势为依据,进行综合分析,明确人群中现存和潜在的卫生问题,从而做出"社区诊断",以达到控制疾病、促进健康的目的。

(5)社区诊断:是社区卫生保健工作发展周期中的一个重要环节。社区诊断主要包括:社区健康问题的主渠道,如观察、家庭访视、查阅文献、居民健康检查等。社区诊断主要目标是辨明社区需求,判断造成社区健康问题的主要原因,提供符合社区需要的卫生计划资料;确立社区诊断的内容,明确是社区健康问题还是社区自然环境问题,以及社区资源问题。

(6)家庭护理:家庭护理的患者是多种多样的,其护理目的也不尽相同,依据护理时间,通常将患者分成两大类:一类为短期患者,包括短期可以康复的疾病,如骨折、中风感染恢复期、临终期的患者;另一类为长期患者,如痴呆、严重骨关节病等各类慢性病患者。患者可以由医院转入社区护理网,也可以由家中直接进入社区护理网。护士进入家庭后,主要是评估患者,给予护理技术援助,并对家属所做的一般护理给予指导和精神支持。

二、社区护士及其素质、角色和能力要求

(一)社区护士的概念

社区护士是指在社区卫生机构及其他有关医疗机构中从事社区护理工作的社区护理专业人员。其基本条件如下:

(1)具有国家护士执业资格并经注册。

(2)通过地(市)以上的卫生行政部门规定的社区护士岗位培训,即达到全科护士的培训的要求。

(3)具有独立从事家庭访视护理工作的能力,具有在医疗机构从事临床护理工作5年以上的工作经历。

(二)社区护士的素质要求

1.热爱社区护理工作,具有良好的职业道德及服务态度

(1)社区护士须牢固确立"以人为本"的工作指导思想和整体护理服务理念(取代了

原有的以疾病和以患者为中心的护理观），明确护理工作的重心正在向促进健康、预防疾病、协助康复、减轻痛苦的人的生命全过程延伸，着眼于"整体人"的生理、心理、文化、精神、环境需求。护理实践的范围正在从医院走向社区，从人的疾病向患病的人到所有的人，从个体向群体扩展。

（2）社区护士应当有更开阔的视野和更崇高的职业道德素质，使自己充分具备与"深入社会，广泛接触群众"这一新特点相适应的社会公德和职业道德素质，用自己的言行赢得社会的认可和支持。社区护士要有现代白衣天使高尚的职业之爱的思想基础，因为它是搞好社区护理服务工作的基本保证。

（3）社区护士必须对工作热忱，有同情心，了解服务对象的需要，对任何人一视同仁，有爱心、耐心、责任心并能以身作则，为公众树立良好的榜样，使服务对象比较满意或十分满意。

2.具有健康的身体素质与心理素质

（1）社区护士应具备现代护士的理念，尊重患者的生命、权利和尊严。明确关心、照顾患者是每个护士应尽的义务和职责，工作中遇到新问题、新情况和困难、挫折时能理智处之。平时加强自身修养，善于保持稳定的情绪和丰富的情感，善于通过自己积极向上、乐观自信的内心情感鼓舞服务对象，以增进与服务对象的情感交流，不能因个人的情绪波动而影响护理服务。

（2）社区护士应具有旺盛的精力、健全的体魄。由于社区护理工作范围广、覆盖面大，除担任卫生中心的医疗护理服务外，还需经常配合及参加各种医疗卫生服务，因此，没有健康的身体，很难完成社区护理工作。

3.具有丰富的学识、工作经验与娴熟的技能

（1）社区护士在社区卫生服务中要扮演多种角色，即"全科护士"，因此除必须具备丰富的护理专业知识外，还应具有一定的临床医学知识及边缘学科知识、文化基础知识、人文学科知识、健康教育知识等。既能从事临床护理，又能开展健康教育和卫生防疫等。

（2）社区工作性质相对独立，护理服务内容广泛，故工作中要善于学习，总结经验，改进工作，不断地完善自己，不断地提高自己的知识水平和业务技能，确保社区护理质量的提高。

（三）社区护士的角色

根据社区护士的工作内容和特点，社区护士要扮演好以下角色：

1.照顾者角色

这是社区护士比较主要的角色，如到患者家庭中，提供直接的护理，在提供服务的同时，还应考虑到这个家庭或这个社区有无类似情况，并向有关部门反映，协助解决。内容主要有：

（1）患者生活照顾：为缺乏生活自理能力的老年人、残疾人和患者提供生活服务，包含全部家政服务内容。

（2）患者健康照顾：根据医生的医嘱，为患者提供家庭健康服务，包括对患者的陪护和照顾。

（3）患者家庭访视：根据医生的医嘱，定期到患者家中访问、探视，掌握病情并对疾病进行基础或专科护理。

2. 教育者角色

健康教育是优质护理的重要组成部分,更是社区护士的主要工作之一。居民都渴望健康和提高生活质量,因此都愿意接受社区护士的教育和咨询。内容主要有:

(1)防病知识传授:向居民和患者及其家属传授预防疾病的知识。

(2)保健医疗咨询:为居民和患者及其家属提供自我保健和疾病医疗方面的解答和咨询。

(3)其他培训:在社区的组织下,受社区卫生服务机构的委托,对患者家属和参加患者生活照顾的护理人员开展护理知识和技能的培训,使他们掌握护理技能,做好服务工作。

3. 代言人角色

以服务对象的代言人角色起倡导者的作用,即起中介角色。内容主要有:

(1)组织科普活动:有计划地组织社区的医学与健康科学知识普及活动,让群众了解有关知识。

(2)协调医院与患者的关系:作为患者的代表,沟通医院与患者的关系。

(3)协调医院与单位的关系:作为参加医疗保险的单位与定点医院之间的协调人,沟通两者之间的关系。

(4)协调医院与社区的关系:作为医院的代表,与社区管理部门和人员建立良好关系,发挥协调作用。

(5)其他协调工作:做好上述几方面以外的其他方面的协调工作。

4. 管理者角色

社区护士应不定期地组织社区内有同类兴趣或同类健康问题的人进行活动,如知识培训、健康认知行为指导等,社区护士必须具有一定组织管理技巧。内容主要有:

(1)保健知识传授:向服务对象传授自我保健的知识和方法。

(2)组织活动人员:为公共的社区卫生活动组织安排人员。

(3)安排活动物资:为公共的社区卫生生活安排物资。

(4)安排活动场所:为公共的社区卫生活动安排场所。

5. 合作者角色

社区有许多家庭、工厂、企业、集体,社区护士活动在这些集体与人员中,必须有较好的人际交往和协调技巧。内容主要有:

(1)人际交往的技能。

(2)合作、解释和介绍的技能。

(3)平等交流合作的技能。

(4)咨询者的技能。

6. 研究者角色

社区护士在社区护理服务中与居民接触密切,可以发现许多家庭问题和社区问题,如家庭和社会压力、环境的危险因素等,应依靠专业知识和敏感的观察能力及时发现问题,并给予解决。同时,应研究诸如行为与健康、压力与健康、致病因素等问题。内容主要有:

(1)健康观察及研究:负责观察服务人群的健康状况,研究健康问题及产生健康问题的原因,改善健康状况的措施等。

（2）环境观察及研究：以服务人群所生活的环境进行观察和研究，发现影响健康的环境因素，以及对健康的影响程度，提出改善环境的目标、对策和措施。

（3）社会观察及研究：从事影响居民健康的社会因素的观察和研究，帮助居民克服与健康有关的社会问题。

（4）病因观察与研究：对造成居民疾病的原因，包括生物的和非生物的原因进行观察和研究，找到引起疾病的原因，采取预防疾病措施。

（四）社区护士的能力要求

1. 心理调节能力

社区护理工作范围广，接触护理对象多，这就要求社区护士正确地认识现实，自觉调整心态，不论处于何种困难与恶劣的环境中，都要面对现实，在现实中寻求有利于个人发展的条件和机遇，通过努力拼搏，克服困难，使自我超越现实，获得发展。

2. 综合知识能力

根据社区护理的定义及社区护士的主要职责，社区护士即全科护士，将面对各种患者和残障者，故在工作中，就不可避免地要应用内科、外科、妇产科、儿科、五官科、急救科、精神科、中医科等理论及护理操作技能，以及老年和康复等方面的护理知识和技能。因此，社区护士必须具备各专科的医护知识和技能，才能满足社区人群的需求。

3. 观察应变能力

社区护士常处于独立工作状态。在医院，护士遇到问题往往可以与其他护士、护士长或医生研究解决，但在社区，护士将独立地为患者进行各种护理操作，独立地运用护理程序，独立地开展健康教育，独立地进行咨询或指导。为此，社区护士必须全面、详细地观察病情，具备较高的解决问题或应变的能力。

4. 交往沟通能力

社区护理工作既需要其合作者的支持、协助，又需要其护理对象的理解、配合。社区护士的主要合作者包括社区卫生服务站的其他卫生工作人员，如全科医师，以及社区的管理者，如街道、居委会的工作人员；社区护理的对象则是社区的全体居民，如患者、家属、健康人群。面对这些具有不同的年龄、家庭、文化及社会背景的合作者和护理对象，社区护士必须具有社会学、心理学及人际沟通技巧方面的知识，从而才能更好地开展工作。

5. 批判性思维能力

批判性思维是一种基于充分的理性和客观事实而进行理论评估与客观评价的能力与意愿，它不仅是一种否定性思维，还具有创造性和建设性的能力，社区护士需能够整合批判性思维的各种技能并加以有效运用。批判性思维技能包括：解释、分析、评估、推论、说明和自我校准。因此，根据社区护理工作的内容，社区护士必须具备批判性思维能力。

6. 组织管理能力

社区护士一方面要向社区居民提供直接的护理服务，另一方面还要调动社区的一切积极因素，充分利用社区的各种资源大力开展各种形式的健康促进活动。社区护士有时要负责人员、物资和各种活动的安排，有时要组织本社区有相同兴趣或问题的机构人员学习,如老人院中服务员的培训或餐厅人员消毒餐具的指导,这些均需要一定的组织、管理能力。

7. 科学研究能力

社区护士不仅担负着向社区居民提供社区护理服务的职责,同时也肩负着发展社区护理、完善护理学科的重任。因此,社区护士理应培养和提高科研能力。

(1)能独立或与他人共同投身社区护理实践中,善于总结经验提出新的观点,探索适合我国国情的社区护理模式。

(2)能独立进行电脑操作,独立完成文献检索,独立解答实际问题。

(3)能独立或与他人共同深入家庭进行家庭病床查房。

(4)具有一定的外语水平。

(5)能独立收集信息和处理信息。

(6)能独立书写护理文书,并具备撰写护理论文能力。

8. 健康教育能力

随着护理模式的转变,护理学的范围也在逐步拓宽。从疾病的护理扩展至疾病的预防;但其侧重点仍是靠护理人员的力量,帮助患者恢复健康、减少残障。不论在任何场所,对患者和家属的健康教育都是高质量护理的体现。医院中患者和家属所接受的健康教育的内容和时间是有限的。所以对患者和家属的健康教育就成为社区护士最重要的任务。其重点放在健康维护、威胁健康的因素和健康生活方式的选择上。

9. 预见和创新能力

社区护士有责任向患者或残疾人、家庭及健康人群提供预防性指导和服务。在医院,临床护士主要运用顺向思维,即针对已发生的问题,找出解决的方法并实施;而在社区,社区护士不仅要运用顺向思维,还要运用逆向思维,即在问题发生之前,找出可能导致问题发生的潜在因素,从而提前采取措施,避免或减少问题的发生。同时也要有创新,不断发现问题,有效地解决问题。

10. 自我防护能力

社区护士的自我防护能力主要包括两个方面,即法律的自我防护及人身的自我防护。首先,社区护士常常在非医疗机构场所提供有风险的医疗护理服务,如在患者的家中进行静脉输液。社区护士应加强法律意识,不仅要完整记录患者病情,还要在提供一些医疗护理服务前与患者或家属签订有关协议书,作为法律依据。其次,社区护士在非医疗机构场所提供护理服务时,应避免携带贵重物品,并注意自身的安全防护。

三、国外社区护理的特点及其发展的启示

(一)国外社区护理的特点

(1)有系统和规范的社区护理机构,如在日本各都道府、政府、特别行政区都设立了保健所和保健中心,各类保健机构中均设有保健士。除此以外,全国上下还设有家庭护理援助机构、老人保健所以及康复机构等。日本是世界第一长寿国,重视老年保健是日本社区护理服务的显著特点。为迎接老龄化的高峰,日本卫生、财政等部门联合提出"促进老年人保健的十年计划"后不断修改,形成新的黄金计划。日本社区卫生服务由

公共护士承担。许多其他国家也如此,尽管不同国家对社区护理机构的称呼不同,社区护理机构所属的部门和性质不同,以及组成社区护理网络的结构不一样,但均有系统和规范的社区护理机构。随着老龄化社会的到来,公共护士已成为社区卫生服务的主力军。

(2)具有严格的管理制度和管理措施,有明确规范的收费标准、服务项目和相关的法律条文做保障,并逐步形成了"医院—社区护理机构—家庭护理机构"的一条龙服务,建立了"疾病护理—预防保健生活照顾"的一体化网络系统。

(3)国外社区护理服务形式和项目丰富多彩,形成多元化服务模式。例如:美国社区护理就包括家庭健康护理、临终关怀护理以及老年人护理等多个方面的服务项目。为不同人群、不同层面的人们提供各种疾病的护理、饮食指导、用药指导、精神支持、语言治疗、健康访问、健康诊查、精神调理、病痛缓解、临终关怀以及生活照顾等服务内容,使全体民众在家中或社区即可得到优质和高效的护理服务,从而降低医疗费用,提高了人群的整体健康水平。

(4)有全社会支持和全民参与。纵观各国社区护理发展的现状,不难看出各国社区护理的发展,离不开各级政府机构在决策和财力上给予的倾斜和资助;离不开保险公司及社会团体的经济支持;离不开全体民众的积极参与。

(5)政府统一领导,地方政府分级管理。如澳大利亚有500多个社区卫生服务中心由政府设置,每个中心的筹建费用全部由政府承担,各州和联邦负责建设,所有居民免费享受社区卫生服务。社区护理之机构设置、人员编制、设备供给等均需要各级政府的决策倾斜和财力上的资助。

(6)服务对象不仅是社区的患者,还包括健康人群,服务内容不仅有疾病治疗,而且集预防、治疗、保健、康复、健康教育、计划生育等综合性的服务为一体。新加坡形成了"医院—社区护理中心—护理之家全日护理—双向转诊"的服务网络。

(7)服务人员素质高,有较为完整的学历教育和注册制度体系,社区卫生中心服务人员必须接受正规的大学教育和毕业后在职培训。工资固定,由市政府发放。护士主要从事临床护理、公共卫生和预防保健工作,是社区预防保健服务的主要力量。美国2000年在社区护士中具有硕士以上学历者达11.6%,以后逐年增长。韩国在社区各个部门工作的社区护士须取得国家认可的资格。

(二)对我国社区护理发展的启示

(1)加快培养社区专业护士,提高社区服务质量和水平。目前在我国,社区护士大多都未接受过系统的、全面的保健护理方面的教育,致使其提供真正意义上的社区护理受到限制,也导致至今在我国社区卫生服务系统中,医生和防疫人员占主导,护士没有显示其应有的作用。目前我国医疗卫生服务的现状是大医院人满为患,社区服务机构门庭冷落。其重要原因之一是社区服务人员素质与社会需求差距较大,特别是社区护理。社区护理应提供多层次、多功能、全方位的护理服务,因此,为给社区居民提供经济、有效和高质量的卫生服务,社区护士应是具有多方面职能的综合型人才,不仅要起到临床护理和个案护理者的角色,更要起到能够向社区居民和家庭提供医疗、预防、保健一体化的护理服务。

(2)政府加大投入,加强宏观调控。国外社区服务的共同特点是政府投入,统一领导,地方政府分级管理。我国应在政府增加投入的前提下,制定合理规划,依据服务对象的多少设置相应机构与人员配置,提供足够的"便利和经济"的服务,使社区卫生服务尽显其"便利和经济"的优势,吸引更多的消费者。完善社区与医院等医疗机构间的联系网络;制定优惠的社区收费标准,使消费者首先选择社区卫生中心。随着我国老年人口的快速增长,健康模式的转变以及社会经济的发展,居民的健康意识逐渐增强,对社区护理的需求增加;心脑血管疾病、肿瘤、精神性疾病的增加,也将对社区护理提出新的要求。因此,首先要在服务机构上保障社会发展的需求。在功能上可以是社区护理站、保健所;也可以是老人院、临终关怀机构;还可以是康复中心、糖尿病中心等。充分体现经济、便利和及时的全方位护理服务。

(3)加强宣传,提高居民健康和参与意识。意识决定行为,只有当全体居民认识到健康的重要,自己对健康负有责任这一道理,才可能积极追求健康,自觉选择有利于恢复和保持健康的良好行为,也只有当人们对社区护理机构的性质和功能有着充分认识和了解,才可能对其产生信任,乐于接受和主动寻求服务。

(4)健全相关政策、制度,推动社区护理的发展需要相关政策、制度的保障,过去有许多方面制约了社区护理的发展。如过去医疗保险投保只在医院,而忽视了社区保健这一环节,致使大多数人拥挤在医院。今后劳动和社会保障部门要积极将符合要求的社区护理机构纳入社保定点单位,并不断扩大社保的范围,尽快实现全民保险,为护理走向社会、走进家庭奠定坚实的基础。另外应对服务内容、收费标准、人事管理、行政管理和财政管理等制定相应的政策和制度,为社区护理保驾护航。

(5)保障社区护理人员的待遇与安全。社区护理人员素质要求高,工作辛苦,因此其待遇应不低于同级的医院护理人员;社区护理,尤其是家庭护理,工作的环境是家庭,有许多预测不到的问题发生,安全系数比医院低得多,这就需要法律来保护患者和医务人员的权益。在法律上需要制定和完善相配套的法律法规。如家庭护理法、学校保健法、职业保健法及护理人员相应的资格认证标准。2006年国务院印发《关于发展城市社区卫生服务的指导意见》,从社区卫生服务机构的主要服务功能、服务体系、调整现有卫生资源、建设卫生服务网络、基本设置标准、政府补助政策、价格管理与收费方式等方面做了规定,卫生政府部门已做出调整。

Key Words

1.社区护理的对象是_____;内容是_____;范围是_____。

2.社区护士可将_____、_____、_____、_____、_____等知识制成宣传材料。

3.社区护理服务形式包括_____、_____、_____、_____、_____、_____。

4.社区诊断主要目标:_____。社区诊断内容的确立包括_____,还有_____,以及_____。

5.社区护士的能力要求:_____、_____、_____、_____、_____、_____、_____。

任务三 社区护理的伦理与法规准则

📺 学习目标

【掌握】
运用社区护理的伦理准则,解决社区护理工作中的实际问题。

【熟悉】
说出护士应履行的义务。

【了解】
知晓社区护士执业注册的相关规定。

案例导入 1-3

陆某,28岁,剖宫产后第五天医生认为已无问题,决定让她下周一出院,但产妇和家属想周日出院,因医生不在就和护士商量,护士说不行,得把钱先结清,丈夫说单位有支票在押,不会欠账。此时,护士把宝宝抱到了婴儿室,产妇和丈夫要抱回孩子,护士不同意便发生了争吵。请问:你作为一名社区护士,如何运用护理的伦理准则来分析产科护士的行为?

一、社区护理的伦理准则

(1)真诚热爱护理事业,社区护士要真诚对待每一位社区群众,用自己的真诚之心对待他们,全心全意为社区人群健康服务。

(2)坚持高尚的职业道德标准,有高尚的道德追求,以救死扶伤和维护人群健康为天职。

(3)在烦琐、具体、紧张的工作中保持冷静和耐心,热心服务,任劳任怨,持之以恒,全面履行社区护理工作者的责任和义务。

(4)面对千差万别的服务对象,做到一视同仁,不受种族、国籍、信仰、年龄、性别、教育程度、社会地位等的影响,做到"慎独"。

(5)尊重社区人群的生命、权利和尊严等,尊重社区人群的信仰、价值观和风俗习惯,尊重社区人群的基本需要和愿望。

(6)保护服务对象的隐私,谨慎地使用护理对象的资料,确保护理对象的安全。

(7)有良好的团队合作精神,技术上互相搭配,工作上密切合作,在工作中依靠集体的力量和智慧,群策群力,共建健康社区。

(8)以科学为依据,更新护理理念,为居民提供优质服务。

(9)要有丰富的医学、护理知识和社会知识,积极参与科研工作,拓展及提高护理知识和技能,勤奋学习,不断进取,努力创新。

社区护理所涉及的法律问题很多。目前虽然没有明确的法律条文规定,但与整个医学的法律问题一致。所以,社区护理人员应做到:努力学习法律知识,特别是《中华人民共和国刑法修正案(十)》中有关护理的部分;提高自己守法的意识,把遵纪守法作为标准来要求自己,对于有违法行为的人要勇于监督检查,运用法律来保护自己的合法权益,维护法律的尊严,以提高社区护理质量。

案例分析 1-3

我认为产科护士不应该和产妇及其家属争吵,她应该在烦琐、具体的工作中保持冷静,耐心说服他们遵守医院的规章制度。更不应该抱走孩子,要遵循高尚的职业道德标准,尊重产妇的权利,保护产妇免于受到损害等。我的做法:①用自己的真诚之心感化他们,把产妇留住;②通知值班医生与产妇和家属协商,签订一份对自己行为负责的协议书。

二、社区护士的权利与义务

(一)社区护士享有的权利

(1)按照国家有关规定获取工资报酬、享受福利待遇、参加社会保险的权利。任何单位或者个人不得克扣护士工资,降低或者取消护士福利等待遇。

(2)有获得与其所从事的护理工作相适应的卫生防护、医疗保健服务的权利。从事直接接触有毒有害物质、有感染传染病危险工作的护士,有依照有关法律、行政法规的规定接受职业健康监护的权利;患职业病的,有依照有关法律、行政法规的规定获得赔偿的权利。

(3)有按照国家有关规定获得与本人业务能力和学术水平相应的专业技术职务、职称的权利;有参加专业培训、从事学术研究和交流、参加行业协会和专业学术团体的权利。

(4)有获得疾病诊疗、护理相关信息的权利和其他与履行护理职责相关的权利,可以对医疗卫生机构和卫生主管部门的工作提出意见和建议。

问题思考 我国法定的职业病有哪些?
2013 年 12 月 30 日国家卫生计生委公布了与人力资源社会保障部、安全监管总局、中国总工会共同印发的《职业病分类和目录》。修订后的《职业病分类和目录》将职业病调整为 132 种(含 4 项开放性条款),新增 18 种。

调整后职业病仍分为 10 类。①职业性尘肺病及其他呼吸系统疾病:矽肺、煤工尘肺等(2013 年改名)。②职业性放射病:外照射急性放射病、外照射亚急性放射病、外照射慢性放射病、内照射放射病等。③职业性化学中毒:铅及其化合物中毒、汞及其化合物中毒等(2013 年改名)。④物理因素职业病:中暑、减压病等。⑤职业性传染病:炭疽、森林脑炎等(2013 年改名)。⑥职业性皮肤病:接触性皮炎、光敏性皮炎等。⑦职业性眼病:化学性眼部烧伤、电光性眼炎等。⑧职业性耳鼻喉疾病:噪声聋、铬鼻病。⑨职业性肿瘤:石棉所致肺癌、间皮癌,联苯胺所致膀胱癌等。⑩其他职业病:职业性哮喘、金属烟热等。

新增加的职业病包括:金属及其化合物粉尘肺沉着病(锡、铁、锑、钡及其化合物等),刺激性化学物所致慢性阻塞性肺疾病,硬金属肺病,白斑,爆震聋,铟及其化合物中毒,溴丙烷中毒,碘甲烷中毒,氯乙酸中毒,环氧乙烷中毒,激光所致眼(角膜、晶状体、视网膜)损伤,冻伤,艾滋病(限于医疗卫生人员及人民警察),莱姆病,毛沸石所致肺癌、胸膜间皮瘤,煤焦油、煤焦油沥青、石油沥青所致皮肤癌,β-萘胺所致膀胱癌,股静脉血栓综合征、股动脉闭塞症或淋巴管闭塞症(限于刮研作业人员)。

（二）护士应履行的义务

（1）护士应当遵守法律、法规、规章和诊疗技术规范的规定。

（2）护士在执业活动中,发现患者病情危急,应当立即通知医师;在紧急情况下为抢救垂危患者生命,应当先行实施必要的紧急救护。护士发现医嘱违反法律、法规、规章或者诊疗技术规范规定的,应当及时向开具医嘱的社区医师提出;必要时,应当向该医师所在科室的负责人或者医疗卫生机构负责医疗服务管理的人员报告。

（3）护士应当尊重、关心、爱护患者,保护患者的隐私。

（4）护士有义务参与公共卫生和疾病预防控制工作。发生自然灾害、公共卫生事件等严重威胁公众生命健康的突发事件,护士应当服从县级以上人民政府卫生主管部门或者所在医疗卫生机构的安排,参加医疗救护。

三、社区护士执业注册的相关规定

（一）《护士条例》中的法律责任

根据 2020 年 3 月 27 日中华人民共和国国务院令第 726 号《国务院关于修改和废止部分行政法规的决定》修订的《护士条例》中第五章法律责任第二十七条至第三十三条规定(见附 1)。

（二）护士执业注册管理办法

根据 2008 年 5 月 4 日中华人民共和国卫生部令第 59 号《护士执业注册管理办法》全文(见附 2)。

附 1 《护士条例》第五章

第二十七条　卫生主管部门的工作人员未依照本条例规定履行职责,在护士监督管理工作中滥用职权、徇私舞弊,或者有其他失职、渎职行为的,依法给予处分;构成犯罪的,依法追究刑事责任。

第二十八条　医疗卫生机构有下列情形之一的,由县级以上地方人民政府卫生主管部门依据职责分工责令限期改正,给予警告;逾期不改正的,根据国务院卫生主管部门规定的护士配备标准和在医疗卫生机构合法执业的护士数量核减其诊疗科目,或者暂停其 6 个月以上 1 年以下执业活动;国家举办的医疗卫生机构有下列情形之一、情节严重的,还应当对负有责任的主管人员和其他直接责任人员依法给予处分:

（一）违反本条例规定,护士的配备数量低于国务院卫生主管部门规定的护士配备标准的;

（二）允许未取得护士执业证书的人员或者允许未依照本条例规定办理执业地点变更手续、延续执业注册有效期的护士在本机构从事诊疗技术规范规定的护理活动的。

第二十九条　医疗卫生机构有下列情形之一的,依照有关法律、行政法规的规定给予处罚;国家举办的医疗卫生机构有下列情形之一、情节严重的,还应当对负有责任的主管人员和其他直接责任人员依法给予处分:

（一）未执行国家有关工资、福利待遇等规定的；

（二）对在本机构从事护理工作的护士，未按照国家有关规定足额缴纳社会保险费用的；

（三）未为护士提供卫生防护用品，或者未采取有效的卫生防护措施、医疗保健措施的；

（四）对在艰苦边远地区工作，或者从事直接接触有毒有害物质、有感染传染病危险工作的护士，未按照国家有关规定给予津贴的。

第三十条　医疗卫生机构有下列情形之一的，由县级以上地方人民政府卫生主管部门依据职责分工责令限期改正，给予警告：

（一）未制订、实施本机构护士在职培训计划或者未保证护士接受培训的；

（二）未依照本条例规定履行护士管理职责的。

第三十一条　护士在执业活动中有下列情形之一的，由县级以上地方人民政府卫生主管部门依据职责分工责令改正，给予警告；情节严重的，暂停其 6 个月以上 1 年以下执业活动，直至由原发证部门吊销其护士执业证书：

（一）发现患者病情危急未立即通知医师的；

（二）发现医嘱违反法律、法规、规章或者诊疗技术规范的规定，未依照本条例第十七条的规定提出或者报告的；

（三）泄露患者隐私的；

（四）发生自然灾害、公共卫生事件等严重威胁公众生命健康的突发事件，不服从安排参加医疗救护的。

护士在执业活动中造成医疗事故的，依照医疗事故处理的有关规定承担法律责任。

第三十二条　护士被吊销执业证书的，自执业证书被吊销之日起 2 年内不得申请执业注册。

第三十三条　扰乱医疗秩序，阻碍护士依法开展执业活动，侮辱、威胁、殴打护士，或者有其他侵犯护士合法权益行为的，由公安机关依照治安管理处罚法的规定给予处罚；构成犯罪的，依法追究刑事责任。

附 2　护士执业注册管理办法

第一条　为了规范护士执业注册管理，根据《护士条例》，制定本办法。

第二条　护士经执业注册取得《护士执业证书》后，方可按照注册的执业地点从事护理工作。

未经执业注册取得《护士执业证书》者，不得从事诊疗技术规范规定的护理活动。

第三条　卫生部负责全国护士执业注册监督管理工作。

省、自治区、直辖市人民政府卫生行政部门是护士执业注册的主管部门，负责本行政区域的护士执业注册管理工作。

第四条　省、自治区、直辖市人民政府卫生行政部门结合本行政区域的实际情况，制定护士执业注册工作的具体办法，并报卫生部备案。

第五条　申请护士执业注册，应当具备下列条件：

（一）具有完全民事行为能力；

（二）在中等职业学校、高等学校完成教育部和卫生部规定的普通全日制 3 年以上的护理、助产专业课程学习，包括在教学、综合医院完成 8 个月以上护理临床实习，并取得相应学历证书；

（三）通过卫生部组织的护士执业资格考试；

（四）符合本办法第六条规定的健康标准。

第六条　申请护士执业注册，应当符合下列健康标准：

（一）无精神病史；

（二）无色盲、色弱、双耳听力障碍；

（三）无影响履行护理职责的疾病、残疾或者功能障碍。

第七条　申请护士执业注册，应当提交下列材料：

（一）护士执业注册申请审核表；

（二）申请人身份证明；

（三）申请人学历证书及专业学习中的临床实习证明；

（四）护士执业资格考试成绩合格证明；

（五）省、自治区、直辖市人民政府卫生行政部门指定的医疗机构出具的申请人6个月内健康体检证明；

（六）医疗卫生机构拟聘用的相关材料。

第八条　卫生行政部门应当自受理申请之日起20个工作日内，对申请人提交的材料进行审核。审核合格的，准予注册，发给《护士执业证书》；对不符合规定条件的，不予注册，并书面说明理由。

《护士执业证书》上应当注明护士的姓名、性别、出生日期等个人信息及证书编号、注册日期和执业地点。

《护士执业证书》由卫生部统一印制。

第九条　护士执业注册申请，应当自通过护士执业资格考试之日起3年内提出；逾期提出申请的，除本办法第七条规定的材料外，还应当提交在省、自治区、直辖市人民政府卫生行政部门规定的教学、综合医院接受3个月临床护理培训并考核合格的证明。

第十条　护士执业注册有效期为5年。护士执业注册有效期届满需要继续执业的，应当在有效期届满前30日，向原注册部门申请延续注册。

第十一条　护士申请延续注册，应当提交下列材料：

（一）护士延续注册申请审核表；

（二）申请人的《护士执业证书》；

（三）省、自治区、直辖市人民政府卫生行政部门指定的医疗机构出具的申请人6个月内健康体检证明。

第十二条　注册部门自受理延续注册申请之日起20日内进行审核。审核合格的，予以延续注册。

第十三条　有下列情形之一的，不予延续注册：

（一）不符合本办法第六条规定的健康标准的；

（二）被处暂停执业活动处罚期限未满的。

第十四条　医疗卫生机构可以为本机构聘用的护士集体申请办理护士执业注册和延续注册。

第十五条　有下列情形之一的，拟在医疗卫生机构执业时，应当重新申请注册：

（一）注册有效期届满未延续注册的；

（二）受吊销《护士执业证书》处罚，自吊销之日起满2年的。

重新申请注册的,按照本办法第七条的规定提交材料;中断护理执业活动超过3年的,还应当提交在省、自治区、直辖市人民政府卫生行政部门规定的教学、综合医院接受3个月临床护理培训并考核合格的证明。

第十六条　护士在其执业注册有效期内变更执业地点等注册项目,应当办理变更注册。

但承担卫生行政部门交办或者批准的任务以及履行医疗卫生机构职责的护理活动,包括经医疗卫生机构批准的进修、学术交流等除外。

第十七条　护士在其执业注册有效期内变更执业地点的,应当向拟执业地注册主管部门报告,并提交下列材料:

(一)护士变更注册申请审核表;

(二)申请人的《护士执业证书》。

注册部门应当自受理之日起7个工作日内为其办理变更手续。

护士跨省、自治区、直辖市变更执业地点的,收到报告的注册部门还应当向其原执业地注册部门通报。

省、自治区、直辖市人民政府卫生行政部门应当通过护士执业注册信息系统,为护士变更注册提供便利。

第十八条　护士执业注册后有下列情形之一的,原注册部门办理注销执业注册:

(一)注册有效期届满未延续注册;

(二)受吊销《护士执业证书》处罚;

(三)护士死亡或者丧失民事行为能力。

第十九条　卫生行政部门实施护士执业注册,有下列情形之一的,由其上级卫生行政部门或者监察机关责令改正,对直接负责的主管人员或者其他直接责任人员依法给予行政处分:

(一)对不符合护士执业注册条件者准予护士执业注册的;

(二)对符合护士执业注册条件者不予护士执业注册的。

第二十条　护士执业注册申请人隐瞒有关情况或者提供虚假材料申请护士执业注册的,卫生行政部门不予受理或者不予护士执业注册,并给予警告;已经注册的,应当撤销注册。

第二十一条　在内地完成护理、助产专业学习的香港、澳门特别行政区及台湾地区人员,符合本办法第五条、第六条、第七条规定的,可以申请护士执业注册。

第二十二条　计划生育技术服务机构护士的执业注册管理适用本办法的规定。

第二十三条　本办法下列用语的含义:

教学医院,是指与中等职业学校、高等学校有承担护理临床实习任务的合同关系,并能够按照护理临床实习教学计划完成教学任务的医院。

综合医院,是指依照《医疗机构管理条例》《医疗机构基本标准》的规定,符合综合医院基本标准的医院。

第二十四条　本办法自2008年5月12日起施行。

┃┃ **Key Words** ┃┃

1. 社区护理的伦理准则中提及社区护士应尊重：_____、_____、_____。

2. 社区护士发现医嘱违反法律、法规等时应当及时_____；必要时，_____。

案例分析与思考题

1. 小许刚从高职护理学院毕业被分配到某社区卫生服务中心，主要承担社区居民的初级卫生保健，你认为她首先应明确什么？

2. 对慢性萎缩性胃炎、胃息肉、残胃炎、胃溃疡患者应实行几级预防，其目的是什么？包括哪些有效措施？社区护士的职责有哪些？

3. 从社区卫生服务的内容上反映了社区卫生服务的哪些特点？

4. 如何理解初级卫生保健的四性特点？

5. 作为一名社区护士怎样完成初级卫生保健任务？怎样建立完善的社区卫生服务管理档案？怎样履行自己的义务？

6. 根据王大妈患冠心病 12 余年的病史，请说出三级预防措施的重点是什么？

7. 某社区护士在培训时，有关领导会对他们提出哪些素质要求与能力要求？

8. 你认为国外社区护理的哪些优点使你受到了启示？

9. 请从社区护理的特点，简述社区护理的对象、内容、范围和任务。

10. 如何在社区护理工作中运用社区护理的伦理准则？

（王骏）

项目 二

以社区为导向的护理

以社区为导向的护理是指以社区整体为护理对象,为恢复和增进社区居民健康运用护理程序的评估、诊断、计划、实施和评价五个步骤进行一系列有目的、有计划的护理活动,是社区护理工作的重要方法。社区护理对象涵盖个人、家庭和社区,因此评估、诊断、计划、实施和评价不同的对象有其特殊性。本章重点介绍社区护理程序,还介绍了居民健康档案的建立与管理及社区组织的内容。

任务一 护理程序在社区护理中的应用

📋学习目标

【掌握】
1. 识记社区护理诊断概念。
2. 学会社区护理诊断优先顺序的原则。
3. 学会社区护理评估内容。

【熟悉】
学会护理程序在社区护理中的应用步骤。

【了解】
辨别社区护理评估与临床护理评估。

▌案例导入 2-1 ▌

张大妈起床时,发现雾霾很严重,她关照儿子、媳妇和孙子外出要戴好防护口罩,并叮嘱老伴尽量减少外出,关好门窗等,张大妈的行为属于什么行为?

一、护理程序的重要性

科学的护理工作方法给医、护、患三者带来巨大的便利。护理程序是以促进和恢复患者的健康为目标所进行的一系列有目的、有计划的护理活动,是一个综合的、动态的、具有决策和反馈功能的过程,对护理对象进行主动、全面的整体护理,使其达到最佳健康状态。护理程序是一种科学的确认问题、解决问题的工作方法和思想方法。

社区护理程序是社区护士通过评估社区护理对象的身心状况和社会适应能力,确认其现存或潜在的健康问题,制订适合社区护理对象的护理计划,采取恰当的护理措施,从而解决社区护理对象的健康问题,并全程进行社区评价,促使社区护理对象恢复健康或达到健康状态的工作方法。社区护理工作已不局限于某种特别疾病的诊断,对象是整个社区人群的健康问题。在社区护理过程中,社区护士以社区健康评估和社区健康分析为依据,并在此基础上发现社区人群的健康问题,制订护理计划,进行护理干预,评价干预效果。总之,护理程序在社区护理中充分显示出它的重要性。

问题 思考　护理程序的步骤是什么?

①评估:责任护士能在患者入院后迅速与患者或其家属沟通,掌握第一手资料。②诊断:从接触、了解到逐步标准化,并能按马斯洛需要层次理论顺序排列,能找到充足的资料支持护理诊断,并通过护理手段达到预期目的。③计划:能对每个患者情况进行系统和周密的思考,制定出切实可行的措施,对每个患者提供有针对性的护理干预。④实施:能准确、及时、灵活实施计划,直接提供护理—协助完成—家属参与—患者自觉执行的过程多在入院后1~2天内完成,由主管床位护士每天督促执行并检查结果,如实记录,准确及时,具有连续性。⑤评价:修改诊断、计划实施不及时、收集的新资料没有准确的记录方式,难以查阅等。

二、社区中的护理程序

(一)社区护理评估

社区护理评估(community nursing assessment)是社区护理程序的第一步,主要收集社区整体健康状况相关的资料,并对资料进行整理和分析。从而发现社区健康问题,并找出导致这些问题的相关因素,为社区护理诊断和计划提供依据。

1. 社区护理评估的内容

(1)社区地理环境:社区的自然或人为环境、地理位置及社区资源的多少影响社区居民健康。评估时不仅要收集与地理环境有关的资料,还要收集相关的社区活动。社区护理人员必须了解地理环境对居民生活方式及健康状况的影响,以及居民对环境中健康危险因素的认识程度,是否采取措施充分利用社区资源。

①社区概况:社区的名称、地理位置、面积及其和周围环境的关系,这是评估时需要掌握的最基本资料。

②自然环境:评估时注意有无特殊的自然环境,如有无山川、河流,这些自然环境如引起山体塌方、洪水侵袭等,对健康和生命有无不利影响;还要评估社区居民是否充分利用自然环境带来的福利。

③气候:气候变化无常影响居民的生活和工作,对健康也会有不利影响,尤其是老弱病残等重点人群。要评估社区常年的气候变化,特别是温湿度、雾霾情况,还要评估社区居民应对气候变化的能力。

④动植物:评估社区内有无有毒、有害的动植物,宠物疫苗接种情况,社区绿化情况;动植物存在是否对居民造成干扰;居民对干扰的防范情况。

⑤社会环境:评估社会环境对自然环境和居民健康造成的影响。如社区附近有无化工厂、加油站,及因其排放的废水、废气、油污蒸发及存在爆炸等安全隐患;生活设施及社区卫生保健服务设施分布是否合理,是否便利。了解居民居住条件,平均人口居住面积、室内是否通风、朝阳;供电、供水、供煤气、供暖设备是否齐全及是否存在安全隐患。

(2)社区居民:居民是社区的核心,不同的居民有不同的健康需要,通过评估为其提供恰当的、合乎需要的服务是确定社区护理诊断、制订社区护理计划的基础。

①居民基线资料:收集社区居民的性别、年龄、职业、婚姻、文化程度、籍贯、年人均收入、计划生育等基线资料。该基线资料与社区卫生保健需求、社区卫生服务机构设置及其服务方式密切相关。如根据居民年龄构成老年人占多数,就可以确定社区主要健康需求为心脏、肺脏、脑血管等慢性疾病健康保健;通过职业和收入水平可以反映居民对健康保健的经济承受能力;通过文化程度可以了解居民对健康保健知识的接受能力以及按照卫生服务人员劝导形成良好的生活习惯和良好行为的能力,为制订健康教育方案提供参考。

②流动人口:由于城市化用工不断增加,社区人口流动加大。社区卫生服务往往忽略流动人口的健康需要。因此,在评估时,不仅要评估固定居民,而且应注意社区人口流动状况。

③健康水平:评估急慢性疾病患病率、不同年龄段居民死亡率、出生率、主要疾病谱,疾病的地理、时间分布和高危人群数。

④健康行为:是指人们为了增强体质和维持身心健康而进行的各种活动。健康行为分为基本健康行为、戒除不良嗜好行为、预警行为、避免环境危害行为和合理利用卫生服务行为。基本健康行为是指日常生活中一系列有益于健康的基本行为,如合理营养、平衡膳食、适当身体活动、积极休息与适量睡眠等。不良嗜好是指对健康有危害的个人偏好,戒烟、戒毒,戒除酗酒、滥用药物、网络成瘾等属于戒除不良嗜好行为。预警行为是指对可能发生的危害健康的事件预先采取预防措施从而预防事故发生,以及能在事故发生后正确处置的行为,如驾车使用安全带,溺水、车祸、火灾等意外事故发生后的自救和他救行为。环境危害包括人们生活和工作的自然环境与心理社会环境中对健康有害的各种因素,如离开被二手烟污染的环境、雾霾时穿戴防护用具属于消极避免环境危害的行为;而采取措施减轻环境污染、积极应对那些引起人们心理过度紧张的生活事件等则属于积极避免环境危害的行为。合理利用卫生服务行为是指有效、合理地利用现有卫生保健服务,以实现三级预防,维护自身健康的行为,包括定期体检、预防接种、患病后及时就诊、遵从医嘱、配合治疗、积极康复等。

案 例 分 析 2-1

健康行为:是指人们为了增强体质和维持身心健康而进行的各种活动。健康行为分为:基本健康行为、戒除不良嗜好行为、预警行为、避免环境危害行为和合理利用卫生服务行为。每当雾霾时,大家会戴好防护口罩,减少外出,关好门窗等,属于消极避免环境危害的行为;而从源头上控制污染源属于积极避免环境危害的行为。

(3)社会系统(social systems):人在一定的区域生活,在人们互动的过程中形成了不同的社会系统,如保健、教育、娱乐等。因此,在社区评估时,需评估这些社会系统是否健全、功能是否正常、能否满足居民需求。

①保健系统:社区中的保健服务机构可以帮助居民满足基本的保健护理需要。机构的地理位置、分布情形、交通便利与否等因素直接影响居民就医及保健。卫生人力资源如医护人员的数量、素质、提供保健服务的能力,设备与人口比例,卫生经费多少也会

影响居民的健康水平。

②福利系统:福利系统的健全与否与社区稳定性有很大关系,包括社区安全与保卫措施、住房、商品供应和交通运输等。

③教育系统:包括幼儿园、正规学校机构、图书馆、教育文化中心及接受特殊教育可利用的资源。要评估这些机构的类型、数量、地理分布、师资状况、教育经费投入等。

④娱乐系统:社区内娱乐设施的种类、数量及可利用的程度会影响社区居民的生活。护士在评估时,应了解社区内是否具备公共休闲设施,如公园、街心花园、儿童游戏区、影剧院、游乐场及居民对社区所提供的休闲设施是否满意。

⑤宗教系统:宗教信仰与社区居民的生活方式、价值观、健康行为有密切关系,甚至影响罹病率和致死率。社区护士要评估居民宗教类型、信徒人数、有无领导人、有无活动场地以及对居民健康的影响。

⑥政治系统:政治系统的安定和支持关系到社区的发展和卫生计划的可执行性。如社区领导人,政府对社区卫生保健的经费投入力度,政府组织分布、服务时间,居民的满意度。

⑦经济系统:社区经济状况决定了可能投入到社区卫生服务福利事业中的经费和资源;居民经济水平高低直接影响其利用医疗资源的行为和健康需求。经济系统包括社区主要的经济类型,居民的职业类别、社会经济地位以及经济状况对生活、医疗卫生的影响。

⑧安全与交通系统:安全评估包括社区的治安状况、消防设备、社区监控管理、联动及预案管理、人车管理等。还要评估社区周围有无消防队、公安局、环保局等。交通系统包括评估居民的交通便利情况,尤其要评估去医疗保健机构是否方便以及社区是否为残障者创造无障碍通道等。

⑨沟通系统:社区的沟通功能是否完善直接影响是否能顺利向社区居民提供健康相关知识。评估时,了解社区内的大众传播媒体,如报纸、电视、网络、杂志、电话、公告栏、海报等,为制订社区计划选择合适的沟通途径提供依据。

社区护理人员在评估前可根据社区的实际情况和具体要求把建议评估的内容加以取舍,制定社区护理评估表(表2-1)。社区护理人员在评估时按照标准化沟通方式进行评估,达到全面规范评估。

表 2-1 社区护理评估

评估范围	具体项目	收集资料内容	基本情况描述 (评估后描述)
地理环境	社区概况	名称、地理位置、面积	
	自然环境	特殊环境,是否紧邻山川、河流	
	气候	温度、湿度、雾霾,居民应对能力	
	动植物	有毒、有害动植物,绿化面积,宠物接种疫苗情况,对居民健康的影响,居民防范能力	
	社会环境	有无化工厂、加油站,居民居住条件	
社区居民	基线资料	性别、年龄、职业、婚姻、文化程度、籍贯、年人均收入、计划生育	
	流动人口	短期内人口大量增长或流失	
	健康水平	疾病谱、患病率、死亡率、出生率,疾病的地理、时间分布,高危人群数	
	健康行为	基本健康行为、戒除不良嗜好行为、预警行为、避免环境危害行为和合理利用卫生服务行为	

（续表）

评估范围	具体项目	收集资料内容	基本情况描述 （评估后描述）
社会系统	保健	保健机构地理位置、分布情形、卫生人力资源	
	福利	福利机构数量、质量能否满足居民需要	
	教育	教育机构类型、数量、地理分布、师资状况、教育经费投入	
	娱乐	娱乐设施的种类、数量及可利用的程度	
	宗教	宗教类型、信徒人数、有无领导人、有无活动场地以及对居民健康的影响	
	政治	社区领导人、卫生保健经费投入、居民满意度	
	经济	居民的职业类别、社会经济地位	
	沟通	社区内的大众传播媒体	
	安全与交通	治安、消防、交通设备情况	

2. 社区护理评估方法

资料收集关系着社区护理计划的准确性。评估者收集的资料包括主观资料和客观资料，收集资料应根据其目的选择正确的收集资料方法。同时，不同的护理对象、不同的资料来源和现有的工作条件，使收集资料的方法有所限制。评估者可以根据不同的目的、不同的对象选择不同的评估方法。

（1）社区实地调查：又称挡风玻璃式调查，是社区护理人员通过观察，主动收集社区资料，以了解社区特征，如社区人群的一般特征、健康需求、社区服务机构的种类及位置、垃圾处理情况等。

（2）重要人物访谈：指通过访问重要人物，了解社区情况，以达到准确评估的目的。重要人物可以是社区工作人员、社区居民选举的业主代表等具有影响力的人。

（3）参与式观察：有目的地参与社区活动，在活动中，通过观察了解社区居民的知识、信念、态度、生活行为和健康状况等。

（4）问卷调查：问卷可分为开放式问卷和闭合式问卷。两种问卷设计时要注意问题的专一性，避免诱导性，避免隐私问题，并且信效度达标。问卷调查最好采用随机抽样方法，以便使结果具有代表性。收集资料有访谈法和邮寄法。访谈法回收率高，灵活性强，但存在调查者个人偏倚，也受人力、物力、时间限制。邮寄法高效经济，但是回收率低。

（5）社区讨论：由社区护士将社区居民召集起来共同讨论，给社区居民提供一个发表意见和建议的机会，将社区居民的健康需求提出来，供大家讨论，共同商讨并确认社区最主要的健康需求，最终以投票方式达成共识。

（6）查阅文献：可以通过查阅人口普查资料、卫生服务年鉴、医院出入院记录、门诊人数及类别统计、流行病学调查等卫生统计资料、社区户籍资料、地方简报、地图等来收集社区资料。

（二）社区护理诊断

社区护理诊断（community nursing diagnosis）是指对个人、家庭、社区现存状况或潜在的非健康状态的反映及相关因素的陈述，是社区护理程序的第二步，对收集的社区资料进行分析，对社区出现的现存或潜在的健康问题进行判断，把重点放在社区整体的健康上。北美护理诊断协会（NANDA）公布的一系列由统一格式、特定修饰词构成的护理诊断，主要以住院患者提出的问题为主，面对社区和人群的护理诊断较少，社区护理诊断的不同之处在于它是专注于群体或社区(而不是个人)。它需要多学科采取措施来解决或处理,在制定干预措施时,必须考虑多因素影响。一个措施可能需要较长时间才能起效。对个人或家庭的社区护理诊断可参考北美护理诊断协会(NANDA)公布的护理诊断。

1. 社区护理诊断的基本要素

社区护理诊断的陈述包括三个基本要素,即由 P、E、S 三部分组成;P(problem)为社区健康问题,即反应或状态(风险、关注的问题、潜在或现存的问题);E(etiology)为原因,即相关因素;S(signs and symptoms)为症状、体征或有关特征。例如:①某社区内居民患病后就诊率普遍偏低,通过调查分析得知该社区内没有基本的卫生服务机构,最近的医院也要乘车 40 分钟左右,交通不便利。其护理诊断可描述为:"社区内居民就医困难,与社区内缺乏医疗服务机构及交通不便有关。"②P:社区应对能力失调,社区空气污染指标超出正常范围。E:有关部门与社区矛盾不能解决(社区内工厂排放有害气体超标)。S:仅靠社区力量不能阻止工厂排放废气,社区表现出脆弱性。

2. 优先顺序确定

当社区有多个健康问题时,社区护士按问题的轻重缓急确定优先顺序,确定哪个问题最重要、最需要优先解决。优先顺序确定的原则通常按照 Schuster & Goeppinger (1996 年)和 Muecke(1984 年)提出的方法:

(1)非常重要,必须优先处理:危险性问题(特定的问题或存在社区健康风险),如影响人数多、致死率高、遗留残障比例大、会造成严重经济损失需要立即解决的问题。

(2)有些重要,可以处理:问题的存在影响社区的特定群体,通过社区护士能解决。

(3)不太重要,不须优先解决:现在进行,将来能成为一种推动社区健康力量的预防性问题。

3. Omaha 社区护理诊断的分类

Omaha 社区护理诊断系统是专用于社区护理实践的分类系统。它由护理诊断(问题)分类系统、护理干预系统和护理结果的问题评定量表三部分构成。其中护理诊断分类系统为个人、家庭和社区提供了标准化评估手段,帮助社区护理人员收集、整理、记录、分类、分析、检索和交流健康相关的需求,是全面的、有序的、无穷尽的、互相排斥的分类或层次。护理诊断分类包括四个层次,其中环境、心理社会、生理和健康相关行为 4 个主要领域为第一层次;42 个护理问题是第二层次;个人、家庭、社区的健康促进问题、潜在的、现存的健康问题为第三层次;描述问题的症状和体征构成第四层次。Omaha 系统将护理诊断分为 42 个护理诊断(问题),见表 2-2。

表 2-2	Omaha 系统护理诊断(问题)分类
领域	护理诊断(问题)分类
环境	收入、卫生系统或设备、住宅、邻居/工作场所安全
心理社会	与社区资源的联系、社会接触、角色改变、人际关系、精神压力、悲伤、精神健康、性、照顾/育儿、忽略儿童/成人、虐待儿童/成人、生长发育
生理	听觉、视觉、说话和语言、咀嚼、认知、疼痛、意识、皮肤、神经-肌肉-骨骼功能、呼吸、循环、消化、排便功能、泌尿功能、生殖功能、产前、产后、传染病/感染状况
健康相关行为	营养、睡眠和休息形态、身体活动、自我护理、物质滥用(酒精或药品)、家庭计划、健康指导、处方用药

（三）社区护理计划制订

社区护理计划（community nursing planning）制订是指针对社区护理诊断制订护理目标，明确护理方法和措施，提供评价标准，设计实施方案。社区护理计划是为社区提供个性化、连续性、可沟通性、可评价性的计划。

1. 社区护理计划要素

社区护理计划包括问题、原因、目标、护理干预措施和评价。社区护理计划目标要求陈述应针对护理问题，简单明了，使用可观察和可测量的语言；要有时间限制；目标包括评价日期和时间，分长期目标和短期目标。陈述公式：主语＋谓语＋行为标准＋时间、条件状语。主语：指个人、家庭、社区，在目标陈述中可省略。谓语：指护理对象将要完成的行为动作。行为标准：指护理对象完成该行为动作所要达到的程度。时间状语：指护理对象完成该行为动作所需的时间。条件状语：指护理对象完成该行为动作所必须具备的条件状况。

2. 确定社区护理计划实施方案

社区护理计划实施是社区护士帮助护理对象达到预定社区护理目标的具体方法。实施计划的基础是护理诊断的原因、通过评估或访谈获得信息、护士对护理对象或家庭的随访。通过制订依赖性、相互合作性、独立的护理计划来去除导致问题发生的原因，从而促进和维持护理对象的健康。社区护理计划实施方案为社区护理团队提供了达到目标的蓝图，应准确简明。

（1）选择合适的社区护理措施：要与社区护理对象进行协商，共同制定适当的措施，要具有个性化和针对性，因不同的社区有多种因素（自然和社会因素）影响其方法或策略。Omaha 系统干预计划表（表 2-3）与护理诊断分类表配合使用，为社区护理提供了系统性的工具，该干预计划分三个层次：四大维度为第一层次，75 个目标为第二层次，社区护理人员收集的护理对象基本信息为第三层次。

表 2-3　　　　　　　　　　　Omaha 系统干预计划

项目	内　容
类别	教育、指导和咨询，治疗方法和程序，个案管理，监测
目标	解剖/生理、行为矫正、膀胱护理、黏接/附着、肠道护理、心脏监护、照料/育儿技巧、石膏护理、沟通、社区外展工作者服务、护理的连续性、应对技巧、日间护理/喘息、饮食管理、训练、换药/伤口护理、耐用医疗设备、教育、雇佣、临终关怀、环境、运动、计划生育服务、喂养程序、财政、步态训练、遗传学、生长/发育、家庭、家政/家务管理、感染预防、相互作用、口译/翻译服务、实验室检查结果、法制、医疗/牙科护理、药物作用/副作用、药物管理、用药护理、服药调整/订购、处方用药、用药结构、流动性/转移、护理、营养、职业治疗护理、造口护理、其他社区资源、辅助/助手照顾、个人卫生、理疗保健、体位、康复护理、放松/呼吸技巧、呼吸道护理、呼吸治疗护理、休息/睡眠、安全、检查程序、疾病/伤害护理、体征/症状-精神/情绪、症状/体征-生理、皮肤护理、社会工作/护理辅导、标本采集、语音和语言病理学护理、精神护理、激励/培养、压力管理、物质滥用防治、耗材、支持小组、支持系统、运输、健康

（2）落实可利用的资源：如社区卫生服务人员、物质供应和经费、仪器设备等。

（3）组成实施计划的小组：针对每项社区护理措施确定实施者和合作者（如防疫站、疾病控制中心、当地的红十字会、肿瘤协会、糖尿病协会等）。

（4）记录社区护理计划：包括收集的主客观资料、社区护理诊断、预期目标、具体措施和测量方法等。社区护理计划成文以后，仍需与护理对象共同协商，如有不当应及时修订。

(5)评价计划:对于社区护理计划的评价,一般采用伦巴原则或 5W 原则。

①伦巴原则:又称为 RUMBA 原则,RUMBA 指真实的(realistic)、可理解的(understandable)、可衡量的(measurable)、行为目标(behavioral)、可达到的(achievable)5 个准则。

②5W 原则:指社区护理计划应明确参与者(who)、参与者完成的任务(what)、参与者完成任务的期限(when)、参与者完成任务的地点(where)、参与者完成任务的方法(how)5 个方面。

(四)社区护理计划实施

社区护理计划实施(community nursing implement)是指按照计划的原则和要求开展护理实践活动。在社区护理计划实施过程中,要有计划地跟所有参与实施的参加者进行沟通。计划的实施包括社区健康团队、护理对象及其家庭成员。

在计划实施阶段,社区护士还要继续收集关于护理对象的状况及环境评估。计划实施步骤如下:

1. 明确任务

在计划实施前,社区护士和护理对象要熟悉每日进行的活动、参与服务者、服务时间、地点、方法、预期结果及所需承担的责任。

2. 计划实施

为护理对象营造一种安全舒适的氛围,计划实施地点、环境、设备等均应考虑。为了有效提高社区护理质量,社区护士必须与社区护理团队合作,实施过程中根据实际情况及时调整活动计划。为护理对象提供帮助并对其进行药物管理;对其开展一系列护理实践活动,如开展免疫预防培训;帮助护理对象进行康复功能训练,如协助下肢骨折患者进行行走锻炼;引导患者参与社会活动,如参加肿瘤协会;对护理对象进行健康教育讲座和辅导。

3. 完成计划

与其他卫生人员分工合作,按照制订的计划,共同完成护理计划。社区护士要注意护理对象的自我用药,护理对象的病理、病态、健康状态下的生理-心理-社会健康相关知识。教育、监督、引导护理对象去寻求更好的健康生活方式。

4. 记录护理实施情况

社区护士要客观、及时、准确记录护理计划实施情况、护理对象的反应及是否有新的需求,是否解决了目前存在的问题。护理计划的顺利落实与社区居民的参与意识、沟通交流形式及领导决策模式有关。

(五)社区护理评价

社区护理评价主要评价计划实施后的效果,即对社区护理的预期目标达到程度和护理工作取得的效果进行客观评判。社区护理评价是一个连续的过程,贯穿整个护理程序。社区护理评价的目的是检验护理程序的每一步是否恰当,并且护理程序的运用最终能否解决社区现存和潜在的健康问题。社区护理评价形式包括过程评价和结果评价。

1. 过程评价

过程评价指在护理程序的各个阶段进行评价,以指导护理活动的不断完善。

2. 结果评价

结果评价是对执行护理措施后的结果进行评价。一般而言,结果评价包括社区护理目标完成情况和社区护理对象对所接受的护理服务的满意度。结果评价的重点在于检查社区健康问题的护理效果,包括收集评价资料、选择评价标准、对比判断、报告结果。评价结果可以是目标实现、目标基本实现和目标未实现,最后根据目标实现程度来决定是否对计划进行修订。

Omaha 系统结果问题评定量表包括知识、行为和症状体征三部分(表 2-4)。均以 Likert 评分(1~5 分)测量护理对象在社区计划实施过程中的表现,可引导护理人员制订计划和提供护理措施参考,指出问题的严重程度和优先顺序。以量化评分方式对护理计划实施的结果进行评价。

表 2-4   Omaha 系统结果问题评定量

定义	含义	1分	2分	3分	4分	5分
知识 (knowledge)	护理对象记忆和信息理解能力	无	具有一点	具有基本知识	认知适当	认知良好
行为 (behavior)	可观察的反应或行为	完全不恰当	有些恰当	不是非常一致	通常恰当	一致和恰当
症状体征 (status)	主、客观症状和体征	非常严重	严重	普通	很少	无

Key Words

1.社区护理诊断是指对_____、_____、_____现存或潜在健康状态的反映及相关因素的陈述,是_____的第二步,对_____的社区资料进行分析,对社区出现的_____或_____的健康问题进行判断,把重点放在社区整体的_____上。

2.当社区有多个健康问题时,社区护士按问题的轻重缓急确定优先顺序,依次是_____、_____、_____。

任务二   社区居民健康档案的建立与管理

学习目标

【掌握】
识记居民档案概念及重点建档对象。

【熟悉】
理解个人、社区健康档案建立方法。

【了解】
知晓健康档案的类型和内容。

案例导入 2-2

某儿童出生满一个月须前往社区卫生服务站注射疫苗时,需建立什么类型的健康档案?

居民社区健康档案(community health record)是记录与居民健康有关的一切行为与事件信息的系统性文件,是社区卫生保健服务有效的健康信息收集工具。社区健康档案为解决社区居民健康问题提供依据,为全科医疗和社区护理教学、科研提供重要信息,为社会卫生规划提供资料来源,并且为社区卫生服务质量和技术水平提供评价依据。

一、居民健康档案的类型及内容

(一)居民健康档案的类型

根据档案主体,社区健康档案可以分为个人健康档案、家庭健康档案和社区健康档案三种类型。个人健康档案包括以问题为导向和以预防为导向的健康记录方式。个人基本情况适用于所有居民,主要包括人口学特征、健康状况和卫生资源利用等方面的情况。家庭健康档案通过对家庭各成员健康资料进行分析而建立。社区健康档案通过社区健康调查,了解社区卫生服务状况、卫生服务资源利用情况以及居民健康状况,进而统计分析后建立。

根据记录材质,健康档案分为纸质健康档案和电子健康档案,目前各社区已建立电子健康档案。电子健康档案与城镇基本医疗保险、新型农村合作医疗等保障系统相连接,并可实现各医疗卫生服务机构间数据互通互联,为社区护理对象跨地区、跨机构就医提供便利。

(二)居民健康档案的内容

按照个人健康档案、家庭健康档案和社区健康档案三部分来介绍。

1.个人健康档案

个人健康档案内容包括以问题为导向和以预防为导向的健康记录。

(1)以问题为导向的健康记录:影响居民健康的任何问题均可称为健康问题,包括疾病诊断、症状体征、居民自我感觉不适和社会适应等问题。以问题为导向的健康记录(problem oriented medical record,POMR)要记录患者的基线资料、健康问题目录、健康问题描述、重点人群健康记录、接诊、会诊和双向转诊记录等内容。

①基线资料:包括五个方面。人口学资料:如年龄、性别、职业、民族、婚姻、文化程度、经济收入、医疗费用支付方式等。健康行为资料:如饮食习惯、吸烟、饮酒、运动方式、行为习惯等。临床资料:如既往史、患病家族史、外伤史、手术史、输血史、药物过敏史等。生物学基础资料:如身高、体重、腰围、臀围、血压、血糖等各种检查结果等。外周环境资料:通风、饮水设施、噪声、体育设施、社区门诊等。

②健康问题目录:常置于健康档案的首页,记录了过去影响、当前影响和未来可能影响患者健康的异常情况,便于社区医护人员短时间内迅速知晓患者的健康状况。问题目录一般以表格的形式记录,按发生的时间顺序逐一编号记入表格中。问题目录分主要问题目录和临时性问题目录。前者主要记录慢性健康问题、健康危险因素和尚未解决的问题,记录格式为问题编号、诊断日期、主要问题、基层医疗国际分类编码、处理经过和结果。后者主要记录急性、短期或自限性健康问题,记录格式为问题编号、问题名称、发生日期、基层医疗国际分类编码、处理经过、现况及转归,有助于社区医护人员及时发现可能的重要线索。

③健康问题描述:健康问题描述(health problem statements)是指将问题表中每一个问题以序号逐一采用,以 SOAP 的形式进行描述。S:患者的主观资料(subjective data),是由患者或家属提供的主诉症状、病史、家族史及患者的不适主观感觉等,不要将医护人员的看法加入其中,尽量按患者陈述来记录。O:患者的客观资料(objective data),指的是医护人员用各种检查、测量方法所得到的患者真实身体检查资料,包括体征、实验室检查、心理测量、行为测量结果、影像学资料等。A:对健康问题的评估(assessment),是健康问题描述最重要且最困难的一部分,包括诊断、鉴别诊断及与其他问题的关系、问题的轻重程度及预后等。对评估的问题要按统一分类系统进行命名,常用的分类系统,如基层医疗国际分类(international classification of primary care,ICPC)、国际疾病分类(international classification of diseases,ICD)等。P:计划(plan),是体现以患者为中心、以预后为导向针对健康问题而提出的,包括诊断计划、治疗计划、健康教育指导、康复等。

④重点人群健康记录:重点人群主要包括 60 岁以上的老年人、0~6 岁的儿童、孕产妇、慢性病患者、重型精神疾病患者。60 岁以上老年人健康记录表要记录基本健康状况、饮食、吸烟、饮酒,患慢性疾病症状体征、治疗、用药、自理能力、辅助检查等内容。0~6 岁儿童健康记录表按照不同年龄阶段,如新生儿、1 岁以内儿童、1~2 岁、3~6 岁,主要针对儿童生长发育特点设计记录表。例如,新生儿健康记录表包括新生儿的生产方式、听力筛查、喂养方式、脐带脱落时间、有无黄疸等。孕产妇健康记录表包括孕早期、孕中期、孕晚期、产后访视、产后 42 天访视记录。一般孕 12 周前孕妇前往社区服务中心建立"孕产妇健康手册"及到预生产医院建立孕产妇产检及生产档案。健康记录根据孕产妇不同阶段的特点确定,如产后访视记录应记录恶露情况、腹部伤口或会阴侧切伤口恢复情况、是否有产褥感染、子宫复旧等内容。慢性病患者健康记录表常见有糖尿病患者随访记录、高血压患者随访记录、慢性阻塞性肺部疾病随访记录等。详细记录,如慢性阻塞性肺部疾病,要记录患者呼吸困难评分、生命体征、肺功能检查结果、患者用氧情况、服药依从性、用药方法掌握情况、服药不良反应等。重型精神疾病患者健康记录表,主要针对社区内诊断明确、在家居住的重型精神疾病患者,如精神分裂症患者,要记录患者的感觉、知觉、情感、思维等精神状况、患者对家庭社会的影响、居家看护情况、服药情况、危险性评估等。

⑤接诊、会诊和双向转诊记录:社区卫生服务中的转诊是双向的,患者转诊到上级医院进行的治疗、检查、护理情况等都应记录在健康档案中。

(2)以预防为导向的健康记录:主要包括周期性健康检查记录和免疫接种记录。

①周期性健康检查记录:包括有计划的健康普查,如测血压、乳房检查、胃镜检查、尿液检查等。周期性健康检查是为了早期发现健康问题并进行早期诊断、早期治疗,具有个体化、针对性、连续性等优点。一份完整的周期性健康检查记录表应包括生长发育评估、健康教育、定期检查项目及检查周期,并根据检查结果进行追踪管理。

②免疫接种记录:免疫接种记录是根据我国卫生法规要求对特定人群的初级保健记录,目前主要是针对儿童的计划性和非计划性免疫接种。免疫接种记录表应包括接种年龄、接种疫苗名称、接种疫苗种类和剂量、接种次数、应接种时间、实际接种时间、接种单位、接种后反应、执行者等。

该儿童须建立免疫接种记录表,属于以预防为导向的健康记录。具体内容包括接种年龄、接种疫苗名称、接种疫苗种类和剂量、接种次数、应接种时间、实际接种时间、接种单位、接种后反应、执行者等。

2. 家庭健康档案(family health record)

以家庭为单位,对患者家庭相关资料、家庭主要健康问题进行记录形成的系统资料,是居民健康档案的重要组成部分,包括家庭基本资料、家庭评估资料、家庭主要问题目录及问题描述和家庭成员健康档案,是社区医护人员实施以家庭为单元进行健康保健的重要参考资料。

(1)家庭基本资料:通常置于家庭健康档案的首页,主要记录家庭地址、家庭成员数、各成员的基本资料、居住环境、家用设施、卫生设施、建档医护人员姓名、建档日期等。

(2)家庭评估资料:主要包括家庭结构、功能、家庭生活周期、家庭内外资源等的评估。目前较常用的家庭评估方法和工具有家系图、家庭生活周期、Family APGAR 问卷、加拿大麦克吉儿(McGill)大学设计的家庭功能评估表(PRACTICE,见表 2-5)等。

(3)家庭主要问题目录及问题描述:主要记录家庭生活压力事件及危机的发生日期、问题描述及结果等。家庭问题的目录中所列的问题可按 POMR 中的 SOAP 方式描述。家庭主要问题目录表记录方式为问题编号、主要问题、发生日期、基层医疗国际分类-2 编码、SOAP 处理情况。

(4)家庭成员健康档案:在家庭健康档案中每一位家庭成员都应有一份个人健康档案,内容同个人健康档案。

表 2-5   PRACTICE 家庭功能评估

项目	具体描述
P:presenting problem	出现的问题,问题描述:由何人发现,如何发生,家人解决问题的办法
R:roles	角色,扮演的角色、家里做主的人
A:affection	情感,情绪表现,谈话中感情的波动
C:communication	沟通,谁在描述情形、语言、非语言(肢体语言)的沟通情形、因病患表现出的沟通情形
T:time	时间,家庭成员处于何期:求偶、成家、孕育儿女、退休、鳏寡
I:illness	疾病,过去或现在所患的疾病、急(慢)性病、与医疗保健机构接触的情况
C:coping	应对,家庭支持系统、家庭资源、过去与目前的适应情况
E:environment	生活环境,家庭所处位置、娱乐消遣、社会资源利用情形、经济情况

3. 社区健康档案(community health record)

社区健康档案将社区看作服务主体,记录社区卫生资源、社区主要问题及社区居民健康状况,实现以社区为导向,达到为社区居民提供整体性的医疗卫生服务的目的。完整的社区健康档案应包括社区基本资料、社区卫生资源、社区卫生服务状况和社区居民健康状况四个部分。

(1)社区基本资料:包括社区自然环境、人口资料、社区经济和组织情况、社区动员潜力(可以动员起来为居民健康服务的社区人力、物力和财力)、社区紧急状况和影响居民的健康因素。

（2）社区卫生资源：包括社区卫生服务机构和卫生人力资源。卫生服务机构是社区内现有的直接或间接服务于社区居民的专业卫生机构，如社区卫生服务中心、门诊部、防疫站、私人诊所、福利机构、卫生教育机构等，这些机构的服务范围、治疗强项、所处位置等均应记录在社区健康档案中。医护人员可根据记录对患者进行会诊和双向转诊，从而充分利用卫生资源为居民提供服务。卫生人力资源包括本社区卫生相关人员的数量、年龄、职称、专业等。

（3）社区卫生服务状况：①门诊利用情况，记录门诊量、门诊常见问题的种类及构成、门诊疾病种类及构成等；②会诊、转诊统计，记录会诊、转诊患者的数量、疾病种类、转诊单位和科室等；③住院情况，包括住院患者的数量、平均住院时间、患病种类及构成等；④家庭访视情况，记录家庭访视人次、访视原因、问题分类及处理情况、家庭病床数等。以上记录时间单位通常为一年。

（4）社区居民健康状况：主要包括人口学资料、患病资料、死亡资料、健康危险因素评估。①人口学资料，包括人口数量、性别、年龄构成、文化程度构成、职业构成、婚姻构成、家庭构成、出生率、死亡率、人口自然增长率等；②患病资料，包括社区疾病谱、疾病分布、年龄、性别、职业分布等；③死亡资料，包括死亡率、死因构成、社区死因谱；④健康危险因素评估，包括对社区居民生活压力事件、不良饮食习惯、不良行为习惯、阻碍获得医疗卫生服务的因素进行评估，也可以专门针对社区特定人群如高血压患者进行健康危险因素评估。

问题思考　建立社区居民健康档案的意义是什么？

①掌握居民的基本情况和健康现状；②为开展全科医疗服务，解决社区居民主要健康问题提供依据，更有效地配置卫生资源；③为全科医学教育和科研提供资料；④为评价社区卫生服务质量和水平提供依据；⑤健康档案记录为社区预防医学的实施提供依据。

二、社区居民健康档案的建立

建立居民健康档案是全面了解居民健康状况的基础，是社区医生及时发现社区健康问题的有效手段，所以建立健全社区健康档案相关制度非常重要。2011年卫生部制定了《城乡居民健康档案管理服务规范》，印发了《卫生部关于规范城乡居民健康档案管理的指导意见》，对健康档案的建立、管理提出了具体要求。

（1）社区居民到乡镇卫生院、社区卫生服务中心寻求医疗服务时由医护人员为其建立居民健康档案并记录其主要健康问题和处理情况，同时为服务对象填写并发放居民健康档案手册。

（2）开展入户调查。由乡镇卫生院或社区卫生服务中心的两名医护人员一组，一人询问一人记录的方式，入户前发放《告居民书》，并告知上门时间；入户调查时必须佩戴统一标识的胸牌；调查完成后由复核员检查编码后统一录入计算机。

（3）将医疗卫生服务过程中填写的健康档案表格装入居民档案袋中统一存放。农村一般以家庭为单位进行集中存放，城镇居民电子健康档案数据由卫生系统信息中心统一管理。

（4）社区居民健康档案建立原则

①逐步完善原则：社区居民健康档案部分内容需要通过长期观察、分析、综合，才能做出全面、准确的判断，从而逐步完善。

②资料收集前瞻性原则：社区居民健康档案记录的重点为过去曾经影响、目前仍然在影响、将来还会影响个体、家庭健康的问题及影响因素，档案的重要性有时并非目前都能认识到。将伴随个体、家庭所面临问题的变化而变化。因此，在描述某一问题时，应遵循前瞻性原则，注意收集与问题密切相关的信息资料，并及时更新和保存。

③基本项目动态性原则：社区居民健康档案中的一些基本项目尚不能涵盖影响个体或家庭健康的全部资料，故在应用中应对一些不符合实际或已发生变迁的资料及时更新、补充。

④客观性和准确性原则：社区居民健康档案的客观性和准确性是其长期保存、反复使用的价值所在。因此，在收集资料时，社区护士应在接受服务对象或其家属提供主观资料的同时，通过家庭访视、社区调查获得更多客观资料。

⑤保密性原则：社区居民健康档案可能涉及个人、家庭的隐私问题，社区护士应充分保障当事人的权利和要求，不得以任何形式泄露。

三、社区居民健康档案的管理

2009年《国务院关于印发医药卫生体制改革近期重点实施方案》指出"逐步在全国统一建立居民健康档案并实施规范管理"。在进行健康档案管理的过程中应注意逐步完善健康档案，前瞻性地收集资料，基础资料要保持连续性和动态性，并加快推进卫生信息化平台建设，推进电子化健康档案的全面建立，实现与医疗就诊、预防卫生、医疗保险等居民健康和医疗服务信息相连接，便于居民查询，同时提高医护人员的工作效率。

（1）建立健全居民健康档案管理的相关制度和政策。在基础建档、更新和补充、信息利用3个重要环节上制定、补充、完善和强化各项制度、政策与措施，加强对健康档案的严格管理，保障信息安全，提高健康档案使用率。

（2）推进卫生信息化平台建设。居民健康档案的数据信息应采用卫生行政部门统一编制的健康档案格式和社区卫生服务信息化管理系统，以实现对本市居民健康档案信息的动态管理和在辖区范围内的信息交换和共享，为社区卫生服务的进一步完善和提高奠定基础。健康档案信息化管理是所有医生和预防保健人员共建健康档案，共享健康档案资源，从而实现健康档案和就诊信息的有机结合，反映居民的最新健康状况，有利于提高卫生服务效率，改善服务质量，节约医疗资源，使健康档案的"死档"变成真正的"活档"。

（3）定期对辖区内居民健康档案资料进行统计和分析。做出社区诊断，及时发现居民的卫生需求，有针对性地开展社区卫生服务工作。

（4）加强督导考核力度。卫生行政部门定期对各地建档情况进行督查，对工作进度、档案完整度和准确度进行评价，将健康档案的数量、质量和服务对象满意度纳入考核范围并根据考核情况建立健康档案经费补助标准和奖惩措施。

（5）配备专职员工并完善相应的设备，妥善保管健康档案。对采用计算机管理健康档案的社区卫生服务机构，居民健康档案的数据信息要实行专人管理、专机录入、专人维护,定期做好数据备份,保证数据信息的安全。

(6)居民健康档案信息涉及个人隐私,社区卫生服务机构应建立健康档案信息使用审核登记制度,做好信息的保密工作。健康档案原则上不准其照顾者以外的人员阅览或拿取,以保证患者的隐私权利。在患者转诊时通常只书写转诊单,提供有关数据资料,只有在十分必要时,才把原始的健康档案转交给会诊医生。

(7)根据卫生部制定的慢性病管理规范,将慢性病管理与个人健康档案相结合。将参与慢性病管理的居民健康档案标识出来,放入慢性病管理所需的年检表和随访表,并按照慢性病管理规范要求完成年检表和随访表。还要建立健康档案的档案袋(夹)的颜色标识。如绿色代表一般健康档案、红色代表糖尿病病例、黄色代表高血压病例等。既能让医护人员从健康档案的封面就能对居民健康状况有个直观地了解,又方便了健康档案的分类、查找等管理工作。

Key Words

1.居民社区健康档案是_____与居民健康有关的_____与_____的系统性文件,是社区卫生_____有效的健康信息_____工具。

2.重点人群健康记录主要包括_____的老年人、_____的儿童、孕产妇、_____、_____精神疾病患者。

任务三 社区组织

学习目标

【掌握】
理解社区组织的定义。

【熟悉】
说出城市社区组织体系种类。

【了解】
1.知晓社区组织意义。
2.知晓社区组织的研究进展状况。

案例导入 2-3

某社区,目前有党员 134 名,该社区可以设立什么社区组织?

一、社区组织概述

(一)社区组织的定义

对于什么是社区组织,国内外学术界有很多不同的看法。比较典型的观点有三种:一是认为社区组织是一个完整的、有机的社区组织系统,这些社区组织执行着一定的社会职能,完成特定的社会目标,并能通过各自不同的职能相互联结成社会系统。二是认为社区组织是一种社区过程。在这个过程中首先确立社区的需要和目标,再进一步调查研究内部和外部的资源,然后采取措施和行动,满足需要和达到目标。三是认为社区组织就是社区行动体系,即把社会成员、社会群体和其他社会组织联结起来,采取有组织、有计划的集体行动。发现社区中的社会问题,开发和运用社区资源,形成社区行动体系。社区组织就是依托社区而形成的各种社会组织,是指社区内人们按照一定的原则组织起来、从事经济活动或社会公共事务的共同体。社区组织是城市社区结构性构成要素,是城市社区管理的主体。

社区是基层社会管理的重要载体,是社会管理重心下移的现实着力点。以社区为载体理顺政府、市场、社会三者的关系,转变政府职能,发展社会组织,回归社区自治功能是社会管理面临的重要任务。

我国城市社区管理新模式的探索始于 20 世纪 80 年代中期。最初,城市社区管理主要以优化社区服务为龙头和突破口,然后逐步扩展到社区文化、教育、人口、环境、治安、托幼养老等领域。目前,我国城市社区管理正转向以社区居民自治为龙头,以社区组织建设为重点,带动社区事业建设全方位立体发展的新阶段。社区组织应该在城市基层社会管理创新中扮演重要角色,社会管理创新也应该让社区组织担当重任。

综合国内学术界的若干定义,广义的社区组织,不仅包含社区及其居民自身建立的组织,也包括与社区有业务联系的专业组织及其分支机构,还可以是政府的派出机关或机构。而狭义的社区组织,则是指由社区及其居民组建并吸纳社区成员参与的以满足居民社会性需要和社区公共利益为目标的各种社会组织。

（二）社区组织的研究进展

社区组织是社区中的社会组织,壮大社会的力量要求社会管理重心下移,而社会管理重心下移的现实着力点是日益多元化和社会化的社区组织。目前国内对社区组织的研究成果主要包括:

1. 社区组织概念研究

白友涛认为城市社区居民自我管理、自我教育、自我服务的主要组织形式是社区居民委员会和社区民间组织。毕霞等将社区组织定义为关注社区需求和解决社区问题,满足社区成员需求,实现社会公正,为实现社区公共目标而开展活动的各类组织。

2. 社区组织特征

张莺在《试论城市社区组织构成的特征》中指出城市社区组织介入社会生活的程度是衡量社区建设水平的一个重要标志。当前,城市社区管理是由"政""企""社"三种组织协同运作的,城市社区组织构成呈现出几点特征:历史的传承与发展和现实的需要与催生;纵向的稳定性与横向的流动性相互交织;发展的非均衡性——网络化趋向;制度变迁中体制创新的灵活性;行政推动与社区自治相互交融。陈宇认为我国的社区组织体系呈现以下特征:

（1）社区的组织体现了社区的基本功能。包括经济生活、社会稳定、社会参与、社会福利功能。

（2）国家包揽社会事务的局面正在改变,促进了社区内新经济组织、新社团组织、新中介组织的成长。

(3)社区组织突破地域的限制,形成纵横交错的发展格局。由于现代化的推进,社区内的大多数组织都会联结于两种体系之中,与社区内的其他组织和社区外的组织发生联系。

3.社区组织功能

卞国凤在《社区组织角色定位与和谐社区建设》中认为社区组织应该扮演以下角色:社区调动员、社区服务员、社区中介员、社区协调员,以便发挥公共治安职能与家的职能。

4.社区组织运行机制

陈宇指出,我国社区组织现行改革还带有计划体制所遗留下来的浓厚行政化倾向,这不仅导致社区组织难以摆脱"政府之腿"的尴尬处境,而且因突出的"条块"矛盾而带来管理体制不畅、自治程度低下、社区公共服务功能薄弱等诸多问题与弊端,无法彻底转变成现代意义的社区组织。只有将以社区居民为本,满足社区居民日益增强的社会参与、社会交往、社会联系和社区文化生活需求作为制度创新的指导思想,才能有效地支撑、推进社区组织的现代化变革与转型。马杰认为市场经济体制下,构建我国城市基层社区管理良好的运作体系,首先需要通过立法明确界定居民委员会在社区管理的主体和中心地位,其次要科学规范街道办事处与居民委员会指导协助和居民委员会与物业公司委托聘任的关系。和谐有序的城市集成社区管理运作体系在宏观层面上由指导层、决策层、议事层、执行层四个层次构成;在微观层面上,居民委员会下设人民调解、计划生育、文化教育等专业分支机构,物业管理公司作为社区管理的基础层次,应被纳入由居委会主体实施的社区管理的框架之中。

5.社区组织模式

对各地在基层社区组织体制创新中经验模式的总结,大致有以下几种模式:
(1)以政治模仿为鲜明特征的沈阳模式。
(2)把党政工作向社区转移的行政推进型上海模式。
(3)以社区服务为龙头的青岛社区建设模式。
(4)以主动转变政府职能为核心内容的武汉江汉模式。

(三)社区组织的意义

社区组织是基层社会管理的有效载体。社区作为社会的基本单位,是社会的基础性结构,社会的发展离不开社区的发展,社区发展是社会发展的直接表现。社会组织在促进社会发展中具有无法比拟的优越性,社区是培育社会组织的沃土,是社会组织在基层社会发挥作用的载体,社区组织在社会结构的基础层面发挥社会组织功能,是社会管理在基层社会的现实着力点。社区组织是社会管理的基础平台。社区组织贴近居民生活,着眼于社会基层的需要和价值,在一定程度上取代旧的社会联结网络,有利于新的共同利益和公共空间的发育。同时,社区组织通过努力协调来自各级政府社区建设的行政推动,来自市场经济的利益驱动,来自居民自治的涌动和各种社会服务的需求拉动,能在基层社会重建中形成多元的利益格局和丰富多彩的互动模式,承接社会管理重心的下移。培育社区组织,使其在社会管理中发挥作用具有历史和现实的必然性。

二、社区组织的方法

(一)社区组织概况

以美国社区组织情况为例,见表2-6。

表 2-6 美国社区组织概况

构成	内容
类型	社会服务组织、卫生保健组织、教育研究组织、社会运动组织、艺术和文化组织、互助型组织等
服务对象	普通居民、老年人、受虐儿童、无家可归者、残障人士、失业者、精神病患者、吸毒者、移民、难民等
资金来源	政府、基金会、公司、个人等
典型组织	美国志愿者组织、男孩和女孩俱乐部、校友会、歌剧团、舞蹈团、读书会、兄弟会、屋主协会、工会、退伍军人协会等

(二)"5+X"的工作组织架构

居委会下属5个委员会以及各社区居委会根据居民结构的特殊性与公共服务需求的差异性下设的委员会,广泛联系功能细分的社区社会组织,把不同年龄层次、不同爱好追求、不同利益诉求的人群分门别类地组织起来,分类管理、提供特色服务。如针对双职工家庭、白领人士以及外籍人士在家政服务及其他服务方面的需求,分门别类地做好个性化服务。各社区根据小区和楼栋分布,每50～200户划分为一个居民小组,每个居民小组推选居民代表1人,组成居民代表大会。各楼栋推选楼栋长,收集社情民意,向居委会反映居民意见。居委会及下属委员会根据居民需求和经费标准,制订社区服务项目计划,并以此为基础编制预算,各项计划及预算由民主讨论并报居民代表会议批准后才能实施。

(三)城市社区组织体系

1. 社区党组织

社区党组织是党的基层组织的重要组成部分,它的建设进程直接关系到新时期党的建设这一新的伟大工程,直接关系到党能否进一步巩固和发展先进性教育活动的成果。一般情况下,党员超过100人的基层单位,经上级党委批准,可设立党的基层委员会,基层委员会可设立若干总支部或支部;有党员50人以上的基层单位,经上级党委批准,可建立党的总支部,总支部可分设若干支部;有正式党员3人以上且不足50人的基层单位,经上级党委批准,可建立党的支部。党支部是党在基层单位的战斗堡垒,它不仅要对党支部职权范围内的重大问题进行讨论研究,做出决议、决定,还要使决议、决定付诸实施。社区的党建工作具有以下"五项职能":抓好党组织自身建设,领导辖区非公企业党建,指导推进社区建设,协调辖区单位党组织开展共驻共建活动,组织在职党员发挥表率作用。同时强调,街道党工委与辖区内有关职能部门的派出机构和区属企事业单位的党组织、辖区内市属以上单位的党组织、辖区内其他经济和社会组织的党组织是组织领导关系。

▌ 案例分析 2-3 ▌

该社区有党员134名,一般情况下,党员超过100人的基层单位,经上级党委批准,可以设立基层委员会,其下可设立若干总支部或支部。

2. 居民委员会组织

按照 1989 年全国人大常委会通过的《中华人民共和国城市居民委员会组织法》，居民委员会是居民自我管理、自我教育、自我服务的基层群众性自治组织。由城市居民依法办理群众自己的事情，促进城市基层社会主义民主和城市社会主义物质文明、精神文明建设的发展。居民委员会的职责包括：宣传宪法、法律法规和国家的政策，调解民间纠纷，维护居民的合法权益，办理本居住地区居民的公共事务和公益事业，协助维护社会治安，开展多种形式的社会主义精神文明建设活动，协助人民政府或其派出机构做好与利益有关的公共卫生、计划生育、优抚救济、青少年教育等工作。

2017 年 3 月 15 日，第十二届全国人民代表大会第五次会议通过了《中华人民共和国民法总则》，该法中第三章"法人"中第一百零一条规定："居民委员会、村民委员会具有基层群众性自治组织法人资格，可以从事为履行职能所需要的民事活动。"《中华人民共和国民法总则》于 2017 年 10 月 1 日起施行。

2018 年 12 月 29 日，第十三届全国人大常委会第七次会议，表决通过《关于修改〈中华人民共和国城市居民委员会组织法〉的决定》，居民委员会每届任期为五年，其成员可以连选连任。

3. 物业管理公司

物业管理公司简称物业公司，是专门从事地上永久性建筑物、基础设施及周围环境现代化管理，为业主或用户提供良好的生活或工作环境，具有独立法人地位的经济实体。作为独立的企业法人，物业管理公司自主经营，自负盈亏，自我约束，自我发展，有着明确的经营宗旨和经行业主管部门认可的管理章程，能够独立承担民事和经济法律责任。它受物业业主和物业使用人的委托，依照合同行使管理权，按照有关法规和管理标准，对各类物业进行管理，对物业周围的环境卫生、安全保卫、公共绿化、道路养护等统一实施专业化管理，并为业主和使用人提供多方面的综合服务。物业公司管理的对象是物业，服务的对象是人。

4. 业主委员会

同一个物业管理区域内的业主，应当在物业所在地的区、县人民政府房地产行政主管部门或者街道办事处、乡镇人民政府的指导下成立业主大会，并选举产生业主委员会（国务院令第 379 号（2018 修正）《物业管理条例》第十条）。据此，业主委员会是一个由物业管理区域内的业主根据业主大会议事规则选举产生的，代表该物业全体业主利益的，经政府部门批准成立的组织机构。它由业主代表组成，执行业主大会的决定事项，履行下列职责：召集业主大会会议，报告物业管理的实施情况；代表业主与业主大会选聘的物业服务企业签订物业服务合同；及时了解业主、物业使用人的意见和建议，监督和协助物业服务企业履行物业服务合同；监督管理规约的实施；业主大会赋予的其他职责（国务院令第 379 号（2018 修正）《物业管理条例》第十五条）。

5. 社区民间组织

在目前的学术界，社区民间组织是一个极具争议的概念，这种争议来源于对社区民间组织的不同解释和使用，其深层原因是不同使用主体在对相关概念界定过程中的有选择的自我解读。目前涉及这一概念的说法除了社区民间组织外，还有非营利性组织、非政府组织、社区中介组织等，它们在不同场合、不同领域被有意无意地混淆着使用，给研究和管理工作带来很多不利的影响。

要明确社区民间组织的概念,首先要明确社会组织的含义。社会组织是指执行一定的社会职能、完成特定的社会目标、有计划组织起来的社会群体。这个社会群体在社区范围内活动,以自我组织形成的团体为活动载体。因此,在我国街居制的社会管理体制下,城市社区民间组织,是指由社区组织或个人在社区(街道)范围内单独或联合举办的、在社区范围内开展活动的、满足社区居民不同需求的民间自发组织。其不同于其他社区组织的特点,在于它具有社会性、非营利性、公益性和志愿性。而它同非政府组织的区别,在于它是社区内自生的、自我发展起来的组织。

当前,社区民间组织应该包括:

(1)街道层面自下而上自发形成的业余体育健身组织、业余文艺组织、美术活动组织等以文化、艺术、健身为内容的自发组织。

(2)居委会层面的小型托老所、托儿所、敬老院、法律咨询站、体育活动场所、便民服务站等。

(3)在街道层面上由办事处牵头组建的、但又达不到等级标准的准民间组织或准社团。

(4)在社区居委会层面上的群众自发组织的准民办非企业单位。

问题思考 　　《城乡社区服务体系建设规划(2016~2020年)》是民政部、中央组织部、中央综治办等十余个部门日前联合印发的文件。明确提出要推进城乡社区综合服务设施建设,力争到2020年,实现城市社区综合服务设施全覆盖,农村社区综合服务设施覆盖率达到50%。民政部基层政权和社区建设司副司长汤晋苏14日在京介绍说,2012年至2014年,民政部会同发展改革委争取中央基建资金投入6亿元,带动地方配套投资8.8亿元,在23个省份和新疆生产建设兵团建成了77.05万平方米的社区综合服务设施。截至2015年底,全国共建成城乡社区综合服务设施15.3万个,比2010年底增加9.6万个,城市社区综合服务设施覆盖率达到82%,农村社区综合服务设施覆盖率达到12.3%。

"尽管取得了初步成就,但我国城乡社区服务体系建设总体而言仍处于发展的初级阶段。"汤晋苏说,每百户城市居民拥有的社区服务设施面积仍参照不低于20平方米的较低标准,同时,农村社区公共服务设施有限、项目有限、力量有限,农村居民办事难、看病难、购物难等问题尚未得到根本性扭转。为此,规划提出,要依据城乡规划和土地利用总体规划,合理确定城乡社区综合服务设施的数量、规模、选址布局、建设方式、功能划分,按照每百户30平方米标准配建城乡社区综合服务设施。根据城乡居民需求,结合农村社区建设试点进度,推进街道(乡镇)社区服务中心和城乡社区服务站建设。此外,规划更强调社区服务均等化、智能化、多元化,提出要开展城乡社区服务信息化建设、城乡社区服务人才队伍建设、城乡社区社会组织培育发展等重点工程。

根据规划提出的目标,力争到2020年,城市社区公共服务综合信息平台覆盖率达到60%,农村社区公共服务综合信息平台覆盖率达到30%;城市社区平均拥有不少于10个社区社会组织,农村社区平均拥有不少于5个社区社会组织;城乡社区注册志愿者人数占本地区居民比例达到13%。(摘自民发〔2016〕191号)

▍▍ **Key Words** ▍▍

1. 社区组织就是_____社区而形成的各种社会组织,是指社区内人们

_____一定的原则组织起来、从事_____或_____的共同体。社区组织是城市社区结构性_____,是城市社区管理的_____。

2.城市社区组织体系种类包括_____、_____、_____、_____、_____。

📖 案例分析与思考题

1.上海某小区是位于城乡接合部的一个新兴的居民住宅小区。通过深入小区观察、了解及新闻媒介报道,发现小区内存在许多影响人群健康的因素。根据该案例提出相应的护理诊断及措施。

小区条件:

(1)人群结构:住户来自城乡各地,以汉族为主,多以家庭为单位居住,少有独居和同居的,文化层次参差不齐。

(2)居住条件:小区住宅面积从 60 到 150 平方米不等,大部分住户室内采光、通风存在缺陷,厨房中装有抽油烟机和排风扇,但装油烟报警器的很少,居民生活用水为地下水,水呈黄色,泥沙重,需沉淀后方能使用,多数住户熟知火警电话,但不会使用防火器械,只有部分楼层装有灭火器,楼道狭窄,楼内无紧急出口。

(3)小区环境:小区内较安静,绿化好;水泥路面平整、通畅,但无残疾人使用的无障碍通道;小区内无集中的农贸市场;数个散在的食品店均有营业执照和卫生许可证,店内未见有过期食品;小区周边有一腐臭发黑的流动小河;数个住宅小区正在建设之中,人多、车辆多、灰尘大、噪声大。

(4)娱乐、宗教:小区内有一娱乐中心,以棋牌、麻将为主要娱乐方式;小区内无正式的宗教团体;与外界沟通的主要工具是电话、电视、报纸、传真、网络等。

(5)居民健康观念和健康组织:居民健康观念陈旧,认为"无病就是健康";保健意识淡薄,不愿"浪费"时间接受健康指导;儿童预防接种没有保障。孕产妇难以得到健康指导;小区内有药店、私人诊所,一个社区医疗服务中心规模较大、功能较全,但以白天门诊服务为主,无夜间就医条件。

2.社区护士运用护理程序包括评估、诊断、计划、实施和评价的方法,作为刚毕业的护士杨某某来到社区卫生服务中心工作,应如何针对社区中的个人、家庭及社区人群实施整体护理的过程,采取科学的护理工作方法?

3.社区护士小郝对某社区健康进行护理评估时发现,该社区居民中糖尿病发病率高达 8% 左右;存在影响健康的因素包括:①该社区为经济富裕小区,社区居民喜爱吃甜食及富高能量的食物;②生活规律性差,且认为不会导致严重疾病;③执业者特别是成年男性多为公司经理或部门领导,主诉"请客吃饭多,参加宴会多,工作量大,休息和身体锻炼活动少"。

(1)判断社区健康的护理诊断是否合理?

(2)请制订该社区人群的健康教育护理计划。

4.作为一名医护人员,应怎样在对社区居民健康档案建立的原则和要求分析的基础上,加强对社区居民健康档案的管理?

5.请简要对照中国和美国社区组织体系的特征和意义。

(鲁敏)

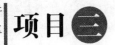

流行病学与社区疾病管理

任务一 社区流行病学概述

学习目标

【掌握】

1.说出流行病学研究在社区居民疾病的分布、发生和流行方面的规律。

2.把流行病学调查方法运用于社区护理中。

【熟悉】

运用自己所学到的知识解释流行病学的功能和应用。

【了解】

识记流行病学的定义及内涵。

流行病学是研究疾病和健康状态在人群中的分布及其影响因素,以及制定和评价预防、控制和消灭疾病及促进健康的策略与措施的学科。它既是一门应用学科,也是一门方法学。

案例导入 3-1

2018 年 B 市某社区对年龄≥35 岁的人群做抽样调查,从中发现高血压病患病率为 37.4%。其中知晓自己为患病者、按医嘱治疗者和病情受控者的占比分别为38.7%、27.6%、9.5%。依据该资料,你将如何调查相关病因,规划并制定出该社区高血压病预防及卫生服务干预策略?

一、流行病学概述

流行病学(epidemiology)是社区护理工作常用方法之一,是以社区人群为对象进行健康与疾病的预防与控制,诸如描述社区居民疾病的分布、发生和流行的规律,探讨疾病病因,进行社区护理诊断及社区居民疾病的预防和控制等都需要借助于流行病学的原理和方法。

(一)流行病学的基本概念

流行病学是通过研究社区人群中的疾病、健康状况和卫生事件的分布及其影响因素,提出合理的预防保健对策和措施,并研究防治疾病及促进健康的策略和措施的一门学科。流行病学的研究内容不断拓展,从传染病到所有疾病、探究健康和与健康有关事件。研究内容既包括了描述"疾病的分布"、分析"影响疾病发生的因素",又包括了研究并提出和评价预防保健的对策和措施。因此,流行病学既是一门方法学,又是一门应用性很强的学科。研究方法从预防医学逐渐渗透到临床医学、基础医学乃至各种医学相关的学科。

(二)流行病学调查方法在社区护理中的应用

社区护理使用流行病学调查方法的目的是利用流行病学调查方法对人群的健康和疾病进行调查,依据调查结果对社区居民进行社区护理和健康教育,同时也影响相关的卫生政策。调查结果主要用于以下方面:

1.进行社区健康护理诊断

通过流行病学调查方法的调查结果可以分析社区影响居民健康的主要问题,从而明确相应的社区护理工作重点,并确定优先护理问题的顺序。针对相关社区护理存在的健康问题,制定相应的社区卫生护理服务内容并配置相关卫生工作人员。针对社区常见慢性病的发病率及相关社区健康问题采取相应的护理干预措施。

2.选择筛选方法发现社区高危人群

利用流行病学的筛选方法与评价指标,选择较好的筛选方法,从居民的健康普查中发现高危人群,并了解疾病的危险因素和流行原因,做到早期发现、早期诊断、早期治疗。

3.评价护理干预措施和卫生服务效果

由于健康受多种因素的影响,而这些因素又是可变的,因此,在评价护理干预措施或卫生服务效果时,要运用流行病学知识,分析影响因素,得出科学分析结果。常用的评价方法有:

(1)比较疾病控制措施前后患病率的变化,如麻疹、白喉、脊髓灰质炎的预防接种效果;

(2)医院临床病例分析;

(3)与文献检索结果相比较;

(4)用于现场试验研究分析。

二、流行病学的功能及应用

1.流行病学的功能

(1)描述健康事件的频率及三间分布特点;

(2)分析探讨疾病的病因,提供因果关系的证据;

(3)提出预防疾病的策略和措施,减少疾病的发生,提高人群的健康水平;

(4)预测疾病的发生情况,为预防疾病的发生和流行提供信息。

2.流行病学的应用

(1)研究人群健康和疾病变化的规律;

(2)对社区和人群健康做出诊断;

(3)揭示疾病完整的自然史,有助于早期预防和发现疾病,适时采取有效措施以促进健康;

(4)利用流行病学方法探讨原因不明疾病的病因；

(5)进行疾病预防与干预；

(6)用于卫生决策和评价。

问题思考

流行病学方法之干预？

干预通常是指给予目标人群有利于健康的各种医学措施的过程。干预分为治疗性干预和预防性干预。治疗性干预的目标人群为患者，其措施包括药物、手术、护理、康复、心理辅导、物理治疗等。预防性干预的目标人群主要为健康者，其措施包括疫苗接种、环境治理、健康教育、健康技能指导、运动处方、营养膳食咨询等。

三、疾病的自然史与三级预防

(一)疾病的自然史(natural history of disease)

疾病的自然史是指疾病在个体中由临床前期(潜伏期、前驱期)、临床期(临床症状明显期)到临床后期(转归期)的自然发生发展的过程(图 3-1)。

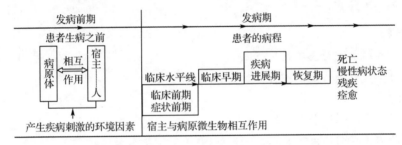

图 3-1　个体的疾病自然史

1.潜伏期

潜伏期主要指从病因入侵到疾病症状出现的一段时间,潜伏期的长短随病因的特异性、疾病的类型和机体本身的特征而不同。

2.前驱期

前驱期是指从潜伏期后到开始出现明显症状的一段时期。

3.临床症状明显期

临床症状明显期指出现该病特征性临床表现的时期。

4.转归期

转归期即康复、死亡两种形式。

(二)三级预防(见本书第一章)

案例分析 3-1

流行病学是通过对人群做调查并收集研究信息,从而发现健康问题、寻找原因和适宜解决方法的一门方法学。通过资料检索发现,高盐饮食是高血压病的危险因素之一。该社区卫生服务中心为此做了调查,了解到该社区居民人均食盐摄入量为 10.3 g/d,高于 WHO 推荐的 6 g/d。为此该社区将减少社区居民食盐摄入量列入防治高血压病流行的综合措施并结合开展医学干预。

Key Words

1. 流行病学是通过研究社区人群中的_____、_____和_____的_____及其_____，提出合理的_____，并研究防治疾病及促进健康的策略和措施的一门学科。

2. 流行病学描述社区居民疾病的_____、_____和_____的规律，探讨疾病_____，进行社区护理_____及社区居民疾病的_____等都需要借助于流行病学的原理和方法。

3. 流行病学调查结果主要用于进行_____；选择筛选方法发现_____；评价_____和_____。

4. 流行病学的研究对象是_____。

任务二 | 流行病学方法在社区护理中的应用

学习目标

【掌握】

1. 说出常用的流行病学研究方法。

2. 运用适当的流行病学指标评价社区健康状况。

【熟悉】

1. 描述疾病的三间分布。

2. 正确描述疾病的流行强度。

【了解】

知晓流行病学分析的原则。

案例导入 3-2

某社区内某幼儿园突然发生多例手足口病患儿，家长们十分紧张，纷纷前来社区卫生服务中心咨询。

(1)针对患儿的日常家庭护理，应告知家长注意哪些方面？

(2)某家长得知有患儿因手足口病而死亡，担心自己患病的孩子有危险，来社区卫生服务中心咨询，作为社区护士应向其讲解哪些预防措施？

一、社区护理常用流行病学研究方法

社区护理常用的流行病学研究方法主要有三大类，即描述性研究、分析性研究及实验性研究。

(一)描述性研究

描述性研究的作用是通过观察健康问题在不同人群中的分布差异，即在不同时间、不同地区、不同人群中找出分布规律，提出影响分布的原因假设。描述性研究是因果关系探索性研究的第一步，也是社区诊断和发现高危人群的常用方法。

1. 现况调查

现况调查又称现患调查或患病率调查,是最常用的研究方法,又称横断面调查。它是在较短的时间内对某一人群中某种疾病或健康状态进行调查,并收集与此有关的特征资料,进行对比分析。此调查仅限于了解问题的现状,即限于调查当时的观察时点或时段(一般≤1个月)。如果现况调查的目的是了解疾病的流行情况,主要适用慢性病或慢性损害的调查,并使用患病率加以描述,故此现况调查又称为时点患病率调查。如果欲了解疾病发病率,则需要进行若干次现况调查。现况调查可分为普查和抽样调查两种方法。

(1)普查:是对目标人群中全部个体进行的调查。是指为了了解某病的患病率或人群的健康状况,于一定时间内(时间尽可能短)对一定范围人群中每一个成员做调查或检查,普查的目的通常是普治。在社区保健常规工作中,经常涉及小规模的普查,如对某单位全体职工按年度做定期健康体检。普查的优点:发现全部病例,给予全部治疗;全面描述疾病分布特点;有利于进行科普宣传。普查的局限性:容易漏查;不易控制质量;某些疾病不适用。

(2)抽样调查:是指从确定的某人群中随机抽取部分观察单位(样本)进行调查,以调查样本来估计总体的调查方法。使总体中每一个观察单位都有均等的机会被抽取到,是社区健康调查中描述性研究方法中的常用方法。

采用抽样调查方案时应注意:①调查样本必须来源于欲反映的总体;②抽样必须遵循"随机化"原则,常用的随机抽样方法有简单抽样、机械抽样、分层抽样、整群抽样;③样本含量(调查对象数量)需适宜。

抽样调查的优点:范围小;经济;省时;参与的人少。抽样调查的缺点:各环节实施复杂;存在抽样误差和偏倚;不适于变异过大的资料和患病率过低的疾病。

2. 筛检

筛检又称筛选,是运用快速的试验、检查或其他方法,从表面上无病的人群中查出某病或某种健康状态的可疑对象的一种手段。

(1)筛检的目的:①早期发现某些可疑患者,早诊断,早治疗,加强疾病的二级预防;②发现高危人群,及早消除危险因素,实现疾病的一级预防;③研究疾病的自然史或开展流行病学监测。

(2)筛检的用途:①为了早期发现患者或高危人群,以便开展早期预防和治疗,常用于普查性质的定期健康体检;②为了估计疾病流行情况并做描述性分析,常用于抽样调查。用途不同对筛检工具或方法的技术要求也不同。

(3)筛检的适用范围:①所筛检的疾病或健康状况应是当地当前重大公共卫生问题;②对所筛检疾病的自然史有足够的了解,并有可识别的潜伏期或早期症状;③对可疑病例能进一步确诊;④对确诊的病例有有效的治疗方法;⑤筛检的方法简单、经济、方便、有效,易于为群众接受。

3. 资料分析方法

现况调查资料分析的要点是根据三间分布,即时间(when)、地点(where)、人群(who),将调查对象分解成若干并列的、互相对照的人群,从中比较他们存在的差异,得出可能的病因假设。

用使用率作为比较指标时,现况调查结果的分析方法见表 3-1。

表 3-1 　　　　　　　　　　　现况调查资料整理分析表

组别	调查人数		存在率
	有问题者	无问题者	
组 1	a	b	$a/(a+b)$
组 2	c	d	$c/(c+d)$
...	...	...	...

（二）分析性研究

分析性研究是指进一步在有选择的人群中观察可疑病因与疾病和健康状况之间关联的一种研究方法。分析性研究常用的调查方法有病例对照调查和队列调查。

1. 病例对照调查

病例对照调查又称回顾性研究，是指选定患有某病的人群作为病例组，未患该病的对象作为对照组。分别统计两组对象既往暴露于某些可疑因素的比例或水平，通过比较各组之间暴露比例或水平的差异，判断暴露因素是否与研究的疾病有关联以及关联度的大小的一种观察性研究方法。

病例对照研究的特点：

（1）无干预措施：该研究只是客观地收集研究对象的暴露情况，而不给予任何干预措施，属于观察性研究。

（2）由"果"查"因"：病例对照研究可追溯研究对象既往可疑危险因素暴露史，其研究方向是回顾性的。

（3）能够探索和检验病因假设，但不能确证因果关系。病例对照研究按有无疾病分组，研究因素可根据需要任意设定，因而可以观察一种疾病与多种因素之间的关系。病例对照调查结果的分析方法见表 3-2。

表 3-2 　　　　　　　　　　病例对照调查资料整理表

对象	暴露史		暴露率
	有	无	
病例组	a	b	$a/(a+b)$
对照组	c	d	$c/(c+d)$

如：欲研究吸烟与肺癌的关系，可做如图 3-2 所示的设计。

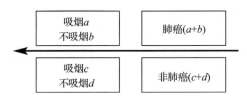

图 3-2　病例对照调查研究示意图

计算 $\dfrac{a/(a+b)}{c/(c+d)}$ 是否大于 1，是否有统计学意义，得出结论。

2. 队列调查

队列调查也称定群调查，即前瞻性研究，是指根据是否暴露于某个危险因素，将观察对象分成暴露组和非暴露组，随访一定的时间，比较两组之间所研究疾病的发病率或死亡率的差异,从而判定暴露因素与所研究疾病的关系,即判定暴露因素与结局之间有无关联及关联度的大小的一种观察性研究方法。

(1)队列研究的用途:检验病因假设和描述疾病的自然史。

(2)队列调查的特点:①无干预措施;②设立对照组;③由"因"推"果";④能验证因果关系。

队列调查实施难度较大,尤其对于需要长期观察才能得出结论的调查,在观察期容易出现失访,影响资料的处理结果,所以在实践中较少运用。队列调查结果的分析方法可见表3-3。

表 3-3　　　　　　　　　队列调查资料整理表

对象	暴露史		发病率
	病例	非病例	
暴露组	a	b	$a/(a+b)$
非暴露组	c	d	$c/(c+d)$

如:欲研究吸烟与肺癌的关系,可做如图3-3所示的设计。

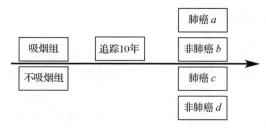

图 3-3　队列调查研究示意图

比较 $\dfrac{a/(a+b)}{c/(c+d)}$ 是否大于1,是否有统计学意义,得出结论。

(三)实验性研究

实验性研究是指将人群随机分为实验组和对照组,实验组给予实验因素,对照组不给予实验因素,随访中比较两组人群的结局,以评价实验因素的效果。然后前瞻性地随访各组的结局并比较其差别程度,从而做出判断。

1. 实验性研究的基本特征

(1)要施加干预措施。

(2)是前瞻性观察。

(3)必须有平行对照组。

(4)随机分组。

2. 实验性研究的分类

实验性研究分为现场试验和临床试验两类。现场试验还分为社区试验和个体试验。当一项实验性研究缺少前瞻性观察、有平行对照组、随机分组三个特征中的一个或更多时就称为类实验或准实验。

3. 临床试验的概念及设计

(1)临床试验的定义:将临床患者随机分为试验组与平行对照组,试验组给予某种临床干预措施,平行对照组不给予该措施,通过比较各组效应的差别判断临床干预措施效果的一种前瞻性研究。

(2)临床试验类型:可分为随机对照临床试验(基本原则是设立平行对照组;随机分组;重复原则;盲法试验)、同期非随机对照临床试验、历史对照临床试验、自身对照临床试验、交叉设计对照临床试验。

(3)研究对象的确定需考虑:①研究对象的诊断标准;②研究对象的代表性;③研究对象的人选和排除条件;④医学伦理学问题;⑤样本含量的估计。

(4)研究对象的随机分组:随机分组的目的是将研究对象随机分配到试验组和平行对照组,以使比较组间具有相似的临床特征和预后因素,即两组具备充分的可比性。常用的随机分组的方法有:简单随机分组、区组随机分组、分层随机分组。

(5)对照组:有空白对照组、安慰剂对照组、标准疗法对照组,以及不同给药剂量、不同疗程、不同给药途径对照组。

(6)资料收集过程的要求:盲法观察(单盲、双盲、三盲),规范观察方法,提高研究对象的依从性。

(7)常用的分析指标:有效率、治愈率、生存率。

二、流行病学的疾病分布

(一)疾病分布概述

疾病分布是指疾病在不同地区、不同时间和不同人群中出现的频率和动态变化的分布特征,又称疾病的三间分布。它是一个连续的、不断变化的动态过程,受自然因素和社会因素的影响(如病因、环境和人群特征)。正确地描述疾病分布,可以使社区护理人员了解社区疾病分布状况,探索疾病发生和流行的相关因素,为制定社区疾病防治和健康促进的策略和措施提供科学依据。

(二)描述疾病分布常用指标

描述疾病在人群中的分布,一般是计算疾病在不同地区、不同时间和不同人群中发生的频率,然后进行分析,得出其流行规律及病因假设。

1. 死亡率

死亡率是指某人群在一定期间内的死亡总人数与该人群同期平均人口数之比,一般以 10 万分率表示。

$$死亡率 = \frac{某人群某年死亡总人数}{该人群同年平均人口数} \times 100\ 000/10\ 万 \tag{3-1}$$

其分母中年平均人口数一般使用年中人口数,可采用:①该年 6 月 30 日 24 时(或 7 月 1 日 0 时)人口代替;②年初人口数加年终人口数后再除以 2。

死亡率是反映一个人群总死亡水平,是衡量人群因病伤死亡危险大小的指标。死亡率还可按疾病的种类、年龄、性别、职业、种族等分类计算,称为死亡专率。

$$某病死亡专率 = \frac{某年某病死亡总人数}{同年平均人口数} \times 100\ 000/10\ 万 \tag{3-2}$$

死亡专率计算的分母必须是与分子相对应的人口数。如计算宫颈癌死亡率,分母应为女性人口数;计算 40 岁以上心肌梗死死亡率,分母应为 40 岁以上的人口数,分子应为 40 岁以上死于心肌梗死的总人数。

婴儿死亡率与妇幼保健事业密切相关,是指年内周岁内婴儿的死亡数占年内活产数的比值,一般以千分率表示。

$$婴儿死亡率 = \frac{年内周岁内婴儿的死亡数}{年内活产数} \times 1\,000‰ \tag{3-3}$$

婴儿对外环境变化的适应能力和抗病能力极为薄弱,自然或社会环境对人口死亡的影响,首先反映在婴儿身上。因此,婴儿死亡率是反映社会经济及卫生状况的一项敏感指标。与粗死亡率相比,它不受人口构成影响,各国之间可以直接比较。但其不足是对死亡情况反映不全面,只包括了婴儿死亡情况,没有包括其他年龄组。

死亡率中还有超额死亡率和累积死亡率。

超额死亡率用于说明某因素的作用,也说明某病的流行强度。如某地区本年肺炎流行严重,已知既往肺炎年平均死亡率,又知本年肺炎死亡。用本年肺炎死亡率减去既往肺炎年平均死亡率,即得本年肺炎超额死亡率。

累积死亡率是为了说明在某一年龄组以前死于某种慢性病的累积概率的大小。可把各年龄组的死亡专率相加,作为累积死亡率。一般用百分率表示。

$$累积死亡率 = \sum (P_i \cdot I_i) \tag{3-4}$$

式中:P_i 为各年龄组死亡专率,以小数表示;I_i 为各年龄组的组距,一般为5。二者相乘后各组乘积相加,即得出累积死亡率。

累积死亡率由各年龄组死亡专率构成,不受人口构成的影响,两个累积死亡率可直接比较(表3-4)。

表 3-4 　　　　　　　　　　　中国恶性肿瘤累积死亡率 　　　　　　　　　　 %

癌症分类	男		女		合计	
	0~64	0~74	0~64	0~74	0~64	0~74
胃癌	2.01	4.11	0.92	1.94	1.46	3.02
食管癌	1.75	4.05	0.87	1.96	1.31	3.00
肝癌	1.52	2.29	0.55	0.95	1.04	1.62
宫颈癌			1.04	1.94		

资料来源:卫生部肿瘤防治研究办公室.中国恶性肿瘤死亡调查研究.北京:人民卫生出版社,1979.

2. 病死率

病死率表示在一定时期内(一般为一年),患某种疾病的人群中,因该病而死亡的病死率。一般用百分率或千分率表示。

$$某病病死率 = \frac{某时期某病死亡人数}{同时期患该病患者数} \times 100\%(或1\,000‰) \tag{3-5}$$

病死率常用来说明疾病的严重程度或医院的医疗水平。如计算医院中某种病住院患者的病死率,其分母为该病住院患者总数。

病死率也可用死亡专率和发病专率推算而得,但前提条件是这两种专率相当稳定。

$$某病病死率 = \frac{该病死亡专率}{该病发病专率} \times 100\% \tag{3-6}$$

3. 发病率

发病率表示在一定期间内(一般为一年),某人群中发生某病新病例的频率。

$$某病发病率 = \frac{某人群某年(期)内某病新病例数}{该人群同年(期)平均人口数} \times 100\,000/10\,万(或1\,000‰) \tag{3-7}$$

发病率为一重要和常用指标。常用来描述疾病的分布,探讨发病因素,提出病因假设和评价防疫措施效果。发病率也是队列研究的常用指标,用来比较不同队列(群组)的发病率,以验证假设。

发病率也可按疾病种类、年龄、性别、职业、地区及人群而分别统计。由于疾病的发生与居民的年龄、性别构成有关,年龄、性别构成不同,其发病情况也不同。因此为了对不同年龄、性别、地区、年份、职业等人群某病发病或死亡情况进行比较,必须对他们的发病率、死亡率和患病率进行年龄、性别的标准化,即称作标准化(调整)发病(或死亡、患病等)率,否则会造成偏倚。标准化后的发病率,只能作为比较的依据。常用标准化的方法有:

(1)直接法:已知各年龄组的发病率时,可用直接法进行标准化。该法计算简便,易于理解,较为常用。标准化的基本方法是将一标准人口年龄构成比与各种年龄发病(死亡)率相乘,分别得到各年龄组的理论发病(死亡)率。将各年龄组的理论发病(死亡)率加起来,即得年龄标准化发病(死亡)率。

(2)间接法:遇到下面两种情况时,不能用直接法进行标准化,可改用间接法。①缺乏年龄别发病率,只有两者的总发病率和各年龄组人口数;②有些年龄组的人口数太少,使年龄组发病率波动太大。

间接法的步骤是先选定一个有代表性的标准人口年龄组发病(死亡)率,以此发病(死亡)率乘以两地各年龄组人口数,分别得到两地各年龄组预期发病(死亡)人数和总预期发病(死亡)人数。最后按下列公式计算标准化发病(死亡)率。

$$标准化发病(死亡)率 = 标准人口总发病(死亡)率 \times \frac{实际发病(死亡)总人数}{预期发病(死亡)总人数} \quad (3-8)$$

4. 罹患率

罹患率与发病率都是测量新发病例的指标,是衡量人群中在较短期间内新发病例的频数。观察时间可以月、周、日为单位,也可以一个流行期为阶段,使用比较灵活。

$$罹患率 = \frac{某人群观察期间新病例数}{该人群同期暴露人口数} \times 100\% (或 1\ 000\%） \quad (3-9)$$

罹患率的计算应注意暴露人口的准确性。在探讨爆发或流行的病因时经常使用它。

5. 患病率

患病率又称现患率或流行率,是指某特定时间内某病的现患(新、旧)病例数与同期平均人口数之比。

$$患病率 = \frac{某特定时间内现患病例数}{同期平均人口数} \times 1\ 000\%（或 100\ 000/10\ 万） \quad (3-10)$$

患病率是横断面调查得出的疾病频率,故调查时间不能拖得太长,一般应在一至数月内完成,不得超过一年。按一年时间计算的患病率称为"时点患病率"。按一段时间计算的患病率称为"期间患病率"。

患病率受两种因素影响,一是发病率,二是病程。如果是慢性病,由于病程长,人群中病例数会年复一年地积累,而使患病率升高,甚至超过发病率。若是急性病,在较短时间里能迅速治愈或导致死亡,患病率将会相对降低。如果某病的发病率和病程在相当长的期间内是稳定的,即在两个不同时间(t 和 $t+1$)内的患病率相等,则患病率、发病率和病程三者的关系:

$$患病率(P_i) = 发病率(I_i) \times 病程(D) \quad (3-11)$$

则
$$D = P_i/I_i \qquad (3-12)$$

例如,某大城市白血病患病率,急性白血病为 6.7/100 万,慢性白血病为 56.1/100 万,二者年发病率分别为 32.4/100 万、29.0/100 万,急性与慢性白血病的病程分别为:

急性病程$(D) = P/I = 6.7/32.4 \approx 0.21$ 年 ≈ 2.5 月

慢性病程$(D) = P/I = 56.1/29.0 \approx 1.93$ 年 ≈ 23 月

实地调查急性白血病病程为 2.4 个月,慢性白血病病程为 20 个月。其计算结果与实际调查近似。

6. 感染率

某些传染病感染后不一定发病,但可以通过微生物学、血清学及皮肤试验等方法测定其是否感染。

$$某病感染率 = \frac{某病感染人数}{受感染人数} \times 100\% \qquad (3-13)$$

感染率的性质与患病率相似。其用途广泛,特别是对隐性感染率高的疾病调查,如乙型病毒性肝炎、脊髓灰质炎、流行性乙型脑炎等,常用本指标。可以应用它推论疾病的流行势态,为制订防治计划提供依据。

三、疾病分布的形式

(一)疾病的地区分布

1. 疾病在国家间与国家内的分布

疾病在世界各地的分布是不同的。有些疾病遍布世界,但其分布不均衡,各国的发病率不同,疾病在一个国家内的分布也有差异。

2. 疾病的城乡分布

许多疾病在地区分布上表现出明显的城乡差别。

3. 地方性

由于自然因素或社会因素的影响,某种疾病经常存在于某一地区,或只在某一地区的人群中发生,无外地输入,这种特性称为地方性。

(二)疾病的时间分布

(1)短期波动。波动的含义与爆发相似。后者指较小范围,例如,某单位集体食堂的食物中毒;而前者指较大范围,这里所说的短期主要是指在该病的最长潜伏期内。

(2)季节性。频率在一定季节内升高的特性。

(3)周期性。疾病每隔一个相当规律的时间间隔发生一次流行的特性。

(4)长期变异。是指在一个相当长的时间内(通常为几年或几十年),疾病的发病率、死亡率、临床表现及病原体型别同时发生显著变化。无论是传染病还是非传染病都可观察到这种变化。

(三)疾病的人群分布

1. 年龄

研究疾病年龄分布的目的:①确定疾病的高危人群及重点保护对象;②探索流行因素,提供病因线索;③分析传染病的年龄分布动态,了解人群的免疫状况;④制定预防措施并评价其效果。

2. 性别

描述疾病的性别分布,一般是比较男性和女性的发病率、患病率或死亡率,有时也可以用性别比来表示。比较不同性别发病的差异,有助于探讨致病因素。男性女性传染病发病率的差异,主要是由于暴露机会不同造成的。而非传染性疾病在性别分布的差异,可能与暴露于致病因素的机会不同、女性的生理解剖特点、环境、行为及心理因素有关。

3. 职业

职业与疾病的关系,首先应考虑暴露机会与劳动条件;其次应考虑职业反映劳动者所处的社会经济地位和文化卫生水平;此外,不同职业的体力劳动强度和精神紧张程度不同,在疾病种类上也有不同反映。

4. 种族和民族

不同种族和民族的人群在遗传、地理环境、宗教及文化、风俗习惯、卫生水平等方面有所不同,这些因素均影响疾病的发生。

5. 社会阶层

疾病的分布与社会阶层有关。社会阶层是与收入、职业、文化教育程度、生活状况相关的一个术语。

6. 婚姻状况与家庭

国内外经多年调查证明,婚姻状况对两性的健康有明显的影响。家庭成员共同生活、密切接触,一些传染病,如结核、病毒性肝炎、细菌性痢疾等,易在家庭中传播,呈现家庭聚集性。虽然在一个家庭生活,但男女老少的发病率不同。家庭成员的数量、年龄、性别、免疫状况、文化卫生水平、风俗习惯等均影响疾病的发病率。

7. 不良行为

许多不良行为与人类的疾病有关。常见的不良行为有吸烟、酗酒、吸毒、不正当性行为等。

(四)移民流行病学

移民流行病学是通过比较移民人群、移居地当地人群和原居住地人群的某病发病率或死亡率差异,分析疾病的发生与遗传因素和环境因素的关系。它是对疾病在不同地区、不同时间、不同人群进行的综合描述。其目的是区分在某病病因中,主要是遗传因素的作用还是环境因素的作用。

移民流行病学分析的原则:①若某病在移民中的发病率或死亡率与原居住地人群的发病率或死亡率不同,而接近于移居地当地人群的率,则该病发病率或死亡率的差别主要是由环境因素造成的;②若某病在移民中的发病率或死亡率与原居住地人群的发病率或死亡率相同,而不同于移居地当地人群的发病率或死亡率,则该病发病率或死亡率的差别主要是由遗传因素造成的。

四、疾病的流行强度

(一)散发

散发是指某病在某地区人群中呈历年的一般发病率水平,病例在人群中散在发生或零星出现,病例之间无明显联系。确定是否散发一般与同一个地区、同一种疾病前三年的发病率水平比较,如当年的发病率未明显超过历年的一般发病率时为散发。形成散发的原因:①某病在当地常年流行,居民有一定的免疫力或因疫苗接种维持了人群一定的免疫水平;②以隐性感染为主的传染病;③传播机制难以实现的传染病;④潜伏期较长的传染病。

(二)暴发

暴发指在一个局部地区或集体单位的人群中,短时间内突然发生许多临床症状相似的患者。短时间主要是指在该病的最长潜伏期内。暴发往往通过共同的传播途径感染或由共同的传染源所引起,如集体食堂的食物中毒、托幼机构的麻疹暴发流行等。

问题思考 如何通过流行病学研究控制疾病暴发流行?

以伦敦霍乱暴发流行的典型案例分析思考。1854年秋天,伦敦霍乱暴发流行。伦敦的医生约翰·斯诺对流行区域的病例进行了一次统计描述,他采用了标点地图的方法,把伦敦所有病例的居住点标到伦敦的地图上。从标点的地图上,约翰·斯诺发现在伦敦宽街这一地方,患者的发生数特别多,而离宽街越远,患者的发生数就越少。基于这一现象,他进行了一次实地考察,结果发现宽街地区居民共用位于宽街的一口井,而且这次发病的人绝大多数都是使用这口井的人,经过进一步的研究,他初步认为:霍乱在伦敦宽街暴发流行的罪魁祸首就是这口井。于是他向政府请示封闭这口井,经过一段时间的封闭期(霍乱的潜伏期),整个伦敦的患者数大幅度下降。这就是流行病学史上最典型的一个通过流行病学研究控制疾病暴发的实例。

(三)流行

流行指某地区、某病在某时间的发病率显著超过该病历年的散发发病率。

(四)大流行

大流行指某种疾病在一定地区内的发病率远远超过流行的水平,而且传播迅速,往往可以跨越国界与洲界。

案例分析 3-2

除对某幼儿园多例手足口病患儿积极进行临床治疗干预外,同时认识到幼儿园幼儿集中,且免疫力较低,作为社区护士要配合做好幼儿园预防管理及预防措施的宣教工作,让幼儿家长掌握疾病的预防知识。手足口病预防措施包括:

(1)饭前便后、外出回家后要用肥皂或洗手液等给儿童洗手,不要让儿童喝生水、吃生冷食物,避免接触患病儿童。

(2)本病流行期间不宜带儿童到人群聚集、空气流通差的公共场所,注意保持家庭环境卫生,居室要经常通风,勤晒衣被。

(3)儿童出现相关症状要及时到医疗机构就诊。患儿不要接触其他儿童,父母要及时对患儿的衣物进行晾晒或消毒,对患儿粪便及时进行消毒处理;轻症患儿不必住院,宜居家治疗、休息,以减少交叉感染。

(4)每日对玩具、个人卫生用具、餐具等物品进行清洗消毒。

(5)托幼单位每日进行晨检,发现可疑患儿时,采取及时送诊、居家休息的措施;对患儿所用的物品要立即进行消毒处理。

（6）患儿增多时，要及时向卫生和教育部门报告。根据疫情控制需要，当地教育和卫生部门可决定采取托幼机构或小学放假等措施。

▌Key Words▐

1.流行病学主要研究方法包括_____、_____、_____三大类。

2.流行病学研究中使用最多的研究方法是_____。

3.与同一地区前三年的发病率水平比较后发现，某疾病当年的发病率未超过历年一般发病率水平，该种流行程度为_____。

4.队列研究和病例对照研究在检验病因假说的能力方面，队列研究的说服能力较强，因为它是从_____到_____的研究。

5.常用的随机抽样方法有_____、_____、_____、_____。

6._____是指某人群在一定期间内的总死亡人数与该人群同期平均人口数之比。

7._____表示一定期间内（一般为一年），某人群中发生某病新病例的频率，为一重要和常用指标。

8.患病率又称_____或_____，是指某特定时间内某病的现患（新、旧）病例数与同期平均人口数之比。

9.疾病分布的形式包括_____、_____、_____。

10.疾病的时间分布特点为_____、_____、_____、_____。

11.描述疾病流行强度的术语有_____、_____、_____、_____。

任务三 | 社区流行病学的疾病管理

📽学习目标

【掌握】

1.描述传染病流行需要具备的三个基本环节。

2.运用自己所学到的知识阐述疫病出现前后的防治措施。

【熟悉】

1.说出传染病流行过程的影响因素。

2.明确社区护士在传染病预防和控制过程中，应履行的职责。

【了解】

识记传染病的种类与报告。

▌案例导入 3-3▐

患者，女，42岁，患病前两天起突感寒战、高热，伴有恶心、呕吐、腹痛、腹泻，排便每日十余次，水样便转为黏液脓血便，且伴里急后重感，来院急诊，查体，温度：39 ℃。

（1）请说出护理诊断；（2）该病的传染源及传播途径是什么？（3）如何指导患者的家庭护理？

随着医学的发展,许多传染病的发生得到较好的控制,其治疗和预防也取得长足的进步,传染病不再是人类死亡的主要原因。同时,随着经济的发展、物质生活水平的不断提高,产生许多新的社会问题,如人们的疾病预防意识还不够;不准确使用抗生素使人群耐药性增加;人口流动频繁更易于疾病传播等,人类健康依然受到威胁。因此,社区护士不仅要掌握原有常见重要传染病的防治,如结核病、病毒性肝炎等;还需不断加强对新型或新发现传染病的控制,如艾滋病、高致病性禽流感等。正确掌握疫情并及时上报,做好社区传染病的预防和控制。

一、传染病的流行过程及影响因素

感染性疾病主要指由特定病原体引起的一类疾病,而传染病则是指能够在人群中、人和动物之间、动物与动物之间相互传播的感染性疾病。

(一)传染病的定义

传染病(communicable diseases)是由病原微生物和寄生虫感染人体后产生的具有传染性,在一定条件下可流行的疾病,是感染性疾病的一种。

常见病原体有细菌、病毒、衣原体、立克次体、支原体、螺旋体或真菌及其他致病微生物。

(二)传染病流行的三个基本环节

传染源、传播途径和易感人群是构成传染病流行的 3 个基本环节,这 3 个环节相互联系、相互依赖,若缺少其中之一,传染病流行就不会发生。而自然因素和社会因素又影响着 3 个基本环节。

1.传染源

传染源是指体内有病原体生长、繁殖,并能排出病原体的人和动物。包括患者、病原携带者和受感染的动物。

(1)患者:患者是最重要的传染源,因为患者体内存在大量的病原体,而且具有利于病原体排出的临床症状,如咳嗽、呕吐、腹泻等。

传染病的病程一般分为潜伏期、临床症状期和恢复期。潜伏期是指病原体侵入机体至最早临床症状出现的这段时间。各种传染病的潜伏期长短不一,可以是数小时、数天、数月,甚至数年。潜伏期具有重要的流行病学意义,如根据潜伏期判断患者感染时间,以便追踪传染源和查找传播途径。根据潜伏期确定接触者的留验、检疫或医学观察期限,一般为平均潜伏期加 1～2 天。

(2)病原携带者:是指没有任何临床症状而能排出病原体的人。带菌者、带病毒者和带虫(原虫和蠕虫)者均称为病原携带者。病原携带者可分为潜伏期病原携带者、恢复期病原携带者和健康病原携带者。病原携带者具有危险的传播作用。

(3)受感染的动物:人类的某些传染病是由动物传播造成的。这类疾病的病原体在自然界的动物间传播,因此也被称为动物传染病;在一定条件下可以传染给人,所致疾病称为自然疫源性疾病或人畜共患病,如鼠疫、狂犬病、炭疽、血吸虫病等。

2.传播途径

传播途径是指病原体从传染源排出后,侵入新的易感宿主前,在外环境中所经历的全部过程。常见的传播途径有:空气传播、水传播、食物传播、接触传播、节肢动物传播和血液、体液传播、土壤传播、医源性及围生期传播。

（1）空气传播：病原体可以通过飞沫、飞沫核和尘埃三种形式传播。经空气传播的传染病又称为呼吸道传染病，如流感、流脑、麻疹等。

（2）水传播：许多肠道传染病和某些寄生虫病可经水传播，如伤寒、霍乱、痢疾、甲肝、血吸虫病。分为经饮用水传播和经疫水传播。

（3）食物传播：当食物本身含有病原体或受到病原体的污染时，可引起传染病的传播，包括许多肠道传染病和某些寄生虫病。

问题思考 导致甲型肝炎疾病流行的原因及预防对策

疾病发生取决于三类因素：①致病因素；②环境影响因素；③人体抗病能力。如1988年，上海甲型肝炎大流行，经流行病学调查，发现了一系列相关原因，如携带了甲肝病毒的毛蚶，居民有生食毛蚶的饮食习惯，人群对甲型肝炎缺乏抵抗力等。为此采取的对策是研制和推广接种甲肝疫苗，严禁输入、销售和食用可疑水产品。时间已证明了该对策的有效性。

（4）接触传播：①直接接触传播，指在没有外界因素参与下，传染源与易感者直接接触所引起的传播，如性传播等。②间接接触传播，指易感者接触了被传染源的排出物或分泌物等污染的日常生活用品所造成的传播。其中被污染的手在此类传播中起重要作用，见于许多肠道传染病、体表传染病、某些人兽共患病。

（5）节肢动物传播：又称虫媒传播，可分为机械性传播（如苍蝇、蟑螂可携带病原体进行传播）和生物性传播（如疟原虫在蚊子体内完成特异的生物过程才能传播）。

（6）土壤传播：有些传染病可通过被污染的土壤传播，如破伤风、钩虫病等。

（7）医源性传播：指在医疗、预防工作中，由于未能严格执行规章制度和操作规程，而人为地造成某种传染病的传播。如医疗器械消毒不严，药品或生物制剂被污染，患者在输血中感染艾滋病、丙型肝炎等。

（8）围生期传播（也称垂直传播或母婴传播）：指在围生期病原体通过母体传给子代的传播，如艾滋病、梅毒、乙型肝炎、淋球菌感染等。

3. 易感人群

易感人群指有可能发生传染病感染的人群，即对传染病缺乏特异性免疫力的人（易感者）。人群作为一个整体对传染病的易感程度称为人群易感性。人群易感性的高低取决于该人群中易感个体所占的比例。如新生儿的增加、易感人口的迁入、免疫人口免疫力的自然消退、免疫人口死亡是提高人群易感性的主要因素；而计划免疫、传染病流行等因素是降低人群易感性的主要因素。

（三）传染病流行过程的影响因素

1. 自然因素的影响

气候、地理因素是最主要的自然影响因素。如近年来全球气候变暖，带来新的自然地理条件，可能为蚊蝇等动物生长提供理想的场所，促进了疟疾、乙型脑炎、登革热等流行。又如自然灾害（水灾、地震、台风等）的出现，为传染病发生提供了条件。

2.社会因素的影响

社会因素包括人类的一切活动,如社会制度、生产劳动、居住生活条件、风俗习惯、医疗条件、文化、经济、社会动荡、宗教信仰、个人卫生习惯、社区环境卫生、人口密度、人口物资流通等。战争、动乱、贫穷、环境污染和环境破坏造成生态系统恶化等,都可促使传染病暴发或流行。

二、传染病的防治管理

(一)针对传染源的措施

1.患者

(1)应做到早发现、早诊断、早报告、早隔离、早治疗(五早),才能控制病情和预防传染病在人群中传播蔓延。

(2)甲类传染病患者和病原携带者、乙类传染病中艾滋病、肺炭疽患者,必须实施隔离治疗。

2.病原携带者

(1)对于病原携带者应做好登记,管理和随访至其病原体检查2~3次阴性后。

(2)在饮食、托幼和服务行业工作的病原携带者须暂时离开工作岗位,艾滋病、乙型和丙型肝炎、疟疾病原携带者严禁献血。

3.接触者

凡与传染源有过接触且可能受感染者都应接受检疫。检疫期为最后接触日至该病的最长潜伏期。

4.动物传染源

对危害大且经济价值不大的动物传染源应予以彻底消灭。

(二)针对传播途径的措施

(1)对于被传染源污染的环境,重点是去除和杀灭病原体,切断传播途径。如对于呼吸道传染病的通风和空气消毒措施;对于肠道传染病的粪便、垃圾、污水处理措施、饮水消毒措施和食品卫生措施等;对虫媒传染病的杀虫措施等。

(2)消毒是用化学、物理、生物的方法杀灭或消除环境中的病原体的一种措施,包括预防性消毒和疫源地消毒。

(三)针对易感者的措施

1.免疫预防

(1)主动免疫:利用抗原刺激,使机体产生抗体的方法,而非直接自体外引入抗体。主动免疫对随后的感染有高度抵抗的能力。可通过疾病病原体本身或通过免疫接种(使用已杀死的或弱化的疫苗或类毒素)产生。免疫需经几天、几个星期或更长时间才出现,但能长久甚至终生保持,且通过注射所需抗原很容易再活化。即由机体自身产生抗体,使机体不再担心被病毒感染的免疫叫主动免疫。

(2)被动免疫:机体被动接受抗体、致敏淋巴细胞或其产物所获得的特异性免疫能力。它与主动免疫不同,其特点是效应快,不需经过潜伏期,一经输入,立即可获得免疫力。但维持时间短。按照获得方式的不同,可分为天然被动免疫和人工被动免疫。前者是人或动物在天然情况下被动获得的免疫力。例如,母体内的抗体可经胎盘或乳汁传给胎儿,使胎儿获得一定的免疫力。后者是用人工方法给人或动物直接输入免疫物质(如抗毒素、丙种球蛋白、抗菌血清、抗病毒血清)而获得免疫力。这种免疫力效应快,但维持时间短。一般用于治疗,或在特殊情况下用于紧急预防。

（3）预防接种门诊流程:预检→核对→登记→接种→观察。

2. 药物预防

药物预防可作为一种应急措施预防传染病的散播。

3. 个人防护

如戴口罩、手套、鞋套、护腿,应用蚊帐、使用安全套等。

4. 开展健康教育

教育全社会,特别是儿童和青少年,自觉地讲究公共卫生公德,讲究个人卫生,提高自我保健意识。事实证明健康教育也是控制和预防传染病重要的途径,是一种低投入高效益的方法。

三、传染病的种类及报告

（一）传染病的种类

甲类、乙类和丙类,共三类 39 种。

（1）甲类传染病 2 种:即鼠疫,霍乱。

（2）乙类传染病 26 种:包括传染性非典型肺炎,艾滋病,病毒性肝炎,脊髓灰质炎,人感染高致病性禽流感,甲型 H1N1 流感,麻疹,流行性出血热,狂犬病,流行性乙型脑炎,登革热,炭疽,细菌性和阿米巴性痢疾,肺结核,伤寒和副伤寒,流行性脑脊髓膜炎,百日咳,白喉,新生儿破伤风,猩红热,布鲁氏菌病,淋病,梅毒,钩端螺旋体病,血吸虫病,疟疾。

（3）丙类传染病 11 种:包括流行性感冒,流行性腮腺炎,风疹,急性出血性结膜炎,麻风病,流行性和地方性斑疹伤寒,黑热病,包虫病,丝虫病,除霍乱、细菌性和阿米巴性痢疾、伤寒和副伤寒以外的感染性腹泻病,手足口病。

（二）传染病的报告

1. 传染病疫情的报告范围

（1）法定报告传染病:甲、乙、丙三类。

（2）卫生部规定的不明原因肺炎病例。

（3）卫生部决定列入乙类、丙类传染病管理的其他传染病。

（4）省级人民政府决定按照乙类、丙类管理的其他地方性传染病。

2. 报告方式和要求

（1）网络直报。

（2）传染病报告卡。要求内容完整、准确,字迹清楚。

3. 报告时限

（1）对甲类传染病和乙类传染病中的肺炭疽、传染性非典型肺炎、脊髓灰质炎、人感染高致病性禽流感患者或疑似患者,或发现其他传染病和不明原因疾病暴发,以及不明原因肺炎患者,应在 2 小时内完成网络直报,无网络直报条件的责任报告单位应以最快方式(城市 2 小时内,农村 6 小时内)报出传染病报告卡。

(2)对其他乙、丙类传染病患者、疑似患者,及病原携带者,应在 24 小时内,通过网络进行信息的录入报告。无网络直报条件的责任报告单位应在 24 小时内寄出传染病报告卡。

四、传染病的社区管理

管理重点是预防。贯彻三级预防的原则,针对传染病流行的环节,采取措施管理传染源,切断传播途径,保护易感人群,减少传染病的发病率及并发症和致残率。

(一)传染病的三级预防

1. 一级预防

一级预防即病因的预防。预防措施包括宣传、免疫接种、切断传播途径等。

2. 二级预防

早发现、早诊断、早报告、早治疗、早隔离。早发现传染源是防止传染病蔓延的重要措施;传染病报告是早期发现传染病的重要措施;早隔离患者是管理传染源的重要环节。

3. 三级预防

对传染病患者积极治疗,并开展康复治疗护理,减少并发症和功能障碍。

(二)社区护士在传染病管理中的作用

社区护士在参与传染病的预防和控制过程中,应履行以下职责:

(1)掌握传染病流行必须具备的 3 个环节,做好控制传染源,切断传播途径,保护易感人群。

(2)做好患者的心理护理。被隔离的患者,易产生抑郁、孤独、恐惧等不良心理,使免疫功能受到进一步削弱或抑制。

(3)开展健康教育,预防传染病的发生。

(4)督促疫苗的预防接种。

(5)加强传染病病情监测,早期发现,并开展流行病学调查。

(6)进行家庭访视,有效管理传染病患者。

案例分析 3-3

根据患者症状与体征及实验室检查,诊断为细菌性痢疾。其传染源为患者及带菌者,通过粪-口传播,细菌侵入体内的乙状结肠和直肠肠黏膜中,繁殖并释放内、外毒素,引起肠黏膜的炎症反应。应指导患者家庭采取护理措施:包括实施消化道隔离,做好基础护理,保护肛周皮肤,积极地配合医学干预。

Key Words

1.传染病流行必须具备的三个条件是_____、_____、_____。往往又受到 2 个因素,即_____和_____的影响。

2.针对传染源中患者的措施,应做到_____、_____、_____、

_____、_____（五早），才能控制病情和预防传染病在人群中传播蔓延。

3.常见的传播途径有_____、_____、_____、_____、
_____及_____等。

4.经空气传播的病原体可以通过_____、_____和_____三种形式
传播。

5._____指在医疗、预防工作中，由于未能严格执行规章制度和操作规程，而
人为地造成某种传染病的传播。

6.传染病一级预防即病因的预防措施包括_____、_____、
_____等。

案例分析与思考题

1.在某地区的 600 名受检者中感染流行性感冒病毒的人数达 214 名，请问其感染
率为多少？

2.据某医院统计，2019 年 1 月至 2020 年 12 月因患脑出血住院的人数达 322 例，其
中死亡人数为 176 例，请问其病死率为多少？

3.某社区一个月内患流行性感冒的新旧病例数为 198 名，这一时期社区的平均人
口数为 1080 名，请问这一期间的患病率为多少？

4.有一公司职员赴广州出差，归途中全身酸痛、头痛、发热、咳嗽，回上海后经医院
检查，初步诊断为"SARS"。

请解答：(1)怎样进行传染病疫情报告？

(2)简述该疾病的流行强度。

(3)如何防治传染病流行过程中的 3 个基本环节？

5.请举例说明描述性研究、分析性研究和实验性研究的区别。

（盛爱萍）

项目四

社区家庭健康护理

任务一 | 家庭护理

学习目标

【掌握】

1.学会家庭护理的工作内容。

2.能说出家庭访视的目的、对象、种类、程序和注意事项。

【熟悉】

1.正确描述不同家庭类型的人口特征和特点。

2.识记家庭结构与功能。

【了解】

知晓国外家庭护理的工作内容。

案例导入 4-1

车女士,50岁,某车间工人,体型较肥胖。3年前无明显诱因下出现了口渴、多饮、多尿症状,未予以重视。今年通过朋友介绍体检发现空腹血糖 9.36 mmol/L,经医生诊断是 2 型糖尿病,给予治疗:每日 3 次口服二甲双胍,并要求患者饮食控制和适当体育锻炼。作为一名社区护士应如何进行用药指导?

一、家庭的定义及类型

(一)家庭的定义

传统意义上的家庭是指有法定血缘、领养、监护及婚姻关系的人组成的社会基本单位。现代广义的家庭定义为:家庭是一种重要的关系,它是由一个或多个有密切血缘、婚姻、收养或朋友关系的个体组成的团体,它是社会团体中最小的基本单位,也是家庭成员共同生活、彼此依赖的处所,如同居家庭、单亲家庭、继父母家庭、典型的核心家庭等。

自我们出生以来,家庭对我们每个人来说都意义非凡。我们的人生观、世界观、价值观的建立,性格、生活方式和习惯,以及处事之道的养成,都受抚养我们长大的家庭的影响,有时候还难以脱离家庭文化的制约。家庭在我们一生中的作用是极其重要的,它对个人和家庭成员的健康影响也是显而易见的。家庭不仅塑造了每个家庭成员,同时也因为家庭的参与,我们才有了社区。社区和家庭是不可分割的,家庭护理是社区护理的一部分。本任务主要讨论社区护理中家庭健康护理的重要性和如何在社区中进行有效的家庭健康护理。

（二）家庭的类型

家庭的类型随着社会的发展逐渐改变。其分类主要有以下几种（表4-1）。

表 4-1   不同家庭类型的人口特征及特点

家庭类型	人口特征	特点
核心家庭	由一对夫妇及其未婚子女或收养的孩子组成	人数少,结构简单,家庭中只有一个权力和活动中心,家庭成员间关系单纯
主干家庭/直系家庭	由父母、一个已婚子女及其子女或未婚兄弟姐妹组成	除了存在一个主要的权力和活动中心,还存在一个次要的权力和活动中心
联合家庭/旁系家庭	由两对以上的同代夫妇及其未婚子女组成	规模大,人数多,结构和关系复杂,内部存在一个主要的权力和活动中心,同时还存在着多个次要的权力和活动中心
单亲家庭	由离异、丧偶或未婚的单身父亲或单身母亲带领亲生或领养的子女组成	人数少,结构简单,家庭内存在一个权力和活动中心,但在社会关系上可能还受其他关系影响
重组家庭	夫妻双方至少有一人已经历过一次婚姻,并可能有前次婚姻的子女和夫妻重组后的共同子女	人数较多,结构和社会关系较复杂
丁克家庭	由夫妇两人组成的无子女家庭	人数少,结构简单,在我国及发达国家都呈上升趋势

二、家庭结构和功能

（一）家庭结构

家庭结构可包括家庭角色、权力、沟通方式和价值观等。

1. 家庭角色

家庭角色是指家庭成员在家庭中所占有的特定地位及其享有的权利和义务。根据社会规范、家庭工作性质和家庭责任,每个家庭成员扮演不同的家庭角色并承担着不同的任务,执行家庭职能。比如,母亲和妻子在传统的家庭角色里,一般被赋予慈祥、温柔、外柔内刚的性格特点,而且扮演着生儿育女、相夫教子、丈夫的贤内助的角色;而父亲和丈夫一般被赋予"一家之主"的地位,主要职责是养家糊口、保护家人;儿童被期望成孝敬父母、尊重长辈、服从决定、认真学习、帮助父母做家务的孩子。但这种家庭角色在特定时间和条件下可以互相转换或改变。

2. 家庭权力

家庭权力是指权力中心。通俗地讲,就是谁是"一家之主"。传统意义上的权力中心也逐渐发生着变化。在很长的一段历史时期,中国的家庭处在一个父权的笼罩之下,大多家庭中,父亲是一家之主,父亲过世后,长子如父。对女子的社会期望是"未嫁从父,既嫁从夫,夫死从子"。这种权力模式现在也没有完全退出历史。如今,随着社会变更和女性社会地位和经济地位的变迁,传统的男人当家做主已经受到了很大的挑战,家庭权力中心已由过去的专制模式向民主自由的家庭权力结构转换。

家庭权力中心在一个家庭的运作中是不可或缺的,尤其在做出重大抉择时,可以有效地发挥家庭的功能。常见的家庭权力结构有四种类型:传统权威型、经济权威型、分享权威型和感情权威型。

3. 家庭沟通方式

每个家庭可能都有其独特的沟通方式,但不是每种沟通方式都能达到期望的效果。成功的沟通方式在一个家庭中可以建立和维护良好的家庭关系,每个家庭成员都能如愿地通过自己的方式表达愿望,并和其他成员保持良好的关系,并从家庭中得到支持和鼓励;而不成功的沟通方式可能造成彼此之间的误解、冲突和对立。

问题思考 家庭暴力的界定与分类?

《最高人民法院关于适用〈中华人民共和国婚姻法〉若干问题的解释(一)》第一条界定"家庭暴力"是指"行为人以殴打、捆绑、残害、强行限制人身自由或者其他手段,给其家庭成员的身体、精神等方面造成一定的伤害后果的行为"。家庭暴力分为 6 类:①因为夫妻之间经济依附关系而产生的家庭暴力现象;②由于第三者或者沉溺于色情场所的出现导致家庭暴力的产生;③因为孩子的教育问题导致的家庭成员之间矛盾;④因为不良习惯而产生的家庭暴力现象;⑤新家庭暴力现象;⑥其他类型的家庭暴力现象。

4. 家庭价值观

家庭价值观是指一个家庭总的信念和生活态度。它可能受地方风俗习惯、宗教信仰及社会价值体系的文化所影响,不一定和社会的主要价值观一致。有的家庭中可能有多种价值观存在。社区护士在和家庭成员交流的过程中,也要注意了解受访家庭的家庭价值观取向,发现家庭成员之间的价值观冲突。同时,也不要武断地把自己的价值观强加到受访的家庭上。

5. 家庭气氛和生活空间

家庭气氛主要指家庭成员之间的关系是否亲密,感情是否融洽,这取决于家庭成员每个人的个性特点、表达习惯、家庭沟通方式、家庭权力模式和家庭价值观等因素。一个和谐的家庭里,成员之间的感情常表现为相互依恋、尊重、关心、照顾和为其他成员的无私奉献,它比社会中的其他感情都要亲密。在一个家庭中,父母或夫妻的关系往往影响到整个家庭气氛,尤其影响到孩子的身心健康发展,因为父母的一举一动都是孩子的榜样。一个缺乏正常父爱、母爱的孩子,难以从父母那里学到良好的夫妻之间的沟通和相处之道,在以后的生活中也许会没有安全感,难于信任别人或者难于建立良好的人际关系。总而言之,良好的家庭气氛有利于家庭成员的身心健康与发展。

生活空间包括家庭总居住面积及个人空间。正常的家庭生活需要一个安全、温暖、卫生的生活空间,个人也需要有一块属于自己的领地。狭小的生活空间易产生局促感,不利于家庭成员的身心健康和发展。

(二)家庭功能

家庭必须具备满足家庭成员个人和满足社会最基本需要的功能。它受所在社会的制约,无法完全脱离社会。社会对家庭所赋予的社会职能包括:

1. 情感功能

情感功能是形成和维持家庭的重要基础。它可以使一家人建立归属感,使他们感到彼此亲近、依赖、信任和支持,使每个人都有一种安全感。

2.生殖功能

生殖功能是人类的本能,生儿育女、繁衍后代是家庭的重要职能之一。现代的家庭对生育的观念已从过去的"多子多福"转变为如今的"优生优育"。

3.抚养和赡养的功能

家庭提供未成年孩子成长所需要的物质和精神需求,也为老人提供生活上的照料、经济上的支持和精神上的安慰。

4.社会化功能

家庭可提供最初的社会教育。父母是孩子的启蒙老师,培养孩子的生活习惯,并将风俗习惯、文化礼仪以及基本的法制法规、社会伦理观念灌输给孩子,帮助子女完成社会化过程,使其具有正确的人生观、价值观和世界观。

5.经济功能

家庭的主要功能之一是提供生活的基本保障。家庭应当具有提供衣食住行的基本经济来源。过去的"男主外女主内"已经发生了本质的变化,家庭的成员往往在经济功能上共同努力、分工合作,提高家庭的生活品质。

6.卫生健康功能

卫生健康功能是指家庭所能给成员提供的卫生和健康方面的保障。如提供保证健康的基本饮食、衣物和居所环境的卫生,促进健康教育和培养卫生习惯。在家庭成员出现健康问题时,能帮助其及时就医,监督用药,并给予患者康复照顾。

三、家庭护理的工作内容

(一)国内家庭护理的工作内容

家庭护理是以家庭为单位的护理。其主要工作内容包括以下几个方面:

1.一般护理

(1)休息睡眠:创造安宁的环境,居室光线要充足,温度、湿度要适宜,保证患者充分的休息与睡眠。

(2)生活护理:照顾患者的清洁卫生,如洗头、口腔清洁、淋浴、更衣、铺床、修剪指(趾)甲,以及一些必要的消毒等。

(3)饮食护理:根据患者病种病情的需要,制作特定的患者伙食,科学合理地安排患者饮食,以补充足够的营养。

2.病情观察

病情观察是基础护理的重点内容,需观察体温、脉搏、呼吸、血压、瞳孔、皮肤黏膜的变化和呕吐物及大小便的颜色、量、性状、次数等。

3.医疗护理

(1)治疗护理:如退热、输液、输氧、排气、消炎、导尿等采用治疗手段时的护理。

(2)用药护理:督促患者正确用药,观察药物不良反应等。

案例分析 4-1

用药指导：社区护士定期家庭访视，督促车女士每日 3 次餐中服药，并教会患者和家属观察药物的不良反应：①消化道反应：服用二甲双胍开始阶段，部分患者出现胃肠道症状，如食欲不振、恶心、呕吐、腹胀或腹泻。此时，减少剂量，坚持服药，胃肠道症状可减轻或消失。少数患者呕吐或腹泻明显，则须停药。②询问患者肾功能情况，如在肾功能不全的患者中使用，可能导致乳酸性酸中毒。

（3）诊察护理：如化验标本的正确采集，做各类检查时的护理等。

4. 心理护理

人患病后，特别是一些较严重的疾病会使人产生不同程度的心理负担，如恐惧、焦虑，这些都影响患者的康复。因此必须要了解患者心理状态，做好解释工作，减轻患者心理压力。对患者要和蔼可亲，语言要温柔，使患者尽可能处于接受治疗的最佳心理状态。

（二）国外家庭护理的工作内容

国外家庭护理的工作内容主要有：①灌肠；②测量血糖和血压；③肛门造口护理；④注射；⑤鼻饲护理；⑥TPN 护理；⑦鼻胃管饲和胃造口喂食；⑧临终关怀；⑨气管切开术护理；⑩插入尿管；⑪伤口护理；⑫复杂的健康教学和咨询服务；⑬24 小时陪伴护理。

四、家庭访视

家庭护理的基本方式是家庭访视，它是开展社区护理的重要手段。其主要的优点是家庭场所为照顾个体提供更多的空间和熟悉的环境，家庭成员能更方便、自如地照顾患者，做患者喜欢的饮食。患者在熟悉的环境里情绪更平稳，作息时间更好控制，睡眠不容易被打断，休息会更好。其主要的缺点是护士在家庭访视路途上要花费一些时间，工作效率要比在医院低一些，过于频繁的家庭访视会给患者带来压力和担心，每个家庭中的环境和人员情况不一，处理问题过于个性化可能会超出护士想象，且有时候护士进入陌生环境会有危险。对患者来说，家庭里的自由可能让他们产生懈怠，在遵医嘱用药或治疗上不能按时进行，有些家庭因素也会影响患者康复。

（一）家庭访视的目的

社区护士通过家庭访视，能实地了解家庭环境、家庭成员的健康状况、医疗设备、家庭结构和家庭气氛，从而发现家庭的健康问题，在家庭成员的协助下，执行护理活动，解决家庭的健康问题。

（二）家庭访视的对象

一般来说，社区护士进行家庭访视的对象也是有一定针对性的。较常见的访视对象如下：有慢性病（如糖尿病、关节炎等）患者的家庭，有活动不便且需要接受短期或长期的护理（骨折、瘫痪等）患者的家庭，有新生儿和初产妇的家庭，有精神或智力障碍的家庭，有很大经济困难、就医不便且健康问题多的家庭等。

（三）家庭访视的种类

1. 评估性家庭访视

评估性家庭访视主要为了了解情况，收集资料，对服务对象的家庭进行一次性较为完整的评估，和受访者及其家属建立较好的人际关系，为以后的护理打好基础。

2.连续性家庭访视

连续性家庭访视主要为了给服务对象提供所需要的连贯性的护理和照顾,一般应根据具体需要按期进行,如访视有慢性病且行动不便的患者。

3.急诊性家庭访视

急诊性家庭访视多用于临时处理社区的紧急、突发事件,如烫伤、烧伤、中毒等,多为随机性家庭访视。

(四)家庭访视的程序

1.访视前

(1)确定访视对象,查阅欲访视家庭的健康档案,了解家庭成员健康情况。

(2)电话联系,或根据预约确定访视日期和具体时间,不要对服务对象进行突然袭击式的访视,以免影响他们的正常生活。

(3)明确访视目的,制订计划,根据需要准备访视所需物品及宣传资料。

(4)安排路线。一次性可能对多个家庭进行访视,了解需访视的患者住址,合理安排路线,防止重复路线以节约时间。

2.访视中

(1)向被访家庭做自我介绍,解释访视目的、所需时间。

(2)通过交谈、收集新资料,对服务对象身心状况进行评估,发现问题,并讨论护理计划。

(3)实施护理措施,包括人性化的护理操作、健康教育和康复指导等,需要时可要求服务对象及家庭护理者反馈所学健康知识或演示护理技能,以达到指导的目的。

(4)整理用物,并解答服务对象提出的相关问题。

(5)必要时预约下次访视日期和时间,记录在病历卡上,并提示服务对象或其家属及照顾者将约定的时间记录在台历或挂历上的相应日期上,为下次访视做好准备,护士最好在下次访视前24小时内提醒服务对象或其家属,以便确保访视的可行性,若有变故,时间也可以做适当调整。

3.访视后

(1)记录:认真、详细地记录此次访视过程中提供的护理措施,如训练患者活动四肢、生命体征监测、测量血糖、伤口清理及换药、新生儿沐浴及抚触法指导、健康教育等。记录要规范、简洁、准确、及时。

(2)家庭访视评价:评价访视目标是否实现,护理效果是否满意。如果没有实现目标,及时分析原因(过高的目标、护理措施不当或家属不配合等因素),必要时修改护理计划,纠正护理措施,使家庭访视达到良好的效果。

(3)汇报:与社区卫生服务中心相关医务人员汇报,介绍服务对象情况、访视过程、访视效果,讨论遇到的问题等。

(五)家庭访视的注意事项

1.保守访视秘密

对服务对象家庭情况及病情保守秘密,这是护士职业操守的重要原则之一。在自己的家庭里,受访对象更容易和护士建立良好关系,在受访多次后,也容易对社区护士产生信任感和依赖性,从而向护士谈论自己的隐私和内心的真实感受;护士应遵守职业道德,对服务对象所提供的资料保守秘密,不在同行、亲友中传播,保护资料的安全性,资料的使用也仅限于为服务对象进行护理的人员。

2.充分做好各项准备

访视护士在访视前要做好各项准备,如熟悉服务对象病情护理方案,将所需物品准备齐全等,并于访视前提前预约,告知服务对象本人或其家庭做好环境准备,使之尽可能宽敞、明亮、卫生,没有太多闲杂人员,有宠物的将其栓起,以保障护理活动的正常开展。

3.护士穿着得体

根据要求可着工作装,以温暖舒适为宜,鞋子便于行走和奔跑;随身携带工作证,不带贵重物品和首饰,可带少许零钱,以备不时之需。

4.做好安全防范

社区护士外出应当保持警惕心,访视居所偏僻或受访对象是单身异性时,护士应与其他医务人员同行,共同提供家庭护理。当遇到突发事件或危险,如服务对象情绪不稳定、变得暴躁,或家庭局面难以控制时,可提供紧急护理措施,必要时暂停护理,立即离开现场,并与有关部门联系或拨打报警电话。

5.物品放置安全

护理箱和所携带物品应放在视野可及的范围之内,以免丢失或造成隐患。使用过的物品应妥善处理,如污染过的棉签、纱布等,都应放入污物袋中带回。

6.访视时应有家属或照顾者在场

护士与患者谈话以及实施护理操作时,最好有其家属或照顾者在旁边,共同参与护理活动。他们可以帮助患者理解、记录护理的要点,并在护士不在身边时督促、帮助患者配合治疗和护理,使之有持续性效应。

▌ Key Words ◢

1.由一对夫妇及其未婚子女或收养的孩子组成的家庭,称为_____。由父母、一个已婚子女及其子女或未婚兄弟姐妹组成的家庭称为_____或_____。

2.家庭结构可包括家庭_____、_____、_____和_____等系统。

3.社会对家庭所赋予的社会职能包括_____、_____、_____、_____、_____、_____。

4.国内家庭护理的工作内容主要包括_____、_____、_____、_____。

5.家庭护理的基本方式是_____,它是开展社区护理的重要手段。

6.社区护士通过家庭访视,能实地了解_____、_____、_____、_____。

7.家庭访视的种类有_____、_____、_____。

8.家庭访视的注意事项有_____、_____、_____、_____、_____。

(张静　陈淑英)

任务二 家庭健康护理

学习目标

【掌握】

1. 正确描述家庭健康护理的主要内容。

2. 明确家庭健康护士的主要职责。

3. 说出社区护士在家庭护理中的服务特点和所具备的角色功能。

【熟悉】

正确描述健康家庭应具备的条件。

【了解】

1. 能评价家庭对个体健康的影响。

2. 知晓家庭压力和危机对健康的影响。

案例导入 4-2

某患者,男性,80岁,患阿尔茨海默病5年,生活由其70岁老伴张某照顾,目前居住在大儿子家。近2周来症状加重,两便失禁,喜食异物,外出不认识家和路。老伴主诉腰痛,疲乏,晚上多次醒来,担心患者外出走失、吞食异物;白天还要洗污染衣物,给孙子做饭。大儿子忙于一项重大项目,无法照顾老人。大儿媳江某很有怨言,认为小儿子撒手不管,每天家里有排泄物异味,经济负担加重。小儿子一家住农村,小儿媳与大儿媳关系不好,怕过来引起矛盾。社区护士该为这个家庭实施哪些护理计划?

一、家庭健康护理的相关概念

(一)家庭健康护理的定义

家庭健康护理(family health nursing)是以家庭为服务对象,以家庭护理理论为指导,以护理程序为工作方法,护士与家庭共同参与,确保家庭健康的一系列护理活动。家庭健康护理是社区护理的一部分。社区护士把整个家庭视为"患者",运用护理学、初级卫生保健、家庭学、家庭治疗和行为健康学等基础理论和技术,为整个家庭提供健康服务。

(二)家庭健康护理的目的

家庭健康护理的目的是促进和保护家庭健康,维护家庭稳定,预防家庭成员发生疾病和帮助家庭成员治疗、护理和适应疾病,以发挥家庭最大的健康潜能。

社区护士进行的家庭健康护理具体体现为:

(1)提高和促进完成家庭发展任务的能力。

(2)帮助问题家庭获得健康发展的能力。

(3)培养家庭解决和应对健康问题、适应发展任务的能力。

(三)家庭对个体健康的影响

家庭对家庭成员的健康和疾病的影响非常大,主要有以下五个方面:

1. 生物遗传的影响

生物的基因很大程度地决定了我们的身高、身体状况、特长、性情、心理状态等,尤其是很多疾病都有家庭遗传因素的影响,如心脏病、高血压、糖尿病、血友病以及部分癌症等。

2. 生长发育的影响

家庭是儿童生理发育、性格和心理培养,以及社会化教育的重要场所和环境。从小的营养和父母的照顾很大程度上影响一个人日后的健康状况和免疫系统;同时家庭环境和气氛也影响着心理的健康发展。据社会学家证明,从小被剥离亲情呵护或家庭经常处于暴力环境的孩子,长大后更容易出现自杀倾向、患抑郁症或者对别人不信任,更甚者会养成对社会仇视等负面心理状态。

3. 对疾病传播的影响

每个家庭对待疾病的防范意识、就医和遵医行为及卫生习惯都直接影响疾病在家庭中的发生和传播。在家庭里容易传播的疾病是传染病和神经官能症。

4. 对康复和死亡的影响

当家庭成员出现患者时,其他成员的态度、行为直接影响着患者,也就是家人重视还是无视,关心还是冷淡,照顾还是无为,财力支持还是无钱医治等,这些因素将在某种程度上影响一个成员身体的康复或疾病的加重,甚至死亡。

5. 家庭对求医行为和生活方式的影响

一个家庭里,家庭成员对健康的理念是可以互相影响的,如一个人生病后能及时就医、按时服药或生病后拖延、随便服药等行为和理念都影响着其他成员对健康的应对方式。

(四)家庭压力和危机对健康的影响

家庭是人们赖以依从的处所,但它也是给人们带来压力和危机的地方,从而影响健康。

1. 生活压力事件

人们遭受来自家庭的压力有大有小,根据压力的大小和适从的难易,生活压力事件大致可分为四类:

(1)家庭生活事件:压力最大的莫过于丧偶、离婚等,其次为家庭成员的健康发生变化,出现家庭矛盾,或家里有新成员的加入(生孩子或结婚)等。

(2)个人生活事件:包括生病及受伤、生活环境与习惯的改变、获得某种大的荣誉或进行了违法行为(被发现或未被发现)等。

(3)工作生活事件:如退休、失业、工作岗位的更换或调动等。

(4)经济生活事件:包括经济状况发生了较大变化,如遭受大的经济损失、偿付大额贷款等。

2. 家庭危机

家庭危机是指个人或家庭在某个时期出现的,家庭成员一时无法解决或进行调试,以往的方法和经验不能克服的困难或麻烦,使家庭和个人从平衡状态过渡到不平衡状态。

发生家庭生活上的压力事件,家庭的内、外部资源都不足以解决和调适时,家庭就陷入危机。家庭危机包括由意外事件造成的危机、家庭发展到一定阶段所伴随的危机、与照顾者有关的家庭危机,以及家庭本身所存在的压力积累到一定程度时发生的危机。有的学者将其简单地分为急性危机和耗竭性危机。家庭意外事件造成的危机是无法预测的,如家庭里某人突患大病,就会造成急性危机,住院、花钱、陪夜等,打乱了平时安定或有规律的生活;家庭发展到一定阶段,必然出现的事件如家庭成员结婚、生育、孩子升学、老人退休、丧偶等危机。

二、健康家庭的特点

护理专家诺依曼(Neumann)认为健康家庭是指家庭系统在生理、心理、社会文化、发展及精神方面的一种完好的、动态变化的稳定状态。

什么是健康家庭?每个人的理解不一样;同时,在一个国家认为的健康家庭,在另一个国家里,可能就是问题多多之家,所以说它也有文化局限性。到目前为止,对健康家庭的界定尚未统一。但大致说来,人们都希望家庭成员有健康的身体、良好的家庭气氛和关系,以及较好的经济条件。从护理学角度看,健康家庭应该是有良好的家庭卫生、温馨的家庭环境和和谐的家庭气氛,可以有效发挥正常的家庭功能,促进和保护家庭成员身心健康的家庭。因此,一个健康家庭应具备以下四个条件。

1. 良好的生活环境

为家庭成员提供一个良好的生活环境是一个健康家庭的必备条件。每个人有一定的空间,能保持基本的卫生和清洁,可以从身心上有所放松和依赖。

2. 健康的生活方式和生活习惯

家庭对其成员一生的生活方式和生活习惯有着重大的影响。人们常说,"江山易改本性难移",就是指人的性格和生活习惯一旦从小在家养成之后,就很难改变。作为一个健康家庭,会使每一位成员从小建立健康的生活方式和生活习惯,比如,热爱清洁卫生,热爱劳动和运动,不暴饮暴食,不挑食,不抽烟,不酗酒,不吸毒,有良好的生活起居习惯,等等。这些良好的生活方式和生活习惯会使每个人受益终身,也为每个人的健康打好基础。

3. 融洽的交流氛围

在健康的家庭里,家庭成员之间可以放松地交流思想,没有压力地诉说自己的梦想、目标和生活设想,能互相分享快乐和分担忧愁,每个人都感到自己的独特性和重要性,也受到家庭成员的尊重。这种健康的沟通方式将有助于每一位成员的身心健康。因此,健康家庭应营造融洽的交流氛围,促进成员间的理解、帮助和支持。看过《金牌调节》这个节目的人都会发现,很多有家庭问题的人在家庭成员之间的沟通上出现了很大问题,有些人以为家庭是自己的港湾,可以随心所欲地说话,但往往忽略了其他成员的心理感受。健康的家庭沟通方式仍然需要良好的沟通技巧,彼此聆听,是一个非常关键的技巧,做到每个人发言的时候都有听众,否则只是沟而不通。

4. 积极的生活态度

健康家庭应树立正确的人生观和价值观,确保每一位家庭成员以积极的态度面对各种挑战、挫折或逆境,不断适应环境的变化。

另外,在美国,健康的家庭还要求有良好的营养和足够的每日锻炼,他们要求家庭成员要营养均衡,补充维生素,每周要举家锻炼身体,如一起出门登山、远足或骑自行车等。在中国,随着社会和经济的发展,家庭有着很大的贫富分化,有些家庭成员蔬菜吃得较多,室外活动也多,但有可能蛋白质摄取量不足;而有的家庭每日大鱼大肉,出门以车代步,出现肥胖、营养过剩、室外活动不足等现象。

问题思考 什么是家庭生活周期?

家庭生活周期是指家庭经历从结婚、生产、养育儿女到老年的各个阶段连续的过程。在家庭的发展过程中,杜瓦尔(Duvall)认为家庭生活周期主要分为 8 个阶段,每个阶段都有其特有的角色、责任及需求。①新婚期:从结婚到第一个孩子出生前;②生产期:第一个孩子为 0~30 个月的时期;③学龄前期:第一个孩子为 30 个月~6 岁的时期;④学龄期:第一个孩子为 6~13 岁的时期;⑤青少年:第一个孩子为 13~20 岁的时期;⑥年轻人:从第一个孩子离家至最小的孩子离家的时期;⑦中年期:从所有孩子离家至退休的时期;⑧老年期:从退休至死亡的时期。

三、家庭健康护理的主要内容

(一)家庭健康评估

为了确定家庭存在何种健康问题,社区护士需收集主观和客观资料,为以后进行有针对性的帮助和护理提供可靠的依据。为此,社区护士应对家庭成员的健康状况和影响健康的因素做整体评估,了解家庭的功能、家庭成员的关系、家族病史、家庭健康需求或问题,以及潜在或现存的压力和危机,分析家庭的内、外部资源,判断家庭生活周期各阶段可能出现的问题,并针对已发生或可能会发生的问题制订完整的家庭护理计划,采取适当的措施,以协助家庭解决问题和摆脱困境。

1.家庭健康评估内容

家庭健康评估内容包括家庭基本资料、家谱和社会关系等。

(1)家庭基本资料:包括家庭环境、家庭成员基本情况、经济状况、健康状况。①家庭环境:包括家庭住址、周边环境、交通条件、居家条件、邻里关系、社区服务机构及设施等;②每位家庭成员基本情况:包括姓名、年龄、性别、教育程度、职业、家庭角色、婚姻状况及主要健康问题等;③家庭经济状况:包括家庭主要经济来源、年均收入、人均开支、消费观念和经济目标;④家庭健康状况:包括家庭生活周期、家庭成员主要生活方式、家庭生活事件、面临的危机、家庭健康理念、自我保健知识和方法,以及利用卫生资源的方法和途径等。

(2)家谱:又称家族图谱,社区护士可以用此来描述家庭结构、医疗史、家庭成员有无遗传性疾病、家庭成员的关系,以及家庭内发生的重大事件等信息,并加以整理和分析,掌握家庭的基本资料,以便为随后开展护理或援助提供依据。在家谱上,一般有三代人,用不同的符号代替不同的性别、角色和亲疏关系,并在每个人的符号旁标注年龄、职业、婚姻状况、遗传病或慢性病等信息。家谱简洁易懂,方便护士用较短的时间收集有关资料。家谱是用来收集客观资料的一种非常实用的工具,在社区护理过程中应用广泛。

(3)社会关系和社会支持度:服务对象的社会关系(家庭成员、各成员间的关系)和社会支持度(社会关系对其支持度)也可以通过图来表示。

2.家庭健康评估注意事项

(1)从家庭成员中获得有价值的资料。社区护士往往只注重收集家庭中患病成员的资料,而忽视其他成员的资料,但一个家庭的健康往往是整体的,彼此之间可以互相影响。所以护士只有在和家属建立起相互信赖的关系后,才可能发现家庭深层存在的健康问题。护士在收集资料和谈话时,一定要注意方式方法,不要像在医院里一样把家属放在被动的位置上,要在时间上和空间上给他们更大的自由度。

(2)正确地分析资料和做出判断。由于家庭健康的护理比医院患者的护理复杂,所以正确地分析资料和判断问题显得十分重要。护士需要注意:

①认识家庭的多样性:由于家庭和家庭健康问题的多样性,很难有统一的标准要求和护理方法,护士应该尊重不同家庭的特殊性,在维持家庭功能的健康运作情况下,支持家属选择不同的治疗方法。

②避免主观判断出现的错误:护士往往习惯用自己的主观经验去评判服务对象及其家庭。根据多元文化护理的理论,护士不能把自己的价值观强加到家庭中,也不能根据自己的喜好去收集资料和制订计划。

③工作要创造性和持续性统一:护士可以根据护理对象的不同,设计不同的评估表格,使评估更系统、更易懂(参考表 3-2、表 3-3 等收集各类资料);由于家庭成员的状况不是一成不变的,所以护士收集到的资料仅仅是其中的一小部分。因此,护士要注意不断收集新资料,及时修改计划。护理的方法也要因地制宜、因人而异,创造适用于个人或群体的护理措施。

④充分利用其他医务工作者收集的资料:社区护士和其他相关医务工作者为了维护和提高当地社区居民的健康水平,应该共享收集的资料,如医院的病历或社区居民的健康档案等。

(二)家庭健康护理诊断

在家庭护理中,护理诊断是指社区护士根据已收集的资料,进行认真分析和判断,从而确定家庭存在的或潜在的健康问题、生活危机、心理压力及相关因素。根据北美护理诊断协会(NANDA)通过的护理诊断名称,与家庭有关的可参照表 4-2。

表 4-2　　　　　适合于家庭护理的 NANDA 护理诊断

NANDA 诊断分类	护理诊断
健康感受与健康处理形态	健康维护能力改变 健康寻求行为(特定的)
活动与运动形态	持家能力障碍 家庭执行治疗方案无效
认知与感受形态	知识缺失(特定的) 抉择冲突(特定的) 预期性哀伤 哀伤功能失常
角色与关系形态	无效性角色行为 照顾者角色紧张 有照顾者角色紧张的危险 社交隔离 家庭运作过程改变 角色扮演改变 有亲子依恋改变的危险 父母不称职 父母角色冲突 潜在危险性暴力行为 性功能障碍 无效性性生活形态

NANDA 诊断分类	护理诊断
应对与压力耐受形态	无能性家庭应对 妥协性家庭应对 有增强家庭应对的趋势

（三）家庭健康护理计划

在家庭护理中,计划的制订应以家庭护理诊断为依据。护理计划包括对发现的问题进行排序、制定目标(长期目标和短期目标)、拟定护理措施、写出计划等步骤。

家庭问题的优先排序应该根据问题的轻重缓急,对家庭成员、整个家庭和社区的影响因子、实施的可行性和难易程度以及出现成效的速度等因素进行制定。一般来说,患者及其家属最为关心的、易于传染的、发生紧急情况或导致病情急剧变化的,以及容易取得成效的问题,应该优先考虑。同时,护士应该和家庭成员一起制订家庭健康护理计划,让每个家庭成员都参与计划的制订,充分发挥家庭的功能。对不同的家庭、不同文化背景的护理对象,应区别对待,尊重家庭或其成员的信仰、价值观和风俗习惯,避免和患者、家庭成员及其他护理人员就护理目标发生冲突,设立的目标也要切实可行。

（四）家庭健康护理措施

在制订了完善的家庭护理计划后,即可付诸实施。家庭健康护理措施是社区护士将家庭健康护理计划付诸行动。护士的主要任务是援助家庭成员,促进家庭成员间的互助互动,促进家庭与社会关系的正常运作。

1. 援助家庭成员

援助家庭成员包括:①增强家庭成员应对健康问题的能力,认识和理解与疾病相关的知识;②通过健康教育,纠正家庭成员的不良习惯,传授保健知识,鼓励患者及家属学习相关疾病的日常注意事项,掌握基本的家庭护理技巧;③给患者及其家属心理支持,鼓励他们克服困难,增强与疾病斗争的信心。

2. 促进家庭成员间的互助互动

促进家庭成员间的互助互动包括:①促进家庭人员间的互助、支持和理解;②促进家庭成员间的有效沟通,并建立良好家庭气氛;③协助家庭成员调整角色或发挥各自的角色功能。

3. 促进家庭与社会的关系

促进家庭与社会的关系包括:①促进家庭有效建立和使用家庭的内外资源;②改善环境,使之有利于家庭的健康和发展。

（五）家庭健康护理评价

家庭健康护理评价始终贯穿于家庭健康护理的全过程,它不仅包括阶段性评价,也包括最后的总结性评价。阶段性评价是对家庭健康护理在不同阶段内所开展的护理评估、诊断、目标、计划和实施进行评价。在这一期间,当发现任何有碍于患者恢复健康、危害家庭成员的健康的现象或护理成效不是很明显时,都可以根据评价结果随时修改各阶段的计划和内容,以达到更有效的健康护理,促使家庭发挥正常的健康功能。总结性评价是依据所制定的目标对实施的结果进行客观公正的评价,以此决定援助或护理是否成功,是终止援助,还是修改计划或补充计划给予更长时间的援助。

1. 评价的目的

(1)家庭护理计划或措施是否切实可行,是否遗漏重要因素和信息,是否需要修改护理计划和措施,以便及时发现问题。

(2)家庭护理是否成功,是否可以推广,还是需要改进,发现优点及不足,为以后开展社区家庭护理积累经验和做出指导。

2. 评价的内容

(1)对家庭成员援助或护理的评价:患者及其家属生活质量是否提高;家庭成员是否对家庭健康问题的知识、理念以及意识理解;家庭成员的精神状态是否健康,情绪是否稳定。

(2)促进家庭成员相互作用的评价:家庭成员之间是否互相帮助和理解;交流的方式是否有效,技巧有无提高;家庭的应激能力是否提高;家庭成员是否积极参与了自己的家庭角色等。

(3)促进家庭和社会关系的评价:社会资源是否有效利用;家庭环境是否改善等。

3. 影响评价的因素

影响评价的因素很多,比如资料的可靠性、可利用资源的质和量、家庭期望值、服务对象的教育程度、家庭成员和护士的关系等因素,都可能直接或间接地影响护理的评价。

4. 评价结果

主要看是否达到护理目标,家庭成员是否满意,是否需要修改计划、继续计划或终止计划,护理人员应该和家庭成员一起进行评判,而不是单方面评价自己的护理实施是否完成。

5. 评价时需注意的问题

家庭成员和其他健康照护人员的评价是否一致?评价过程中有无其他重要资料需要再收集?是否有某些超乎预期的发现或结果?服务对象或其家人的行为和观念上需要改变的是否已经有所改进?等等。

案例分析 4-2

社区护士实施家庭健康护理措施:①大儿子做好妻子的思想工作,接纳弟媳过来照顾老人,也可让弟妹分担一些费用或直接将老人接回农村,两家轮流照顾;②大儿子夫妇适当分担家务,下班后接替母亲;③白天请家政人员照顾,缓解母亲疲劳;④针对患者两便失禁,可以使用尿不湿,定时更换;⑤尽量把家里尖锐物品收起来,防止意外;⑥在患者身上放置写有亲友联系方式的小卡片,以防走失;⑦家人与社区共同寻找社区保健机构的最佳援助方法。

四、家庭健康护士的主要职责

1. 提供给家庭成员最基本的物质保证和健康资源

为家庭成员提供必须的食物、衣服、生活、学习、卫生用品,保证居住地的卫生,以促使其生长发育。

2. 满足家庭成员心理与精神的需求

保持有利于健康的生理、心理居住环境,增加家庭成员的安全感,减少或避免家庭成员的生理和心理创伤。提供音像娱乐设施、参加学习和聚会的机会等,以满足家庭成员的精神需要。帮助家庭成员识别个人发育的缺陷,以及社会、心理方面的问题,努力寻求心理健康保健和护理。

3. 提高家庭成员的健康水平和康复照顾

通过对家庭成员的饮食营养,指导、督促家庭成员参加锻炼,以及传播健康保健知识等措施,提高家庭成员的健康水平,预防疾病的发生。当家庭成员患病时,能及时发现问题,并及时做出处理的决定。需要时请求医疗卫生部门或医务工作者的帮助和支持,并实施适当的康复技术和康复护理,以保存家庭成员残存的功能和促进丧失功能的恢复。一旦发生家庭意外,就给予及时、正确的处理,为进一步医治创造条件,并做好家庭急救及用药监督。

五、社区护士在家庭健康护理中的作用

随着我国改革的深入,医院改革步伐的加快,国际交流和合作的加大,医药学知识和技术的不断进步和医学模式的转变,社会压力的逐步加大,人口的老龄化趋于严重,人们对健康和医疗的关注和诉求也随之加大。同时,信息的传播速度加快,人们的生活水平也有了质的飞跃,对医疗保健及护理有了更新、更高的要求。为了适应新时代的需求,护理工作开始走出医院,向社区人群发展,使社区护理逐步跟上时代的发展,缩小和国际水平的距离。社区家庭护理使儿童、妇女、老年及慢性疾病的患者,能在家中得到及时和适当的护理。社区护士更了解当地人的生活习惯和生活方式,熟悉居民的健康状况,便于开展健康宣传和预防措施,能有效防止疾病和流行病的发生发展;同时,也给患者节省了在医院排队等候的时间和交通方面的花费,减轻了家庭的经济负担和心理压力。

(一)社区护士在家庭护理中的服务特点

在家庭护理工作中,护士和服务对象的关系与在医院和社区卫生站都有所不同。社区护士在家庭护理中的服务特点如下:

1. 家庭对访视有较多的控制力

在医院或社区卫生中心,护士起主导作用;而在家庭护理中,护士多处于被动地位,被看成是客人,环境因素也常常受服务对象的控制。家庭成员可能更改、加长访视时间,甚至拒绝合作。因此,护士的工作方式更需要灵活性和工作技巧。

2. 护理期限多为长期

护士与服务对象的关系也比在医院中更容易建立持久的关系。比如,残疾人的护理、慢性病患者的护理和家庭中的临终关怀护理等都需要较长的时间,有时候甚至超过半年。通过长时间的接触和护理,护士对服务对象的家庭和问题了解更深入,更容易提供整体性护理,护理效果应该更佳。

3. 护士和家庭成员需要合作

整个护理程序中,护士和家庭成员的合作要多于在医院里。如制订护理计划的时候,要和家庭成员多商量。在家庭里,人们更希望有言语权,当他们自己制订出护理计划时,更有参与感和成就感,也会更加积极配合护士的工作。所以,在家庭护理中,护士要给服务对象及其家人足够的表现和参与机会,最大限度地调动他们的积极性,以期达到最佳服务效果。

(二)社区护士在家庭护理中的角色功能

1. 档案管理者

社区护理人员会对服务对象进行家庭建卡,对有需要的家庭进行健康资料收集与管理,并拟订护理计划,以供护理服务及健康指导,帮助服务对象共同改善或者促进社区里相关家庭的健康状况。

2. 健康教育者

社区护士为服务对象提供有关保健方面的讯息,包括促进健康和预防疾病的保健方法,还有解决实际健康问题的具体方式,例如服药的注意事项和自我检查身体的方法等。

3. 协调者

社区护士提供给服务对象各种保健、护理、医疗的资源,并在必要的情况下,充当这些资源的中间协调人员。

4. 照护提供者和监督者

社区护士应指导、帮助或亲自为服务对象进行照护,并全程监督照护的有效执行和及时评价护理的成效。

5. 服务对象的代言人

社区护士必须维护服务对象个人和家庭的健康权益,帮助他们获取应有的福利或补贴,在服务对象的权益受到侵害时站在服务对象一边,做他们的代言人。

6. 合作者

为解决服务对象的健康问题,社区护士能和其他医疗团队积极配合、共同努力,提高服务对象的健康状况。

7. 咨询者

依据服务对象个人或家庭的特点和需要,社区护士尽自己所能回答服务对象及其家属的相关问题和疑问,并做出合适的指导和讲解。

8. 环境改善者

在护理的过程中,社区护士若发现有家庭环境和卫生状况影响到健康,则应积极帮助服务对象及其家庭改善环境。

9. 社区卫生流行病的发现者

在家庭护理的过程中,当社区护士发现危害家庭成员或其他社区成员的流行病时,应及时汇报及备案,并采取合适的措施以降低流行病的传播。

10. 研究者

社区护士可对社区家庭健康问题的解决方法、家庭评估的方法、护理措施、评价方式等进行研究,并不断地进行改进,以提高社区家庭护理的总体质量。

(三)我国和发达国家从事家庭护理的社区护士状况对比

我国的家庭护理才刚刚起步,从事家庭护理的社区护士水平参差不齐,而发达国家在这个领域已经研究和实践了很多年,他们已经建立了规范的家庭护理制度,积累了很多的经验,对从事家庭护理的社区护士也有很高的要求。我们需要加大家庭护理的步伐,学习国外先进的家庭护理理念,把开展全民健康事业落到实处。

根据研究数据,2000年,美国的社区护士中具有硕士以上学历者达11%~12%,继后逐年增加。欧洲国家的社区护士基本都是注册护士,有的欧美国家家庭护理也覆盖在医疗保险之内。

由于我国家庭护理还没有建立统一、完善的组织管理系统,也未制定相关的配套政策,社区护士的收入有限,造成我国家庭护理人才不管从质量还是数量上都和发达国家有很大差距。因此,很多家庭不敢信任社区护士,即使有需求的家庭也不一定能够得到家庭护理的资源。要想把社区护理的家庭护理做好,必须加大政府投资,提高社区护士的数量和质量,将家庭护理也纳入社会保险或医疗保险范围之内。

目前,开展家庭护理还在摸索阶段,随着社会的进步、改革的进一步推进、政府的支持,以及人们观念的改变,家庭护理将会在以后的一段时间内有很大的发展空间,逐步缩小与发达国家之间的距离。

▌ Key Words ▐

1.家庭健康护理是以家庭为服务对象,以_____为指导,以_____为工作方法,护士与家庭共同参与,确保家庭健康的一系列护理活动。

2.健康家庭应具备的条件有_____、_____、_____、_____。

3.家庭健康护理的主要内容包括_____、_____、_____、_____、_____。

4.社区护士在家庭护理中所具备的角色功能包括_____、_____、_____、_____、_____、_____、_____。

案例分析与思考题

1.有一位家庭妇女,29岁,原有风湿性心脏病,2个月前生了头胎儿子,休产假在家。其丈夫32岁,任大学教师,由于工作很忙,每日早出晚归。孩子的爷爷奶奶、外公外婆都在外地上班。请了一位保姆照料大人和小孩。

请解答:

(1)社区护士怎样开展家庭访视?

(2)开展家庭访视需注意哪些问题?

2.上海市某小区住着一位李先生,70岁,有高血压、糖尿病和高脂血症。妻子行动不便,也已年迈,无法照顾。儿子和儿媳妇都在加拿大。家里全靠亲戚照料。社区护士将从哪些方面着手,帮助他们解决问题?

3.钟女士,12年前丈夫因患急性心肌梗死突然死亡,目前和女儿、女婿及外孙女住在一起,请问属于哪种家庭类型?它和核心家庭、主干家庭、联合家庭、重组家庭有何区别?

(杨旭静)

项目 五

社区健康促进与健康教育

加强社区行动,开发社区资源,动员人人参与,是当今世界健康促进与健康教育发展的重要策略之一。将健康促进与健康教育纳入社区整体规划,为社区健康目标服务,是我国卫生保健事业的一个重要组成部分。

任务一 社区健康促进

学习目标

【掌握】

1.识记社区健康促进概念和特征。

2.说出社区健康促进项目的特点。

【熟悉】

理解社区健康促进项目评价。

【了解】

描述健康促进的国内外概况。

案例导入 5-1

目前雾霾、吸烟等各种因素导致肺部肿瘤发病率逐年上升,上海某医院面向社区推出健康促进项目——流动车免费健康体检项目,包括胸部 X 线片、胸部 CT 检查等,做到肺部肿瘤早期发现、早期诊断、早期治疗。那么该健康促进项目有哪些特点呢?

一、健康促进的定义、特征及目标

(一)健康促进的定义

1. 健康促进

健康促进(health promotion)是指以教育、组织、法律和经济等手段干预那些对健康有害的生活方式、行为和环境,以促进健康,以达到改变人群不利于健康的行为,改善预防性服务并创造良好的自然与社会环境的目的。1986 年 11 月 WHO 在加拿大渥太华召开的第一届国际健康促进大会发表的《渥太华宣言》中指出:"健康促进是促使人们提高、维护和改善他们自身健康的过程,是协调人类与他们所处环境之间的战略,规定个人与社会对健康各自所负的责任。"这一概念阐述了健康促进的目的和哲理,并强调了范围和方法。美国教育家劳伦斯·格林提出了健康促进的概念:"健康促进是指一切能促使行为和生活条件向有益于健康改变的教育与环境支持的综合体。"其中教育是指健康教育;环境包括社会、政治、经济和自然环境;支持是指政策、立法、财政、组织、社会开发等各个系统在健康促进规划中特别注重创造支持性环境。1995年,《健康新地平线》指出:"健康促进是指个人与其家庭、社区和国家一起采取措施,鼓励人们采取有利于健康的行为,增强人们改进和处理自身健康问题的能力。"

2. 社区健康促进

社区健康促进(community health promotion)是指以社区为单位通过健康教育和环境支持改变个体和群体的行为、生活方式和社会影响,降低本地区发病率和死亡率,提高社区居民文明素质和生活质量,以促进整个社区的健康。社区健康促进包括健康教育和支持系统(一切能够促使行为、环境向有益于健康改变的政策、组织、经济等系统)。

(二)健康促进的特征

(1)健康促进是在组织、政治、经济、法律上提供支持环境,它对行为改变的作用比较持久并且带有约束性。

(2)健康促进涉及整个人群和人们社会生活的各个方面,而不仅限于某一部分人群或仅针对某一疾病的危险因素。

(3)健康促进在流行病学三级预防措施中属于初级预防,主要是疾病易感期的预防工作,预防的目的在于去除疾病易感性和避免易感者暴露于各种行为、心理、社会环境的危险因素从而防止疾病的发生。初级预防的主要措施:首先是增进健康,改善居住条件、工作环境、加强营养、合理休息、适当娱乐以及广泛推行卫生教育工作;其次是针对患者采取特殊的保护措施,如污水处理、职业安全防护、预防接种等。

(4)社区和群众参与是巩固健康发展的基础,而人群的健康知识和观念是主动参与的关键。通过健康教育激发领导者、社区和个人参与的意愿,营造健康促进的氛围,因此,健康教育是健康促进的基础,健康促进如不以健康教育为先导,则成了无源之水,无本之木,而健康教育如不向健康促进发展,其作用就会受到极大的限制。

(5)与健康教育相比,健康促进融客观的支持和主观的促进为一体。前者包括政策和环境的支持,后者则着重于个人与社会的参与意识和参与水平。因而健康促进不仅包括了健康教育的行为干预内容,同时,还强调行为改变所需的组织支持、政策支持等环境改变的各项策略。这就表明,健康促进不仅是卫生部门的事业,而且是要求全社会参与和多部门合作的社会工程。

(三)健康促进的目标

《渥太华宣言》明确了社区健康促进是实现社区卫生保健目标的重要策略,也阐明了社区健康促进的五个主要目标。

1. 制定能促进健康的公共政策

健康问题已超出了单一的卫生保健范畴,必须提到各个部门各级政府和组织的议事日程上,使其了解他们的决策对健康的影响并承担相应的责任。健康促进的公共政策包括政策、法规、财政、组织改变和税收等,并针对所有部门。健康促进明确要求非卫生部门实行健康促进政策,其目的是居民更容易做出有利于健康的选择。要把健康公共政策转化为具有普遍性、权威性、稳定性和强制性的法规,以保障各种健康方法的顺利实施。

2. 创造支持的环境

"社区健康促进是一个不断地创造和改善自然与社会环境,并不断地扩大社区资源,以促使人们在完善生活的所有功能和发挥他们的最大潜力方面互相支持。"《松兹瓦尔宣言》指出:"创建支持环境与健康休戚相关,两者互相依存,密不可分。要使两者都富于成效是社会发展的中心目标。"健康促进必须创造安全的、满意的和愉快的工作环境,要注重系统评估环境对健康及其健康行为的影响,并通过政策倡导多部门和社区群体提出有针对性的策略,保证自然环境和社会环境的健康发展,为居民健康行为提供支持性环境。

3. 加强社区行动

社区参与行动是健康促进的重要活动领域。健康促进工作通过居民有效的社区行动,发现健康问题、明确健康目标、确定优先项目,从而做出决策,挖掘社区资源,帮助居民认识自己的健康问题,并提出解决问题的办法,实现社区健康和发展目标。在整个过程中社区居民有权决定他们需要什么以及如何实现目标,让其意识到提高社区居民生活质量的主要力量是他们自己。这就是 WHO 所倡导的给个人和社区赋权(empowerment),即赋予个人和社区权力来解决自己的健康问题。

4. 发展个人技能

健康促进通过提供健康信息、健康教育并帮助居民提高做出健康选择的技能来支持个人的发展。个人技能包括基本健康知识、自我保健技能、自我健康维护、家庭健康管理能力、自我护理能力、疾病预防、维护公共健康和安全的意识和能力等。不仅要鼓励个体不断学习,完善健康知识和技能,有准备地应付人生各个阶段可能出现的健康问题,还要发动学校、家庭、单位、社区来帮助人们发展个人技能,从而实现个体有效地维护自身健康和保护他们的生存环境,预防疾病和增进健康。

5. 调整卫生服务方向

WHO 指出:"卫生部门的作用不仅是提供临床与治疗服务,还必须坚持健康促进的发展方向。要更广泛地与社会、政治、经济和物质部门合作共同承担卫生服务的责任,立足于把完整的人的总体需求作为服务内容。"调整卫生服务方向非常重要,将健康促进和疾病预防作为卫生服务模式的一部分,缩短了卫生投入及资源配置与人群健康需求的差距,是适应人类健康发展和社区平稳进步的根本保障。中共中央和国务院关于卫生改革与发展的决定指出:改革城市卫生服务体系,积极发展社区卫生服务,逐步形成功能合理、方便群众的卫生服务网络。实现预防、保健、临床、康复、健康教育、计划生育技术指导的一体化服务。该决定已为医疗改革指明了方向。当前重要的任务是如何强化一级医院的功能,开展以社区为基础,以健康为中心的服务,这需要经济投入(医疗保险)、政策配套和组织落实。

> **问题思考** 健康促进的三大基本策略:倡导(advocate):影响决策者,促进政策制定与政策落实;增能(enable):使人们具备预防疾病、维护和增进健康的能力;协作(mediate):动员多部门(政府、非政府、社会团体等)参与,形成有效合作。

二、国内外健康促进概况

1. 国外健康促进概况

20 世纪 70 年代以来，一些发达国家在对行为改变的健康教育基础上提出了新思路。健康促进是加拿大卫生与福利部部长拉郎德（Lalinde）于 1974 年最早提出的。

1986 年，在加拿大渥太华召开的第一届全球健康促进大会上，40 多个发达国家试图率先在发达国家实现"人人享有卫生保健（health for all）"的战略目标，此次会议提出的《渥太华宣言》奠定了健康促进的理论基础。

1988 年，在澳大利亚阿德莱德召开了第二届全球健康促进大会，敦促各国政府协调经济、社会和健康政策，以推进健康促进。

1991 年，在瑞典的松兹瓦尔召开的第三届全球健康促进大会，邀请了近一半发展中国家的代表参会，这表明大家都意识到健康促进对发展中国家的意义。会议还邀请了交通、住房、教育、社会福利、工会等部门的代表前来参会，并通过了以"创设有利于健康的环境"为主要内容的《松兹瓦尔宣言》，充分认识到必须将健康与环境两大主题紧密结合。这次会议对全球的健康促进起到了很大的推动作用。

1997 年，在印度尼西亚雅加达召开第四届全球健康促进大会，强调各国要坚持将健康促进作为健康进展的核心，会议通过的《雅加达健康促进宣言》提出了 WHO 确立健康促进在 21 世纪的优先地位，进一步思考有效的健康促进经验，重新审视并明确社会、经济与环境是健康的决定因素，确定了 21 世纪健康促进的工作重点：①促进对健康的社会责任；②增加健康投资来解决健康和社会的不公平；③巩固和拓展健康的伙伴关系；④增强社区的能力；⑤建立健康促进的有力保障；⑥全民参与行动。

2000 年，在墨西哥召开了第五届全球健康促进大会，与会各国的卫生部长通过并签署了《墨西哥宣言》。会议主题为"架起公平的桥梁"，主要讨论了促进人类健康方面的社会责任、投资、基础设施建设、医学信息、人才培训以及卫生医疗制度改革等问题，强调并重申为了实现人人健康和平等、健康促进必定是各国卫生政策与规划的基本组成部分。在地方、区域、国家和国际卫生政策及项目中，要将健康促进置于最重要的位置。

2005 年，第六届全球健康促进大会在泰国曼谷召开，会议主题是"政策与伙伴行动：解决健康的决定因素"，大会通过了《健康促进曼谷宪章》，进一步强调健康促进以基本人权为基础，倡导在没有任何歧视的条件下，享有应有的健康标准是每个人的基本权利；健康促进是公共卫生的核心功能；要把促进健康列为全球发展中心地位、所有政府部门的基本责任和社区、社会团体的重要关注点；还要把促进健康作为一项良好合作实践的要求，从而实现健康为人人的目标。

2009 年，第七届全球健康促进大会在肯尼亚内罗毕召开，会议通过了《内罗毕行动宣言》和《Technical Primer on Mainstreaming Health Promotion》，本次会议的主题是"缩短实施差距"，就"个人能力——健康素养与健康行为""营造社区氛围""加强健康促进系统建设""伙伴关系和跨部门行动""加强能力建设，促进健康"进行了讨论。

2013 年，第八届全球健康促进大会在芬兰赫尔辛基召开。会议审议通过了《赫尔辛基宣言》和《实施"将健康融入所有政策"的国家行动框架》，呼吁各国重视健康的社会决定因素，为实施"将健康融入所有政策"策略提供组织和技术保障。

由此可见，健康促进是未来卫生工作的重要方向，已被 WHO 列为当前预防和控制的三大措施之一,以及21世纪前20年全世界减轻疾病负担的重要策略。健康促进已经通过行为、社会、政策及环境干预,为改变人们的行为和生活方式,减少心脏病、道路交通意外伤害、传染病等危险因素,降低死亡率等做出了积极贡献;然而,如何使弱势群体、低收入国家通过健康促进获取更多收益,成为当今全球化背景下健康促进所面临的巨大挑战。

在健康促进理念的指导下,一些国家开展了各具特色的健康促进活动与举措。新加坡将健康促进纳入全国卫生规划;2010年,澳大利亚联邦政府利用税收资金在公共卫生方面投入了可观的数字,卫生总费用占国内生产总值(GDP)的8%左右,2011年为9.3%,为健康促进工作提供了重要的先决条件;韩国、菲律宾、马来西亚等国在制定国家卫生政策、增设机构、确定重点人群方面也都有一些新举措。21世纪以来,世界各国都进一步开阔了视野,深化了从社会、经济和环境全方位解决健康问题的理念以及全方位综合解决健康问题的策略。随着科学技术的发展和社会的进步,健康促进的内涵、功能、策略和手段乃至立法必将日臻完善,进而对全世界的卫生保健事业发挥越来越重要的作用。

2. 国内健康促进概况

1984年,"健康教育"一词正式在我国使用,由卫生部与民政部主管的中国卫生宣传教育协会成立,健康教育工作逐步开展起来;2009年,协会更名为中国健康促进与教育协会。1995年,开始引进健康促进理论,并开展了通过改变人文环境(如出台或改变有益于健康的政策)、提供服务、传播知识、发展健康技能等综合策略,改变吸烟、酗酒、高脂高盐饮食、少动等慢性病的行为危险因素为重点的健康促进活动。进入21世纪,我国健康促进实践开始与国际接轨,健康促进已成为我国应对重大公共卫生问题的重要策略。目前,烟草控制,艾滋病、结核病、糖尿病、高血压等慢性病的防治以及妇幼保健等众多工作领域都已纳入健康促进活动,并初步建立了相应的考核指标。此外,在学校、工矿企业、医院、社区等开展健康促进的场所,开展了"健康促进学校""健康促进医院""健康村""健康城市"等健康促进综合项目。

2008年,卫生部在北京召开全国健康教育与健康促进工作研讨会,卫生和计划生育委员会副部长刘谦指出"以党的十七大精神为指导,加快发展健康教育与健康促进事业",提出实施"健康中国2020"战略,这为加快推进健康教育与健康促进事业发展指明了方向。包括三方面的任务:

(1)充分肯定工作成绩,进一步认识健康教育与健康促进工作的重要性和艰巨性。

(2)以贯彻落实《全国健康教育与健康促进工作规划纲要(2005—2010年)》为主要任务,切实保证重点工作的顺利实施:①积极实施"健康中国2020"战略;②继续深入开展亿万农民健康促进行动;③大力推进城市社区健康教育与健康促进工作;④进一步加强控烟履约工作;⑤认真做好中国公民健康素养基本知识技能的推行、监测和评价工作;⑥完善健康教育与健康促进工作网络。

(3)加大组织领导力度,狠抓各项工作落实:①从贯彻落实党的十七大精神的高度,加深对健康教育与健康促进工作的认识;②把健康教育与健康促进工作切实摆到重要议事日程,加大组织领导力度;③加强健康教育与健康促进能力建设,充分发挥健康教育专业机构的作用。

2010年3月,中国健康教育中心组织专家对《全国健康促进与健康教育工作规范》进行了修订。

2012年5月,全国健康教育与健康促进工作座谈会在上海召开。本次会议的主要任务是:深入贯彻深化医改和国家"十二五"规划政策,落实2012年全国卫生工作会议精神,统一思想,总结经验,分析形势,部署任务,全面推进健康教育工作科学发展。把握"十二五"和深化医药卫生体制改革的契机,要把健康教育放在卫生工作和深化医改的大局中统筹推进,倡导健康教育先行理念,广泛动员全社会力量,推进健康教育体系建设,不断丰富健康教育内容和形式,扎实推进控烟履约工作,全面推进健康教育工作科学发展。

2018年11月14日至15日,第十一届中国健康教育与健康促进大会在北京召开,国家卫生健康委副主任王贺胜肯定了健康促进与教育战线的成绩,健康促进与教育重点工作不断推进,居民健康素养水平稳步提升。面对新形势,王贺胜强调,要坚决贯彻党中央关于健康促进与教育工作的一系列重要决策部署,把健康促进与教育工作纳入健康中国战略全局统筹谋划,充分发挥健康促进与教育在打赢健康扶贫攻坚战中的重要作用,积极推动国际交流合作,着力提高工作队伍的专业素质和能力。会上,国家卫生健康委相关司局解读了政策,世界卫生组织驻华代表处和有关省份交流了经验,世界卫生组织健康促进与教育合作中心正式揭牌。会议还颁发了青少年健康教育宣传员聘书。国家卫生健康委员会宣传司副司长宋树立表示,健康促进与教育工作者担任着指挥员、协调员、宣传员、研究员、战斗员的责任,需要健康促进与教育工作者把握住时间表、路线图、主要的工作目标、原则、方法,统筹各方,推动工作。做好高层倡导,部门联动,动员社会资源投入到健康促进和教育工作中,此外要走进基层了解实情,做到坚守与冲锋并重,让健康知识覆盖到全国的每一个地方。

三、社区健康促进项目

社区健康促进项目是指以促进社区居民健康为目标,社区与居民共同参与的干预项目。近几十年来,我国健康促进项目广泛开展,社区健康促进项目的评价也有了很大的进展。

1. 社区健康促进项目种类

小规模的社区健康促进项目有很多,例如,学校健康促进项目、工作场所健康促进项目、医院健康促进项目等。大规模的社区健康促进项目,通常在街道或乡镇进行,例如,北京房山社区人群心血管病健康促进项目,安徽省定远县孕产妇系统保健项目,全国结核病防治健康促进项目,英国的心血管病防治社区健康促进项目,泰国的孕产妇保健项目等。

2012年中央补助地方健康素养促进行动项目:整合了原烟草控制项目和各疾病预防控制重大专项中的健康教育活动,重点开展了公益广告、健康巡讲、健康素养和烟草流行监测、创建无烟医疗卫生机构、食品安全健康教育、疾病预防控制健康教育6项工作任务。该健康促进项目共制作公益广告59则,在42个电视频道播出,其中包括13个省级卫视频道;开展健康讲座1.05万场次,覆盖525万人次;新创建无烟医疗卫生机构660家。通过实施该项目,提高了城乡居民健康素养水平,创新了健康教育管理体制,提升了健康教育工作水平和健康教育队伍的能力,丰富了健康传播技术手段,带动了全国健康教育和健康促进工作健康发展。

2. 社区健康促进项目特点

(1)涉及部门多:例如在一个预防艾滋病健康促进项目开展的过程中,需要投资方、项目执行方、当地政府部门、卫生局、疾病控制中心、居委会、社区卫生服务中心/站等部门的共同参与。

（2）涉及人群广：社区健康促进项目涉及社区全体居民，而非局限于危险人群，例如在控制慢性病社区健康促进项目中，不仅涉及吸烟人群，还涉及不吸烟人群。

（3）受外界影响大：社区健康促进项目不同于医院中的临床实验（后者处于相对稳定的环境中，干预措施能够比较严格地按计划进行），它一般在自然人群中开展，通常历时较久，国家或当地的政策在项目开展期间可能发生变化，并对项目产生影响。社区健康促进项目在自然人群中开展还会导致污染效应，对照组很难成为真正的对照组，例如防治高血压社区健康促进项目中，通过电视、广播、报纸等传播的卫生知识会对对照组居民的心血管病相关知识、态度和行为产生一定影响。

（4）项目的多层次性：社区健康促进项目通常采用多层面的干预措施，例如个人层面改变不良生活方式、家庭层面饮食结构调整、社区层面提供体育锻炼场所，寻求个人、家庭层面的变化，同时寻求社区水平的变化。

（5）项目的长期性：包括项目本身的长期性和项目效果的长期性，项目本身的长期性使项目所处的外界环境可能在项目开展期间发生变化，不利于客观评价，但项目效果的长期性特点使项目历时较长，有助于进行评价。一方面，社区健康促进项目的最终效果是人群健康水平的提高，健康的直接衡量指标（例如脑卒中防治项目中的脑卒中发病率、死亡率）很难在短期内体现出来，特别在样本量较小的时候，往往在项目结束时，这些指标还没有变化；另一方面，项目虽然已经结束，但是项目所带来的各个方面的变化，特别是社会观念、机构建立等方面，还会长期地对人们的健康产生影响。

案例分析 5-1

流动车免费健康体检项目的特点：涉及卫生行政部门批准，需要居委会、社区卫生服务中心、医院医务科等多部门共同参与；涉及人群广，40岁以上的男性或女性，吸烟人群或不吸烟人群，以前曾从事放射治疗等工作的人群；国家的卫生支持力度对项目开展存在影响；该项目也具有多层次性，如筛查有肺部肿瘤患者，会对社区其他人产生影响，促进其改变不良的生活习惯及家庭生活习惯等；该项目已历经10余年，最终目的是促进社区居民呼吸系统得以保健。

3. 社区健康促进项目评价

（1）项目评价的时机：项目周期可以分为项目论证、项目计划、项目实施和项目鉴定4个主要阶段。每个阶段包含着特定的评价步骤，其中，项目论证和项目计划阶段对应的评价是结构评价，项目实施阶段对应的是过程评价，项目鉴定阶段对应的则是结果评价或总结性评价。

（2）项目评价设计的时机：项目评价的设计，是在项目计划阶段就进行的。也就是说，即使是项目的总结性评价的设计也应该在项目计划阶段就进行，而不是在项目实施或是临近结束时才进行，这一点非常重要。在一些复杂的项目中，正是由于在项目计划阶段没有进行比较完善的评价设计，导致项目开展过程中数据采集时缺少一些关键变量，从而在数据分析时无法进行深入分析，要补齐变量将耗费很大的人力、物力，有时候还难以补齐。因此，在某种意义上，项目评价的设计者应该是项目设计者，或者说，项目评价的设计者应该本身即为项目设计者中的成员。在项目设计时就要比较完整地考虑评价的设计。社区健康促进项目与临床试验显著不同。社区项目的干预措施通常在社区、家庭和个人等多个层面开展,干预措施影响到的人群不仅包括社区整个人群,有时还会影响到社区以外的人群(通常所讲的污染效应),在评价时一般对社区人群进行抽样调查,而并非将干预措施影响的所有人群进行调查。在评价设计时,需要基本明确选择哪些人、如何计算样本量、调查哪些内容、对调查数据如何进行分析和分析报告的框架等。当然,此时所拟订的评价设计方案随着项目的开展可进一步完善,但是,最初的设计必须在项目计划阶段就开始,并且越详细、具体越好。

(3)项目评价设计:项目评价设计根据研究因素是否人为控制和评价对象是否随机分组,分为实验设计、准实验设计和非实验设计三类。社区健康促进项目评价在选择设计类型时,要根据干预的内容及所在社区的具体情况来确定。对复杂的社区健康促进项目,可能准实验设计和非实验设计是比较好的选择。

(4)评价模式:从项目评价的可操作性角度考虑,社区健康促进项目评价常选用结构—过程—结果—影响评价模式。从可行性角度考虑,社区健康促进项目评价应重视中间结果评价,因为项目的长期性特点可能使终末结果在项目结束时还不能观察到。另外其他领域的研究已证实了中间结果与终末结果间的因果联系,例如吸烟与肺癌,高脂饮食与心脑血管病等,只要项目控制中间结果就能改变终末结果。根据项目评价设计类型及评价主要采用的资料的性质,项目评价可分流行病学评价和社会学评价模式。前者强调项目评价要应用实验设计,用定量方法收集资料和分析资料;后者强调社会项目的复杂性,多采用非实验设计,主要用定性方法收集资料和分析资料。以往的社区健康促进项目评价多选用前者。近年来,越来越多的评价者把以上两种模式结合起来应用,并且有愈来愈重视社会学评价模式的趋向。

(5)项目评价指标:结合项目目标来选择指标可操作性较强。以实现目标所需时间为经度将指标分为:近期、中期和远期指标。三类指标再以个人/家庭、社区/社会层面为纬度进一步划分如下:

①近期指标:个人/家庭层面的指标包括人们对项目的反应等,例如,对项目的知晓程度,获得保健知识或服务的途径,人们参与项目的比例等;社区/社会层面指标包括部门间合作程度等,例如,计划生育指导站、妇幼保健院、医院等多个部门的合作程度,社会氛围的形成等。

②中期指标:个人/家庭层面的指标包括人们的知识、行为、态度的变化,健康中间结果的变化等,例如,孕产妇对产前保健的知、信、行的变化等;社区/社会层面指标包括卫生部相关政策、规章制度的制定等,例如,孕产妇系统保健制度的建立等。

③远期指标:个人/家庭层面的指标包括个人的健康状况等,例如,婴儿出生时体重;社区/社会层面的指标包括死亡率、发病率,例如,围产儿死亡率、脑卒中发病率和死亡率。

▌Key Words▐

1.社区健康促进(community health promotion)是指以社区为单位通过_____和_____改变个体和群体的_____、_____和_____,降低本地区发病率和死亡率,提高社区居民_____和_____,以促进整个社区的健康。

2.社区健康促进包括_____和_____。

3.健康促进在流行病学三级预防措施中属于_____。

4.社区和群众参与是巩固健康发展的基础,而人群的_____和_____是主动参与的关键。

5.社区健康促进项目的特点:_____、_____、_____、_____、_____。

任务二 | 社区健康教育

学习目标

【掌握】

1.识记社区健康教育概念。

2.理解健康教育理论核心。

3.学会健康教育评估内容、计划制订的原则、评价的分类。

【熟悉】

学会运用健康教育程序。

【了解】

1.正确描述健康教育理论及影响因素。

2.知晓卫生宣传、健康教育与健康促进的关系。

案例导入 5-2

李先生,男性,45岁,吸烟20余年,每天20支,来院体检时发现肺部有阴影,结合健康教育的行为转变阶段模式,如何为其采取行为干预措施让其戒烟?

一、社区健康教育概述

社区健康教育是基于健康教育学理论和健康教育的工作方法与程序建立起来的,目的在于发动和引导社区个体和群体树立健康意识、关爱自身、家庭和社区的健康问题,积极参与健康教育与健康促进的计划与实施,形成良好的行为和生活方式,提高自我保健能力和群体健康水平。健康教育是实施健康促进的主要手段,是社区护理工作的重要内容之一,是社区护理的基本工作要求。

(一)健康教育

1.概念

健康教育(health education)通过有计划、有组织、系统的教育活动,帮助个体和群体掌握卫生保健知识、树立健康观念、促进人们自觉地采取健康的行为和生活方式,消除或减轻影响健康的危险因素,预防疾病,促进健康和提高生活质量。

2.目的

健康教育的目的是促使个体或群体改变不良的行为和生活方式。健康教育,简单地说,就是以教育的手段来达到维持健康的目的。有了知识、兴趣、信仰、态度、习惯,才能建立起健康的生活方式。通过健康教育,可促使人们掌握卫生保健知识,提高认知水平,建立起追求健康的理念和以健康为中心的价值观,养成健康的行为,促进个人健康和社会文明。信息传播和行为干预等针对个体的教育方法是健康教育的主要手段。

健康教育是连续不断的学习过程,一方面是通过人们自我学习或相互学习获取经验和技能,另一方面是通过有计划、多部门、多学科的社会实践取得经验。提高全民健康素养,社会各部门都有责任。健康教育不仅是教育活动,也是社会活动。

综上所述,通过提供信息和健康教育,使人们做出更健康的选择是十分重要的。因为当人们做出健康选择时,更需要得到物质的、社会的和经济环境的全面支持。否则,要改变行为是非常困难的。如果不能有效促使居民积极参与健康教育并自觉采取健康行为,这种健康教育是不完善的。

(二)社区健康教育

1. 概念

社区健康教育(community health education)是以社区为基本单位,以社区人群为教育对象,以促进居民健康为目标,有计划、有目的、有组织、有评价的健康教育活动。

社区护理人员通过针对不同群体进行综合性健康教育,使社区人群树立健康意识;使社区每位成员关心自己、家庭以及社区的健康问题,积极参与健康教育与健康促进计划的制订和实施,自觉地改变个体与群体的不健康行为和生活方式;充分、合理、有效地利用社区卫生服务资源,从而提高个体的自我保健能力和群体健康水平。

2. 目的

1953 年,国际护士协会在《国际护士伦理学国际法》中规定了护士的基本职责,包括保护生命、减轻病痛和促进健康三方面。随着医学模式与健康概念的转变,人们对健康的需求已经由仅仅维持生命、没有疾病的水平转变为不断地保护和促进健康。社区护士不仅要对患病群体提供护理服务,更要为促进社区人群的健康提供服务。社区健康教育的目的是挖掘个人、家庭、社区以及社会的保健潜力,从而增进健康,减少残障。主要包括 5 个方面:①提高和促进社区人群健康和自我保护意识,积极培养居民的责任感;②培养居民自我保健知识和技能;③促使居民养成有利于健康的行为和生活方式;④合理利用社区保健服务资源;⑤降低和消除社区健康危险因素。

3. 意义

(1)合理利用、节约资源:随着社会进步,疾病谱也发生变化。慢性非传染性疾病已成为主要威胁人群健康的主要因素,而不良生活方式和行为是导致这些疾病发生率、死亡率不断升高的主要诱因。社区健康教育在改变不良生活方式与行为方面凸显出投资少、产出高、利益丰厚的特点。

(2)健康教育可促进社区居民自我保健意识和自我健康能力,提高其健康责任感,进而为实现"人人享有卫生保健"战略目标奠定坚实的基础。

(3)广泛开展不同领域的护理健康教育实践和研究,对于丰富健康教育的实践经验和理论发展,建立符合中国国情的护理健康教育学科体系,具有十分重要的意义。广泛开展社区健康教育是提高全民健康水平的一种主要途径。

4. 社区护士在健康教育中的角色

随着卫生保健服务的转变,社区健康教育已发展成为社区护理的主要内容,也是社区护士必须具备的独立能力。所有的社区护理实践活动都离不开健康教育；也只有通过健康教育,社区居民才能够在护士协助下做出健康的决定,提高自身健康水平。因此,在社区健康教育中,护士需要扮演好社区健康教育活动的组织者、健康信息的传递者,健康行为的指导者、督促者、支持者和帮助者,健康效果评价者等角色。社区护士应该认识到,开展社区健康教育是一项艰巨的、长期性的工作,只有不断提升自我、突破自我,才能够使健康教育得到可持续发展。

二、社区健康教育的相关理论

与其他行为一样,人们的健康相关行为也是一种复杂的活动,并受到遗传、心理、自然与社会环境等诸多因素的影响。因此,健康相关行为的改变就显得尤为复杂。世界各国众多学者、专家提出多种行为改变理论,以期说明和改变人们的健康相关行为,促进人类健康。

(一)知-信-行模式

"知信行"是知识、信念和行为的简称。健康教育的知-信-行模式(knowledge-atti-tude-belief-practice,KABP)实质上是认知理论在健康教育中的应用。该模式主要阐述了对于行为的改变,卫生保健知识和信息是基础,正确的信念与态度是动力。只有当人们了解有关的健康知识,建立起积极、正确的信念与态度,才有可能主动地采取有益于健康的行为,改变危害健康的行为。知-信-行理论认为普及卫生保健知识是关键。

知识、信念与态度、行为之间存在着因果关系。行为改变是目标,为达到行为转变,必须以健康知识作为基础,以信念作为动力。知识是行为转变的必需条件,但不是充分条件,只有对知识进行积极的思考,对自己的职责有强烈的责任感,才可能逐步形成信念。当知识上升为信念,就有可能采取积极的态度去转变行为。态度是转变行为的前奏,要转变行为必须先转变态度。影响态度转变的因素有以下几点。

1.信息的权威性

信息的权威性越强,可靠性和说服力就越强,态度转变的可能性就越大。

2.传播的效能

传播的感染力越强,越能激发和唤起受教育者的情感,就越有利于态度的转变。

3."恐惧因素"

恐惧使人感到事态的严重性,但恐惧需要使用得当,否则会引起极端反应或逆反心理。

4.行为效果和效益

行为效果和效益是很有吸引力的因素,不仅有利于强化自己的行为,同时常能促使信心不足者发生态度转变。只有全面掌握知、信、行转变的复杂过程,才能及时、有效地减弱或消除不利的影响,促进有利环境的形成,从而达到转变行为的目的。

(二)健康信念模式

20世纪50年代,许多心理学家开始着手研究影响行为转变的因素。1952年,由当时服务于美国公共卫生机构的社会心理学家Hochbaum在研究人的健康行为与其健康信念之间的关系后提出了健康信念模式,后经美国心理学家Backer和Rosenstock修订逐步完成。健康信念模式(health belief model,HBM)包括个人认知、修正因素和行动的可能性三部分(图 5-1)。其核心为感知威胁和知觉益处,前者包括对疾病易感性和疾病严重性的认识;后者包括对健康行为有效性的认识。该模式是以心理学为基础,由操作性条件反射理论和认知理论综合而成,基于信念可以改变行为的逻辑推理,阐述了人们采取健康行为的心理活动。尽管信念可以影响行为的改变,但事实上并非所有人的行为改变都受信念的影响。在健康信念模式中,健康信念的形成主要涉及以下几方面因素。

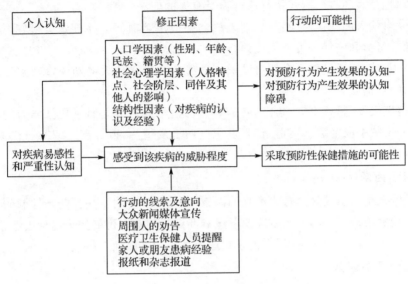

图 5-1　健康信念模式

1. 感知疾病的威胁

即对疾病易感性的感知和对疾病严重性的感知。对疾病易感性、严重性的感知程度越高,促使人们产生行为动机的可能性就越大。

(1)对疾病易感性的感知(perceived susceptibility):通常指个体对自身罹患某种疾病或出现某种健康问题可能性的判断。人们感到自己患某种疾病的可能性越大,越有可能采取行动避免疾病的发生。

(2)对疾病严重性的感知(perceived severity):疾病的严重性既包括疾病对生理健康的不良影响,如疾病会导致疼痛、伤残和死亡;又包括对心理健康的影响,如意识到疾病会影响到工作、家庭生活、人际关系等。相信其后果越严重,越可能采纳健康行为。

2. 感知健康行为的益处和采纳健康行为的障碍

(1)感知健康行为的益处(perceived benefits of action):人体对采纳行为后可能产生的益处进行主观判断,包括对保护和改善健康状况的益处和其他收益。当人们能够认识到采纳健康行为的益处,或认为益处很多,会更有可能采纳健康行为。

(2)采纳健康行为的障碍(perceived barriers of action):个体对采纳健康行为将会面临的障碍的主观推断,包括行为复杂性、花费的时间、经济负担的轻重等。感觉到障碍越多,个体采纳健康行为的阻碍性越大。

3. 自我效能(self-efficacy)

自我效能是指个体对自己有能力执行某一特定行为并达到预期结果的评价和判断,即个体对自己有能力控制内、外因素而成功采取健康行为并取得预期结果的自信心。人们通过自身的实践，或是他人的实践经验，或是接受他人的劝告，激发内在动机，使他们相信自己有能力改变不健康的行为并获得预期结果。自我效能是人类创造行为动机、健康和个体成就的基础，是决定人们能否产生行为动机，进而产生行为的重要因素。自我效能高的人，更有可能采取所建议的有益于健康的行为。自我效能可以通过4种途径产生和提高。

(1)自己成功完成某种行为的经验：一次成功能帮助人们增加对熟练掌握某种行为的期望值，也是表明自己能够执行该行为最有力的证据。

(2)来自他人的间接经验：看到别人成功完成了某项行为并且效果很好，增强了认为自己通过努力和坚持也可以完成该行为的自信心。

(3)口头劝说：通过他人介绍自己的成功经验与来自他人的劝说，增加了自己执行某种行为的自信心。

(4)情感激发：紧张不安、焦虑、低落等不良情绪会影响人们对自己能力的判断，因此，采取一定的手段消除不良情绪，激发积极向上的情感，可提高人们对自己能力的自信心。

4. 提示因素(cues to action)

提示因素是指诱发健康行为产生的因素，如大众媒介对疾病预防与控制的宣传，医师建议采纳健康行为，家人、同事或朋友患有此疾病等都有可能作为提示因素诱发个体采纳健康行为。提示因素越多，个体采纳健康行为的可能性就越大。

5. 其他相关因素

其他相关因素包括：

(1)人口学因素：指个人特征，如年龄、性别、民族、人种等；

(2)社会心理学因素：如人格特点、社会阶层、社会压力、同伴影响等；

(3)结构性因素：如个体所具有的疾病与健康的认识。不同特征的人采纳健康行为的可能性不同。如老年吸烟群体对于烟草导致冠心病、肺癌的认知要比青年群体深刻，因此戒烟的可能性较青年群体大。

(三)行为转变阶段模式

转变人们固有的生活方式和行为是一个十分复杂的、连续的、激进的过程。美国心理学家James Prochaskah 和 Carlos Diclimente 博士通过大量的研究，提出了行为转变阶段模式(stages of behavior change model)，此模式最突出的特点是强调了根据个人或群体的需求来确定行为干预的策略，不同阶段所采用的转化策略也不尽相同。行为转变阶段模式将行为转变划分为5个阶段。

1. 无转变打算阶段(pre-contemplation)

处于这一阶段的人没有行为转变的意向。他们不知道或意识不到自己的不健康行为，或曾多次尝试改变行为但最终失败而心灰意冷。对行为转变毫无兴趣，常有抵触情绪或找一些不转变的借口。如"我不可能有问题""吸烟不可能引起冠心病"等。

转变策略：协助提高认识，唤起情感，消除负面情绪；推荐有关读物和提供建议；只有在他们有需要时再提供具体帮助。

2. 犹豫不决阶段(contemplation)

在这一阶段(通常为未来6个月内)，人们开始意识到问题的存在及其严重性，开始考虑要转变自己的行为,但仍犹豫不决,如"我知道吸烟不好,总有一天我要戒烟""锻炼确实对健康有好处,但是我现在还不想开始这样做"。

转变策略:需要帮助促进行为转变(自我再评价),协助他们拟订行为转变计划,通过提供专题文章或邀请参加专题报告会等途径帮助其获取必要的信息。提供转变该行为的技能,指导行为转变的具体方法和步骤。

3. 准备阶段(preparation)

处于这一阶段(通常在未来 1 个月内)的人们开始做出行为转变的承诺(向亲朋好友宣布行为转变的决定,承诺还应包括建立必胜的信念),并有所行动,如向他人咨询有关转变某行为的事宜,购买自我帮助的资料,制订行为转变计划表等。

转变策略:提供规范性行为转变指南,确定切实可行的目标。采取逐步转变行为的步骤,寻求社会支持,包括同事、朋友、家属和社区的支持,确定倾向因素和促成因素,尽可能克服行为转变过程中出现的困难。

4. 行动阶段(action)

进入该阶段(通常在过去的 6 个月内)的人们已经开始采取行动,如"我已经开始锻炼""我已经开始戒烟,并谢绝敬烟"。但若在行为转变过程中没有计划、没有具体目标、没有他人帮助,往往会导致行为的失败。而且并非所有的行动都可视为行为转变,那些达到足以降低健康问题风险程度的才能被看作是行为转变。例如,减少吸烟量不算,完全不吸烟才算处于该阶段。

转变策略:争取社会支持和环境支持(如从家里和办公室移走烟灰缸、不购买高脂食品、张贴警示标语等),找替代方法(用饭后百步走替代饭后一支烟,用无钠盐替代钠盐等),邀请行为转变成功者进行现身说法,家属与同事的理解、帮助和支持以及相关激励政策等。

5. 维持阶段(maintenance)

人们已经取得行为转变的成果并加以巩固。在这一阶段要得到本人的长期承诺,并密切监测,以防复发。若能维持新行为状态达 6 个月以上,则说明已达到目标。许多人取得行为转变成功之后,往往因放松警惕而造成复发。常见的复发原因有过度自信、难以抵制诱惑、精神或情绪困扰、自暴自弃等。

转变策略:这一阶段需要做取得行为转变的一切工作,包括创造支持性环境和建立互助组等。

案例分析 5-2

对李先生运用行为转变阶段模式进行干预,促使其戒烟,可分为 5 个阶段。①无转变打算阶段:协助提高对烟草危害健康的认识,唤起对香烟的厌恶情绪。②犹豫不决阶段:未来 6 个月内需要帮助促进其行为转变,协助其拟订行为转变计划。如给予戒烟糖等。③准备阶段:未来 1 个月内,开始做出行为转变的承诺,并向亲朋好友宣布戒烟。④行动阶段:过去的 6 个月时间李先生谢绝敬烟,饭后散步,闲暇时吃瓜子等,不再吸烟。⑤维持阶段:维持新行为状态达 6 个月以上。

行为改变过程是人们在改变行为过程中所进行的一系列行为,包括内在的心理活动和外在行为表现,它帮助人们在不同的行为转变阶段之间进行过渡,有 10 种行为对改变危害健康的行为具有良好的指导作用：①提高认识；②减轻痛苦；③自我再评价；④环境再评价；⑤自我许诺；⑥社会支持；⑦对抗条件反射作用；⑧行为强化；⑨控制刺激；⑩社会改变。

行为转变阶段模式打破了传统的行为干预方法作用的局限，将一次性行为模式转变为阶段性行为模式，明确不同阶段的不良行为习惯，对健康教育的效果有很大的影响，已成为社区行为干预广泛应用的有效策略与方法。

问题思考 有害健康的八种行为是：①吸烟；②饮酒过量；③不恰当的服药；④缺乏经常的体育锻炼，或突然运动量过大；⑤热量过高或多盐饮食、饮食无节制；⑥不接受科学合理的医疗保健；⑦对社会压力产生适应不良的反应；⑧破坏身体生物节奏的生活方式。

（四）知识转移理论

人类的知识转移活动和实践古已有之，但系统研究知识转移并使之应用于人类社会实践始于 20 世纪后期。1977 年，Teece 首次提出知识转移的思想，此后知识转移逐渐成为知识管理的关注热点。所谓知识转移（knowledge transfer）就是在受控环境中实现知识从拥有者到接受者的传输，提升接受者相关知识存量，从而达到影响或改变知识接受者（个人或组织）的行为的过程。与一般的知识传播不同，知识转移强调在一定情境下，要求有明确的接受者，实现双向交流，重视接受者的反馈，其转移内容也需要双方共同确定，要求接受者把所接收到的知识整合到其环境之中，并加以有效利用。社区健康教育不仅仅是一般的知识传播活动，其本质就是一种知识转移活动，利用健康知识的传输帮助人群改善或重建健康相关行为。如开展社区高血压健康教育活动，要在社区需求调查基础上，分析全体社区居民健康需求，明确目标人群特点和资源供给情况，针对社区人群认知程度，确定健康教育内容，根据不同社区情境和人群的特点，制定相应的高血压健康教育策略，利用各种社会资源，开展健康教育活动，促使居民理解、接受和应用高血压防治知识，最终形成健康行为，并进行过程监测和效果评估，为下一轮健康教育提供依据。20 世纪 90 年代以来，国外学者提出了不同的知识转移模型，具有代表性的是 Szulanski 的四阶段模型（初始阶段、实施阶段、调整阶段和整合阶段）。

对健康教育来说，其知识转移系统具备知识转移基本要素，包括知识源（知识及拥有者）、知识接受者（社区居民）、转移活动（渠道和方式）及转移情境，但作为健康教育，预期健康行为形成是最终的结果要素。Szulanski 提出的交流模型比较适合健康教育知识转移过程（图 5-2）。

1. 初始阶段

识别和确认接受者需要的知识，知识源选择可以满足接受者要求的知识。

2. 实施阶段

双方建立起适合知识转移情境的渠道，知识源对转移的知识进行调整，以适应接受者的需要。

3. 调整阶段

接受者对转移的知识进行鉴别、理解，以适应新的情境。

4.整合阶段

接受者对转移知识吸收利用,并内化形成自身知识的一部分,指导自身的行为。

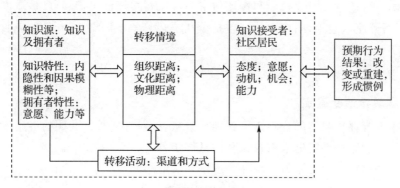

图 5-2　健康教育知识转移模型

三、健康教育的程序与步骤

健康教育是有组织、有计划、有目的、系统的教育活动,其质量取决于全过程周密的计划、组织和管理。健康教育程序的理论基础是护理程序,其过程可划分为健康教育评估、健康教育诊断确定、健康教育计划制订、健康教育措施实施、健康教育的过程与效果评价 5 个步骤。也可利用健康教育或健康促进相关理论作为理论框架。本部分运用护理程序的社区群体健康教育为例介绍健康教育程序。

（一）社区健康教育评估

社区健康教育评估是指通过各种方法收集有关健康教育对象和环境的信息与资料并进行分析,了解教育对象的健康教育需求,为健康教育诊断提供依据。资料的收集从 4 个方面进行。

1.教育对象

首先要明确教育对象的健康教育需求。健康教育需求受到多种因素的影响,社区护士应重点收集的资料包括：

（1）一般资料:包括性别、年龄、健康状况、生物遗传因素等；

（2）生活方式:主要有吸烟、酗酒、饮食、睡眠、性生活、活动与锻炼等；

（3）学习能力:主要包括文化程度、学习经历、认知和学习特点、学习方式、学习兴趣、态度及心理压力等；

（4）对健康知识的认识与掌握情况:包括常见疾病相关知识,疾病、急危重症突发、并发症出现的预防方法,药物管理的注意事项,不健康生活方式和生活习惯对疾病影响的认识等。

2.教育环境

教育环境包括生活环境、学习环境和社会环境。需要收集居民职业、经济收入、住房状况、交通设备、学习条件等信息。

3.医疗卫生服务资源

医疗卫生服务资源包括医疗卫生机构的数量与位置,享受基本医疗卫生服务的状况,卫生立法与卫生政策、社会与经济状况等。

4.教育者

教育者包括教育者的经验、能力和教育水平,以及对健康教育工作的积极性等。

评估内容可通过直接评估和间接评估来完成。直接评估包括观察、焦点人物访谈、问卷调查、召开座谈会等;间接评估则包括分析文献资料、查阅档案、询问亲朋好友、开展流行病学调查等。

(二)社区健康教育诊断

1.健康教育诊断确定

对健康教育评估收集的资料进行整理与分析,针对社区整体共同的健康教育需求,确定健康教育问题并确定健康教育诊断。具体步骤为:

(1)分析资料,列出健康教育现存的或潜在的健康问题。

(2)分析健康问题对教育对象的健康构成威胁的程度。

(3)分析开展健康教育的可利用资源。

(4)挑选出能够通过健康教育改善或解决的健康问题。

(5)找出与健康问题相关的行为、环境和促进行为改变的因素。

2.确定健康教育的优先项目

优先项目是指能够反映群众最迫切需要,或各种特殊群体存在的特殊需要、通过干预能获得最佳效果的项目。社区护士应在尊重教育对象意愿的基础上,根据其健康教育需求的紧迫性及现在可利用的健康教育资源,根据其重要性、可行性及有效性排列并确定优先项目。

(三)社区健康教育计划

科学地制订健康教育计划,是健康教育工作必不可少的重要内容,是组织实施健康教育的基础和必要前提。制订健康教育计划时,要以教育对象为中心,遵循一定的原则,明确健康教育的目标,确定健康教育内容并选择适当的健康教育方法,设定健康教育的评价方式及指标。

1.设计原则

社区健康教育计划的设计应遵循6项原则:

(1)目标:每一项计划的设计都必须明确目标,使计划得以围绕目标开展,以保证计划目标的实现。

(2)整体性:社区健康教育是社区卫生工作的一部分,不能脱离社区卫生服务而独立存在。在制订健康教育计划时不能背离社区卫生发展总体目标。

(3)前瞻性:计划是面向未来发展的,因此,在制订社区健康教育计划时要预测未来,考虑并把握未来发展要求。前瞻性是指计划中制订的目标要具有一定的先进性,要能体现社区未来卫生工作发展需要,如果目标过低,将失去计划的激励功能。

(4)弹性:计划一旦制订一般不能随意更改,但计划毕竟是面向未来的,有一些不可预知的因素,所以在制订计划时,要尽可能预见到实施过程中可能遇到的问题,留有余地,并事先制定应对策略,以确保计划顺利实施。弹性原则并不等于可以随意更改计划,计划修改必须通过评价和反馈,当出现明确的修改指征时才可进行,这是一项重要的原则。

(5)从实际出发:制订计划时不能从主观意愿出发,要依据社区可利用的人力、物力、财力、政策、因地制宜地制订可行的计划。

(6)参与性:任何一个项目都是为了解决社区实际问题而设立的,社区的管理者与居民最熟悉社区,要想使项目贴合社区实际,符合社区需求,必须使社区群众参与到项目立项、计划设计和实施的整个过程。社区居民参与和社区支持,是保证项目成功的一个重要原则。

2. 设置目标

要明确通过健康教育,最终期望达到什么目标,包括制定远期目标和近期目标(目标的陈述方法参见第二章)。一项健康教育的具体目标没有固定的数量,但是一般可分为教育目标、行为目标、健康目标和政策与环境目标4个方面。

3. 确定教育者和教育对象

实施健康教育的教育者应是具有专业知识水平的卫生工作者,包括社区护士、全科医师、社区其他卫生服务工作者和专业培训师。教育者应具备全面、科学、与时俱进的知识信息,具备良好的职业道德和职业形象,具有吸引力与威信。社区健康教育对象的不同,决定着教育的侧重点各异。

(1)健康人群:主要侧重卫生保健知识与接收健康教育意识,提高对健康危险因素的警惕性,定期进行体检,帮助他们增进健康和维持健康。

(2)高危人群:应侧重于预防性教育,帮助他们了解疾病的危险因素,掌握一些自我健康管理技能,学会疾病的自我检查与健康的自我监测,纠正不良行为与生活习惯,积极消除隐患。

(3)患者人群:应着重引导他们学习疾病康复的知识,提高遵医行为,促进其自觉进行康复锻炼,尽可能减少残障,促进康复,提高生存质量。

(4)患者家属及照顾者:应有针对性地进行疾病相关知识、自我监测方法和家庭基础护理技能的教育,帮助他们坚定持续配合治疗与护理的信念,掌握科学的护理技能。

4. 确定内容

健康教育的内容应根据教育对象的需求确定,根据教育对象的健康状况可将健康教育内容划分为3大类:

(1)一般性教育:包括常见病的防治知识,饮食与营养,活动与安全,环境保护,计划生育,心理健康的维持,常见药品的储存、使用和管理等。

(2)特殊性教育:包括特定群体(如老年人、儿童、青少年、妇女、残疾人等)的健康问题与特定疾病的治疗、护理、康复知识等。

(3)卫生管理法规教育:主要包括相关卫生法规及政策,目的是促使社区居民树立良好的健康观与道德观,提高其责任心,促使其自觉遵守与维护卫生管理法规,进而维护社区健康水平。

5. 选择方法

健康教育的实施方法应根据教育的内容、教育对象的文化水平及认知、学习特点进行选择与确定。还应注意多种方法的联合使用。常用的教育方法有:

(1)语言教育:如举行专题讲座,进行交谈、小组讨论和一对一健康咨询等开展的教育。

(2)文字教育:包括出版的科普读物,印刷的健康指导、健康教育手册、宣传资料、社区墙报、宣传栏,或张贴的海报等完成的教育。

(3)形象化教育:包括演示操作过程,运用图片、标本或仪器等进行的教育。

（4）电化教育：包括广播、录音、视频材料、电影等教育材料，结合投影仪、幻灯机、计算机、电视机等科技信息化手段和仪器进行的教育。

（5）案例教育：将一个案例提供给教育对象，使其根据内容进行讨论学习的方式。这种方法对教育对象的学习能力和教育者能力要求较高。

（6）同伴教育：同伴指的是年龄相近、性别相同，或具有相同背景、共同生活经历、相似生活状况，或因某种原因而具有共同语言的人，也可以是具有同样生理特征和行为特征的人。同伴教育就是以同伴关系为基础开展信息交流与分享的学习方式，常以小组讨论为基础来开展。

6. 明确实施时间和地点

根据项目的目的、教育对象和内容、方法，健康教育地点可以是社区、学校、企业或机构、公共场所、居民家庭等。

（四）社区健康教育实施

健康教育的实施是将计划付诸行动、获取效果的过程。实施的过程包括组织、准备和质量控制 3 个环节，应注重每个环节的落实。

1. 组织

社区健康教育活动涉及多部门、多学科、多手段，如果没有一个具有权威性的领导和协调职能的组织是无法进行健康教育项目的。因此，实施首先需要领导部门的支持和参与，并动员多部门合作，建立一个支持性政策环境。具体组织内容有：

（1）领导机构：一个具有影响力和决策力、高效的领导机构是顺利实施项目计划的基础。领导小组的职责是审核实施计划，听取实施进展的报告，提供相关的政策支持，并解决实施过程中的困难。

（2）执行机构：执行机构负责健康教育的操作与运行，一般由专业人员组成，规模相对稳定，每个成员应保证能够自始至终完成任务。其职责为分解计划中的每个具体活动并实施，同时向领导机构汇报实施进展情况。

（3）组织间的协调与合作：能否完善各部门之间的合作是健康教育实施成败的关键。应使社区相关部门、机构、团体都参与进来，共同建立起社区工作网络，明确具有共同的利益和目标，充分发挥各自的责任感与意识以创造良好的实施执行环境，保证目标的顺利实现。

（4）政策支持：在实施期间重点选择、进行政策的开发和制定。

（5）动员社区人群参与：应动员政府各部门、各群众团体和组织、大众传媒部门、教育者，学生，相关行业从业人员等积极参与活动实施，并且越早越好。其关键作用在于帮助社区居民提高对健康教育的认识和参与精神，向社区提供技术与帮助，与组织机构建立联系，并促进实现"社区赋权"。

2. 准备

此阶段需要完成 3 个方面的工作。

（1）制定实施工作表：工作时间表是实现具体目标的详细操作步骤，包括每一项活动的具体内容、工作范围、活动应达到的指标、具体负责人员，以及所需经费、设备、资源等。

（2）人员培训：培训是否成功举办由培训教学和后勤保障决定。因此，应计划好受培训人员的参与时间和地点、培训的内容及各部分时间分配、培训方法等。培训教学不同于学校教育,应采用适当的方法,如角色扮演法、案例分析法、小组讨论法和"头脑风暴"法等。

(3)配备必要物资。

3.质量控制

质量控制的目的是确保各项活动都按照目标完成并符合质量要求。主要内容包括对活动的进度监测、内容监测、数量与范围监测、经费使用监测,以及目标人群参与度、满意度和认知、行为变化的监测等。要完成上述内容,通常采用的方法有:记录和报告、现场考察和参与、审计及调查等。

(五)社区健康教育评价

评价是对照计划进行检查、总结。社区护理健康教育评价即是对社区的健康教育活动进行全面的监测、核查和控制,是保证社区护理健康教育计划设计、实施成功的关键措施。因此,社区护理健康教育的评价应贯穿社区护理教育活动的全过程。

1.社区健康教育评价种类

在实际工作中,健康教育评价可以分为三种,即过程评价、近期效果评价及远期效果评价。

(1)过程评价:过程评价的内容包括针对执行者的评价、针对组织的评价、针对政策和环境的评价等。过程评价着重关注项目活动是否按照计划实施的同时,还承担修正计划、使之更符合实际情况的责任,这样才能保障项目目标的顺利实现。过程评价指标包括:活动的执行率、健康教育覆盖率、活动的有效指数、目标人群满意度、活动经费使用率等。可通过查阅档案资料、目标人群调查、参与现场观察等手段来完成。如:

$$健康教育覆盖率 = \frac{某范围内接受某种形式健康教育的人数}{该范围内总人数} \times 100\%$$

(2)近期效果评价:近期效果评价是有评估干预所导致的目标人群健康相关行为及影响因素的变化。评价的内容有:

①倾向因素:在实施前后目标人群卫生知识、健康价值观、对健康相关行为的态度、对疾病易感性与严重性的信念、采纳健康行为的动机、行为意向及自我效能所发生的变化等。

②促成因素:人群实现行为改变所需要的环境、政策、资源、技术等方面的变化。

③强化因素:与目标人群关系密切的人、公众对目标人群采取健康行为的支持度、目标人群个人感受等方面在实施前后所发生的变化。

④健康相关行为:实施前后目标人群健康相关行为发生的变化。

近期效果评价反映的是健康教育干预后体现在目标人群方面的效果。常用指标包括:卫生知识平均得分、卫生知识合格(满分)率、卫生知识知晓(正确回答)率、信念持有率、行为流行率、不良行为改变率等。如:

$$卫生知识合格(满分)率 = \frac{卫生知识测验及格(满分)人数}{参加测验的人数} \times 100\%$$

$$卫生知识知晓(正确回答)率 = \frac{某一范围内卫生知识知晓(正确回答)人数}{该范围内应知晓人数} \times 100\%$$

$$不良行为改变率 = \frac{某范围内改变不良行为的人数}{该范围内原有不良行为的人数} \times 100\%$$

（3）远期效果评价

远期效果评价内容包括：目标人群的健康状况，如生理和心理健康指标（身高、体重、血压、人格、抑郁等）方面的变化、疾病和死亡指标（发病率、死亡率、平均期望寿命等）的改变和目标人群生活质量，如生活质量指数、生活满意度指数等的变化。测量可通过人口学调查、问卷调查等方式进行。

2. 影响健康教育评价的因素

健康教育评价将贯穿社区健康教育的整个过程，它是确保社区健康教育成功的重要保证。但是，在评价时要特别注意防止偏倚因素的影响。常见的偏倚因素有以下五种：

（1）历史性因素：指在评价过程中发生的重大的、可能对目标人群产生影响的事件，如新卫生政策的颁布、自然灾害或社会灾害等。在评价时，可通过设立对照组和过程追踪来排除历史性因素对评价结果正确性的影响。

（2）测试或观测因素：在评价过程中，测试者本身的态度、工作人员有关知识和技能掌握的熟练程度、测量工具的有效性和准确性及目标人群的成熟性，对评价结果的正确性均有影响。

（3）回归因素：指由于偶然因素，个别被测试对象的某特征水平过高或过低，但在以后的测试中可能又恢复到原有的实际水平的现象。在测试中，可采用重复测量的方法，减少回归因素对评价结果正确性的影响。

（4）选择因素：在评价阶段，如果干预组和对照组选择不均衡，可引起选择偏倚，从而影响观察结果的正确性。但在评价中，可通过随机或配对选择的方法防止或减少选择偏倚对评价结果正确性的影响。

（5）失访：指在实施健康教育过程中或评价阶段，目标人群或教育对象由于各种原因未被干预或评价。如果目标人群失访比例过高（超过10%），便可造成偏倚。

四、健康教育与健康促进的关系

健康教育是健康促进的基础，健康促进是健康教育在社会环境层面的发展。伴随"大卫生"观念出现的"健康教育"，针对疾病谱和医学模式的转变，把卫生知识的传播拓展到更深更广的层面。健康教育也不仅是让人们知晓卫生知识，更要对不良的生活习惯进行干预，帮助人们建立科学文明的生活方式。近年来，健康教育作为预防医学的重要内容在全球迅速发展起来。

与健康教育相比健康促进是更广泛、更强有力地促进人们改变不利于健康行为的策略，健康促进更强调客观支持与主观参与，即强调政策和环境的支持；增进个人与社会的参与意识和参与水平。因而，健康促进不仅包括了健康教育行为干预的内容，更侧重于一切能促使行为改变和保持的组织、政策、经济等环境的支持和相关政策的制定。如戒除吸烟嗜好，仅靠宣传是不够的，还须帮助吸烟者树立戒烟决心，掌握有效的戒烟方法，强化舆论和环境监督。近年来，各地陆续建立起无烟车厢、无烟室等，这是健康促进策略中创造支持性环境的重要内容。

健康教育在健康促进中起主导作用，这不仅是因为健康教育在促进个体行为改变中起重要作用，而且激发领导者加强健康教育的意愿，从而促进公众的积极参与以及寻求全社会的全面支持，在促成健康促进氛围的形成过程中起着不可替代的作用。没有健康教育就没有健康促进，政策、法规和组织等行政手段是对健康教育强有力的支持，否则，健康教育虽能在帮助个体行为的改变方面发挥作用，但对整个社会而言，却显得软弱无力。可见两者的主要区别是：健康教育是以健康为中心的全民教育,通过社会人群的参与,改变其认知、态度和价值观念,从而使其自觉采取有益于健康的行为和生活方式;而健康促进是在健康教育的基础上,进一步从组织、政治、经济和法律方面提供支持性环境,其对行为改变的作用比较持久并带有约束性。

健康教育与卫生宣传也有区别,单纯传播卫生知识的卫生宣传是健康教育的重要手段而不等于健康教育。健康教育应提供改变行为所必需的知识、技能和服务以促使个体、群体和社会的行为改变。

总之,卫生宣传、健康教育、健康促进既体现我国健康教育事业发展的三个阶段,也是不同的促进健康策略。20世纪80年代初期之前,处于卫生宣传教育阶段,卫生宣传是健康教育的重要手段而不是健康教育的全部;20世纪80年代中期开始,由卫生宣传发展成健康教育;20世纪90年代中期以来,进入了健康教育与健康促进发展阶段。

健康教育与健康促进存在密切联系,但与卫生宣传、健康促进也是有区别的(表5-1)。

表 5-1 卫生宣传、健康教育和健康促进的比较

分析标准	卫生宣传	健康教育	健康促进
内涵与本质	宣传、传播知识	通过教育使群众参与,从而改变行为	强调行为改变,建立可持续性的环境支持
主要方法	单纯的知识传播	以教育为主的知识传播	强调多因素全方位整合,组织行为和营造支持性环境
特点	信息的单向传递	以行为改变为核心,常局限于疾病的危险因素	全社会参与、多部门合作,对影响健康的危险因素进行全方位干预
效果	单纯卫生知识的积累	引起知识、态度、行为变化,能提高个体健康水平,但难以持久	侧重于提高个体与群体健康水平及持久性

▌ Key Words ▐

1.社区健康教育是以社区为基本单位,以_____为教育对象,以促进_____为目标,_____、_____、_____、_____的健康教育活动。

2.社区健康教育的相关理论:_____、_____、_____、_____。

3.健康教育的5个步骤:_____、_____、_____、_____、_____。

4.社区健康教育计划的设计应遵循6项原则:_____、_____、_____、_____、_____、_____。

5.在实际工作中,健康教育评价可以分为3种,即_____、_____及_____。

案例分析与思考题

1.请根据社区情况介绍,按照健康教育程序的步骤叙述健康教育诊断、计划和实施内容。

社区情况介绍：

（1）社区诊断资料来源

社区居民患病、营养等来源于社区居民家庭健康档案资料；居民出生、死亡情况来源于社区生命统计资料；传染病发病情况来源于传染病疫情报告资料；社会、经济、环境与人口资料来源于统计局；吸烟、食盐量等来源于流行病学调查资料。

（2）社区基本情况

①人口情况：常住人口 33109 人，农业人口占 17.70%，男女性别比为 1.03∶1。目前已为社区 10098 户家庭 30150 名居民建立了居民家庭健康档案，占社区人口数 91.06%；社区家庭规模 2.99 人/户，家庭组成以二代人居住一起为主，占家庭总数的 64.03%。老年（65 岁及以上）人口比重为 7.3%（老年型），儿童青少年（0～14 岁）人口比重为 20.7%（老年型），老少比为 35.3%（老年型）。

②社会经济和环境状况人均年纯收入为 8489 元，城镇人口人均年纯收入 9152 元。

③卫生资源情况社区内现有县级卫生机构 6 所，乡级卫生机构 1 所，厂矿学校职工医院（医务室）28 所，共有医务人员 589 人，每千人口平均 17.79 人，共有病床 480 张，每千人口平均 14.50 张，年人均卫生事业费 63.96 元，人均医疗卫生支出 52.07 元。

（3）社区居民健康状况

①居民患病状况：在过去的 20 年里，中国在健康状况方面获得了极大的改善，预期寿命增长，儿童死亡率降低，传染病和下呼吸道感染等发病率下降。但非传染性疾病如高血压、冠心病、糖尿病等风险因子不断增长，不良饮食和癌症正日益引起人们的关注。

②妇幼健康状况：我国政府历来高度重视妇女儿童健康，将其作为保护妇女儿童权益，促进妇女儿童全面发展的重要基础性工作。中华人民共和国成立前，妇幼健康服务能力缺如，广大农村和边远地区缺医少药，孕产妇死亡率高达 1500/10 万，婴儿死亡率高达 200‰，人均预期寿命仅有 35 岁。中华人民共和国成立后，妇幼健康事业焕然一新，妇女儿童健康水平不断提高。2019 年 5 月 27 日，国家卫生健康委召开专题新闻发布会，发布《中国妇幼健康事业发展报告》，全面介绍我国妇幼健康事业发展状况。报告揭示，2018 年全国孕产妇死亡率下降到 18.3/10 万，婴儿死亡率下降到 6.1‰，人均预期寿命达到 77.0 岁，优于中高收入国家平均水平，几十年来我国妇幼健康水平显著提高。

（4）社区主要卫生问题

①社区人群中意外伤害发生率较高，意外伤害所致死亡率高达 169.18/10 万，居死因的第 2 位，自杀和车祸是意外伤害的两个主要原因。

②社区人群心脑血管疾病患病率高、死亡率高，社区人群心脑血管疾病死亡率居死因之首。中老年高血压、心脏病、脑卒中患病顺位分别为 2、3、7 位，血压 140/90 mmHg 以上者占 25.2%。

③社区人群饮食和营养方式不合理。社区人均自报日食盐摄入量为 8.55 g，高于 WHO 推荐的食盐日摄量 6 g 的标准，其中饱和脂肪与不饱和脂肪的比例为 1∶1.18，脂肪摄入量占总热量摄入的 36.65%，高于 30% 要求；居民营养状况欠佳及各营养素的比例搭配不当是造成诸如缺铁性贫血等疾病的原因之一。

2. 如何根据社会健康促进项目的特征做好评价工作？

3. 请比较卫生宣传、健康教育和健康促进三者间的关系？

（顾芬）

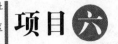

项目六

社区保健与护理

任务一　社区儿童保健与护理

学习目标

【掌握】

1.说出儿童保健的基本内容。

2.正确描述计划免疫程序及对不同年龄段孩子的实施。

3.学会辨识和处理预防接种的反应。

【熟悉】

能够运用所学知识对不同年龄期小儿及家长进行健康宣教。

【了解】

分析儿童保健的重要性和目的。

案例导入 6-1

京京,女,6个月体重7 kg,身高67 cm,出牙2颗,纯母乳喂养,今由父母带来社区卫生站进行预防接种和健康体检,请问:护士小王应给予何种疫苗接种及怎样做健康宣教?

一、儿童保健概述

(一)儿童保健的重要性和目的

儿童是祖国的未来和希望。我国儿童占全国总人口的1/3,儿童的身心健康直接关系到民族的素质和国家的发展。根据第二次全国残疾人抽样调查显示,我国有0~6岁残疾儿童167.8万,这将给家庭和社会造成极大的精神、心理和经济负担。因此,我国政府提出了"大力推行优生优育,加强妇幼保健"的号召,其意义何等重要。

随着我国计划生育工作的开展,人们希望生育一个健康聪明的孩子,这就给儿童保健工作提出了更高的要求。为此,儿童保健工作不仅仅是为胎儿出生后的医疗保健服务,而是从胎儿期就开始进行的一系列保健工作,进而达到优生优育和提高人口素质的目的。

(二)儿童保健的基本内容

1.定期健康检查

(1)测量生长发育的各项指标:主要测量体重、身高、头围、胸围、坐高、乳牙数、上臂围。根据这些指标进行生长发育、营养状况的评定。

（2）全身系统检查：对全身各系统进行检查，及早发现某些先天性、遗传性疾病，以及佝偻病、贫血、营养不良等小儿常见病。为发现和诊断有无贫血并确定贫血的程度，一般半年至1年检测血常规1次。评估神经心理发育的情况，如检查有无行为异常、智能迟缓的儿童。特别对于高危儿如出生时有窒息的，定期的随访尤为重要。

（3）定期检查的时间：目前，儿童保健推行"四二一"制度，即1岁内每3个月检查1次，1~3岁每半年检查1次，3~6岁每年检查1次。新生儿的检查，不包括在内，在家庭访视中进行，一般至少4次以及出生42天去出生医院检查。医生也可根据需要酌情增加检查次数。

（4）督促按时进行预防接种：对于社区内未能按时接种的儿童要给予电话或短信提醒，保证都能按时完成接种任务。

2. 健康咨询

每次儿童体检时，保健医师要详细了解父母亲在喂养、护理婴儿方面存在的问题，及时给予指导，使之学到科学育儿知识，比如何时添加辅食、何时断奶、如何开展早期教育、如何补给鱼肝油等。通过健康咨询使家长获得了科学育儿知识，也提高了家长对宝宝的自我保健意识，早期发现异常情况，及时就诊，使婴儿得到及时治疗，促进宝宝健康成长。

二、儿童计划免疫

（一）计划免疫的概念

计划免疫（planned immunization）是根据某些特定传染病的疫情监测和人群免疫状况分析，按照规定的免疫程序，有计划、有组织地利用疫苗及类毒素进行免疫接种，以提高人群的免疫水平，预防、控制乃至最终消灭相应传染病的目的。

有效的疫苗接种，已成功地消灭曾经是人类头号杀手的天花；全球无脊髓灰质炎行动的最重要手段，就是强化脊髓灰质炎口服疫苗的免疫。20世纪70年代中期，在全国范围内开始实行计划免疫，使得绝大多数疫苗针对的传染病得到了有效控制。

（二）计划免疫的对象

我国基本计划免疫工作的主要内容为"五苗防七病"，即对7周岁及7周岁以下儿童进行卡介苗、脊髓灰质炎三价疫苗、百白破混合疫苗、麻疹疫苗和乙肝疫苗的基础免疫及以后适当的加强免疫，使儿童获得对结核病、脊髓灰质炎、百日咳、白喉、破伤风、麻疹和乙型病毒性肝炎的免疫。

2007年国家扩大了计划免疫免费提供的疫苗种类，在原有的"五苗七病"基础上增加到15种传染病。新增了甲型肝炎疫苗、乙脑疫苗、流脑多糖疫苗、风疹疫苗、腮腺炎疫苗，以及在重点地区对重点人群进行出血热疫苗接种，发生炭疽或发生洪涝灾害可能导致钩端螺旋体病暴发流行时，对重点人群进行炭疽疫苗和钩体疫苗应急接种。

（三）儿童计划免疫内容

1. 计划免疫程序

儿童计划免疫程序内容包括生物制品的种类、初次免疫起始月龄、全程接种次数、接种时间间隔和加强免疫等。它是根据传染病的流行病学的特征、疫苗本身的生物学特征及其免疫效果、人群的免疫应答能力和实施的具体条件来制订的。上海于 2008 年所制订的计划免疫程序如表 6-1 所示。

表 6-1　　　　　　　　　　　　　免疫规划疫苗接种程序

年龄	乙肝疫苗	卡介苗	脊灰疫苗	百白破疫苗	A群流脑疫苗	麻疹疫苗	乙脑疫苗	麻腮风疫苗	甲肝疫苗	A+C群流脑疫苗	白破疫苗
出生24小时内	第1剂										
0月龄		第1剂									
1月龄	第2剂										
2月龄			第1剂								
3月龄			第2剂	第1剂							
4月龄			第3剂	第2剂							
5月龄				第3剂							
6月龄	第3剂				第1剂						
8月龄						第1剂	第1剂				
9月龄					第2剂						
18月龄				第4剂				第1剂	第1剂		
2岁							第2剂		第2剂		
3岁										第1剂	
4岁			第4剂					第2剂			
6岁										第2剂	第1剂
16岁/初三											第2剂
特定人群	√					√					√

注:百白破疫苗指百日咳、白喉、破伤风混合疫苗。麻腮风疫苗指麻疹、腮腺炎、风疹混合疫苗。

2. 计划免疫接种证、卡(簿)的建立和管理

(1)根据《中华人民共和国传染病防治法》及其实施办法的规定,国家对儿童实行预防接种证制度。每名适龄儿童都必须按规定建立预防接种证,并实行凭证接种和办理入托、入园、入学手续的制度。7 岁及 7 岁以下儿童(包括流动人口儿童和计划外生育儿童)应由居住地的基层接种点负责建立预防接种证、卡(簿)。

(2)儿童出生后,城市在 1 个月内,农村在 2 个月内,由户口所在地的基层接种点建立预防接种证、卡(簿)。7 岁及 7 岁以下儿童寄居本地时间在 3 个月或 3 个月以上,应由寄居地的基层接种点建立预防接种证、卡(加强对流动人口、少数民族、边远地区等特殊人群中适龄儿童的摸底登记,城市至少每三个月、农村地区至少每半年开展对特殊人群中适龄儿童的摸底登记和查漏补种)。

(3)预防接种证、卡(簿)要由实施接种的医生用钢笔填写,书写要工整,文字要规范,各项内容填写要准确、齐全,时间(日期)栏、项填写均要以公历为准。预防接种证由儿童家长或其监护人保管,遗失要及时补发。预防接种卡(簿),城市由接种点保管,农村由乡(镇)卫生院保管,同时要求村级接种点保存常规免疫完成情况登记表。儿童迁移时,由寄居地的接种点或预防接种卡(簿)保管单位将预防接种卡或接种证明交给儿童家长或其监护人,并将接种资料留据存查;迁入地的接种点要主动向儿童家长或其监护人索取预防接种证、卡或接种证明;无预防接种证、卡或接种证明要及时补建证、卡。接种单位至少每半年对所辖区域进行一次预防接种证、卡(簿)的核查和整理,及时补卡、剔卡和消卡,剔出的卡片由接种点另行妥善保管。

3.计划免疫的实施

(1)预防接种工作人员要提前做好各项准备工作,包括统计应种对象、发放接种通知,准备疫苗、注射器及各种药械等。

(2)实施接种前,工作人员应查验儿童预防接种证、卡、核实受种者姓名、性别、出生年、月、日及接种记录,确认是否为本次受种对象、接种疫苗的品种。

(3)实施接种前,应当告知受种者及其监护人所接种疫苗的品种、作用、禁忌、不良反应以及注意事项,询问受种者的健康状况以及是否有接种禁忌等情况,并如实记录告知和询问情况。

(4)预防接种应按照疫苗的免疫程序、接种剂次、接种部位、接种途径和剂量进行,严格掌握各种疫苗的禁忌证和注意事项。

(5)接种时严格执行安全注射,注射完毕后应将注射器具直接投入安全盒或防刺穿的容器内,或者用截针器毁型后,统一回收销毁。

(6)如需同时接种2种以上国家免疫规划疫苗,每次最多只能接种2种注射疫苗和1种口服疫苗。

(7)注射疫苗应在不同部位接种。严禁将几种疫苗混合吸入同一注射器内接种。

(8)接种完毕后,受种对象应留在接种现场观察15～30分钟,若发生疑似预防接种异常反应立即处理并上报。

(9)接种后及时在预防接种证、卡(簿)或计算机上记录疫苗的接种日期、厂家、批号、有效期等相关信息。

(10)当天接种活动完成后,应及时统计本次接种情况和下次接种的疫苗使用计划,并按规定上报。

4.预防接种的反应和处理

生物制品对人体来说是一种异物,接种后可引起有益的免疫反应,但也可产生有害机体的不良反应或变态反应。

(1)一般反应:接种24小时内在接种局部出现红、肿、热、痛等炎性反应,有时可能同时伴有发热、头晕、恶心、腹泻等全身反应。这些一般属正常免疫反应,不需任何处理,1～3天内可消失。如症状较重需对症处理。

(2)异常反应:少数人在接种后出现较重的反应,如晕厥、高热、过敏性休克、过敏性皮炎、血管性水肿等。遇到晕针应立即平卧、头部放低、口服温开水或糖水;高热可用物理或药物降温;出现皮疹,可遵医嘱应用脱敏药;过敏性休克一般表现为接种后很短时间内面色发白、四肢发凉、出冷汗、呼吸困难、甚至神志不清、抽风等,此时立即进行皮下注射肾上腺素,同时给激素和脱敏药观察治疗。

三、学龄前儿童保健与护理

(一)新生儿期保健和护理

1.新生儿保健的重要性

新生儿初离母体,从子宫内生活转到外界生活,环境发生了巨大变化,但新生儿生理机能发育尚未完善,对外界环境的适应能力差,抗感染的能力弱,如果护理不当,容易患病,且病情变化快,容易由轻变重,死亡率高。新生儿早期(生后第一周)是由子宫内过渡到外界生活的适应期,也是生命的最脆弱期。因此,做好新生儿期保健非常重要。

2. 新生儿保健具体内容

（1）新生儿疾病筛查：出生 72 小时后进行新生儿疾病筛查。

（2）新生儿听力筛查：出生后 72 小时左右进行新生儿听力筛查。

（3）新生儿眼病筛查：有条件的医疗保健机构，对新生儿进行常规眼病筛查。

（4）抚触：生后即可进行抚触，以增强新生儿的睡眠、食欲、抗病，并促进母婴交流。

（5）保暖：新生儿体温调节机能差，体温易随环境温度的高低而变化，因此，要随着气温的高低，随时调节环境温度和衣被包裹。新生儿居室的温度宜保持在 18 ℃～24 ℃，湿度保持在 50％～60％。尤其冬季出生的新生儿更需注意保暖，必要时可用热水袋或取暖器加以保暖。

（6）喂养：坚持纯母乳喂养。正常的新生儿生后半小时内开始吸吮母乳和皮肤接触，注意有效吸吮并按需喂奶。确因特殊原因而不能坚持母乳喂养者，可用乳制品代替，但不能用米糊等淀粉类食物喂养。

（7）衣服及尿布的备制：衣服要选用轻软的棉布制作，大小适中，容易穿脱，不妨碍肢体活动。尿布要用柔软、吸水性强的棉布制作。

（8）脐部护理：脐带未脱前要避免沾湿或污染脐部，每次洗澡后可用 75％酒精消毒脐部，再盖以消毒纱布。

（9）保持皮肤清洁：新生儿皮肤防御机能差，皮下毛细血管丰富，若有破损极易发生败血症，因此要保持皮肤清洁，特别是颈部、腋窝、腹股沟等皮肤皱褶处易潮湿糜烂，故应勤洗澡。夏天每日 1～2 次，冬天每周 1～2 次。为了预防尿布疹的发生，每次大便后都要用温水清洗臀部。

（10）预防感染：新生儿机体抵抗力低下，为防止感染，应尽量避免亲友探望拥抱，尤其要杜绝与患有呼吸道、消化道及皮肤感染的患者接触。

（11）预防接种：健康的新生儿出生后应尽早接种卡介苗和乙肝疫苗。

（12）用药：新生儿肝肾功能发育不完善，对药物的解毒与排泄能力都很差，稍有不慎，可能导致毒素在体内蓄积，出现中毒等现象。尤其对磺胺类、退热剂、链霉素、氯霉素、维生素 K3、K4 等药物更应严格控制使用。

3. 新生儿访视

（1）访视时间：在条件许可的情况下，于生后第 2、7、14、28 天各访视一次（但至少不少于两次，含满月访），第一次访视应于出院后 24 小时内，一般不超过 72 小时。每次访视后均应做详细记录，并填写母乳喂养访视卡。遇有异常情况，应增加访视次数。

（2）访视内容：

①望诊：一望而知的现象，有营养状况、反应、表情、肤色、呼吸频率，并判断是否低体重儿或早产儿，要注意居室的空气、室温、卫生条件等情况。

②访问：向产妇了解新生儿吃奶、睡眠、大小便等情况。

③检查：

a. 皮肤：检查皮肤颜色、弹性、有无皮疹、出血点、水肿、硬肿、糜烂破损。

b. 头面部：注意头颅大小，有无血肿、产伤、前囟情况（平坦、饱满或凹陷）；眼、耳有无分泌物；有无鼻翼扇动；有无鹅口疮、咽部红肿、舌系带过短。

c. 颈部：有无包块、斜颈。

d. 胸部：注意胸廓形状；心脏听诊注意心音强弱、心律有无失常、有无杂音及部位、性质;肺部听诊注意呼吸音强弱,有无啰音。

e.腹部:注意腹部形状、肝脾大小、脐部有无出血、异常分泌物、异味。

f.四肢:注意其大小,长短及对称性和活动度,有无先天性髋关节脱位等。

g.肛门及外生殖器:检查有无肛门、隐睾、尿道下裂、两性畸形等。

④宣传:向产妇宣传母乳喂养好处,指导母乳喂养的技巧,宣传新生儿护理方法及科学育儿的知识,宣传预防疾病的常识(贫血;佝偻病,败血症;腹泻、肺炎)。

⑤治疗:在访视过程中,发现异常情况,及时给予治疗。

(3)为了使每次访视有所侧重,新生儿访视又可分为:

①初访:(出院后第 2 天访视)

a.了解新生儿出生前(宫内)、出生时及出生后的情况,包括胎产次,是否顺产,有无窒息,出生体重、吸吮、大小便、黄疸出现时间及卡介苗、乙肝疫苗接种的情况。

b.观察新生儿一般情况,如面色、哭声、精神、体温等。

c.进行全身检查,体检时要按常规顺序进行,特别注意头部有无血肿、鹅口疮、皮肤有无黄染、脐带有无出血感染、四肢、外生殖器及肛门有无异常或其他畸形。

d.喂养指导:宣传母乳喂养的好处,指导母乳喂养技巧和保持母乳充足的方法。

e.护理指导:保持室内空气新鲜,温度适宜,注意皮肤清洁,勤换尿布,保持臀部干燥,脐带未脱落时要防止感染。

②复访:(生后第 7 天、第 14 天)

a.了解新生儿母乳喂养及护理中存在的问题并给予指导。

b.观察脐带脱落及黄疸消退情况。

c.生后 14 天测量体重,了解生理性体重下降后恢复情况,对尚未恢复到出生体重者应分析其原因,予以指导。

d.按《小儿佝偻病防治方案》,投服维生素 D 制剂。

③满月访(生后第 28 天)

a.测量体重,增长不足 500 克者应找出原因,及时矫治。

b.进行全身检查,评价其健康状况后结案,转入婴幼儿系统管理。

(二)婴儿期保健和护理

婴儿期是一生中生长发育最快的时期,需要大量多种营养物质,6 个月以后母乳中某些营养物质如部分维生素、铁质等随着婴儿生长发育就不能满足机体的需要,所以必须从辅助食品中给予补充。因此,及时给婴儿添加辅助食品是婴儿期保健的一个重要内容。婴儿在与成人及环境的接触中,中枢神经系统,特别是大脑发育迅速,但由于大脑皮质功能不成熟,毒素或其他不良刺激都易引起抽搐等神经症状。婴儿体内抗体水平十分低下,很容易患呼吸道和消化道疾病,例如支气管肺炎、腹泻等。因此,必须加强婴儿期保健。

问题思考 婴儿期体重身高的正常范围是多少?

出生年龄	体重(kg)		身高(cm)	
	男	女	男	女
1 月	3.09～6.33	2.98～6.05	48.7～61.2	47.9～59.9
2 月	3.94～7.97	3.72～7.46	52.2～65.7	51.1～64.1

出生年龄	体重（kg）		身高（cm）	
	男	女	男	女
3 月	4.69～9.37	4.40～8.71	55.3～69.0	54.2～67.5
4 月	5.25～10.39	4.93～9.66	57.9～71.7	56.7～70.0
5 月	5.66～11.15	5.33～10.38	59.9～73.9	58.6～72.1
6 月	5.97～11.72	5.64～10.93	61.4～75.8	60.1～74.0
8 月	6.46～12.60	6.13～11.80	63.9～78.9	62.5～77.3
10 月	6.86～13.34	6.53～12.52	66.4～82.1	64.9～80.5
12 月	7.21～14.00	6.87～13.15	69.6～85.0	67.2～83.4

1. 婴儿保健具体内容

（1）体检：通过体检了解在喂养和护理方面存在的问题并检出疾病，给予及时纠正和治疗。婴儿每3个月体检1次。在6～8个月龄时进行1次血常规检测，对发现有轻度贫血儿童的家长进行健康指导。

（2）预防接种：配合防疫部门做好计划免疫工作，加强对传染病的管理。

（3）宣传婴儿护理及喂养的知识，坚持纯母乳喂养至6个月，对6个月后婴儿应指导家长添加辅食，还要宣传开展体格锻炼的意义和预防疾病的方法。

（4）保证足够的睡眠时间，使婴儿大脑皮层功能得到恢复，促进生长发育。

辅食添加原则：按婴儿消化能力及营养需要逐步添加，量由少到多，质由稀到稠，由细到粗，品种由单一逐步增至多种，循序渐进，味道应清淡。婴儿辅食添加的品种、次数和顺序见表6-2。

表 6-2　　　　　　　　　　婴儿辅食添加的品种、次数和顺序

月龄	品种	添加量/次	次数/日
满月	浓缩鱼肝油制剂	维生素 D 400 u/次	1 次
4～6	米糊（市售米粉）	2～3 汤匙	2 次
	蛋黄	1/4～1/2 个	1～2 次
	水果泥（汁）、菜泥	3～6 汤匙	1～2 次
7～9	稀粥（软饭、面条）	半小碗	2 次
	馒头片、面包片、饼干	少许	
	全蛋（蛋羹）	1 个	每天选一至二种，可分几次喂
	豆腐	1～2 汤匙	
	肉末	1～2 汤匙	
	鱼末	1～2 汤匙	
	肝泥	1～2 汤匙	
	水果泥（汁）	半个	1～2 次
	碎绿菜叶（加少量油）	3～4 汤匙	
10～12	稠粥（软饭、面条）	半～1 小碗	2～3 次
	烤馒头片、烤面包片、饼干	1 片	
	鸡蛋	1 个	每天选一至二种分几次喂
	豆腐	2～3 汤匙	
	肉末	2～3 汤匙	
	鱼末	2～3 汤匙	
	苹果、香蕉、橘子等	半～1 个	1～2 次
	碎绿菜叶（加少量油）	4～6 汤匙	

2.在婴儿保健工作中应注意的问题

(1)做好新生儿管理结案工作,转到健康婴儿管理,填写健康卡片,定期体检。如发现高危儿应进行专案管理。

(2)婴儿护理工作:①注意婴儿卫生,每天用温水洗脸,不要涂化妆品,以免刺激皮肤,眼睛因分泌物将睫毛黏连时,可用浸湿的药棉敷一下,从眼内侧擦到外侧,动作要轻。鼻腔因黏性分泌物结成硬痂影响呼吸,可用药棉蘸些植物油滴入鼻腔,使硬痂软化后用棉签拨出,天气暖和或室温在20 ℃~23 ℃时,最好每天给婴儿洗澡。②衣服要宽大,如果太紧,会影响小儿活动和呼吸,当婴儿会走时不要穿太紧的或硬底的鞋。③睡眠。保证有足够的睡眠,培养婴儿定时睡眠的良好习惯,如果婴儿的睡眠、喂养、生活很有规律,对他们的健康十分有益。

案例分析 6-1

6月龄需要接种的疫苗有乙肝和A群流脑疫苗。健康宣教分为两部分:①预防接种知识的宣教包括接种这两种疫苗的作用和注意点、接种后的护理。②婴儿期保健知识的宣教包括本次体检结果:生长发育的状况良好,提醒下次体检时间;告知辅食添加的原则和种类、注意事项;婴儿的卫生护理和睡眠指导。

(三)幼儿期保健和护理

此期的小儿与婴儿有了明显的差别,进入一个新的阶段,由于学会行走,活动范围大,接触面广,大脑进一步得到发育,思维能力不断提高,性格和习惯大部分在这个时期奠定基础,因此要不失时机地对三岁内幼儿进行早教,使他们的智力从小得到充分的发展。

1.幼儿保健具体内容

(1)早教:指对7岁内儿童的教育,尤其是3岁内小儿,通过感知觉的刺激和训练以促进其智能发展。

(2)体检:幼儿每半年体检1次。在18月龄和30月龄时分别进行1次血常规检测,12月龄和24月龄时各查尿常规1次。必要时查乙肝两对半、微量元素等。

(3)计划免疫:配合防疫部门做好计划免疫工作。

(4)宣传:宣传幼儿护理,营养,卫生,防病及安全知识,指导培养卫生习惯、体格锻炼和早期教养。

2.幼儿保健工作中应注意的问题

(1)培养良好的卫生习惯。幼儿的卫生习惯是在成人的训练和影响下,通过日常生活逐渐养成的。这一时期的小儿模仿性较强,因此成人的卫生习惯和举止应是小儿的榜样,如每天洗脸、早晚刷牙、饭前便后洗手、说话和蔼、讲礼貌等。

(2)建立合理的生活制度。合理的生活制度是促进小儿正常生长发育的保证,在吃、玩、睡方面应按生长发育的规律合理安排。

(3)加强营养和锻炼。此时小儿活动量不断增加,机体消耗量较大,应注意合理搭配食物,保证营养的需要。为增加与阳光、空气的接触,增强小儿体质,每日户外活动不少于2小时。

(4)预防意外事故。此期儿童天生好奇好动,活动范围大,缺乏识别危险能力、安全意识和生活经验,无自我保护能力,因此意外事故发生多,故应加强安全防护。

（四）学龄前期儿童保健和护理

此期小儿的特点是体重比幼儿期增长慢,神经精神发育迅速,语言、思维、想象力日渐成熟。与外界接触日益增多,模仿性十分强。由于活动和锻炼增多,感染性疾病减少,免疫性疾病有增多趋势。乳牙开始脱落,恒牙依次萌出,应重视口腔卫生。

此期的保健重点是为小儿安排平衡膳食、定期检查视力、牙齿。早期发现弱视和龋齿,及时予以矫治。要加强促进健康的情绪行为发育。同时应积极在德、智、体、美、劳各方面进行培养、教育,为进入小学打下良好的基础。

学龄前儿童每年体检1次。进入托幼机构的3岁以上儿童按集体儿童保健管理规范要求接受定期健康检查。健康检查内容包括体检、体格发育及健康状况评价、提供眼和口腔卫生保健。

四、学龄期儿童保健与护理

学龄期儿童的认知和心理社会发展非常迅速,同伴、学校和社会环境对其影响较大。机体抵抗力已增强,急性传染病发病率逐渐减少。

（一）保健的重点

加强体格锻炼;培养良好的生活习惯和卫生习惯;培养良好的品格;加强学校卫生指导,促进德、智、体全面发展。

（二）保健的具体措施

1. 营养

为满足儿童体格生长、心理和智力发展、紧张学习和体力活动等需求,学龄期膳食要营养充分而均衡。由于此期儿童独立性更强,家长在安排饮食时,可让儿童参与制定菜谱和准备食物等工作,以增加食欲,并促进勤奋品质和责任感的发展。学龄期儿童的饮食习惯和方式受大众传媒、同伴和家人的影响较大。进餐时应保持良好的气氛,家长不要过分强调进餐礼仪,以免影响合理营养量的摄入。保健人员应对父母和儿童进行营养指导,而且学校有必要开设营养教育课程。

2. 日常活动

学龄期儿童基本已能生活自理,但剪指甲、清洁耳朵和整理用务等方面仍需帮助。睡眠需求个体差异较大,6～7岁平均每日睡眠时间为10～12小时,7岁以上为9～10小时。睡前是孩子与家长相互沟通的好时间,家长应利用此机会更多地了解和帮助孩子,增加亲子情感。学龄期儿童每天需要有户外活动、体格锻炼的机会,如做体操、参加团体游戏或比赛等,还可进行空气浴、日光浴、温水浴或游泳等活动。

3. 预防疾病和意外

继续按时进行预防接种和健康检查,预防传染性疾病。为学龄期儿童提供良好的学习环境,包括适当的光线、合适的桌椅等。培养儿童正确的坐、立、行走和读书、写字的姿势,预防脊柱异常弯曲等畸形的发生。开展做眼保健操的活动,预防近视眼。监督儿童正确清洁牙齿,限制吃含糖量高的零食,定期为儿童做口腔检查,预防龋齿。养成良好的卫生习惯,饭前便后洗手,生吃蔬菜瓜果要洗净,预防肠道寄生虫病。

学龄期常发生的意外伤害包括车祸、溺水,以及在活动时发生擦伤、割伤、挫伤、扭伤或骨折等。保健人员应对儿童、家长和教师进行预防疾病和意外伤害的健康教育。

4.教养

加强品德教育,培养良好的性情和品格,陶冶高尚情操。

5.常见的心理行为问题

学校恐怖症:学校恐怖症是指学龄儿童恐惧或拒绝上学。儿童在上学时经常表现出焦虑不安,易惊恐,以及恶心、呕吐、腹泻、头痛或腹痛等症状。当儿童被允许留在家中、放学、过周末或放假时,症状就会缓解或消失。学校恐怖症原因较多,例如不愿意与父母分离,上学时产生分离性焦虑;不喜欢学校的环境;害怕某位老师;与同伴关系紧张;害怕考试等。家长一定要查明原因,采取相应措施。同时,需要学校和医护人员的相互配合,帮助孩子适应学校生活。重要的一点是对这样的儿童不能姑息,让孩子留在家中的时间越久,就越难使其重返学校。

6.学校卫生指导

(1)培养良好的生活习惯,包括注意饮食卫生,培养良好的饮食习惯;注意口腔卫生,预防龋齿发生;培养良好的睡眠习惯;按时参加户外活动;不吸烟、不饮酒等。

(2)培养正确的坐、立、行走等姿势。

(3)小学应设课间加餐,以保证体格、智力的发育。

(4)保护视力,预防近视眼。

(5)按时预防接种,定期体格检查,预防常见传染病。

(6)安排适合的体育锻炼与劳动。

▌ Key Words ▐

1.儿童保健的基本内容_____、_____。

2.预防接种的反应有_____、_____。

(张燕)

任务二 | 社区青少年保健与护理

📊 学习目标

【掌握】

1.说出青少年保健护理内容。

2.运用所学知识对社区青少年进行健康宣教。

【熟悉】

1.分析青少年生理和心理的特点。

2.知晓青春期常见的健康问题。

▌ 案例导入 6-2 ▐

小丽,15岁,今年读初二,父母离异,她跟爸爸一起生活。这个月来了月经初潮,她很害怕,不知道该怎么办。于是,求助社区护士小王,请问护士应该给小丽怎样的帮助?

青少年时期就是青春期,是指儿童从幼年走向成年的过渡阶段,也是机体的形态和功能、心理、行为、社会人格等方面全面发育和发展的过程。女孩的青春期一般从 10～11 岁开始,男孩要比女孩晚 1～2 年,在 17～18 岁结束,青春期发育约需 10 年的时间,青春期是一生发育过程中突飞猛进的阶段,是人生最活跃、最关键的时期,是生长发育的最后阶段。这一阶段的青少年精神和心理变化较大,应做好青春期的引导和保健,促进未成年人健康成长,发育成才,为青少年一生的健康打下良好的基础。

一、青春期生理和心理的特点

(一)青春期生理的特点

1. 内分泌的特点

青春期人体结构和机能上的巨大变化,是在激素的作用下发生的。在青春期,下丘脑和垂体所分泌的激素几乎和成年人相同。这时生长素、促肾上腺皮质激素、促甲状腺素、促性腺素等的分泌都达到新的水平。生长素直接作用于全身的组织细胞,可以增加细胞的体积和数量,促进个体生长。促甲状腺素分泌增加所引起的体内甲状腺素水平的增高,可以增进全身的代谢过程。促性腺素有两种,一种是卵泡刺激素,刺激卵巢中滤泡的发育和睾丸中精子的生成;一种是黄体生成素,促进卵巢黄体的生成和刺激睾丸中间质细胞的功能。促肾上腺皮质激素刺激肾皮质活动,肾上腺皮质主要产生糖皮质类固醇和性激素。这些激素水平的高低主要是受下丘脑-垂体系统调节的,并直接与青春期的改变有关。

2. 体态的特点

青春期的体格发育在起止时间、突增幅度和变化的侧重部位都有明显的性别差异。女性在 9～10 岁时身高、体重、肩宽、骨盆宽的发育水平都超过同龄男性,15 岁左右男性各项发育水平的指标又超过同龄女性。到 18 岁时男性在上述四项指标的绝对值上都较女性达到更高水平。最后形成男子身体较高、肩部较宽,女子身体丰满、髋部较宽的不同性别体态特点。

女性骨骼比男性约轻 20%,肌肉重量约为男性的 60%,这使女性承重和耐力均比男性差。

发育的早晚,也可引起体型上的变化,发育早的停止发育也早,成年后可能比晚发育的矮而胖,所以,成年后常常形成肩窄、骨盆宽的体型。发育晚则往往长成肩宽、骨盆窄的细长体型。

3. 生理机能逐步增强

脑的重量和体积在青春期前已接近成人,在青春期人脑的发展主要是脑神经纤维变粗增长、分支及髓鞘化,脑细胞分化机能达到成人水平,第二信号系统的作用显著提高。这种质量上的提高,为个体适应外界的复杂变化提供了物质基础。同时,由于社会实践越来越多,就增进了脑的内部结构和机能的不断分化和迅速发展。这些变化都使青少年的记忆力、理解力和思维能力有很大的提高。同时,心脏再次迅速增大、心肌变厚、心功能显著提高,这对适应各种活动的增加十分重要。

4. 生殖系统发育成熟

胎儿自 14 周开始,才出现较明显的性别差异。直接促使男性性成熟的主要器官是睾丸。睾丸可分泌雄激素(其中以睾酮作用最强),它的主要作用是促进男性生殖器官的成熟和第二性征发育,并维持正常性欲。在人体中,肾上腺皮质和卵巢分泌少量雄激素。在青春期雄激素分泌明显增加,刺激性器官明显发育,第二性征开始出现。男性性成熟后,可出现遗精。男性性成熟的发展顺序是:睾丸发育→长出直的阴毛→声音变化→出现遗精→阴毛卷曲→达到身体最大成长率→长出腋毛→长出胡须。

女性到达青春期的第一个信息就是乳房发育。卵巢是女性最主要的器官,它产生卵子和女性激素,月经初潮时卵巢尚未发育完全,这是初潮后可能出现月经不规律的原因。青春期后,卵巢功能逐步完善,它分泌雌激素、孕激素和少量雄激素。卵巢的周期性变化,导致了月经周期,对女性心理、情绪和身体各系统生理机能都有影响。女性性成熟的发展顺序是:乳房发育→长出直的阴毛→身体出现最大成长率→出现卷曲的阴毛→初潮→长出腋毛。

案例分析 6-2

护士首先应告诉小丽这是女性到达青春期必然出现的生理现象,不要担心和害怕,除了来月经,还会出现个子长高、乳房发育、长出阴毛腋毛等现象。再告知月经期的保健知识:注意个人卫生及营养,如出现经量过大或不规律等要及时就医。

(二)青春期心理特点

青春期的心理特点既带有童年的痕迹,又出现了某些成年人心理特征的萌芽。半成熟半幼稚、独立性与依赖性、自觉性与冲动性等错综交织的矛盾振荡着他们的内心世界。

1. 两性意识的出现

青春期随着性发育逐渐成熟,开始意识到两性差别、两性关系。表现在对性的好奇感和神秘感与日俱增,对异性产生兴趣和仰慕心理,有意识地接近异性,希望与异性建立友谊,同时又存在对异性紧张恐慌、害羞的心理。

2. 独立意识增强

此期的青少年逐渐想摆脱对家庭的依附关系,渴望独立,不希望亲人、老师干预自己,希望与成人建立相互平等的关系,开始要求有"隐私"和自己独立的空间。在行动上往往表现为过分自信或缺乏自信。

3. 情绪多变而不稳定

青少年情感内容丰富多彩,以积极情感为主,充满热情,但是情感不够稳定,情绪反应强大而且易变化。表现在强烈冲动的一面与温顺、驯服的一面并存;激烈多变与十分固执并存;抑制的、含蓄的内心世界与外露的表演性并存。

4. 世界观、人生观的确立

儿童对未来的想象是天真的;少年对未来的向往是朦胧的;青春期中、后期才开始认真思索:人生的价值是什么,人的一生应当怎样度过,等等一系列问题,并确立自己的理想和奋斗目标。

二、青春期常见的健康问题

(一)月经病

青春期是中枢神经下丘脑-垂体-卵巢轴以及性激素靶器官的成熟过程,若在性轴的发育成熟过程中发生障碍,可能导致功能失调性子宫出血、闭经、痛经等常见月经病。功能失调性子宫出血(简称功血)是指月经周期不规则、经期延长或经血量增多,主要是由下丘脑-垂体-卵巢轴功能紊乱所致,而并非由于器质性病变引起。发病因素包括精神紧张、环境变化、过度劳累或营养不良等。半数以上的青春期功血在下丘脑-垂体-卵巢轴功能发育成熟后,即可自行调整而痊愈。闭经分原发性闭经和继发性闭经。凡女子年满 18 岁或第二性征发育成熟 2 年以上仍无月经者称为原发性闭经;而妇女已有规律月经以后,因某种病理原因停经 6 个月以上者称为继发性闭经,青春期闭经以原发性为主。痛经是指在经期或经期前后出现较严重腹痛、腹坠或其他不适,影响生活和工作者。痛经也分原发性和继发性两种,青春期痛经多为原发性。

(二)青春期贫血

青春期是指由儿童发育到成人的过渡时期,其年龄范围一般为 10～20 岁。在此期约有 50% 的少女发生贫血,称为青春期贫血。由于青春期受激素的影响,身体生长发育明显加速,此时,制造红细胞的主要原料铁和蛋白质如果摄入不足,将会出现贫血。进入青春期后月经来潮,增加消耗,若月经过多将加重贫血。造成饮食中营养不足的原因包括经济条件限制、因慢性胃肠道疾病引起的消化吸收功能不良。偏食、挑食或节食者更易出现贫血。

问题思考 为预防青春期贫血饮食上要注意什么?

青春期贫血多是小细胞低色素贫血。多吃含铁高的食物,如动物来源:血制品、猪肝、牛肉、猪肉等;植物来源:绿色蔬菜、赤豆、黑豆、黑木耳、芝麻等。动物来源吸收率更高。可同时再吃些养血补气的食物,如红枣、桂圆、阿胶等。

(三)青春期特殊行为

由于青少年独立意向的发展,加之认识能力有限,易受社会不良风气的影响而沾染一些影响健康的不良习惯和行为,如吸烟、酗酒、吸毒和青少年性行为等。近年青少年吸烟酗酒的比率逐步升高,因酗酒而引起的不良后果,如酒精中毒、交通事故、酒后受骗等事件,也呈逐年上升趋势。不正当性行为常导致青少年妊娠和性疾病传播,严重危害少女的身心健康。另外,据许多国家报道,10～14 岁的青少年意外死亡为同龄死亡原因的首位,意外死亡主要是车祸、溺水、服毒、自杀等。

三、青少年的保健护理

(一)饮食营养指导

青少年时期合理饮食营养的基本要求:①饮食内容的构成要合理,保证充足的热量,要有足够的蛋白质、维生素及矿物质,三顿正餐进食要规律,保证各类营养素的含量及合理搭配。②养成良好的饮食习惯,按时就餐,改正挑食、偏食、暴饮暴食等不良习惯。③重视早餐及课间加餐。早餐要注意营养,吃饱吃好,上午有条件可以适当加餐。④养成良好的饮食卫生习惯,如饭前饭后不做剧烈运动,饭前洗手、不大量饮水,饭后略作休息等。

（二）卫生指导

在青春期内，男孩洗澡时应将包皮翻开，清洗污垢，避免包皮炎的发生；变声时，要注意保护声带。女孩要注意外生殖器和会阴部的卫生，每晚用温水冲洗干净，更换内裤；经期洗澡应采用淋浴或擦浴，避免盆浴，同时避免重体力劳动和剧烈运动，不要受凉、不要吃冷食或刺激性食物。

（三）休息与睡眠指导

充分的休息与睡眠，有助于体内各器官系统功能的加强。因此，青少年每天要有 8～10 h 充足的睡眠时间，午饭后最好有午休。

（四）体育锻炼

科学的体育锻炼对青少年的生长发育有积极的促进作用。青春期体育锻炼安排要注意：①锻炼内容要全面；②注意心肺功能的增强；③锻炼时间要保证，每天 1 h 的体育锻炼是对青少年健康的基本要求。

（五）青少年生长发育检测与评价

青少年正处于生长发育的重要阶段，社区护士要通过定期的体检来评价青少年生长发育的情况，以便有针对性地进行健康促进、预防保健、疾病治疗和康复。检查内容包括形态测量、功能测量、素质检查和性发育检查。社区护士与学校合作，根据条件对学生的生长发育检测项目进行选择性检查。对青少年生长发育的评价应包括形态、功能、智力发育水平，发育速度及各项发育指标间的关系等三个方面。为了说明这三个方面的情况，可使用指数法、离差法、相关法及发育年龄评价法等。

（六）伙伴关系

青少年伙伴关系非常密切。此时若结交了不好的伙伴，会沾染一些不良嗜好，甚至走上犯罪的道路。因此，社区护理人员应指导家长理解青少年的这一心理特点，积极开展各项有益活动，为他们营造适宜的环境条件，帮助他们结交正能量的伙伴，使他们能够健康发展。

（七）亲子关系

青少年正处于第二反抗期，其反抗的主要对象是父母。他们一方面希望脱离父母的羁绊，一方面又希望在精神上得到父母的支持和保护。这种精神断乳与对父母的依赖所产生的矛盾常常使亲子关系变得十分紧张。此时，社区护士应当帮助协调亲子关系，让父母认识到子女已经长大，应当充分理解和尊重他们；也让青少年认识到此时的情绪波动属于发育过程中的正常现象，并学习适当的调节方法，以便缓解与父母的矛盾。

四、学校卫生保健（详见任务六）

Key Words

1．青春期生理特点包括 _____、_____、_____、_____。
2．青少年的保健护理有 _____、_____、_____、_____、_____、_____、_____。

（张燕）

任务三 | 社区妇女保健与护理

学习目标

【掌握】
1. 理解社区围生期保健的定义。
2. 运用所学知识对孕期妇女进行保健。

【熟悉】
1. 说出孕前妇女保健的工作方法与内容。
2. 正确描述产褥期的生理变化。

【了解】
识记孕前检查的工作方法与内容。

‖ 案例导入 6-3 ‖

李女士,25 岁,近期出现头晕、嗜睡、食欲缺乏等症状,平时月经正常(7/30 天),量中,此次停经 42 天,乳房胀痛。请问:如何运用综合性保健的观念对其进行健康指导?

一、社区围生期保健的定义

社区围生期保健是在近代围生医学发展的基础上建立的。围生期保健是指一次妊娠从妊娠前、妊娠期、分娩期、产褥期到新生儿期,为孕母、胎儿和婴儿的健康所进行的一系列保健措施。

二、社区围生期妇女保健的工作方法与内容

妇女健康以妇女"人人享有卫生保健"为总目标。妇女保健工作要以预防保健为中心,提高管理水平、工作质量和社会效益,以保障围生期妇女的健康。围生期妇女保健的工作方法与内容主要如下:

1. 孕前体检

孕前期保健是为了选择最佳的受孕时机。通过孕前期保健能及早发现双方的遗传性疾病,防止遗传性疾病在后代身上延续,做到优生。

2. 宣传并落实计划生育政策

指导晚婚、晚育、优生优育;积极开展计划生育技术咨询,普及节育科学知识;推广以避孕为主的计划生育方法;保证和提高节育手术质量,减少和防止手术并发症的发生,确保受术者的安全与健康。

3. 普及科学接生,提高产科质量

产科护理工作质量关系两代人的生命与健康。社区护理必须认真推行优生优育工作,开展遗传咨询服务,普及科学接生并开展围生期保健,防治并发症,推广产前胎儿健康情况预测,降低孕、产妇及围生儿死亡率。

4.建立健全妇女劳动保护制度

根据妇女生理特点,协助有关主管部门制定劳保条例及规定,例如产假制度、孕晚期及哺乳期免夜班制度、孕期劳动强度调"轻"不调"重"等。该规定从劳动保护的角度维护女职工的合法权益,减少女职工在劳动和工作中因生理特点造成的特殊困难,以确保女职工在劳动中的安全和健康。

5.开展心理保健

开展妇女保健咨询工作,可帮助妇女正确认识和对待自身的生理性或疾病性问题,促进身心健康发展。根据妇女不同阶段的生理、心理特点实施保健工作。如产褥期妇女会产生焦虑和产后抑郁症,社区护士应倾注更多的关爱和心理安慰,使产妇获得更多的心理支持和心理享受,稳定产妇的情绪,满足其心理需要。

三、社区妇女孕前保健

开展孕前保健是做好孕期保健至关重要的前期保健,一些先天性、遗传性疾病及环境中有害因素等对母婴的危害可在怀孕前得到识别,从而采取措施消除或减少其不良作用。预防后代发生先天性、遗传性疾病,避免环境中的有害因素对生殖细胞及其功能的损害,从而预防出生缺陷发生,有利于提高出生人口素质。为了迎接健康、聪明、活泼宝宝的到来,孕前保健是必不可少的。孕前保健应在计划怀孕前4~6个月开始实施。

(一)孕前保健的内容

1.孕前保健评估

(1)评估孕前高危因素:①年龄<18岁容易发生早产、难产;年龄>35岁容易并发妊娠高血压疾病、难产、胎儿发育异常。②有无从事有毒有害物质的职业及高强度的工作。③药物接触史。④有无高血压、糖尿病、心脏病、肝肾疾病、血液病、传染病、结核病等。⑤有无手术史、有何种手术史。

(2)月经史:了解月经初潮年龄、月经周期、月经持续时间及有无痛经。

(3)既往孕产史(针对经产妇):了解既往孕产史及分娩的方式,并且了解有无死胎、死产、产后出血,有无生过畸形儿、智力低下儿等不良孕产史。

(4)家属史:家族中有无高血压、糖尿病、结核病和遗传病史等。

(5)其他:饮食营养、生活习惯与方式、生活与职业的环境、运动情况等。

2.身体状况评估

(1)测量血压、称体重、测量身高,计算身体质量指数(BMI)。身体质量指数,是判断身体内脂肪含量的健康指标。也可通过怀孕前体重值来推算出妊娠期体重是否合理增加。其公式:

$$身体质量指数(BMI)=体重(kg)/身高的平方(m^2)$$

体重正常范围,BMI为18.5~24。如BMI<18.5则为体重过轻,BMI>24则为肥胖。

(2)生殖系统,通过妇科检查了解内外生殖器发育状况及有无炎症、肿瘤、畸形等病变。

3.对不宜妊娠者及时告知

（二）孕前保健辅助检查

1. 孕前必查项目

（1）实验室检查

①血常规、尿常规：血常规有助于判断有无贫血等，尿常规有助于判断有无泌尿系统疾病及肾脏疾病的早期诊断等。

②肝功能、肾功能：可以判断肝脏、肾脏有无疾病。如患肝炎、肾炎需积极治疗，待疾病治愈或恢复健康后，应征得医生的建议是否可以怀孕。

③乙肝病毒、艾滋病病毒、梅毒螺旋体：乙肝病毒、艾滋病病毒、梅毒螺旋体都会通过母婴传播，患者暂时不能怀孕，必须及早治疗，并控制传播。待疾病治愈或恢复健康后，应征得医生的建议是否可以怀孕。

④空腹血糖：用于糖尿病筛查，如患有糖尿病应及早正规治疗，控制血糖，待血糖正常后方可考虑怀孕。

⑤白带常规：主要筛查滴虫、霉菌和其他阴道炎，不管哪种阴道炎都必须及早治疗，治愈后再考虑怀孕。

⑥宫颈细胞学检查（1 年内未查者）：用于子宫颈癌筛查。如患有子宫颈癌应及早积极治疗，不宜怀孕。

（2）心电图检查：有助于心脏疾病的诊断。如患有心脏疾病应及早治疗，根据心脏疾病的严重程度决定是否可以怀孕（图 6-1）。

（3）B 超检查：在怀孕前进行 B 超检查（图 6-2）。主要了解：①子宫、卵巢、卵泡大小及子宫内膜的情况；②生殖器官有无发育异常；③有无子宫肌瘤、子宫腺肌病、宫腔内病变等子宫疾病；④有无卵巢肿瘤、附件炎性肿块等盆腔肿块。在怀孕前进行 B 超检查有助于判断是否可以怀孕。

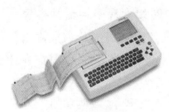 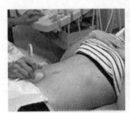 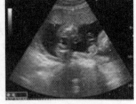

图 6-1　心电图检查　　　　　　　　　　图 6-2　B 超检查

2. 孕前备查项目（根据需要进行相关的检查）

（1）弓形虫、风疹病毒、巨细胞病毒和单纯疱疹病毒（TORCH）筛查："TORCH"一词是数种病原微生物英文名称的首字母组合。其中 T 指弓形虫，O 指其他病原微生物，R 指风疹病毒，C 指巨细胞病毒，H 指单纯疱疹病毒。存在高危因素的准妈妈才需要考虑进行相关的检查，如家中养猫、狗等宠物或近期与动物有过密切接触需要进行弓形虫检查，因为感染了弓形虫或曾感染了上述一种或多种病毒，都可导致流产、死胎、胎儿畸形等。

（2）宫颈分泌物（淋病病毒、沙眼衣原体）检查：淋病病毒、沙眼衣原体属于性传播病毒，因此夫妇任何一方有淋病病毒或沙眼衣原体接触史，需要进行此项目的检查。如孕妇患淋病可引起胎儿感染，分娩时胎儿经过产道时接触分泌物而引起新生儿淋病性结膜炎等。孕妇感染了沙眼衣原体可垂直感染胎儿，导致出生后新生儿衣原体性结膜炎等。

（3）甲状腺功能检测：如孕妇患甲状腺功能亢进，可导致新生儿甲状腺功能亢进等疾病；如孕妇患甲状腺功能减退，易发生流产、死胎、胎儿发育迟缓、低体重儿等。

（4）地中海贫血筛查：地中海贫血又称海洋性贫血，是危害最严重的遗传性疾病之一，重度患者绝大多数于儿童期死亡，故多发地区的女性要进行筛查。

（5）口服葡萄糖耐量试验（OGTT）：针对糖尿病筛查结果阳性的高危女性，如孕妇患糖尿病可使巨大儿发生率、胎儿畸形率、胎儿与新生儿死亡率等增高。

（6）染色体检查：针对曾经有有毒有害物质接触史、感染过某些病毒和使用某些药物可使胎儿畸形，夫妇一方或双方有遗传病或有遗传病家族史，有生过畸形儿、智力低下儿史，有习惯性流产等不良生育史等情况。

（7）其他：根据需要进行激素测定，腹部 X 线、CT、MRI、宫腔镜（图 6-3）、腹腔镜等相关项目的检查。

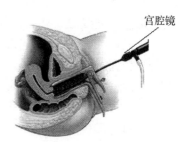

宫腔镜

图 6-3　宫腔镜检查

（三）孕前健康教育指导

1. 有准备、有计划地怀孕

夫妇双方结婚后思想上应充分做好承担做父母责任的准备，并做好为抚育下一代创造一定物质基础的准备，有计划地安排怀孕，为新生命的诞生创造最好的起点。

2. 选择适当的生育年龄

为了母亲的安全和下一代的健康，女性最佳的生育年龄为 24～29 岁。此阶段的女性，身体发育成熟，心、肺、肝、肾等主要脏器能承担怀孕期增加的负荷，生殖系统发育成熟，卵子的质量及内分泌功能等有利于受孕和生育。24 岁以上的女性，一般已完成学业，参加工作，有一定的经济基础和生活经验，有利于对婴儿进行哺育。女性避免 35 岁以后生育，在 35 岁以后卵巢功能开始衰退，卵子容易畸变，出生缺陷发生率明显增高。

3. 有遗传病、主要脏器疾病和传染病而准备怀孕的妇女应予评估并指导

（1）遗传是影响优生的主要因素之一。凡是夫妇任何一方有遗传病或有遗传病家族史，有生过畸形儿、智力低下儿史，有习惯性流产等不良生育史等情况，都需在计划怀孕前进行遗传咨询。

（2）女方患有主要脏器疾病如心脏病、肾病、肝病、结核病等，夫妇任何一方患有传染病如乙肝、丙肝、艾滋病、梅毒、淋病、沙眼衣原体等，都应积极治疗，待疾病治愈或恢复健康后方可怀孕，在计划怀孕前应征求相关专家或医生的意见。

4. 避免生活及职业环境中的有毒有害物质及高噪声

环境中的有毒有害物质也是影响优生的主要因素之一。夫妇双方曾经有有毒有害物质接触史，或目前正从事有毒有害物质的职业，如接触放射线、同位素、铅、汞、苯、砷、农药，或在高温及高噪声的环境下工作等，应调离工作岗位，并在孕前进行相应的检查后，确定无有毒有害物质影响，方可怀孕。在准备怀孕前半年，应远离有毒有害物质环境。

5. 改变不良的生活习惯与方式

（1）戒烟、戒酒、戒毒，女性主动吸烟和被动吸烟都会影响胎儿生长发育；酒精可引起染色体畸变，导致胎儿畸形和智力低下等；毒品严重影响怀孕、胎儿生长发育，导致流产、早产、胎儿畸形和智力低下等。

（2）避免高强度的工作及经常熬夜。高强度的工作及经常熬夜,不仅降低体内免疫功能,还会影响体内性激素分泌和卵子的质量,从而影响怀孕和胎儿的生长发育。因此,在备孕期间应减轻工作强度,晚上保证 7～8 小时的睡眠,最好在晚上 11 时之前就寝,有条件午休 1 小时左右。

（3）避免密切接触宠物,猫、狗等宠物感染弓形虫后会传染给孕妇,孕妇被弓形虫感染后可导致流产、胎儿畸形或胎儿发育迟缓等。在怀孕期间最好将宠物寄养在朋友或亲戚处,预防弓形虫感染。

6. 合理均衡营养、控制体重增加

每日膳食中应注意粗细粮搭配、荤素菜搭配,要做到早餐吃得好,中餐吃得饱,晚餐吃得少,不偏食、不挑食,定时定量进餐,保证每天从食物中摄入人体所需要的各种营养素。做到合理均衡的营养不仅是维护准妈妈健康的物质基础,而且还能保持正常体重,肥胖或体重过轻都不利于怀孕。例如:有些女性体重正常,但为美而热衷于减肥导致体重过轻,如果女性体内的脂肪量低于维持正常月经周期的最小需求量,也会影响其生育功能。

7. 孕前维生素储备

主要补充叶酸 0.4～0.8 mg/天或含有叶酸的复合维生素,在怀孕前 3 个月开始服用,能减少胎儿神经管缺陷的发生,如无脑畸形、脑积水、脊柱裂等。对胎儿心血管等缺陷,也有一定的预防作用。既往发生过胎儿神经管缺陷的孕妇,则需补充叶酸 4 mg/天。

8. 合理用药、不盲目使用保健品

在备孕期间如患病需用药物治疗,一定需在医生的指导下用药,避免使用可影响胎儿正常发育的药物,有些药物可导致流产、胎儿畸形、生长发育迟缓等,因此自己绝不能盲目使用药物。有些保健品含有大量的雌激素,如长期服用可能导致内分泌功能紊乱而影响怀孕。因此,也不要盲目使用保健品。

9. 调整避孕措施

在婚后暂时不想怀孕而采取避孕措施的夫妇,在计划怀孕前半年需要调整避孕措施。如采取避孕药避孕的应停药半年才能怀孕,以彻底消除避孕药的作用,恢复生殖功能。如采用宫内节育器(图 6-4)避孕的应取出节育器后半年才能怀孕,以彻底恢复了宫内膜的生理功能状态。在半年内需采取其他避孕措施,如外用避孕工具包括男用避孕套、女用避孕套(图 6-5)及自然避孕法等。

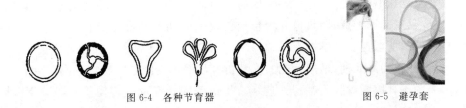

图 6-4　各种节育器　　　　　　　　　　　图 6-5　避孕套

10. 合理选择运动方式

为了迎接健康宝宝的到来,准妈妈与准爸爸必须具备健康的体魄,"生命在于运动",在计划怀孕前半年就要开始锻炼身体。孕前加强锻炼可增加人体的免疫力,抵抗

致病微生物的感染;可增加精子与卵子的活力有利于怀孕;可增加全身肌肉的收缩力,特别是盆底肌的收缩力,有利于女方自然分娩。可选择适宜并自己喜欢的运动,如孕前体操、慢跑、舞剑、拳术、骑自行车、跳舞、游泳等,总之健康的体魄有利于孕育胎儿以及哺育婴儿。

11.解除精神压力、保持心理健康

在工作和生活中长期背负压力,精神始终处于紧张、焦虑的状态或对待生育急于求成,都可导致内分泌功能紊乱,抑制卵巢的正常排卵功能而影响怀孕。因此,准妈妈在备孕期间需要减压,保持轻松、乐观、愉快的情绪,对待生育保持顺其自然的心理状态,在备孕期间保持健康的心理不仅可顺利怀孕,而且可预防孕期及产后心理问题的发生。

▌案例分析 6-3 ▌

李女士平时月经正常,停经45天,伴有早孕症状。所以社区护士首先考虑为早孕,需至医院进行检查,确认宫内妊娠后,运用综合性保健的观念对其采取三级预防措施。通过一级预防措施,即健康教育,培养孕期良好的生活方式和乐观的心理状态。通过二级预防措施,指导李女士定期产检,随时掌握孕期进展。通过三级预防措施,及时对孕妇产检监测发现异常及时转院,预防孕期并发症。

四、社区妇女孕期保健

妊娠是胚胎和胎儿在母体内生长发育的过程。从末次月经的第一天算起,以4周(28天)为一个妊娠月,妊娠全过程共40周(280天)即10个妊娠月。

根据妊娠不同时期的特点,将妊娠的全过程分为三个时期。妊娠12周及以前为早期妊娠;第13～27周末为中期妊娠;第28周及以后为晚期妊娠。

围生期是指围绕孕妇、产妇分娩前和后的一段时期,也是新生儿出生前和后的一段时期。目前国际上对围生期的规定有四种,我国采用的"围生期"是指妊娠满28周(胎儿或新生儿出生体重1000 g以上)至出生后7天。

妊娠是一个特殊的生理过程,妊娠期保健是围生期保健最重要的阶段,此阶段的保健工作的质量,直接关系到母亲的安全和胎儿、新生儿的健康。

(一)早期妊娠保健要点

1.孕早期健康教育指导

(1)及早确诊妊娠:受孕后第3～8周为胚胎期,是胚胎形成与发育时期,在此期内,大多数重要器官逐渐形成,胎盘也开始形成。这一时期特别容易受有害有毒物质的作用而诱发畸形,所以需要及早进行早孕诊断,以免这些不良因素对胚胎造成影响。第9周开始直至分娩为胎儿期,早期胎儿的发育也容易受不良因素的影响而诱发畸形。

(2)避免不良因素对胚胎、胎儿的影响:①避免接触有毒有害物质。②避免密切接触猫、狗等宠物(图6-6)。③不到人群密集的公共场所,预防各种感染性疾病,尤其是病毒性感染,如风疹、流行性感冒、肝炎病毒等。④慎用药物,避免使用可能影响胚胎、胎儿发育的药物。对胚胎、胎儿发育有影响的药物有 a.肯定有毒害作用的药物,如各种抗癌药物、激素类药物、降血糖类药物、某些抗生素(链霉素、庆大霉素、四环素、氯霉素等)、镇静安眠类药物等；b.可能有毒害作用的药物,如抗癫痫药物、抗甲状腺药物等。⑤不抽烟、不喝酒、不吸毒。

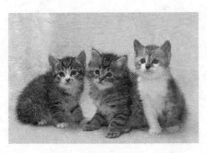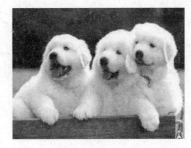

图6-6　猫狗宠物

（3）孕早期膳食：妊娠早期孕妇所需的各种营养素基本与孕前相同。此阶段有早孕反应,其饮食的原则为少食多餐,在反应不太严重时进食,吃一些清淡而富有营养易消化的食品。如出现呕吐可吃干性食品,如面包、蛋糕、馒头等,呕吐后仍需坚持进食。另外,孕妇应避免饮用浓茶、咖啡等刺激性饮料。

（4）补充叶酸：继续补充叶酸0.4～0.8 mg/天或含有叶酸的复合维生素至怀孕3个月。但注意叶酸也不能滥补,长期服用叶酸会干扰孕妇的锌代谢,锌一旦摄入不足,也会影响胎儿的发育,孕妇最好在医生的指导下服用叶酸。

（5）生活方式指导：①居住环境应清洁、安静,保持居室冷暖适宜、整洁卫生、空气流通,室内不吸烟、不养宠物,新装修的居室不能马上居住。②注意个人卫生,勤换衣裤、勤洗澡沐浴,最好淋浴,避免盆浴。③保证充分的睡眠,保证晚上8～9小时的睡眠,有条件午休1小时左右。④健康孕妇孕早期仍可照常工作,但避免重体力劳动、高强度工作及熬夜。⑤在孕早期3个月内禁止性生活,以免发生流产。

（6）常见症状及处理：①早孕反应,一般在怀孕6周左右出现至12周后逐渐消失恢复正常。其症状为恶心、呕吐、食欲不振、乏力、嗜睡等。恶心、呕吐尤以晨起较严重,轻者一般不需要处理,孕12周后可自行缓解。重者晨起吃些含水分较少的食物并提倡少量多餐。进高热量、易消化的清淡食物,同时注意多给予精神上的鼓励和安慰,必要时遵医嘱服用维生素B6等,妊娠剧吐者应到医院就诊。②在孕早期出现阴道流血、腹痛、发热等症状,应马上到医院就诊。

（7）心理保健：在孕早期的孕妇,可因对怀孕无充分的思想准备或早孕反应严重或接触一些影响胚胎、胎儿的不良因素而产生心理压力,应针对性地给予疏导,解除其心理压力,使其保持乐观、愉快的情绪与健康的心理。

（8）早孕检查——"建小卡",也称早孕建册：①时间,确诊妊娠至妊娠12周内。②地点,户口所在地的社区卫生服务中心早孕门诊。③带好证件,身份证、结婚证、户口簿、确诊妊娠的记录册。④月经史,仔细询问月经情况,确定目前孕周。⑤全面询问,如健康状况、孕产史、疾病史等。⑥身体检查,测量血压（血压为本次妊娠的基础血压）；称体重、测量身高、计算身体质量指数（BMI）；检查心、肺、肝等。⑦辅助检查,必查项目、备查项目（根据需要）。⑧建立和领取"孕产妇健康手册",进行孕早期保健指导,并告知第一次产前检查时间及产前检查——"建大卡"时不忘带好"孕产妇健康手册"。

2. 孕早期保健评估

（1）评估孕早期高危因素,如发现有高危因素的孕妇,如心脏病、高血压、肝病、肾病、内分泌疾病或不良孕产史等情况,立即往上级医疗机构转诊。

高危妊娠是指具有高危因素的妊娠,这些因素对孕妇、胎儿、新生儿可能会产生不良影响,或导致难产。

主要因素有:年龄<18岁或>35岁怀孕;不良孕产史如流产、宫外孕、早产、产后出血、剖宫产、死胎、死产、先天畸形儿、智力低下儿等;妊娠合并症如高血压、心脏病、肝病、肾病、贫血及内分泌疾病等;本次妊娠出现的特殊情况,如妊娠期高血压疾病、多胎、胎位异常(臀位、横位)、前置胎盘、过期妊娠、胎儿发育迟缓等。

(2)评估孕前准备情况:①从事有毒有害物质职业者是否已调离工作岗位。②抽烟、喝酒、吸毒者是否已戒烟、戒酒、戒毒。③家中养宠物者是否将宠物寄养,远离宠物。④是否保证晚上7~8小时的睡眠,白天是否坚持午休。⑤膳食是否做到合理均衡营养,保证每天从食物中摄入人体所需各种营养素。⑥是否怀孕前3个月开始服用叶酸0.4~0.8 mg/天或含有叶酸的复合维生素。⑦在备孕期间如患病是否在医生的指导下用药,有无盲目使用保健品。⑧婚后采取避孕药或宫内节育器避孕者,在怀孕前是否已停用避孕药半年或已取出宫内节育器半年。⑨在备孕期间是否坚持锻炼身体。⑩在备孕期间有无受到生活事件的不良刺激,是否保持乐观、愉快的情绪。

3. 孕早期保健辅助检查

(1)孕早期必查项目

确诊早孕:

①妊娠试验:测孕妇尿或血中绒毛膜促性腺激素(HCG)含量,在怀孕后10天左右可测出。妊娠试验阳性可作为诊断早孕的方法之一。

②B超检查:孕早期B超检查,主要了解 a.明确妊娠诊断;b.妊娠部位(宫内妊娠还是宫外孕);c.预测胎龄;d.判断妊娠是否正常。妊娠5周在子宫内可见圆形或卵圆形的妊娠囊;妊娠8周可见胎心搏动。

③超声多普勒检查:在妊娠12周左右在孕妇的腹部听到胎心音,即可确诊为早期妊娠并确定胎儿存活。

④妇科检查(图6-7):a.阴道黏膜和宫颈呈紫兰色,可作为诊断早孕的体征之一。b.子宫逐渐增大变软;子宫峡部极软,子宫体与子宫颈似不相连,称黑加征;妊娠6周子宫体呈球形;妊娠12周耻骨联合上方可触及子宫。因此,子宫的变化可作为确诊早期妊娠的重要体征。

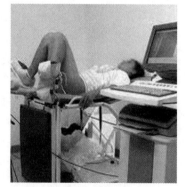

图6-7 妇科检查

早孕检查:①尿常规、血常规、白带常规。②梅毒血清学(RPR)筛查。

(2)孕早期备查项目(根据需要进行相关的检查)

①基础体温(BBT)测定(图6-8):经6~8小时的睡眠,醒后尚未进行起床、进食等任何活动之前,测量体温5分钟,此时测量得到的体温为基础体温。见有双相型基础体温的妇女,停经后高温持续18天不下降早孕可能性大,高温持续3周不下降早孕可能性更大,可作为诊断早孕的方法之一。

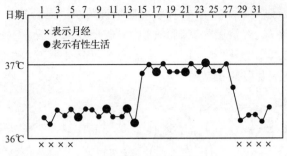

图 6-8 基础体温测量

②宫颈黏液检查:宫颈黏液涂片镜检见椭圆体而无羊齿植物状结晶,结合临床的表现,可作为诊断早孕的方法之一。

③对原有疾病或妊娠并发症加做相应的检查项目。

(二)中期妊娠保健要点

1. 孕中期健康教育指导

(1)产前检查:"建大卡"记录产前检查的过程,即每次产前检查的情况都详细记录在"孕产妇健康手册"内。

①孕中期产前检查的孕周、次数及地点:a.妊娠 13 周开始产前检查;妊娠≤24 周每 4 周检查一次;24～28 周每 3 周检查一次,有异常情况酌情增加产前检查次数。b.到区或县或市级有产科的医院进行产前检查,孕妇可自己选择产前检查的医院。

②孕中期产前检查的内容

A.第一次产前检查(初诊)

a.询问:年龄、职业、工种、结婚年龄、孕产史;月经史、末次月经并推算预产期(EDC);现在史(早孕反应情况,初感胎动的时间,有无阴道流血、头晕、眼花,有无发热、内外科疾病及其严重程度等);过去史;过敏史;家属史等。

b.全身检查:观察发育、营养、精神状态、身高及步态。如身材矮小者 145 cm 以下常伴有骨盆狭窄,跛脚者常伴有骨盆异常。测血压,孕妇正常血压不超过 140/90 mmHg 或与基础血压相比不超过 30/15 mmHg,超过属病理状态,如妊娠期高血压疾病可用测血压仪(图 6-9)监测。称体重、测量身高,计算身体质量指数(BMI)。孕妇体重在孕早期增加较少,孕中期起孕妇体重明显增加,每周应增加 0.3～0.5 kg,但孕晚期每周体重的增加不应超过 0.5 kg,整个孕期体重平均增加 10～12.5 kg。孕妇体重增加过多应考虑是否双胎、水肿、羊水过多等,孕妇体重增加过少或不增加应考虑是否孕妇营养不良或胎儿宫内发育迟缓等(图 6-10)。检查心、肺、肝等有无异常;乳房发育情况、乳头有无凹陷;脊柱、下肢有无畸形;下肢有无水肿等。

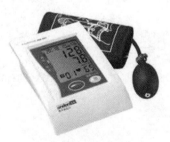

图 6-9 测血压仪

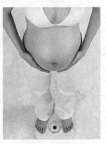

图 6-10 称体重

c.产科检查:腹部四步触诊,测子宫底高度估计与孕周是否相符、估计胎儿大小,了解胎儿生长发育的情况;查清胎先露、胎方位,了解胎位有无异常(图 6-11)。听胎心音(图 6-12),正常胎心音每分 120~160 次,如胎心音每分钟少于 120 次或多于 160 次,均提示胎儿宫内缺氧,应及时纠正缺氧。

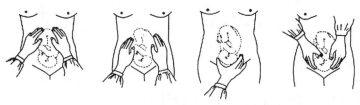

图 6-11 腹部四步触诊

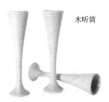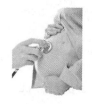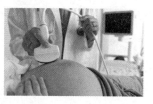

木听筒

图 6-12 听胎心

d.骨盆外测量,可了解骨盆的大小,估计足月正常大小的胎儿在分娩时是否能通过骨盆顺利娩出,即判断是否可顺产(图 6-13)。

e.妇科检查:阴道分泌物常规;淋菌培养;宫颈阴道液基细胞检测(TCT)。

f.生化检测:肝肾功能;乙肝全套;RPR;HIV;血型及抗体;甲状腺功能等。

g.辅助检查:心电图;B 超。

h.进行孕中期保健指导,并预约下次复诊时间。

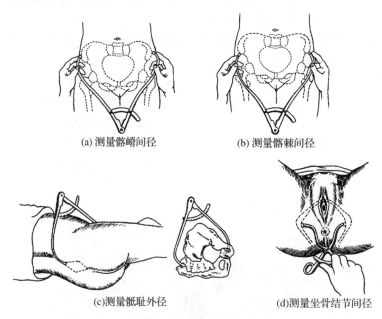

(a) 测量髂嵴间径   (b) 测量髂棘间径

(c)测量骶耻外径   (d)测量坐骨结节间径

图 6-13 骨盆外测量

B.复诊产前检查内容

a.询问前次产前检查后的情况。

b.尿液检查(尿蛋白检测)。

c.测血压、称体重,计算 BMI,检查有无水肿、静脉曲张及其他异常情况。

d.腹部四步触诊复查胎方位,估计胎儿大小及听胎心。

e.测量宫底高度,估计与孕周是否相符,测腹围。

③孕中期保健辅助检查

a.孕 14~20 周:D 筛查。

b.孕 18~24 周:B 超畸形筛查。

c.孕 24~30 周:糖尿病筛查(抽静脉血查空腹血糖,将 75 g 糖粉,冲成糖水口服,分别检测 1 小时及 2 小时后血糖,正常值为 5.8/10.6/9.2.其中有 2 项或 2 项以上超过正常值,可诊断为妊娠期糖尿病)。

d.对原有疾病或妊娠并发症加做相应的检查项目。

(2)孕中期膳食:从孕中期起胎儿生长发育迅速和孕妇自身生理变化及为分娩、哺乳储备的需要,因此膳食中应增加人体所需要各种营养素的量,并做到合理均衡的营养,保证各种营养素的摄入,以满足胎儿与孕妇的双重需要。在孕中期胎儿骨骼系统发育较快需要大量的钙、胎儿生长发育及孕妇血容量增加需要大量的铁,因此在膳食中需特别注意增加钙与铁的摄入量。

(3)孕中期运动:从怀孕 4 个月开始(图 6-14)。

①优点:促进机体新陈代谢;有利于顺产;有助于消化;户外活动有助于钙的吸收而有利于胎儿的骨骼发育;使孕妇精力充沛,心情良好。

②项目:散步、慢跑;舞剑;跳舞(慢三步、慢四步);孕妇健身操等。

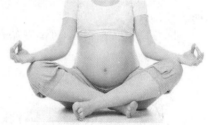

图 6-14 孕中期运动

③运动量:运动量适当减少,以孕前的 70%~80% 为宜;运动时心率增加,以不超过 120 次/分为准。

④注意事项:a.运动前向医生咨询,有异常情况不宜运动;b.运动前排空小便,做孕妇健身操时宜赤脚,衣服要宽大,伴以轻松的音乐;c.运动时呼吸要均匀,不能屏气;d.动作不要过猛,应避免摔跤、过度疲劳;e.运动中及运动结束时,应注意补充水分;f.运动前或运动过程中,如身体出现不适应放弃运动不要勉强;g.怀孕 34 周后以散步为主,停止其他的运动。

⑤孕中期运动,每周 4~5 次,每次 1 小时左右。以上提及的各项运动项目均可进行。

问题思考 妊娠期糖尿病孕妇的健康教育是什么?

三个方面:控制饮食、加强运动、血糖的监测。①合理饮食,运动,定时监测血糖;②饮食调整 1~2 周后,血糖仍超上限,遵医嘱应及时加用胰岛素;③妊娠期糖尿病患者应注意胎动,如胎动异常及时就诊;④医生根据病情加强监护。

(4)生活方式指导

①衣着:孕妇的衣着应质地柔软,式样简单,方便穿脱,上衣宜宽大,不穿紧身衣裤,不能束紧腰部,以免影响血液循环和胎儿的发育及胎动。孕妇应选用透气、吸水的纯棉制品内裤,因在怀孕期间阴道分泌物较多,分泌物刺激外阴皮肤,可引起外阴皮肤瘙痒和外阴炎症。

②鞋：孕妇不宜穿高跟鞋，最好穿后跟 2～3 cm 的坡跟鞋或平跟鞋，鞋底要防滑，避免腰酸背痛和防止摔倒。

③其他：居住环境、个人卫生、睡眠、工作，同孕早期。

（5）胎教指导

①抚摸与语言：孕妇轻轻地抚摸腹部并可与胎儿聊天、讲故事、朗读儿歌等，丈夫也可以抚摸与语言的胎教。

②音乐：选择轻松、愉快、节奏缓慢、旋律柔和的乐曲，应避免高频率音乐。

（6）常见症状及处理

①下肢痉挛

a.原因：孕妇缺钙、下肢受凉、过度疲劳等。

b.预防：饮食中增加钙、维生素 D 的摄入量；每天在阳光充足的室外活动半小时促进钙的吸收；下肢注意保暖与预防过度疲劳；遵医嘱服补钙剂。补钙需与维生素 D 同时补充有利于钙的吸收。

c.下肢痉挛发作时让孕妇仰卧屈膝，局部按摩或热敷。

②贫血（妊娠期孕妇常合并缺铁性贫血）

a.纠正：饮食中增加铁、维生素 C 的摄入量；遵医嘱服补铁剂。补铁需与维生素 C 同时补充有利于铁的吸收。

b.预防：从孕前和孕早期开始在饮食中增加铁、维生素 C 的摄入量。

③下肢水肿

a.指导孕妇避免长时间站立或坐位，坐或卧时抬高下肢，可帮助下肢静脉的回流，避免引起下肢水肿。

b.告知孕妇经较长时间卧床休息后下肢水肿应消退，若水肿不消退或水肿明显，应考虑妊娠期高血压疾病或合并肾脏等疾病，应及时查明原因与治疗。

2.孕中期保健评估

评估孕中期高危因素：根据产前检查的结果，评定孕妇及胎儿的情况，如发现有高危因素的孕妇，转高危门诊进行产前检查。

（三）晚期妊娠保健要点

1.孕晚期健康教育指导

（1）产前检查——复诊

①孕晚期产前检查的孕周、次数及地点：a.妊娠 28～34 周每 2 周检查一次；妊娠 35～40 周每周检查一次；妊娠大于 41 周住院并引产；有异常情况酌情增加产前检查次数。b.在初诊检查的同一家医院进行产前检查。

②孕晚期产前检查的内容：按时进行产前检查（复诊）。a.询问前次产前检查后的情况；b.尿液检查（尿蛋白检测）；c.测量血压、称体重，计算 BMI，检查有无水肿、静脉曲张及其他异常；d.腹部四步触诊复查胎先露、胎方位，估计胎儿大小及听胎心；e.测量宫底高度（图 6-15），估计与孕周是否相符，测量腹围（图 6-16）；f.进行孕晚期保健指导，并预约下次复诊时间。

③孕晚期辅助检查：a.孕 28～32 周：脐血流检测；b.B 超检查，孕 30～32 周进行胎儿生长发育情况评价（测胎儿双顶径、胸径、腹围、股骨长度、羊水、胎盘、胎位）；c.胎儿监护（NST），孕 34～36 周进行，主要观察胎动后胎心率的变化以了解胎盘、胎儿的储备

功能,监护胎儿宫内的安危;d.对原有疾病或妊娠并发症加做相应的检查项目。

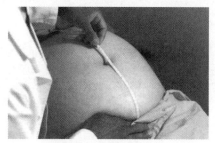

图 6-15　测量宫底高度

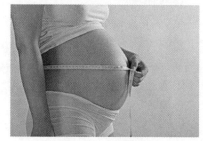

图 6-16　测量腹围

(2)孕期自我监护

孕期自我监护是指在家中自己和家属一起监护胎儿的情况。在孕晚期胎儿容易发生缺氧及其他的异常情况,孕妇到医院进行产前检查,所检查到的结果只能反映当时胎儿的情况,不能预测在家中可能发生的异常情况。如没有及时发现,丧失了抢救胎儿的最佳时机,可造成胎儿死亡的严重后果。

①时间:孕 28～30 周开始

②方法

a.听胎心音:丈夫或家人用木听筒或听诊器在孕妇的腹壁听胎心音,孕妇自己也可以用听诊器在腹壁听胎心音(图 6-17)。首先到产前检查医院的孕妇学校听课,由专职护士讲解、指导,学会听胎心音的方法。每天听胎心音 1～2 次,每次 1 分钟,正常胎心音每分钟 120～160次,如胎心音每分钟少于 120 次或多于 160 次,均提示胎儿宫内缺氧,孕妇立即左侧卧位并马上到医院就诊。

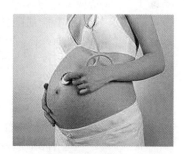

图 6-17　自听胎心音

b.数胎动:孕妇自己数胎动,每天早中晚各数 1 次胎动,每次 1 小时,3 次胎动数相加,乘以 4 即得到 12 小时胎动数。正常胎动 12 小时胎动计数≥30 次,每小时 3～5 次(平均数),反映胎儿在宫内情况良好。如 12 小时胎动计数<10 次或比平时胎动数少 50%,每小时少于 3 次,提示胎儿宫内缺氧。如胎动突然频繁增多,应继续再数胎动 1 小时,若仍未好转,也提示胎儿宫内缺氧,都应及时到医院就诊。一般胎动消失 12～48 小时后胎心消失。

c.做好胎心、胎动监护的结果记录,并每次产前检查带好记录单,需医生评估。

(3)生活方式指导

①工作:健康孕妇仍可参加工作,孕 28 周后减轻工作量,避免长时间站立或重体力的劳动,酌情调整工作岗位。

②睡眠:保证每日 8～9 小时睡眠,约 1 小时的午休,以左侧卧位为佳。孕妇为何要左侧卧位? 其一因盆腔左侧乙状结肠占据,所以怀孕后子宫增大向右旋,随之子宫血管也出现不同程度的扭曲,左侧卧位可纠正子宫血管的扭曲,保证子宫的血流通畅,给胎儿提供更多的氧气与营养,有利于胎儿的生长发育。其二孕妇如取仰卧位,增大的子宫压迫下腔静脉,减少回心血量,从而使心脏博出血量减少,出现血压下降,心跳加快、出冷汗、面色苍白等症状,称为"仰卧位低血压综合征",对孕妇与胎儿都有危害性。

③性生活:孕晚期禁止性生活,以防早产、胎膜早破及感染。

④其他:居住环境、个人卫生(同孕早期)、衣着、鞋(同孕中期)。

(4)孕晚期运动

①怀孕 34 周后以散步为主,每天 1～2 次,每次半小时左右。

②孕妇健身操,项目如孕中期,但难度、强度均下降,每周运动 2～3 天。

(5)孕晚期膳食

孕晚期膳食中增加人体所需各种营养素的量,同孕中期膳食,但脂肪和碳水化合物不可摄入过多,以免胎儿过大,造成难产。

(6)胎教指导

孕晚期继续进行胎教,其方法同孕中期。

(7)临产前的准备

①孕妇心理准备:有良好的心理状态;正确对待分娩疼痛;坚持适当的运动;预产期前 2 周最好在家休息。

②物质准备:产妇所需物品,新生儿所需物品。

(8)常见症状及处理

①仰卧位低血压综合征。如发生仰卧位低血压综合征,嘱孕妇取左侧卧位卧至血压恢复正常、症状消失。告知孕妇避免长时间仰卧位,预防仰卧位低血压综合征的发生。

②如孕妇出现不能消除的严重头痛、视力模糊、严重而持续的胃痛、严重而频繁的呕吐、阴道出血、体温 38 ℃以上等,应立即到医院就诊。

③临产先兆及临产:a.阴道出现血性分泌物俗称"见红",提示即将要临产,"见红"在临产前 1～2 天内出现是临产可靠的征兆,应立即到医院就诊。b.阴道突然出现大量液体流出俗称"破水",提示胎膜已破,孕妇应平卧立即送医院就诊,防止脐带脱垂。多数孕妇破膜后 1～2 天自然临产。c.子宫出现有规律并逐渐加强的子宫收缩,如宫缩持续时间 30 秒或以上,间隙时间 5～6 分钟,提示已临产,应立即到医院就诊。

2. 孕晚期保健评估

评估孕晚期高危因素:根据产前检查的结果,评定孕妇及胎儿的情况,如发现有高危因素的孕妇,转高危门诊进行产前检查。

"妊娠不是病、妊娠要防病",为了保障母亲的安全和胎儿、新生儿的健康。请准妈妈们主动参与孕前与孕期保健。

(叶雯)

五、社区妇女产后保健

(一)建立良好的休养环境

1. 从产房转至病房后

(1)室内温度适宜(一般控制在 18 ℃～20 ℃),空气新鲜,通风良好。即使在冬季也要有一定时间开窗通风,但要注意避免直接吹风。空气清新有益于产妇身体恢复与情绪愉快,也有利于休息。

(2)由于刚分娩后的产妇需要静养以恢复体力,故亲友探望需限时。

2. 从医院回到家里后

(1)卧室通风,采光要明暗适中。

(2)定时开窗换气,换气时最好让产妇和宝宝暂时离开房间一会。

（3）房间要禁烟。

（4）冬天产妇居室内的温度以 18 ℃～25 ℃为宜,湿度保持在 30％～50％；夏天以温度 23 ℃～28 ℃,湿度 40％～60％为宜。夏天产妇可以适当使用空调,但应注意空调的风不可以直接吹到产妇。冬天注意保暖。

（5）产妇应穿长袖衣和长裤,最好还穿上一双薄袜子。产妇坐月子期间不可碰冷水,以防受凉或产生酸痛的现象。

（6）为避免交叉感染,禁忌室内烟雾弥漫,酒气熏人,污染空气。有慢性病或感冒的亲友最好不要来探视产妇及新生儿。

（二）注意个人清洁卫生

1. 产后着装适宜

应选择宽大舒适、冷暖适宜的着装和舒适透气的布鞋或软底鞋,不要束胸,也不要赤脚。注意随四季天气的变化增减衣服,不要过分"捂"。

2. 每日洗头、梳头

既可去掉产妇头发中的灰尘、污物,避免细菌感染；也可刺激头皮及头皮上运行的经络,促进头皮的血液循环,避免脱发、发丝断裂等。洗头时须注意：①可用指腹按摩头皮,洗完后即用吹风机吹干,避免受冷气吹袭；②水温要适宜,最好保持在 37 ℃左右；③不要使用太刺激的洗发用品；④洗完后及时擦干,再用干毛巾包一下,不要结辫,也不可马上睡觉,避免头皮血管冷刺激后骤然收缩,引起头痛；⑤梳理头发最好用木梳,避免产生静电刺激头皮。

3. 月子里洗澡

①如会阴部无伤口及切口,夏天产后 2～3 天、冬天 5～7 天即可淋浴。如会阴伤口大或撕裂伤严重、腹部有刀口,须待伤口愈合后淋浴,可先做擦浴。②产后洗澡讲究"冬防寒、夏防暑、春秋防风"。在夏天,浴室保持常温,洗澡水温宜保持在 35 ℃～37 ℃,夏天也不可用较凉的水冲澡,以免恶露排出不畅,引起腹痛及日后月经不调、身痛等。③最好淋浴（在家人帮助下）,不适宜盆浴,以免脏水进入阴道引起感染。如果产妇身体较虚弱,不能站立洗淋浴,可采取擦浴。④每次洗澡的时间不宜过长,一般 5～10 分钟即可。⑤冬天浴室温度也不宜过高,这样易使浴室里弥漫大量水蒸气,导致缺氧,使本来就较虚弱的产妇站立不稳。⑥洗后尽快将身体上的水擦去,及时穿上御寒的衣服后再走出浴室。

4. 日常清洁卫生

产后内裤、内衣要天天换,天天洗,以防引起皮肤和生殖器官感染。刷牙、洗脸,饭前便后洗手,喂奶前洗手。

（三）产后会阴护理

恶露指产后随子宫蜕膜,特别是胎盘附着处的蜕膜,含有血液、坏死蜕膜等的液体,经阴道排出。正常恶露有血腥味但无臭味,持续 4～6 周,一般为 250～500 mL,个体差异较大,血性恶露持续 3 天逐渐转为浆液恶露,约两周后变为白色恶露,约持续 3 周干净。

（1）分娩后第一时间,要垫上产妇专用卫生巾。每次去厕所的时候,用消毒型清洁棉由前至后擦。

（2）产妇可用熟水放凉后擦洗外阴每日 2～3 次。如有异常遵医嘱予药物擦洗。

(3)平时尽量保持外阴部的清洁干燥,会阴垫应用无菌卫生巾并及时更换。每次如厕后,都要用温清水洗外阴,勤换卫生护垫。

(4)注意观察恶露的量、性质(气味、颜色)。

(5)如果侧切伤口或会阴发生肿胀,可用冷敷垫。产后24小时内若感到会阴部,或肛门有下坠不适感、疼痛感,应请医生诊治,以防感染和血肿发生。

(四)产后哺乳及乳房护理

1.哺乳时间

(1)分娩后半小时就可以让新生儿吸吮乳头,这样可尽早建立催乳和排乳反射,促进乳汁分泌,同时还有利于子宫收缩。以5~10分钟为宜。

(2)产后第一天可以每1~3小时哺乳一次,选用侧卧位喂奶。每次哺乳后应将新生儿抱起轻拍几下,以防回奶。

(3)废弃定时哺乳,推荐按需哺乳。乳汁确实不足时,应及时补充奶粉。

2.乳房清洁

每次哺乳前要洗手,只需用水清洁乳房,每天清洗一次即可,没有必要每次喂哺前清洗乳房,婴儿需要气味识别母亲的乳房。

3.乳房保护

哺乳时产妇应托住乳房,两侧乳房轮流哺乳,以保持乳腺导管的畅通。为避免乳头被婴儿咬破,让婴儿含接整个乳头及大部分乳晕。

4.提倡母乳喂养

科学增加母乳的方法如下:

(1)注意饮食、休息、精神愉快和培养对哺乳的信心。

(2)纠正母乳喂养中的不合理现象:如婴儿的吸吮时间不够,出生1~2个月的婴儿,每天应哺乳8~10次;3个月的婴儿,24小时内哺乳至少有8次。

(3)纠正乳头错觉产生:提倡早吸吮及24小时母婴同室,按需哺乳;尽量避免早期使用各种人工奶头及奶瓶;在婴儿不甚饥饿或未哭闹前指导母乳喂养。

(4)寻找引起母乳不足的其他因素:如妈妈和婴儿是否生病,妈妈乳头有无异常,哺乳技巧掌握的熟练程度等;同时避免或尽可能减少给哺乳妈妈使用止痛药和镇静剂;哺乳期间不宜服用雌激素、孕激素类避孕药,以防抑制乳汁分泌。

(5)及时、适量、科学地补养:饮食关系到产妇全身器官的恢复和乳汁的分泌,因此,要注意营养的调理。分娩后头两天,胃肠道需要一个适应的过程,所以饮食应选清淡、易消化的食品,以后的饮食应以营养丰富,能提供足够的热量为原则。要多吃鸡、肉、鱼、蛋、虾、乳类等食品。产妇对各类食物都应该吃,不要偏食,要多喝汤水。除了每日三餐膳食外,还需加餐2~3次。多吃绿色蔬菜和水果,可以增加肠蠕动,减少产妇便秘发生。此外,应忌食酒、辣等刺激性食物。

(6)注意喂养技巧:新妈妈应两侧乳房交替哺乳;每次喂奶都应给婴儿足够的时间吸吮;因患病或其他原因不能哺乳时,要将乳房内的乳汁挤出、排空。

5.护胸、健胸、维持乳房原貌

母亲应该戴尺寸合适的胸罩,托住乳房。在妊娠期第7个月时,准妈妈应换上大一号的专门哺乳胸罩,不但能预防乳房下垂,还可以吸净渗漏出来的乳汁,非常方便。

（五）产后形体修复

产后形体恢复最科学的方法是运动减肥,目前最好的就是散步,可以帮助女性尽快地恢复产前的完美身形。

孕妇产后,盆底的肌肉组织以及腹壁位置都会出现松弛的现象。这个时候最好的产后恢复方法就是做产后保健操,不仅能很好的恢复肌肉松弛现象,促进子宫的恢复,也能帮助产妇体质恢复,还能促使产后形体修复。

产妇保健操:

1.产后第一天的产妇保健操

(1)足部运动:仰卧位,双手放在两侧,腿伸直,脚跟着地,脚尖伸直,脚尖向内侧屈曲,使两脚掌相对,脚背伸直,两脚掌相对,以踝部为轴心,双脚做内外活动。重复10次,每天2遍。

(2)手指的运动:伸直手臂,用力握拳,然后把手尽量地张开,重复10次,每天2遍。

(3)按揉腹部运动:仰卧位,屈膝,平静呼吸,两手掌在腹部做圆圈式按揉,手下可触及球形的子宫,逆时针按揉5次,再顺时针按揉5次,每天2遍。

2.产后第二天的产妇保健操(图6-18)

(1)提肛运动:仰卧屈膝,双脚并拢,收缩肛门,如同控制排便,重复3次,随着产后天数增加可逐渐增加次数,每天做2遍。如果会阴部有不适感或疼痛,可延迟做此项运动。

(2)舒展运动:仰卧位,在头部和小腿下垫枕头,采用此种姿势充分舒展,放松休息30分钟。

(3)仰卧抬头运动:撤掉枕头,双腿并拢伸直,一只手放在腹部,另一只手放在旁边。抬头,使眼睛能看到腹部上的手,稍停后复原。每只手各做5次,每天2遍。

(4)腹部锻炼:仰卧位,将手放在胸部,两腿并拢,屈膝,脚掌平放在床上,双手轻轻地放在胸口上,闭嘴,慢慢地做深吸气收腹动作,然后轻轻呼气,也就是运用腹肌慢而深地呼吸,重复10次,每日2遍。产后第2天开始做至第4周末。有利于恢复松弛的腹部,增加腹肌弹性。

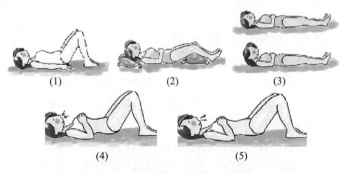

(1)　　　　　(2)　　　　　(3)

(4)　　　　　(5)

图6-18　产后第二天的产妇保健操

3.产后第三天的产妇保健操

(1)腹背运动:仰卧位,深吸气,两臂伸直,两手触碰双膝,保持数秒,然后放松。重复5次,每天2遍。

(2)下肢运动:仰卧位,双腿伸直,抬起左下肢,大腿与身体成90°,然后屈膝,使小腿与大腿成 90°,再伸直放平,换成右下肢。重复 5 次,每天 2 遍。

(3)颈部运动:仰卧位,保持身体呈直线,其他部位不动,抬起头尽量弯向胸部,重复 5 次,每天 2 遍,产后第 3 天开始做至第 4 周末。有利于颈部和背部肌肉的舒展。

(4)胸部锻炼:仰卧位,两手臂左右伸平,上举至胸前,两手掌合拢,然后保持手臂伸直放回原处,重复 5 次,每日 2 遍,产后第 3 天开始做至第四周末。增加肺活量,并使乳房恢复较好的弹性。

4. 产后第四天的产妇保健操

(1)腹肌运动:仰卧位,双手放在背下,在背部和床面之间留个缝隙。不要停止呼吸,慢慢地绷紧腹部肌肉,使背部和床面间的缝隙变小。重复 10 次,每天 2 遍。

(2)骨盆运动:仰卧位,屈膝,两脚掌平放于床上,双手放在腰部保持双膝伸直的状态,右腰挺起,左腰收回,坚持一两秒钟,再恢复原状。每遍双腿交替各做 5 次,每天 2 遍。

(3)绷紧腿运动:脚尖交叉,上边的脚轻轻地叩打下边的脚两三次,然后像绷紧腰部肌肉似的使大腿紧张,两腿内收,猛然绷直到脚尖。保持此状态呼吸一次,再缓缓放松,恢复原状。左右各做 5 次,共计 10 次,每天 2 遍。

5. 产后第五天至第七天的产妇保健操

(1)抬腿的运动:仰卧位,屈膝,脚掌平放在床上,大腿与床面呈直角,呼吸一次,抬腿使大腿更加靠近腹部,大腿恢复到与床面呈直角的位置,同时小腿伸直,一呼一吸后放下。两腿交替各做 5 次,共计 10 次,每天 2 遍。

(2)按摩上肢运动:用手掌和手指从上到下按摩上肢的外侧,然后用相同的要领按摩上肢的内侧,左右交替共计 10 次,每天 2 遍。

(3)扭动骨盆运动:仰卧位,屈膝,脚掌平放在床上,手掌向下平放在两侧,双腿并拢,先向右侧倒,呼吸一次后,再向左侧倒,左右各 5 次,每日 2 遍。

(4)起落手臂的运动:仰卧位,双手平伸,深吸气,一边呼气,一边两手上举,直到胸部上方,手掌合拢,再吸气,同时手臂恢复原状,重复 5 次,每天 2 遍。

(5)臀部运动:仰卧位,一侧膝关节弯曲,让大腿尽量靠近腹部,脚尖绷紧,脚跟紧贴臀部,伸直放下,左右各 5 次,共 10 次,每天 2 遍,产后第 7 天开始做至第 4 周末,可促进臀部和大腿肌肉弹性的恢复。

6. 产后一周后的产妇保健操(图 6-19)

(1)腿部运动:仰卧位,将一条腿缓慢抬高与身体垂直,缓缓放下,另一条腿做相同动作,左右交替各 5 次,共 10 次,可加用将两腿同时抬起的动作 5 次,每天 2 遍,产后第 10 天开始做至第 4 周末。增进腹部及臀部肌肉的收缩,使腿部曲线得到恢复。

(2)仰卧起坐:屈膝仰卧,把手伸向身体的前方,起来再慢慢地躺下,产后 1 周开始。腹肌力量稍微增加后,做仰卧起坐,仰卧位,双手环抱头,上身坐起,肘部尽量向膝部靠近,反复 5 次,每天 2 遍,产后第 14 天开始做至第 6 周末。促进盆底及腹部肌肉的收缩。

(3)盆底肌肉收缩运动:仰卧位,屈膝呈直角,两膝并拢,两脚分开,肩部支撑,挺起身体,抬高臀部,同时收缩臀部及盆底肌肉,重复 5 次,每天 2 遍,产后第 14 天开始做至第 6 周末。对盆底肌肉张力的恢复,以及预防子宫脱垂及增强性功能都十分有益。

(4)膝胸卧位:身体呈现跪伏姿势,头侧向一边,双手伏于床上,屈臂,两腿分开与肩宽,大腿与床面垂直,此动作保持3~10分钟,每天2次,产后第14天开始做,不宜过早进行。若产后身体弱,也可用俯卧30分钟代替。可以帮助子宫恢复正常位置。

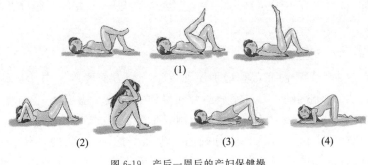

图6-19　产后一周后的产妇保健操

(六)性生活指导

产褥期严禁性交。产后不哺乳者,通常在产后4~8周月经复潮。产后哺乳者,月经延迟复潮甚至哺乳期不来潮,但也有按时来潮的,产后6周检查正常后可进行性生活,应采取避孕措施,原则是哺乳者以工具避孕为宜,不哺乳者可选用药物避孕。剖宫产半年后可放置宫内节育器。

1. 哺乳期的避孕方法

常用的避孕工具有避孕套、阴道隔膜、宫内节育器。

(1)避孕套避孕:使用简单,非常容易掌握,效果可靠,可作为首选。

(2)阴道隔膜避孕:使用技术要求较高,用后保养较麻烦,此方法避孕必须先到医院做妇科检查,选配合适的型号并有医生指导,学会放入和取出的方法。

(3)放置宫内节育器:如产后3个月来月经,可以使用此法,避孕较理想,具有高效、长效的特点,是目前我国使用最多、很受欢迎的女用避孕工具,用此方法应向医生说明情况,如无禁忌证方可使用。

2. 剖宫产术后的避孕

因剖宫产妇,子宫上留下永久的疤痕,如果再次怀孕行人工流产术,容易发生胚胎漏吸或子宫穿孔,给产妇造成不可弥补的损失,所以剖宫产后的产妇更应特别注意避孕。用什么方法避孕,可根据产妇的身体条件和是否母乳喂养决定。

(1)非母乳喂养者可选用避孕药物(长、短效)或工具(避孕套),避孕药物应在医生指导下应用,以防失败。

(2)产后母乳喂养者主要采用工具避孕,因口服避孕药能重新调节体内激素水平,影响泌乳,对婴儿不利,所以不提倡口服避孕药避孕。剖宫产术后6个月无论哺乳或不哺乳,都可以采取放置宫内节育器等长效的避孕方法。

(七)产后复查

按医嘱定期返院接受追踪检查。包括产后访视和产后健康检查。

1. 产后访视

至少3次,第一次在产妇出院后3日内,第二次在产后14日,第三次在产后28日,了解产妇及新生儿健康状况,内容包括了解产褥期饮食、大小便、恶露及哺乳情况,检查两侧乳房,剖宫产腹部伤口等,若发现异常应给予及时指导。

2.产后健康检查

产妇应于产后 42 日到医院做产后健康检查,测血压,查血尿常规,B 超,了解哺乳、子宫复旧情况,观察盆腔内生殖器是否已恢复至非孕状态,最好同时带婴儿来医院做一次全面检查。

（八）剖宫产产妇的保健

剖宫产在减少产妇产前痛苦和增加胎儿安全分娩方面要胜于自然分娩,但产妇术后恢复要比自然分娩慢得多,刀口完全愈合和身体完全恢复需要 1～2 个月,甚至更久一些。如果发生术中意外或术后刀口感染,则会带来更多的麻烦。据研究,剖宫产新生儿的脐血中,免疫球蛋白含量比自然分娩的新生儿要低,能抗病的补体含量更低。所以,剖宫产生的新生儿更易感染疾病。从婴儿角度看剖宫产也不如自然分娩。

但是,当孕妇有剖宫产指征时,如骨盆畸形、臀位、前置胎盘、高龄初产妇、巨大儿等,就应该由医生根据孕妇的具体情况,决定是否进行剖宫产。由于剖宫产手术对产妇身体会有一些损伤,所以产妇应掌握自我保健常识,以利早日康复。①注意饮食营养;②注意伤口渗液及有无感染;③早期下床活动;④注意卫生;⑤及时采取避孕措施;⑥剖宫产的产妇与顺产的产妇不同,为了避免在复原运动中伤口疼痛或不小心扯裂,产后的复原操,最初以呼吸为主,等到伤口愈合之后,再进行较大动作的肢体伸展。

（九）产后心理护理

许多产妇在产后出现睡眠不好、疲劳、烦躁、悲观、厌世、甚至有自杀行为;这是由于分娩刺激而引起的较强烈的精神反应,还与社会因素和心理因素有关。一些产妇在分娩后出现抑郁症状,这也是产褥期常见的一种心理疾病,不仅影响产妇的身心健康,而且对婴儿的身体发育、心理行为的发展都有不利的影响,还会影响夫妻关系和整个家庭及社会的和谐,甚至可能导致产后精神病的发生。

(1)当情绪低落时,找人倾诉衷肠,把自己的感觉和感受向丈夫、父母以及朋友倾诉。接受别人的帮助,或主动寻求他人帮助。

(2)在婴儿睡觉的时候,母亲要和孩子一起睡觉,以便更快地恢复体力和精力。

(3)不要给自己提过高的要求,降低对自己的期望值。

(4)不要多疑,学习宽容大度,学会开导自己。自身一定要寻找和创造快乐,一切为了孩子着想,让孩子健康成长。

(5)丈夫和家人要细心观察产妇的行为举止,多开导产妇,真正从心理上关心产妇,丈夫要细心呵护妻子,帮助她度过产后的艰难时期。

(6)预防措施:①提倡计划怀孕,同时孕期参加各医院组织的孕妇学校,了解妊娠和分娩是怎么一回事,听从医生指导,认真度过孕期和分娩期。同时也希望家庭成员给孕妇营造一个和谐的氛围,关心、爱护、帮助孕妇顺利度过孕产期。②作为新妈妈,除了睡眠还要注意调整自己的心态,不能过分娇气,无论患什么病,要以积极的心态对待,积极地进行产后调整,积极地照顾孩子,积极地对待发生的一切事情。

（十）产后常见问题的应对

1.胀奶及乳房肿胀

(1)原因:奶水多、太晚开始哺乳、婴儿含乳不好或限制喂奶次数及时间。

(2)处理乳房肿胀:①如果婴儿可以吸吮,可经常喂食、帮助调整喂奶姿势;如果婴儿无法吸吮,以手或吸奶器挤奶。喂奶前刺激催产素分泌的方法有热敷(一般为 3~5 分钟)或温水淋浴;按摩颈部及背部;轻轻按摩乳房;帮助母亲放松。喂奶后减少水肿的方法有冷敷乳房(不要碰到乳晕)。②卷心菜冷敷法,使用绿色的卷心菜叶子,用前用别针压碎或切除叶脉,使菜叶贴合乳房形状,每个乳房覆盖几片叶子,要覆盖所有的肿胀组织包括手臂下副乳,外敷大约 20~30 分钟或持续使用到菜叶枯萎,皮肤上有小水珠,一天 2~3 次。直到肿胀减退(通常 1~2 天)。外敷期间母亲需要持续规律的移除乳汁。

2. 乳腺管阻塞及乳腺炎

(1)原因:乳汁无法有效地从整个乳房移除的原因是哺乳次数不够频繁;婴儿不能有效吸吮。乳汁无法有效地从部分乳房移除的原因是婴儿含乳姿势不正确;常固定相同的喂奶姿势或手挤奶局限相同区域;压迫造成阻塞;母亲喂奶时手指错误的压在乳晕上造成奶流阻塞;丰满乳房下方,因重力的关系引流不佳。

(2)处理:改善有问题处乳房的引流,纠正引流不佳的原因。建议母亲:多喂母乳。让身体多休息。当婴儿吸吮时轻柔地按摩乳房。尝试以不同姿势喂奶,让宝宝下巴对准硬块。如果婴儿拒绝吃奶,必须挤出奶水。情况严重时根据医嘱使用抗生素、止痛剂等治疗。

3. 乳头疼痛及皲裂

(1)原因:喂奶姿势及含乳姿势不正确;使用人工奶嘴;乳头过度清洁或使用药物;念珠菌感染;婴儿舌系带过短;哺乳后强硬拉出乳头;母亲怀孕或月经来潮。

(2)处理:采取正确的哺乳及含接姿势;如哺乳时感到乳头疼痛或不确定姿势是否正确需手指置宝宝嘴角中断吸乳后再重新含接。如乳头持续疼痛需考虑念珠菌感染;哺乳结束后,应先释放压力再将乳头移出,切忌强行将乳头拉出;不要过度清洁乳头,不要使用肥皂或毛巾用力擦。喂奶后可以挤出乳汁涂在乳头乳晕上(促进乳头破痊愈,因母乳中有抗感染因子及表皮生长因子,后奶中的脂肪成分更可以滋润保护乳头)或使用羊脂膏。

4. 产后尿潴留

产后 4 小时膀胱有尿而不能自行排出称为产后尿潴留,是产科常见的问题。它会影响子宫收缩,导致阴道流血增多,也是产后尿路感染的重要因素。

有的孕妇剖宫产常规留置导尿管持续引流尿液,膀胱呈空虚状态,引起膀胱张力消失,影响排尿功能;有的在插尿管过程中损伤尿道黏膜使之水肿,再加上过度疲惫,体力消耗,肠管胀气,宫缩乏力或是精神过度紧张等,均可引起尿潴留。

解决尿潴留的方法有很多,比如产后饮水,使尿量增加,听流水声,用热水袋放在膀胱区轻轻上下推动,收腹加大排尿力度,用消毒温水冲洗外阴道尿道口,穴位针刺或注射新斯的明等均有一定效果。严重时需安置导尿管。

5. 晚期产后出血

晚期产后出血是指分娩 24 小时以后,在产褥期内发生的子宫大量出血。多见于产后 1~2 周,亦可迟至产后 2 个月左右发病。临床表现为持续或间断阴道流血,有时是突然阴道大量流血,可引起失血性休克。晚期产后出血多伴有寒战及低热。胎盘、胎膜残留是晚期产后出血最常见的原因。

(1)少量或中等量阴道流血,应给予足量光谱抗生素及子宫收缩剂。

(2)疑有胎盘、胎膜残留,应行刮宫术。

(3)各项检查前做好备血、建立静脉通路及术前准备。

6. 产后恶露异常

恶露是产后经阴道排出的含有血液、坏死蜕皮膜、黏液等的血性液体。正常恶露量多，色鲜红，有血腥味儿，但不臭，称为血性恶露。一般持续 3～6 天后逐渐变成浆性恶露，血量减少，有较多的坏死蜕皮膜、宫颈黏液、阴道分泌物及细菌等。约 2 周后转变为白色恶露，内含大量白细胞、退化蜕膜、表皮细胞及细菌，持续 2～3 周后干净。若红色恶露持续 20 天以上仍淋漓不断者，称为产后恶露不绝。主要由子宫复旧不全、感染、胎盘胎膜残留所引起。

(1)加强产前、产后正确的护理。

(2)产后应该禁止性生活，产妇的内衣、内裤要勤洗勤换，产妇大小便后要马上洗手，同时准备柔软的卫生纸，由阴道口向肛门方向擦拭消毒。

(3)产后坚持母乳喂养能帮助子宫恢复，有利于恶露的排出。

(4)做好产褥期卫生，产后每日用碘伏棉球消毒会阴 2 次，并保持外阴清洁、干燥，避免盆浴，防止患阴道炎而发生上行感染。

(5)若为会阴侧切的产妇，休息时最好用健侧卧位以防发生切口感染而致上行感染。若恶露有臭味儿且子宫有压痛表示有合并感染，应在医生指导下服用抗生素控制感染。

(6)食用富含营养的食物，多进食蛋白质，多吃流质食物，并适当补充维生素和铁剂。可以服用益母草冲剂或中药生化汤来帮助排出恶露。

7. 产后便秘

产后几乎所有女性都会便秘，这是由分娩前后进食少，腹压降低不易用力，会阴切开或痔疮疼痛不能用力，产后卧床休息肠蠕动减弱等因素造成的。

(1)食用黑芝麻粥，取黑芝麻 50 克碾细，加粳米 100 克同煮成粥，分早晚 2 次空腹食用。多吃富含粗纤维的蔬菜、水果等食品。适当的早活动，增加肠蠕动。在排便用力时，拿消毒纸巾或棉垫向上压住会阴伤口，会减轻疼痛，使排便困难有所改变。

如果便秘持续 3 天以上，一定要请医生予以适当的诊治处理。除了适当的饮食以外，还可以进行有效的提肛运动来预防便秘。

(2)有效的提肛运动：即凯格尔运动，主要锻炼提肛肌(一种围绕直肠和肛管门四周的平滑肌，排便时收缩，保证肛门开放)，正常顺产者从分娩第 2 天开始锻炼。凯格尔运动(图 6-20)具体操作：①仰躺在床上，双腿膝盖弯曲，类似分娩前做妇科检查的姿势。②收缩骨盆底肌肉，就像平常解小便中途忽然憋住的动作。③持续收缩约 10 秒，再放松 10 秒，如此重复 15 次，每天 1 次。

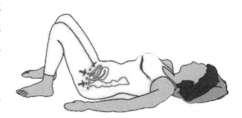

图 6-20　凯格尔运动

注意姿势和用力一定要正确；除了提肛肌群，腹部大腿臀部均不需用力；运动次数和收缩强度随产妇体质和手术情况而定，最好事先请示医师。

8. 产后缺乳

(1)食物疗法：如气血不足引起的乳汁不足可服用猪蹄粥(取猪蹄 1 只切成小块，与花生仁50克、粳米100克同煮成粥),猪蹄汤之类的滋补品。而对于气血壅滞引起的乳房胀痛、乳汁不下的患者,则还需红豆来帮忙。红豆有消胀满、通乳汁的功效,每天早晚各用红小豆120克煮粥,连吃3～5天即可。

(2)按摩方法:按摩催乳(图6-21)的原则是理气活血,舒筋通络。多采用点、按、揉、拿等基本手法,但在实际应用时须多种手法相互配合。

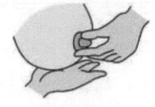
图6-21 催乳按摩

温水淋浴;按摩颈部及背部;轻轻按摩乳房;刺激乳头皮肤;帮助产妇放松乳房保健按摩是每一个产妇在生产后72小时内必须做的一项护理工作,因为这不但能促进产妇加速泌乳,同时,用按摩的手法能有效疏通乳腺管,预防乳腺炎等乳房疾病。

9. 产后腹痛

女性分娩以后发生的以小腹部疼痛为主的病症,称为产后腹痛。产后1周内小腹呈阵发性轻微疼痛,一般1周后会自然消失,这属于子宫收缩复位的生理现象。如果疼痛比较剧烈,可以服用当归生姜羊肉汤:取当归、生姜各100克,精羊肉2斤切碎,加大料、桂皮少许调味,文火焖煮至羊肉烂熟,去药渣,食肉喝汤。每日2次,分两天食完。羊肉性味甘温,益气养血,温中暖下,当归生姜补血活血温阳,对产后气血亏虚,小腹发凉作痛者有效,并能促进乳汁分泌。

10. 产后子宫脱垂

子宫从正常位置,沿阴道下降到骨盆之下,甚至脱出阴道口外,称为子宫脱垂。子宫脱垂与分娩、孕期和产后休养有着密切关系。

(1)产妇要卧床多休息,不要过早下床活动,过早参加重体力劳动,不要走远路或跑步,以防子宫脱垂。

(2)加强盆底肌和提肛肌的收缩运动,如抬臀运动可以帮助避免子宫脱垂。让产妇仰卧屈腿,有节奏地抬高臀部,使臀部离开床面,然后放下,每日2次,每次做10～15次,能使盆底肌、提肛肌逐渐恢复紧张度。

(3)食用何首乌鸡汤:取雄鸡1只除去内脏,何首乌30克,用布包好放入鸡腹内,加水将鸡炖至烂熟,取出何首乌,吃鸡肉喝汤,分两天吃完。

11. 颈背酸痛

一些产妇在给孩子喂奶后,常感到颈背有些酸痛,随着喂奶时间的延长,症状愈加明显,此谓哺乳性颈背酸痛症。发生的原因:①产妇不良的喂奶和睡觉姿势。②女性生理因素与职业的影响。③自身疾病的影响,如乳头内陷,颈椎病等。具体措施如下:

(1)及时纠正自己的不良姿势和习惯,避免长时间低头哺乳;在给宝宝喂奶的过程中,可以间断性地做头往后仰,颈向左右转动的动作。

(2)夜间不要习惯于单侧睡觉和哺乳,以减少颈背肌肉、韧带的紧张与疲劳,平时注意适当的锻炼或活动。

(3)要防止乳头内陷、颈椎病等疾患,消除诱因。

(4)注意颈背部的保暖,夏天避免电风扇直接吹头颈部;同时,要加强营养,必要时可进行自我按摩,以改善颈背部血液循环。

12.痔的预防

妇女产后由于子宫收缩,直肠承受胎儿的压迫突然消失,使肠腔舒张扩大,粪便在直肠滞留的时间较长,容易形成便秘。加之在分娩过程中扯破会阴,造成肛门水肿疼痛等。因此,妇女产后注意肛门保健和防止便秘是防止痔发生的关键。具体措施如下:

(1)勤喝水、早活动:产妇由于产后失血,肠道津液水分不足,以致造成便秘。因此,勤喝水,早活动,可增加肠道水分,增强肠道蠕动,预防便秘。

(2)少食辛辣、精细食物,多食粗纤维食物:一些妇女产后怕受寒,不论吃什么都加胡椒,这样很容易发生痔疮。同样,过多吃鸡蛋等精细食物,可引起大便干结而量少,使粪便在肠道中停留时间较长,不但能引起痔疮,而且对人体健康不利。因此,产妇的食物一定要搭配芹菜、白菜等纤维素较多的食品,这样消化后的残渣较多,大便时易排出。

(3)勤换内裤、勤洗浴:不但保持了肛门清洁,避免恶露刺激,还能促进该部位的血液循环,消除水肿,预防外痔。

(4)早排便、早用开塞露:产后应尽快恢复产前的排便习惯。一般3日内一定要排一次大便,以防便秘;产后妇女,不论大便是否干燥,第一次排便一定要用开塞露润滑粪便,以免撕伤肛管皮肤而发生肛裂。

▌▌ Key Words ▌

1.围生期妇女保健工作的方法与内容主要有 ＿＿＿＿＿＿＿＿ 、 ＿＿＿＿＿＿ 、

＿＿＿＿＿＿ 、 ＿＿＿＿＿＿＿＿ 。

2.孕前健康教育指导 ＿＿＿＿＿＿＿＿ 、 ＿＿＿＿＿＿＿＿ 、 ＿＿＿＿＿＿ 、 ＿＿＿＿＿＿

＿＿＿＿＿＿ 、 ＿＿＿＿＿＿＿＿ 、 ＿＿＿＿＿＿＿＿ 。

3.社区妇女孕期保健分为三期:＿＿＿＿＿＿＿＿ 、 ＿＿＿＿＿＿ 、 ＿＿＿＿＿＿ 。

4.社区妇女产后保健包括 ＿＿＿＿＿＿＿＿ 、 ＿＿＿＿＿＿ 、 ＿＿＿＿＿＿ 、

＿＿＿＿＿＿ 、 ＿＿＿＿＿＿ 、 ＿＿＿＿＿＿ 。产后复查包括＿＿＿＿＿＿ 、 ＿＿＿＿＿＿ 。

(朱新丽　陈淑英)

任务四 ▎ 社区中年人保健与护理

📺学习目标

【掌握】

1.说出社区中年人生理保健与护理。

2.学会社区中年人群的保健指导。

【熟悉】

1.知晓社区中年人心理保健与护理。

2.识记中年人的常见疾病。

【了解】

分析中年人常见的心理问题。

案例导入 6-4

中年人总是关心社会,关心事业,关心家庭、父母、子女、爱人,却常常忽视自己。我们有妇幼保健、老年保健,却从来没有听闻哪里有中年保健场所。请问:如何加强社区中年人的保健指导与疾病预防?

一、社区中年人保健与护理

(一)社区中年人生理保健与护理

1.营养与膳食指导

中年人由于工作紧张和家庭压力大,日常生活缺乏规律性,不注意饮食结构和营养素的平衡,很容易出现与饮食营养有关的疾病。一些中年期的常见病、多发病,如高血压、高脂血症、心脏病和脑血管病等的发生均与饮食和生活方式有密切的关系,社区护士应重视社区中年人营养与膳食的指导。

(1)合理营养,平衡膳食:适当限制高热量、高脂肪食物的摄入,以免导致肥胖,引发与肥胖有关的疾病;蛋白质、维生素、无机盐等应正常摄入,特别是蛋白质应当多吃优质蛋白质(牛奶和鸡蛋),可增强人的记忆力和机体抵抗力。食物搭配不当易引起人体的酸碱平衡失调,每日的膳食应做到荤素搭配、粗细搭配、品种多样化(图6-22),达到合理的营养。

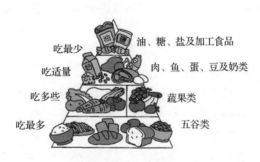

吃最少	油、糖、盐及加工食品
吃适量	肉、鱼、蛋、豆及奶类
吃多些	蔬果类
吃最多	五谷类

图 6-22　合理膳食

(2)保持健康饮食习惯:应注意尽量使用植物油,少吃动物油、低盐饮食,从而降低血中胆固醇的含量,减少动脉粥样硬化的发生,降低心脑血管病的危险性。三餐合理安排,定时定量保健康。

(3)注意各种微量元素的摄入:钙、磷、镁、铁、锌等微量元素的摄入是中年人健康不可缺少的,而这些微量元素易受多种因素的影响而导致吸收和利用不完全,故应多吃富含各种微量元素的食物,如蔬菜、水果、肉类、坚果等。

(4)合理烹调加工,减少营养素的损失。

2.预防保健

不健康的生活方式是中年人死亡的常见原因。因此应注意:

(1)避免高温紫外线伤害,不要在烈日下暴晒。家用电器中有些有电磁辐射,看电视距离要在1.75米以上,不要长时间坐在电磁炉旁煮东西,家用电器中,微波炉最厉害,6米之内都有伤害。远离放射性物质。

(2)食用果蔬,要洗干净,避免残留农药和化学药剂的伤害。农作物正常施用的农药暂不提,水果人为造毒的现象也十分严重,比如:桃用柠檬酸浸泡,桃色鲜红且不易腐烂,但残留物可损害神经诱发过敏性疾病,甚至致癌。香蕉可用氨水催熟,多吃影响肾功能。苹果、西红柿可用催红素增色,多食用会伤害肝。这样的例子太多,不再一一列举。通常对颜色太完美的食品,应该多留一个心眼,多一分谨慎:土鸡蛋蛋心黄过了头,宁愿吃洋鸡蛋;卤制食品色泽太光鲜,宁愿选吃色泽略暗一点的。

(3)讲卫生,避免病毒细菌伤害,在外边手与空气和物体接触,带有不少病毒细菌,回家一定要洗手,我们要养成饭前便后洗手的好习惯。

(4)避免居室空气污浊的伤害,人一生中有约二分之一的时间在屋内生活,冬天不要长时间不开窗,致使空气污浊,有异味。特别是新装修的房屋三个月不能入住,甲醛和苯都是致癌物质。

(5)避免不良嗜好和陋习的伤害,比如吸烟、酗酒、临睡前加餐等。

(二)社区中年人心理保健与护理

中年人进入不惑之年,他们在社会上工作负担繁重,人际关系复杂,精神压力过大;在家庭中经济、精力负担沉重,造成心理负荷过重。人到中年,思维记忆能力开始减退,反应敏捷性下降,感觉也逐渐不敏锐,并随年龄增长日渐衰退,这些又增大了心理负担。

只有心理健康的人才能在复杂多变、充满竞争的社会中,保持身心功能协调、稳定地发展,随时驱除各种不良的心理状态,保持高尚的品德和健全的人格,成为社会发展的顶梁柱。中年人的心理发展特点,既有有利于健康的一面,又有影响健康的一面。因此,加强中年人心理保健与护理,对于维护和增进中年人健康有着重要的作用。

问题思考 中年是指在人的一生中,由青年过渡到老年的一段岁月,世界卫生组织及在我国是如何划分的?

世界卫生组织对人生的时期做了划分,规定45~59岁为中年人。我国根据民族、地域、社会状况、人的身体状况及人口年龄构成现状划分了年龄界限,规定35~44岁为中年期,45~59岁为中年后期(相当于老年前期)。在中年期与中年后期身体出现一系列生理改变,各组织、器官逐渐发生退行性变化,生理功能逐渐下降,身体对外界环境的适应逐步下降,抵抗疾病的能力逐步降低。因此,加强保健是保证中年人身心健康、延长生命、提高工作能力与效率的关键。

二、中年人常见的健康问题

在日益繁忙的工作压力及中年人特有的高度责任心的驱使下,中年人常常无暇顾及自己的健康,加之生理上开始由盛转衰,生理功能日益下降,精力逐渐衰退,会出现相应的身心健康问题。

(一)中年人的常见疾病

1.高血压病

高血压病是中年期常见的慢性疾病,有近80%的人是在40岁以后发病的。高血压除与遗传因素有关外,还与精神紧张、生活及饮食习惯密切相关,如长期的紧张、疲劳、心情不愉快;饮食中的脂肪及食盐摄入过多;体力活动少,肥胖等因素易导致高血压。我国各省市高血压患病率相差较大。东北、华北地区高于西南、东南地区;东部地区高于西部地区,差异的原因可能与人群盐摄入量、肥胖者的比例及气候等因素有关。近年来农村的患病率也在上升。两性高血压患病率差别不大,中年后女性稍高于男性。

2. 冠心病

冠心病多发生在中年,据调查,40岁以后的冠心病患病率较高,居中年人心脏病患病率之首,病死原因也居前位,一般发病脑力劳动者多于体力劳动者,男性多于女性,中年期冠心病的发生多与肥胖、高血压、高血脂、高血糖及年龄引起的生理改变有关,同时还与各种生活习惯引起的危险因素有关,如遗传、吸烟、脑力劳动、紧张、饮食不当、情绪等因素。

3. 糖尿病

糖尿病为中年人常见的代谢性疾病,中年糖尿病的特点为发病率高,多属于2型糖尿病。

4. 高脂血症

随着现代人们生活水平的提高,大家的饮食水平不断升高,而运动量却降低了。高脂血症的发生在中年人群中呈上升趋势,再加上高脂血症的发生没有症状,容易被忽视,因此其成为一个隐形的杀手,对人们的危害很大。高脂血症容易导致动脉硬化的发生。

5. 恶性肿瘤

2019年1月,国家癌症中心发布了最新一期的全国癌症统计数据报告。报告指出,2015年全国恶性肿瘤发病约392.9万人,死亡约233.8万人。即平均每天超过1万人、每分钟有7.5人被确诊为癌症。随着年龄的增加发病率逐年上升,同时不平衡膳食、营养过度或缺乏均与肿瘤的发生有关。此外过重或肥胖的人比正常或体重轻的人更容易患癌症,摄入过量的高脂肪饮食也与肿瘤的发病率有密切关系。

6. 脂肪肝

上海交通大学医学院附属新华医院主任医师范建高教授调查显示:全球四分之一以上的成人有脂肪肝,东西方国家患病率无显著差异。我国脂肪肝患病率高达27%,起病年龄趋向年轻化,儿童脂肪肝日益增多。主要原因包括:高脂肪、高果糖、高热量的膳食结构;多坐少动的生活方式;酒精消耗量增加;遗传易感。在肥胖、代谢综合征、2型糖尿病以及长期过量饮酒患者中,脂肪肝的患病率超过50%。

(二)常见的心理问题

处于社会、家庭、工作、生活的多重压力下,再加上身体功能的逐渐衰退,使中年人常常感到力不从心,严重影响了中年人的心理健康,出现了心理健康问题。

1. 心理疲劳

长期地超负荷工作,精神紧张,使中年人常处于一种焦虑、烦躁、紧张、恐惧及忧郁的状态中。表现:①疲乏无力,睡眠差;②工作生活缺乏动力,效率低,容易出错;③人际关系冷淡;④感情容易冲动并敏感,对不顺心的小事容易产生极端的情绪;⑤易产生视力疲劳,视力迟钝,全身感觉不舒服,有眩晕、头痛、背酸、食欲差等症状;⑥心理上的悲伤、委屈、苦闷、烦恼、不平等精神痛苦。

2. 中年期神经症

长期的精神心理压力或精神创伤易致神经症的发生。表现:①神经衰弱的症状,如失眠、头晕、头痛、注意力不集中、记忆力下降;②植物神经功能障碍的症状,如心悸、多汗、潮热等;③情绪反应,如情绪不稳、易激惹、烦躁、焦虑等。

3.中年期抑郁症

中年期抑郁症表现为精神紧张、焦虑,自感全身不适,睡眠差,自责、愁眉苦脸、坐卧不安等;并伴随植物神经紊乱的症状。

案例分析 6-4

平时应注意:①合理膳食,适当的能量摄取;②工作与休息;③合理的运动;④纠正不良行为习惯;⑤学会应对压力;⑥坚持定期健康体检。

三、社区中年人群的保健指导

(一)社会应重视中年人的健康保健

中年人作为社会的中流砥柱,他们的健康状况如何关系重大。因此全社会都应给予高度的重视和关心。既要尽量发挥他们的作用,让他们承担更多的社会工作,同时又要做好他们健康的保障工作。

(二)中年人的自我心理保健

1.做到量力而为、劳逸结合

应对自己的生理和心理特点有所了解,正确认识体力和智力之间的关系,量力而行,降低过高的期望值。注意劳逸结合,切忌长期超负荷的工作。对自己的健康状况应予重视,定期体检,尤其是一些容易忽视的早期疾病症状,应及时诊治。

2.加强自我心理素质修养,保持豁达乐观的心态

良好的心理素质、豁达大度的胸怀是保持心理平衡的基本,也是战胜困难的重要因素。正确看待成功与失败,淡泊名利,保持一颗平常心,提高对挫折的忍受能力。

3.正确处理各种人际关系,建立和谐的家庭关系

在遇到压力和困难时,要积极争取朋友、同事、家人的帮助和支持。夫妻关系和谐是家庭关系中的基本因素,夫妻之间应建立互谅、互让、互相信任、互相支持的关系。在处理人际关系的矛盾时,一是要互相谅解,求同存异,尽量减少摩擦,学会宽容他人的过错与不足;二是学会换位思考,即各自站在对方的立场上,设身处地地为对方着想。

4.学会倾诉

倾诉是一种感情宣泄,一种自我心理调节术,适当的倾诉有利于心理健康。人们都应学会倾诉,敞开心扉,将压抑心头的愤怒、痛苦乃至委屈痛快地倾吐出来,获得别人的理解和劝导,消除心头的阴影,重新获得心理上的平衡。

(三)工作与休息

1.易产生疲劳的工作

过度工作、高噪声环境中的工作、机械单一的重复性工作、同一姿势长时间持续工作、责任重大等心理负担重的工作等。

2.中年人过劳死的相关因素

有循环系统疾病未被发现或症状较轻没有及时正确治疗、工作责任重、压力大、一个月内加班超过100小时等。

3. 工作与休息的协调

减轻工作劳累,避免疲劳长期蓄积,工作一段时间后放松等;放松身心,减轻疲劳;减轻精神上的疲劳;注意劳逸结合,保证充分的睡眠与休息,保持情绪稳定,心情舒畅。

（四）合理的运动

运动分为有氧运动和无氧运动。无氧运动主要增大瞬间爆发力,但由于运动产生的乳酸蓄积在肌肉里,使运动量降低,因此并不适合中年人。有氧运动主要增加全身持久力,可以消耗体内的糖原和脂肪,减缓静息状态下的心率并使心肌收缩力增强,促进血液循环,因此可以消耗血液中的甘油三酯和胆固醇,起到预防动脉硬化和血栓的作用,故有氧运动比较适用于中年人。但运动能导致心脏负荷加重,所以应该进行全面体检,在正确的指导下进行。

1. 常见的有氧运动

常见的有氧运动有快速步行、长跑、游泳、交际舞、网球、自行车越野等。90％的有氧运动是产生在运动10分钟以后,所以做以上运动时应至少坚持20分钟以上,才能起作用。

2. 运动强度的计算

表示运动强度的指标有最大心率、能量消耗量和相对能量代谢率。

(1)最大心率＝220－年龄

(2)能量消耗量一般按每消耗 1 L 的氧可产生 5 kcal(20.9 kJ)的能量计算。

(3)相对能量代谢率（RMR）的计算公式为

$$相对能量代谢率（RMR）＝\frac{运动代谢（运动时氧耗量－安静时氧耗量）}{基础代谢率耗量}$$

3. 减轻体重的运动

减少体内脂肪 1 kg 需 9 000 kcal(37 673 kJ)能量的运动,因此只靠运动是不够的,要减轻体重还需要控制饮食和长期坚持运动。

4. 增强机体持久力的运动

要达到40％～70％最大摄氧量,一般每次运动需要60分钟左右(其中包括运动前的准备),每周进行 2～3 次及以上。要逐渐增大运动强度,运动强度不能超过最大心率。

（五）纠正不良行为习惯

1. 吸烟

(1)吸烟的害处:烟草中的有害物质主要有尼古丁、焦油、亚硝酸和一氧化碳。另外每支烟内含铅量可达 0.8 μg。调查显示吸烟者中肺癌发病率高于不吸烟者。长期大量吸烟还可使慢性支气管炎、肺气肿等慢性阻塞性肺病的患病率增高。吸烟是缺血性心脏病的三大因素之一。另外吸烟能降低学习能力,影响智力,出现头痛、头晕、乏力、思维判断和共济能力下降等现象。

(2)指导戒烟和减少吸烟的方法:①确立戒烟动机;②了解吸烟的规律;③减少每天吸烟量。

2. 饮酒

(1)长期大量饮酒的害处:可导致脂肪肝,最后由慢性肝炎进展至肝硬化而死亡。

另外饮酒可增高甘油三酯,从而导致心脑血管病。过度饮酒易引起肥胖和糖尿病。乙醇成瘾可造成酒精依赖,导致情感、思维、智能及行为方面的异常。高浓度乙醇对肾上腺皮质、甲状腺、性腺有直接的破坏作用,影响生长发育。尤其是中年人,由于他们所处时期的特点易饮酒过度,如何指导中年人适度饮酒也是社区护士的工作之一。

(2)适度饮酒的指导方法:①以案例进行健康教育,使之认识到饮酒对身体的危害和后果;②从对身体危害的角度让中年人理解并做到不空腹饮酒,不强劝饮酒,不养成每天饮酒的习惯。

(六)学会应对压力

(1)认识自己的压力和压力源,寻找压力的根源,记录自己每天的工作和生活情况,寻找原因。

(2)检查自己面对压力的方式,是建设性的(如面对现实、寻求外界帮助和应对、改变不良生活方式等),还是否认、紧张、退缩、自杀或药物滥用。

(3)用适当的方式来发泄自己的心理压力。

(七)坚持定期健康体检

定期健康体检是指在一定的时间内(一般为一年)进行一次全面的体检。早期诊断,了解掌握健康状态的动态变化,进行追踪观察,促进有效的自我健康管理。

1. 中年人应定期检查的项目

(1)测血压:血压值较高者常与原发性高血压、脑中风、动脉硬化有关。40岁后每年测量一次血压。

(2)查眼底:老年性白内障、原发性青光眼常发病在中年期;脑动脉硬化能从眼底反映出来;患有高血压、冠心病、糖尿病及过度肥胖者,也必须查眼底。

(3)尿化验:可以早期发现肾脏病、糖尿病;对于高血压、冠心病等患者化验尿有利于了解有无肾动脉硬化。

(4)血脂检测:血脂过高易引起动脉粥样硬化,动脉硬化常可导致冠心病、心肌梗死等严重后果。

(5)心电图:有助于早期发现冠心病。有胸闷心悸者更应做检查。

(6)胸X线透视:可以早期发现肺癌、肺结核等,尤其嗜好吸烟者更应该定期检查。

(7)大便隐血检查:可以早期发现胃癌、结肠癌等消化系统疾病。

(8)肛门指检:通过肛门指检有助于早期发现前列腺的病变,同时,肛门指检也可以发现直肠癌。

(9)妇科检查:这个阶段乳房癌、宫颈癌等妇科疾病的发病率较高。

(10)防癌检查:中年人免疫系统功能衰退,免疫能力降低,40岁后,应每年检测甲胎蛋白一次。

2. 中年人须警惕六个方面的疾病信号

(1)晚上口渴或尿频,尤其夜尿增多,尿液滴沥不尽:考虑糖尿病、前列腺肥大或前列腺癌。

(2)上楼梯或斜坡时就气喘、心慌,经常感到胸闷、胸痛:可能是高血压、冠状动脉硬化的前兆。

(3)咳嗽痰多,时而痰中带有血丝:与支气管扩张、肺结核、肺炎、肺癌等有关。

（4）食欲不振,吃一点油腻或不易消化的食物,就感到上腹部闷胀不适,大便也没有规律:考虑胃病、肝胆疾病或胃癌、结肠癌等。

（5）胃部不适,常有隐痛、反酸、嗳气等症状:考虑慢性胃病,尤其是胃溃疡或胃癌。

（6）脸部、眼睑和下肢常浮肿,血压高,伴有头痛、腰酸背痛:考虑肾脏疾病。

Key Words

1.社区中年人生理保健与护理包括＿＿＿＿＿＿＿、＿＿＿＿＿＿＿。

2.中年人的常见疾病包括 ＿＿＿＿＿＿、＿＿＿＿＿＿、＿＿＿＿＿＿、＿＿＿＿＿＿、
＿＿＿＿＿＿、＿＿＿＿＿＿。

3.常见的心理问题包括 ＿＿＿＿＿＿、＿＿＿＿＿＿、＿＿＿＿＿＿。

4.社区中年人群的保健指导是＿＿＿＿＿＿、＿＿＿＿＿＿、＿＿＿＿＿＿、
＿＿＿＿＿＿、＿＿＿＿＿＿、＿＿＿＿＿＿。

（万春华）

任务五　社区老年人保健与护理

学习目标

【掌握】

1.说出社区老年人群的保健指导原则。

2.识记老年人常见的健康问题。

【熟悉】

阐述老化性改变与患病特点。

【了解】

识别社区老年保健体系的建设与管理。

案例导入 6-5

患者男,66 岁,患原发性高血压病 18 年,经常头痛、头晕等,查体:血压 180/110 mmHg。请问怎样为患者进行饮食指导?

一、老化性改变与患病特点

(一)老化性改变

老化性改变,是指人体达到成熟后,随着年龄的增长,出现的全身性、慢性、进行性、退化性的变化,主要表现在生理和心理状态的变化。

1.老年人的生理特点

(1)体表外形变化:老年人在衰老过程中体表外形逐渐发生变化,主要表现为须发变白,脱落稀疏;皮下脂肪和弹力纤维减少,皮肤变薄、松弛、失去光泽,皱纹加深,眼睑下垂,眼球凹陷;皮肤色素沉着;牙龈萎缩;关节活动不灵活;体重减轻。

(2)身体构成成分变化:老年人身体水分有所减少,主要是细胞内液减少。老年人

组织器官中细胞数量减少,脂肪组织的增加量与遗传、地区、年龄、性别、饮食习惯、生活习惯等因素有关。

（3）各系统功能变化

①心血管系统变化:随着年龄的增大,血管壁弹性减少,胶原纤维增多,动脉粥样硬化程度逐渐加重。心脏的改变有四个特点:a. 心房增大;b. 心室容积减小;c. 瓣环扩大;d. 瓣尖增厚。因而老年人的心脏功能、血管功能、心血管调节功能都有所减退。

②泌尿生殖系统变化:随着年龄的增大,肾血管硬化,肾血流量减少,肾小球滤过率下降,肾小管的浓缩与稀释功能减退;膀胱括约肌收缩无力,膀胱容积变小。因而老年人常出现尿液稀释、尿频或尿失禁现象。老年女性的子宫、卵巢萎缩,阴道的湿润性、弹性及酸性降低,易致感染;老年男性由于睾丸萎缩及纤维化,前列腺增生,常出现排尿困难或尿潴留。此外,性激素分泌减少,性功能减退。

③神经系统与感官变化:老年人大脑体积缩小,脑沟增大,脑膜增厚,神经细胞和神经递质减少。因而易出现自主神经功能紊乱,记忆力减退,注意力不集中,甚至发生老年性精神症状和患阿尔茨海默病。老年人视力下降,视野缩小,出现老花眼;视力调节功能及辨色功能减退;眼底血管硬化、视网膜变薄、晶体混浊,易患白内障、青光眼等眼科疾病。老年人听力减退,嗅觉、味觉迟钝;触觉、痛觉、温觉的敏感性均减退。

④消化系统变化:老年人唾液、胃液分泌减少,胃酸不足而导致食欲减退。肝代偿功能降低,胆汁、胰液分泌减少,对脂肪的消化能力明显减退;老年人胃肠活动减弱、排空时间延缓,小肠吸收功能减退,肛门括约肌松弛,故易发生消化不良、便秘、大便失禁等。

⑤呼吸系统变化:老年人呼吸功能减退;肺的弹性降低,肺活量减少,残气量增多;气管黏膜纤毛运动减少,气管分泌物不易排出,易发生肺部感染。

⑥内分泌系统变化:老年人脑垂体重量减轻,激素合成与代谢都发生变化;甲状腺重量减轻,激素分泌与摄碘量都减少,甲状旁腺素及降钙素下降,基础代谢率降低;胰岛功能减退、胰岛素分泌减少,易患老年性糖尿病。

⑦运动系统变化:老年人脊柱缩短,椎间盘变薄,故身高变矮;骨质疏松或骨质增生,骨密度减小,骨脆性增加,易发生骨质疏松症、骨刺、骨折及骨软化。骨骼肌萎缩,肌力减退,使功能减退而加速废用。韧带与肌腱变硬、僵直,易发生撕裂;关节腔变窄,骨膜变窄,活动范围缩小,易出现软骨损伤。

⑧免疫系统变化:老年人的免疫系统功能逐渐减退,免疫监护系统失调,防御能力低下。老年人胸腺萎缩,细胞免疫效应减弱。

2. 老年人的心理特点

（1）认识能力和智力衰退:a. 运动反应时间延长;b. 感觉减退较明显,知觉的改变不大;c. 记忆力减退,其特点是以有意记忆为主,再认能力尚好,回忆能力较差,意义记忆完好,近期记忆力较差;d. 思维有退化,尤其是创造性思维、逻辑推理等;e. 智力有衰退,学习新知识、接受新事物的能力减退。

（2）情绪情感与意志相对稳定:老年人的情绪情感过程和意志过程因社会地位、生活环境、文化素质、个人特点的不同而有较大的差异。老年人的情绪情感与意志相对稳定,发生变化的主要原因是环境状况、生活条件、社会地位等发生了改变。

（3）人格较为稳定:人的个性特征并不因年龄增大而发生根本性的变化。老年人的个性特征一般稳定多于变化。老年人的人格改变主要为不同性质的行为障碍,如过于谨慎、固执、多疑、保守;因各种原因而引起的孤独感、焦虑不安、怀旧和发牢骚。

问题思考 老年人年龄的划分？何为老龄化社会？

世界卫生组织（WHO）对老年人年龄的划分有两个标准：在发达国家将65岁以上的人群定义为老年人，而在发展中国家（特别是亚太地区）则将60岁以上的人群称为老年人。

中华医学会老年医学分会建议：我国60岁以上的人群为老年人；45～59岁为老年前期（中老年人），60～89岁为老年期（老年人），90岁以上为长寿期（长寿老年人）。

老龄化社会（Aging Society）又称为老龄化国家或地区，联合国将60岁以上的人口占总人口的10％以上，或65岁及以上人口占总人口的7％以上称为老龄化社会。

（二）老年人主要患病特点

1.病史采集困难

由于老年人感知功能减退，近期记忆力差，听力下降，对于疾病的敏感性降低等，因而采集能反映真实情况的病史较困难。

2.临床表现不典型

由于老年人感受性降低，往往疾病已较严重时症状仍不明显、不典型，如老年人发生心肌梗死时很少有心绞痛频繁发作、疼痛加剧等表现，常因无痛性急性心肌梗死而漏诊。

3.常有多种疾病共存

主要原因是：①老年人的机体调节及应激能力、体内防御和代偿功能减退，易同时患两种或两种以上疾病；②常发生一种疾病掩盖另一种疾病的现象，如老年人患严重贫血常掩盖体内恶性肿瘤的存在；③各种症状的累积效应随年龄增大而增加，如老年糖尿病患者同时并发肾功能障碍、视网膜病变、各种感染等。当某一种疾病发生急性变化时，其他疾病可由原来相对稳定的状态发生急剧变化，容易出现危象且不易控制。如高血压患者同时有心、脑血管动脉硬化时，血压的突然升高可导致脑血管意外及缺血性心脏病的加重。

4.易出现心理障碍

老年人对于疾病的心理反应：一是多疑，二是害怕或否认患病。患病期间的老年人心理状态大多比较复杂，由此而产生紧张、焦虑、忧郁，甚至引起抑郁症。

5.其他

老年人患病还有其他特点，如病程长，康复慢；病情复杂，预后较差；易出现并发症；易发生意识障碍；易出现药物不良反应等。

二、老年人常见的健康问题

（一）老年人身体健康状况较差

老年人随着年龄的增加，退行性变化越发明显，从而导致全身各系统的功能逐渐下降。老年人慢性病的患病率逐年上升，如肺炎、慢性阻塞性肺疾病、原发性高血压、冠状动脉粥样硬化性心脏病、糖尿病、高脂血症、脑卒中等，若患一种及多种疾病，则会对日常生活有影响，有的甚至完全丧失生活自理能力。

（二）家庭养老功能弱化

由于我国的计划生育政策使单位家庭子女数减少,社会家庭核心化和小型化,随之而来的将是更多老年人的生活照顾和疾病护理依赖于社会福利和社会服务。特别是广大农村地区1亿多青壮年人员的流动和外出就业,进一步减少了老年人保健的关照来源。

（三）老年人身心疾病多发

老年人认知能力减退,无法适应高速发展的信息时代;产生无用感,加上丧偶、退休、经济收入的减少、子女下岗、缺乏照顾和交流等社会支持,使得老年人身心疾病发生率不断上升。

三、社区老年人群的保健指导

（一）心理保健措施

1. 要有积极的生活目标

老年人要有积极的生活目标,热心参与社区公益活动,老有所为,保持良好的精神状态。

2. 保持轻松、稳定的情绪

老年人应避免情绪大喜大悲等激烈波动,避免各种心理刺激因素。做到思想开朗,心胸开阔,精神愉快,保持冷静和从容。当不良情绪产生时,要学会转移和化解。平时要能坚持"三乐",即自得其乐、乐于助人、知足常乐。

3. 培养兴趣、坚持脑力活动

"活到老,学到老",老年人利用各种学习机会学习自己感兴趣的知识,培养数种爱好,坚持用脑,可以增添生活情趣,丰富精神生活,有益心理健康。

4. 保持友好的人际交往

老年人保持一定范围的人际交往,聊天、倾听,可以缓解或消除不良情绪。邻居、亲戚、朋友、同事、同学、战友等都是保持人际交往的有益对象。

5. 充实而有规律地生活

老年人合理安排每天的时间,有张有弛,有劳有逸,使生活充实而不紧张,丰富而不忙乱。

6. 接受心理健康教育和心理咨询

社区应开展老年心理健康教育,使老年人学会控制情绪,调节心理。发生心理问题或者心理障碍时,能及时通过心理咨询得到疏导。以下方法都是简便有效的心理疏导的常用方法:在清静的环境中,全身肌肉放松,体位轻松自然,闭眼,做一次深呼吸,听一段轻松愉快的音乐,并随着节奏轻轻地哼唱;轻闭双眼,脑子里想着一幅宁静、安适的景色等。

（二）生活保健措施

1. 居家环境舒适安全

老年人的家庭环境与设施应达到这些要求:
①光线充足、每天定时开窗通气。

②门槛、石阶不宜过高,通道应平坦、防滑、无障碍物,通道上要有扶手。

③避免噪声、强光的刺激和蚊子的叮咬。

④使用厕所应方便安全,应选用坐式便器。行动不便的老年人使用的便器应放在床边。

⑤根据家庭和老年人身体条件,采用合适的防暑保暖措施,使室内温度保持在冬季20~22 ℃、夏季24~26 ℃。

2. 沐浴安全

老年人在饭后不宜立即沐浴,沐浴时水温宜在42~45 ℃,浴室温度以22~24 ℃为宜,沐浴时间不宜超过30分钟。冬季应先升高室温再沐浴,同时注意不要紧闭门窗,以防蒸汽过多,室内缺氧。沐浴时不必上锁,以便家人提供帮助。

3. 起居作息合理而有规律

老年人应按时作息、有规律有节奏地生活,保证充足的睡眠。睡眠时间一般随着年龄的增长而相应延长,晚上应满8小时,中午应休息1小时左右。一日之内的工作学习、活动锻炼、进餐饮水、休息睡眠都应该科学合理,形成规律。

4. 个人卫生习惯良好

保持口腔卫生,每日数次刷牙漱口,有义齿的老人要经常清洁义齿,夜间睡眠时要摘下;晨起时主动咳嗽有利于支气管通畅和肺泡的扩张,有防止肺部感染的作用;注意眼睛卫生,定期检查以预防白内障、青光眼;保持皮肤清洁,防止感染及外伤;做到饭前、便后洗手,清洁用具应专人专物;晨起一杯水,经常主动饮水。衣着应清洁、舒适、柔软、宽松,便于穿脱,内衣以纯棉为宜。

(三)合理营养,平衡膳食

营养素的摄入合理与否,与健康长寿有密切关系。老年人合理营养的首要条件是使老年人懂得基本的营养学知识以及膳食要求。社区护士应按老年人身体所需营养物质,设计适合个体的且摄入与排泄相对平衡的膳食。

1. 原则

食物多样化,进餐七成饱,油脂要适量,粗细要搭配,食盐要限量,甜食要少吃,饮酒要节制,三餐要合理。

2. 老年人的营养需求

老年人基础代谢率低,消化功能减弱,劳动与活动时间少,对各种营养的需求量也有所减少。

(1)一般要求:

①蛋白质量足质优,以每天1.0~2.0 kg为宜。过多的蛋白质会加重老年人肝、肾的负担。应选择那些含优质蛋白质的食品,如肉类、奶类、大豆类、鱼虾类、蛋类等。

②脂肪不宜过多,以摄入的脂肪量占总热能的20%左右为宜,且要以富含不饱和脂肪酸的植物油为主。一些含胆固醇过高的食物如鱼籽、肝、肾、蟹黄等不宜过多食用。

③碳水化合物应占全天所需总热能的55%~65%,要以粮谷类为主。蔬菜和水果中含有丰富的膳食纤维,要适当增加。

④膳食中要有能满足机体需要的各类维生素。

⑤无机盐的摄入量要合理。老年人应保持低盐饮食,每天摄入无机盐以5~6 g为

好。老年人膳食中还要有丰富的钙和铁,每日钙的摄入量不少于 0.8 g。

⑥充足的水。老年人体内的总水量要比年轻人少 10%～20%,而且口渴感觉较迟钝,所以老年人要主动地补充水分,一般以每天 1 500～2 000 mL 为宜。

（2）推荐饮食种类:

①六种保健饮料:a. 绿茶,常饮可坚固牙齿、提高血管韧性及防癌;b. 红葡萄酒,适量饮用可抗衰老、降血脂、降低心脏病发病率,不饮酒者可常吃带皮的红葡萄;c. 豆浆,常饮可防癌;d. 酸奶,能维持菌群平衡,常饮可增加抵抗力;e. 骨头汤,畅饮可补充钙、抗衰老;f. 食用菌,常饮可提高免疫力。

②五类保健食物:a. 谷物,提倡多食玉米、荞麦、燕麦、小米等粗粮,常吃能降血压、降血脂,预防高血压和动脉硬化;b. 豆类,内含五种抗癌物质,常吃可防癌;c. 蔬菜,提倡多食胡萝卜、南瓜、西红柿、黑木耳等,可预防感冒、提高免疫力、降血糖和防癌等;d. 水果,多食苹果、草莓和花粉,常食可补充维生素和防癌;e. 动物性食物,选择动物性食物的先后顺序为虾—鱼—鸡肉—羊肉—猪肉—牛肉。

（3）老年人的膳食要求:

①合理搭配食物:动物性食品与植物性食品合理搭配,粗细粮合理搭配。

②科学烹调:做到色、香、味俱全,增进食欲。选择易消化吸收、清淡可口的食物,食物要求细、烂、软、温。不吃过大、过硬、过黏、过热的食物,不吃或少吃油炸食品。

③合理的膳食制度:老年人进餐应做到定时定量定质、少吃多餐、细嚼慢咽。早、中、晚三餐占总热能的比例分别为 30%、40%、30%。用餐环境应舒适、安静、清洁、气氛好。

案例分析 6-5

平时饮食中应当注意适当控制钠盐,以低盐、低动物脂肪饮食为宜。尽量避免猪脑、鱼子、蛋黄、内脏等高胆固醇食物,多食新鲜蔬菜、水果、精肉、鱼等富含维生素和蛋白质的食物,食用油宜选用豆油、菜油、麻油及玉米油,每天适当控制食量和总热量,少进甜食,戒烟,少饮酒。

（四）适量体力活动

生命在于运动,保持适当的体力活动,可以预防老年人疾病,延续衰老的过程。还可以消除寂寞感、失落感、隔绝感。

1. 老年人运动的一般原则

安全第一;循序渐进;适量运动;适合个体;持之以恒;形成规律;自我监测。

2. 选择有氧运动

老年人适于进行动作缓慢、运动量较小的全身运动。一般的有氧运动有步行、慢跑、骑车、登楼、健身操、游泳、跳舞、爬山、小球类运动、太极拳和太极剑、扭秧歌、老年迪斯科等,可根据个人体能及爱好随意选择。其中以步行和太极拳最为常用和有效。据齐言教授介绍,最好的有氧运动为步行,宜晚上饭后 1 小时左右以散步形式进行,按国际标准(4.8 km/h 的速度)步行 20 分钟即可。

3. 重视运动处方

老年人参加运动前要先做健康检查,由医生开出运动处方。运动处方包括的主要内容有:运动目的;运动项目;运动强度;运动密度;持续时间;注意事项。按运动处方进行锻炼可以达到安全和有效的目的。

以步行为例:运动量为每日步行3 km,运动强度以还能进行交谈为原则,运动时间以每次30分钟到1小时为宜,运动密度为每周3～5天。运动达标心率为:年龄＋心率≈170次/分,以老年人能够耐受为度,确保安全。有条件的老人应有运动前后脉搏监测记录,运动前测一次,运动完毕立即测一次,5分钟后再测一次,直到恢复到运动前记录为止。如在10分钟内不能恢复,即应视为运动过度。运动适宜时,有轻度疲劳感,食欲及睡眠良好。

4.运动注意事项

(1)处于疾病恢复期的老年人应在医护人员的指导下进行运动。

(2)避免空腹锻炼。

(3)时间应安排在下午或晚上,可减少大气污染的影响。

(4)运动中若出现不适感,应立即终止运动,并根据自身情况调整运动计划。

(5)选用轻便、合体、舒适的运动衣,舒适、通气、防滑的运动鞋。

(6)选择空气清新、安静清幽、噪声和污染少的运动环境和场地。

(五)安全用药

1.用药量不宜过大

原则上老年人用药量及间隔时间均应根据年龄、身体状况而定。尤其是高龄老人,用药应参照成人用量做适当减量。需要时应从小剂量开始逐渐加大剂量。有人认为,一般情况60～80岁的老年人用药量应为成人量的3/5～4/5,80岁以上的老人用药量应为成人量的1/2。

2.用药种类不宜过多

由于实际用药效果与药物相互作用引起的不良反应往往难以预测,因此老年人用药种类应尽可能少而精。

3.遵照医嘱服药

老年人不可自行滥用药物,不得随意更改用药剂量与时间。需终生用药者应在家中备少量药物,以防中断治疗。

4.观察药物的不良反应

老年慢性病患者在家庭自我护理中有必要了解常见药物的不良反应。对有些不可避免的不良反应应告知家人,做好心理准备和应对准备。出现严重不良反应时,应即刻与医务人员联系,避免意外发生。

(六)注意人身安全

高龄老人外出要有人陪伴;记忆力减退的老人外出应携带能表明其身份的证件,以保证安全。改善家庭设施以保证老年人家庭生活安全;为行动困难的老人提供生活的辅助工具,如助听器、拐杖等。

(七)不吸烟、不酗酒

1.不吸烟

吸烟是导致心脑血管疾病、慢性呼吸系统疾病、恶性肿瘤和糖尿病等老年常见病的重要危险因素。老年人应做到完全不吸烟,吸烟的老人应彻底戒烟,还应避免成为被动吸烟者。

2. 不酗酒

身体健康的老年人可少量饮酒。但是患肝肾疾病、心血管疾病、消化道溃疡、肥胖、老年性痴呆及体质较弱的老人要做到不饮酒。

四、社区老年保健体系的建设与管理

（一）国外社区老年保健体系建设现状

1. 澳大利亚

澳大利亚提供的社区护理是多角度、多层次和连续性的,澳大利亚将老年人口的服务分为两类：一类是家庭、朋友和邻里提供的非正式服务;另一类是护理之家、老年公寓和社区卫生服务中心提供的正式服务。在资金筹集方面联邦政府设立了家庭与社区照护项目专项资金,划拨给州政府,州政府根据社区卫生服务中心开展的家庭与社区照护项目的服务量确定分配的经费。

2. 美国

近 20 年来,美国的老年社区护理取得了很大进展。美国社区老年健康服务通过社区护理展开,基本上实现了网络化,形成了"医院—社区护理机构—家庭护理机构"的服务设施,建立了"疾病护理—预防保健—生活照顾"一体的网络系统。美国社区护理机构是一个独立的医疗单位,护士占 80% 以上,一般由具有本科以上学历和临床经验丰富的注册护士承担,要求至少有 3～5 年的临床经验。

3. 加拿大

加拿大是社区护理开展较普及的国家之一。20 世纪 90 年代,加拿大政府就正式成立了家庭护理组织,将卫生工作的重点从医院转向社区,对社区老人的健康起到了重要作用。20 世纪 90 年代中期,加拿大全国各地已拥有 6 000 多个社区医疗机构,20 多年来最显著的社会变化之一就是健康护理从医疗机构逐渐转向社区和家庭。

4. 日本

日本的老年人健康服务采用流程化管理的模式,老年人首先向当地政府部门提出申请,在听取主治医生、经常与该老人直接接触的社区医生意见的基础上,审查会派调查员前往老人家中调查健康状况,并将老人的身体状况和日常生活能力进行评级,按等级进行健康服务。日本的社区服务机构被称为保健所或保健中心,在各类社区保健机构工作的社区护士已有 2 万余人。

（二）我国社区老年保健体系的建设现状

我国的老年社区护理始于 20 世纪 90 年代末期,根据中国的国情并结合国外社区护理的经验,中国老年社区护理经过 20 多年的发展,已初具雏形。一些大城市初步建立了以社区人群健康为中心、社区为范围、家庭为单位,融预防、医疗、保健、康复和健康教育为一体的综合性的社区卫生服务模式。

1. 建立社区老年人档案

社区老年人护理管理以社区服务中心(站)为基础,以入户建档形式,为所辖社区内老年人建立健康档案,筛选老年患者,并根据所患病种分类排序,掌握第一手资料。社区护士进行分片管理,对社区内 60 岁以上老人实行三级预防服务,一旦老人生病住院就会迅速得到关于老人病情治疗、预后及家庭状况的信息,对出院转入社区的老人也可实行连续跟踪护理。

2.开设家庭病床

家庭病床是老年患者的客观需求。20 世纪 50 年代后期,家庭病床在上海展开。80 年代末有了大规模的家庭病床。90 年代社区护理迅速开展,全国大约有 500 万户家庭开设了家庭病床,仅在上海就有 4 万余张。但家庭病床在开展的过程中由于适合病种较少、收费较高、人才缺乏等问题,目前推广的过程中还存在着较大困难。

3.建立老年护理院

上海是我国最早创办老年护理院的城市,在 1988 年就建立了中国第一家老人护理院,为老人实行全日制医疗、护理、康复保健、善终全方位服务。目前,国内常见的其他形式有:①独立老年病院;②独立的老年人社区保健诊所;③老人院、老人公寓护理中心;④老年日托护理中心。

Key Words

1.老年人的生理特点是＿＿＿＿＿＿＿、＿＿＿＿＿＿＿、＿＿＿＿＿＿＿。

2.老年人的心理特点是＿＿＿＿＿＿＿、＿＿＿＿＿＿＿、＿＿＿＿＿＿＿。

3.老年人主要患病特点是＿＿＿＿＿＿＿、＿＿＿＿＿＿＿、＿＿＿＿＿＿＿、＿＿＿＿＿。

4.老年人常见的健康问题是＿＿＿＿＿＿＿＿、＿＿＿＿＿＿＿、＿＿＿＿＿＿＿。

5.社区老年人群的保健指导包括＿＿＿＿＿＿＿、＿＿＿＿＿＿＿、＿＿＿＿＿＿＿、

＿＿＿＿＿＿＿、＿＿＿＿＿＿＿、＿＿＿＿＿＿＿、＿＿＿＿＿＿＿。

（万春华）

任务六 学校保健护理

学习目标

【掌握】

1.说出学校常见的健康问题及其护理。

2.能用自己的语言解释影响学生健康的生活方式。

【熟悉】

1.知晓学校健康促进的六大范畴。

2.评价学校健康环境的要求。

【了解】

正确描述学校护士在学校保健护理中的职责。

案例导入 6-6

学生小李,在写作业时没有保持一个良好的坐姿,因此经常感到背痛、疲倦等轻微的身体症状。请问:如何运用学校保健的观念对其采取有效的预防措施?

一、学校保健护理的定义与作用

（一）学校保健护理的定义

学校是一个由特定年龄层的人群所组成的团体结构，每个人在其一生的成长过程中几乎都曾经经历过学生阶段。学校保健护理（School Nursing）是以"学校群体"即学生为服务对象的一种护理工作，以专业护理服务与卫生教育的方式，教给学生正确的健康知识、态度及技能，培养学生正确的卫生观念，使之建立良好的健康习惯，从而达到确保学生健康的目的。同时还要加强各种常见病的防治和意外伤害的防范。

华特于1981年指出，学校保健护理包含公共卫生（Public Health）、适应（Adaptation）、助人的关系（Helping Relationships）、工具（Tools）以及系统化过程（Systematic Process）等概念的运用。学校保健护理是一项令人鼓舞、有反馈的护理实践工作，因为它提供给学校护士很多发挥创造力、独立作业的机会。社区居民的需求、社区的资源及医疗服务的方式，均会影响学校护士的作业。

（二）学校保健护理的作用

1. 促进学校顺利完成教育目标

学校的教育目标是培养德、智、体、美全面发展的人才，即培养身心健康的公民。开展学校保健护理，有利于师生在最佳环境中学习、工作和生活，有利于师生在最佳的健康状态下学习、工作和生活，从而保证教学质量、工作效率和生活质量，使学校教育目标得以实现。

2. 维护学生享受健康的权利

如果失去了健康，那么他的生活将不会幸福。健康是人全面发展的基础，拥有健康才能拥有一切，健康权主要体现为自然人对自身健康的维护，享受健康是每一位公民的权利。学校护理人员应维护全校学生和教职员工健康的权利；监督和指导学校环境、饮食、安全等；监督和指导"学校卫生工作条例""学生集体用餐卫生监督办法"的执行情况，并负责向有关政府部门汇报。

3. 养成学生良好的生活习惯和行为

良好的生活习惯和行为不仅可使学生变得更有教养、更有知识、更有能力，也可使他们具有更健康的体魄。一种良好的习惯会影响一个人的一生，我国著名的教育家叶圣陶先生认为教育就是养成良好的行为习惯。那么作为教师就更应该把学生良好的行为习惯的养成放在教育的首要位置。

▌案例分析 6-6 ▌

学校保健的观念就是要养成学生良好的生活习惯和行为，平时要有一个良好的坐姿，休息时要起来活动活动，每天加强体育锻炼，只有这样才不会有背痛、疲倦等症状出现。

4. 尽早发现和及时处理健康问题

学校护理人员可通过实施学校卫生监测，掌握学生的生长发育和健康状况；掌握学生常见病、传染病、地方病的情况；做好近视、弱视、沙眼、龋齿、寄生虫、营养不良、贫血、脊柱弯曲、神经衰弱等学生常见疾病的群体预防和矫治工作,以便及时发现和处理学生和教职员工的健康问题。

二、学校保健护理的实施标准

在学校里,专业的学校护士具有独特的地位,他们可以协助学生了解健康知识,培养学生追求健康生活的态度,以及为有疾病、意外、先天性畸形或心理社会适应不良等状况的学生提供特殊服务。学校护士是学校里具有医学专业背景的健康医护人员,因此必须具有一定的知识和技能,才能提供完善的服务。由于学校里的学生常有复杂的生理、心理问题,所以当学生出现轻微的症状和征象时,就必须深入了解和妥善处理,以便及时发现疾病潜在性与健康相关的问题,并提供有利于健康的咨询与指导。

三、学校保健护理的内容

学校卫生保健工作的主要任务:监测学生的健康状况;对学生进行健康教育,培养学生良好的卫生习惯;改善学校卫生环境和教学卫生条件;加强对传染病、学生常见病的预防和治疗。内容包括学校健康促进、学校健康服务、学校健康教育、学校健康环境等,形成整体的学校卫生计划。

(一)学校健康促进

世界卫生组织(WHO)于1995年起积极推动"健康促进学校计划",以场所的角度为基础,将学校视为学生成长过程中要花许多时间的地方,因此将健康促进学校定义为"一所学校能持续增强它的能力,成为一个有益于生活、学习与工作的健康场所"。

1.学校健康促进的要求

(1)结合健康和教育的行政人员、教师、学生、父母、健康服务提供者以及社区领导者,共同努力使学校成为健康的场所。

(2)努力提供健康环境、健康教学和健康服务,并结合学校和社区的发展计划,提供员工健康促进计划、营养及食品安全计划、体育与休闲活动机会、心理咨询和社会支持及心理健康计划。

(3)实施尊重个人权利与个人尊严的政策,提供多种途径的成功机会。

(4)促进学生、学校人员、家庭和社区人员的健康,并和社区的管理者共同努力,帮助他们了解社区护理对健康和教育品质强化或危害的程度。

(5)努力促进学校人员、家庭和社区成员及学生的健康。

2.学校健康促进的六大范畴

(1)学校卫生政策:组成工作组织,评估学校的健康问题、社区需求、政策方向,制定学校健康政策。

(2)学校物质环境:学校物质环境是指校园内房屋建筑、操场、各项设备及器材等硬件设施的配备、保养与安全,以及健康的学习、饮食环境及无毒环境的营造。学校借由控制和改善环境中可能对人体健康有害的因素以促进教职员工及学生的健康状态,并且提供适合教师教学及学生学习的良好环境。

(3)学校社会环境:面对不同的年龄对象,学校除了提供学习知识的环境外,还需提供如何与人相处、在群体生活中培养自信等的教育,重视学校的作息制度,重视健康的环境,以形成支持性社会网络。

(4)社区关系:社区关系是指学校与家长、政府机构、地区健康服务机构或社区组织间的联系状况。学校社区化、社区学校化及社区总体规划下,促进学校与社区人员建立伙伴关系,以共同营造健康校园。

(5)个人健康技能:通过健康相关课程及训练,教育学生对健康促进的认知,采取正面的健康行为,进而提升个人健康技能和生活品质。

(6)健康服务:健康服务是借由健康观察、调查与筛检的过程掌握师生健康状态,进而采取适当措施以协助其获得健康的一系列服务。

问题思考 学校卫生保健工作的主要任务是什么?

监测学生健康状况;对学生进行健康教育,培养学生良好的卫生习惯;改善学校卫生环境和教学卫生条件;加强对传染病、学生常见病的预防和治疗。

(二)学校健康服务

学校健康服务是学校卫生计划的一部分,学校有权利和义务保护学生的健康,学校若能提供有效的健康服务,可使学生的健康达到最佳的状态,并充分发挥学习潜能。

学校健康服务的目的是保护、促进所有学生和教职员工的健康,了解学生及教职员工的健康问题和需求,帮助学生关心自己的健康,确保学生和教职员工的最佳健康状况。

1. 学校健康检查

教育部和卫生部于1996年共同制定《小学生健康检查实施方法》,用意即在增进学生的健康。

(1)健康检查的目的:了解学生的生长发育和健康状况;及早发现疾病,以便提早治疗;根据检查结果,提供教育服务与健康教学的参考;提高家长、教师和社会人员对健康检查重要性的关注度。

(2)学校健康检查的时间:学校健康检查可以分为定期性的与临时性的。根据教育部的规定,小学的健康检查应定期实施,一至六年级学生每学期要检查身高、体重、视力各一次,一至四年级学生的健康检查每年实施一次;初中、高中与大学,则于入学及毕业时各检查一次。必要时增加临时健康检查,如传染病流行期间、传染病或重病病愈返校、身心有异常、突发状况时的体格检查。

(3)学校健康检查的项目包括:学龄儿童生长发育情形(如身高、体重等);影响学习的能力(如视力、听力、辨色力等);控制传染性疾病(如头虱、头癣、寄生虫等);可提早矫正的疾病(如疝气、隐睾等);先天性或严重性疾病(如心脏病、哮喘等)等五类。

2. 学校常见健康问题及护理

(1)近视:根据2019年6月江苏盐城疾控中心最新数据,我国小学生近视眼发病率为40%、中学生50%~60%、高中生和大学生70%以上。随着年级增高,视力不良的比率有渐增的现象,尤其升学转换时,如小学升初中、初中升高中阶段,是近视率增加速度最快的时期,且女生近视率大于男生,视力不良已成为学生的主要健康问题之一,近视是学生常见病的防治重点。

护理措施:学校应实施视力保健计划,定期检查学生的视力(图 6-23),通知家长有关视力筛检及眼科检查的结果;保护视力,常向远处眺望,适当休息,避免视疲劳;纠正看书时的不良习惯;注意眼部卫生,改善视觉环境;多吃高蛋白、富含维生素的饮食。

(2)龋齿(图 6-24):儿童患乳牙龋的概率很高,到 9 岁可达 87%。在儿童 6 岁时患恒牙龋率已达 22%,以后逐年上升,最高时在 15～17 岁可达 68%左右。因此,防龋齿工作是青少年保健中的一项重要任务。

护理措施:学生应定期接受口腔检查,以便适时进行矫正和治疗;需教育学生正确的刷牙方法,早晚刷牙;注意均衡营养的摄取,如富含钙质、维生素 D 的食物,以助牙齿生长;少吃零食及含糖量高的食物。

(3)头虱、头癣:头虱(图 6-25)最常发生在儿童时期,尤其是女生,在学校内可能会造成流行,所以不可忽视。头虱的治疗可用灭虱剂洗头,隔周洗一次,即可灭绝头虱。头癣(图 6-26)大都发生在儿童时期,尤其以男孩较多,治疗应先将患处头发剪短,口服磺胺类药物 1～2 个月,服药期间需经常理发,并且每天擦抹杀癣药水。

图 6-23 视力表

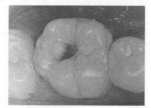
图 6-24 龋齿

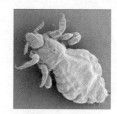
图 6-25 头虱

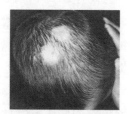
图 6-26 头癣

护理措施:教育学生养成良好的清洁习惯,注意个人卫生;避免和感染者接触,以免被感染,并定期接受检查;注意均衡营养的摄取,如富含蛋白质、维生素的食物,提高机体免疫力。

(4)脊柱弯曲异常:脊柱弯曲异常(简称脊柱弯曲,如图 6-27 所示),是儿童及青少年常见的体征或疾病。其表现是脊柱构造不对称,形成向侧面弯曲,并有脊柱旋转的现象,形状与字母"S"或长形的字母"C"非常相似。一般发生在 10～15 岁,即脊柱快速发展的时期。脊柱侧弯通常没有症状,可能出现背痛、疲倦、呼吸急促等轻微的身体症状。患脊柱弯曲的儿童,其背腰部肌群经常处于紧张状态,久之这些肌肉会发生劳损而引起疼痛。严重的可致胸部畸形,影响心肺功能和生长发育。

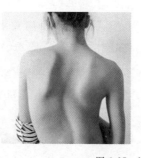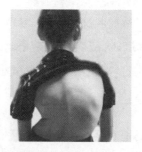
图 6-27 脊柱弯曲

护理措施：最有效的治疗方法是在脊柱侧弯尚轻微时，亦即在青少年身体正发育的阶段进行矫治；如果脊椎弯曲是轻微的，可采取密切观察的方式，如脊椎 X 线检查、每三个月检查一次身体。常用的治疗包括：运动、穿纠正马甲衣服或手术。

（5）意外伤害：意外伤害对青少年健康的影响近年来越来越受到人们的重视。由于青少年活泼好动，好奇心强，防范意识和自我保护能力差，因此发生意外伤害的可能性也较大。据四川在线-天府早报 2005 年 5 月 7 日报导，意外伤害已经成为我国 1～14 岁人群的第一死亡原因。发生最多的是跌伤、锐器伤、交通事故等意外伤，常见的还有溺水、触电、中毒等。

护理措施：加强青少年意外事故的安全教育，防范意外事故的发生；提高学生针对较简单轻微的急性伤病独立紧急处理的能力；对某些严重复杂的伤病能及时正确处理，尽可能保证病情稳定，迅速联系急救中心或医院，使受伤者及时得到治疗和处理，使受伤程度降低至最低限度，确保平安。

（三）学校健康教育

1. 学校健康教育的目的

学校健康教育的目的是维持或增进学龄期青少年的健康，帮助学生执行有关个人健康的行为及有关个人、家庭和社区达成最适宜状态的有关决策。

2. 学校健康教育的方式

通过直接和间接健康教育的方式协助学生在健康问题上做出有效的健康决策，学校应该提供给每位学生机会，以获得健康功能的知识，具有预防性健康行为的态度及培养正确的健康行为，使学生过有意义的学校健康生活。

3. 整体性的健康教学计划

整体性的健康教学计划包含幼儿园到高中，强调突出生理、心理与社会健康的相关课程。课程设计应结合学生的学习动机，使学生通过学习维持和促进健康，而不仅是预防疾病。建立教学计划需与整体学校卫生计划密切配合，以提高学生身心健康，增加相关的知识、态度与技能。

（四）学校健康环境

学生的学习效果是深受学校环境影响的，而学校环境对于学生及教职员工的影响，内容涉及健康、安全、态度、习惯、舒适及工作效率等。因此，如何创造健康的学校环境，是教育计划中非常重要的一个环节。学校健康环境包括学生和教职员工期望的有利于教与学的心理与物质环境，影响物质环境的因素如校址和校舍的建筑规划；各种物质情况如温度、湿度、视觉环境、课桌椅、噪声、供水设施、厕所、运动设施等；心理环境则包括影响学生、教职员工适应状况的生理、心理情况。学校健康环境要求如下：

1. 学校设计建筑时，应考虑创造舒适的环境

（1）学校教学建筑、环境噪声、室内微小气候、采光照明、电化设备、通风设施、厕所和饮水机等应当符合国家有关标准。寄宿制学校应当为学生提供相应的洗漱、沐浴等卫生设施。

（2）学校体育场地和器材应当符合卫生和安全要求。运动项目和运动强度应当适合学生的生理承受能力和体质健康状况，防止发生伤害事故。

(3)学校要提供娱乐活动场所,提供舒适的用餐环境,为学生与教职员工提供心理方面的咨询服务场所。

2.教室安排需考虑师生的授受课程和学习效果

(1)教室自然采光:课桌面和黑板面上有足够的照度且分布均匀,避免发生较强的眩光现象,营造愉快、舒适的学习环境(图6-28)。为了提高室内照度,教室的采光窗应适当加大,窗的上缘尽可能高些。窗下缘过高时会使靠窗墙侧的桌面上的光线不足。为减少眩光,黑板前墙不应设窗,黑板表面应采用耐磨和无光泽材料。教室外面的建筑物、墙壁或高大树木等遮挡物体也会对教室采光有较大的影响。另外,窗玻璃的清洁度、教室墙面的粉刷颜色等均需符合卫生要求。

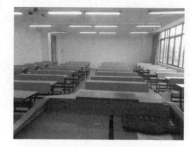
图6-28　舒适教室

(2)教室人工照明:采光条件较好的教室,白天不需要人工照明,但在冬天及阴雨天或在学校进行早、晚自习时,特别是教室采光窗前有遮挡物的情况下,必须开照明灯。教室人工照明的主要卫生要求与自然采光的卫生要求基本一致,即保证课桌面和黑板面上有足够的照度,照度分布均匀,不产生或少产生阴影;没有或尽量减少眩光;要有安全和良好的空气条件,营造舒适的学习环境。

(3)教室通风设施:教室通风的目的是通过空气的流动既排除室内的污浊空气,又送进室外的新鲜空气。在卫生要求上,除需供给一定量的新鲜空气外,还要保证有适宜儿童及青少年身体健康的气候,即气温、气湿和气流。在炎热的夏季,室内需要流速较快、温度较低的空气;在寒冷的冬季,室内需要流速较慢、温度较高的空气。

(4)教室的课桌椅:课桌椅是培养学生养成良好坐姿的重要外部环境,它与脊柱弯曲异常及近视眼的发生有一定相关性,也是影响学习能力及身体功能状态的一个因素。对学校课桌椅的基本要求是:课桌椅要满足教学上的需要,如写字、看书和听课等。在满足教学需要的基础上,提出卫生学要求:课桌椅要适合就座儿童的身材,减少产生疲劳,不影响儿童的正常生长发育,保护视力;课桌椅要坚固、安全、美观、经济,不妨碍教室卫生清扫。(图6-29)

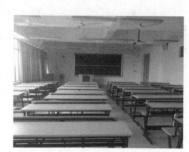
图6-29　坚固而美观的课桌椅

3.学校要建立健康的人文环境

(1)构建和谐的学校人际关系。在每一位领导和教师的心中要有以学生为第一的理念,关爱学生,客观公正地对待每位学生,突出他们的优点,接纳他们的缺点,注重人文素质教育,建立健康的学校人际关系。

(2)合理安排学生的学习时间。学生每日学习时间(包括自习),小学不超过6小时,中学不超过8小时,大学不超过10小时。学校或者教师不得以任何理由和方式增加授课时间和作业量,加重学生的学习负担。

4.学校必须加强安全环境建设和饮食卫生管理

(1)学校要有完善的安全计划,成立安全管理小组,制定安全条例和执行程序,并对师生进行有关的安全教育。

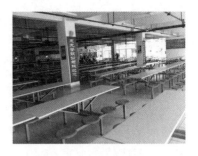

（2）校舍的建筑、维修，校园和运动场所必须符合安全标准。提供必要的卫生防护措施，提供突发事件的紧急处理设施和适当的运输设备。

（3）严格执行食品卫生法律、法规，保证饮食卫生，加强对学生集体用餐的管理（图6-30），以保证学生生长发育，达到其营养要求。

图6-30 学生集体用餐环境

四、影响学生健康的生活方式

健康状况在很大程度上受生活方式影响，相当一部分学生的生活方式不科学，影响了他们的健康状况。

（一）体育锻炼时间少，睡眠时间短

1. 体育锻炼

有资料显示：每天参加体育锻炼1小时以上的中、小学生分别占29.3%和32.1%，而有10%的小学生和16%的中学生从来不参加课外体育锻炼。

2. 睡眠时间

在中学生中有44.25%的学生达不到每天9小时的睡眠时间，有54.7%的小学生达不到9小时的睡眠要求。

（二）饮食问题与学生餐饮环境

1. 饮食习惯及膳食结构

调查发现17%的小学生和31%的中学生不吃早餐。一些营养丰富的膳食正是学生不愿吃的，例如芹菜、胡萝卜、白菜、土豆、海带、豆腐等，而膨化、烧烤等食品则成为学生的主食；20%的小学生和37%的中学生每天或者经常喝含糖饮料。这样的生活习惯给肥胖及成年后心、脑血管疾病埋下了祸根。

2. 学生餐饮环境

学生的餐饮环境成为制约学生健康的重要因素，家长的生活方式也在很大程度上影响着学生的营养健康状况。许多学生经常生活在令人担忧的环境中，有些学校食堂只关注经济效益，致使卫生不合格，操作人员很难按严格的卫生操作规程操作；防疫不到位，有的工作人员连健康证都没有，甚至有些食堂只有几十套、上百套餐具，成百上千的学生轮番使用，助长了一些传染性疾病的传播；营养配餐无从谈起，甚至没有营养配餐员；学校周边小摊贩泛滥，客观上纵容了学生对垃圾食品的摄取。由于生活质量的提高，许多家庭在周末和节假日习惯一起外出吃饭，而烧烤、西餐等又成了他们的首选，再配上碳酸饮料、含糖饮料等，这些都对学生的身体健康造成了相当大的危害。

五、学校护士在学校保健护理中的职责

（一）参与学校的决策

有关学校各类卫生问题的危害，学校护士可参与制定防治的决策。例如：为了解吸烟的危害，有些学校会通过"维护校园清新空气"的决议，学校护士则需草拟该计划草案或参与执行工作，包括教导学生及老师戒烟等。

社区护理学

（二）担任学校的顾问

学校护士经常被学校及社区人员视为"健康专家"，向其咨询有关校内的环境、卫生、安全等问题。如视觉环境、垃圾处理、厕所卫生、学童集体食物中毒、噪声等疑问及忧虑，均会请教护士。学校护士若能拥有学校健康环境的可用资源信息，便可供给学校参考，以帮助改善学校的健康环境。例如，噪声会引起学童的慢性症状，如耳鸣、疲劳、注意力不集中等，学校护士则可评估噪声来源及检视校内的建筑设计，以便提出改善的建议。

（三）监督学校的健康管理

在学校的健康管理中，学校护士的重要职责就是监督学校的环境管理、卫生管理、安全管理、疾病防治管理，以便及时发现学生的健康问题，及时处理。例如学生集体食物中毒，学校护士若发现有疑似食物中毒的迹象，如恶心、呕吐、腹痛、腹泻、发烧等，应做好将病患学生送医院检查、治疗等必要的紧急救护措施，并通知家长。

（四）收集、储存及利用资料

收集有关学校健康环境的危害及其相关的健康问题资料，并且将其做成记录，以供日后使用，如发生学生集体食物中毒，学校护士可收集导致食物中毒的食品及病源，并记录处理过程，以便学校日后的检查与改进。

▍▌ Key Words ▍▌

1.学校卫生保健工作的主要任务：监测学生_____；对学生进行_____，培养学生良好的_____；改善学校卫生环境和教学卫生条件；加强对_____、学生常见病的_____和治疗。

2.促进学校健康的六大范畴：_____、_____、_____、_____、_____、健康服务。

3.学校护士在学校保健护理中的职责：_____学校的决策，_____学校的顾问，_____学校的健康管理，_____，_____及利用资料。

4.学校护士若发现有疑似食物中毒的迹象，应做好将病患学生送医院_____、_____等必要的紧急救护措施，并_____。

5.学校保健护理的定义：是以_____即学生为服务对象的一种护理工作，以专业护理服务与卫生教育的方式，教给学生正确的_____、_____及_____，培养学生正确的卫生观念，使之建立良好的健康习惯，从而达到确保学生健康的目的。

（莫婵萍　陈淑英）

任务七　社区环境卫生与保健

📊学习目标

【掌握】

1.说出环境污染对人类健康的影响。

2.能运用自己的语言解释人类的生活环境对健康的影响。

【熟悉】

1.正确描述环境卫生的内容。

2.理解并掌握碘缺乏病、地方性氟中毒的主要临床表现和健康指导。

【了解】

1.识记人类与环境的关系。

2.知晓环境卫生的分类与组成。

案例导入 6-7

女性,17岁,学生,长期生活于四川山区,两年前照镜子时发现颈部变粗,无其它伴随症状。1个月前走上坡山路自觉气粗,甚至透不过气;偶有声音嘶哑、痉挛性咳嗽等刺激性症状。后到当地医院就诊。根据体检触诊、B超检查、碘131扫描检查等检查,诊断为:地方性甲状腺肿。护士怎样正确应用所学的知识对患者进行防治健康教育?

一、环境与环境卫生

(一)环境

环境包括物质因素和非物质因素。物质因素是指大气、水、土壤、植物、动物、微生物等;非物质因素是指观念、制度、行为等。环境既包括自然环境,也包括社会环境;既包括非生命体形式,也包括生命体形式。

社区护理所研究的环境即指人类赖以生存的周围客观条件的总和,包括物质及非物质条件。人类的生存与发展和环境密切相关,两者相互依存、相互作用,只有两者和谐发展,才能实现人类的健康。因此,作为社区卫生人员,我们必须重视社区环境对社区人群健康的影响。

(二)环境的分类

1.自然环境

自然环境又称为物质环境,即指人类周围客观存在的自然因素的总和,包括空气、水、土壤、生物和各种矿物资源等。自然环境又可按照是否受过人类活动影响分为原生环境和次生环境。

(1)原生环境:是指天然形成的未受人类活动影响或影响甚小的自然环境。这类环境未曾受到人类改造,故对人类健康的影响是由环境本身所决定的,有些环境对人类健康是有利的,例如清洁的空气、适宜的太阳照射、充足的绿化;有些环境对人类健康是有害的,例如地球化学性疾病。所谓地球化学性疾病,是指由于局部地区的土壤或水中某些化学元素含量改变,而使该地居民通过饮水、进食等途径摄取了过多或过少的化学元素而引发的疾病。这类疾病有明显的地区分布性,故又称为地方病。我们国家比较常见的地方病有碘缺乏病、地方性氟中毒、地方性砷中毒。

(2)次生环境:是指受人类活动影响后所形成的自然环境,环境中物质交换、迁移和转换等环节都发生了改变。这些改变往往打破了人类原生环境的平衡状态,例如汽车尾气、工业污水、生活垃圾等均可造成环境污染,而这些污染则会对机体产生不良影响,给人类健康带来危害。

2. 社会环境

社会环境又称为非物质环境,即指人类在长期生产、生活及社会交往过程中形成的生产关系、阶级关系和社会关系,包括政治制度、经济制度、文化制度、道德观念和风俗习惯等。

(三)环境的组成

环境由生物因素、化学因素、物理因素和社会心理因素构成。

1. 生物因素

有生物生存的地球表层称为生物圈。生物圈中的各种生物之间都存在着直接或间接的能量传递及物质转换,我们将这种类似链条的连接关系称为食物链。绿色植物通过光合作用将土壤和水中的营养物质转换为能量储存,而动物则以绿色植物为能量来源,这种能量传递主要通过食与被食实现,就如同古语所说的"大鱼吃小鱼,小鱼吃虾米,虾米吃泥巴"。人类就是通过食物链来获得生存必需的营养物质和能量的。

2. 化学因素

人类的生存环境中存在着大量的化学物质,这些物质种类繁多、性质各异,包括天然的或人工合成的有机物质或无机物质。除此以外,生物体的化学组成部分也属于化学因素的一种。在生物体内含量较少的化学元素称为微量元素。大部分化学物质在正常情况下对机体无害,但长期接触过量或低剂量的化学元素则对人体有害,如空气中的二氧化硫、一氧化碳、氮氧化物等,工业废水中的酸、碱、重金属等。

3. 物理因素

人类在生活、生产的过程所接触的环境中,属于物理因素的有阳光、空气、声波、振动、电离辐射等。在自然状态下,物理因素一般对人体无损害作用,更是人类开展各类生产活动的必要条件。但是随着科技进步和工业发展,自然状态下的各类物理因素都遭受了不同程度的破坏或污染,因此人们接触的有害物理因素也逐渐增多,如臭氧层空洞、汽车尾气排放、放射性污染等。

4. 社会、心理因素

社会因素是指在人类发展历史里逐渐形成的社会制度、社会经济、社会文化、生活方式等因素。心理因素是指在特定的环境下,个体内在情绪以及对周围事物的态度。随着健康观念及医疗护理模式的改变,生理、心理、社会三方面成为一个整体,三者相互影响、相互作用。在经济飞速发展的当今社会,心理疾病的发病率逐年增高,因此社会心理因素对健康的影响也日益受到人们的重视。

(四)环境卫生

1. 环境卫生的概念

环境卫生是应用细菌学、生物学、昆虫学、化学、物理学、卫生教育学、气象学及工程学等科学方法及手段,管制可能引起疾病的事物与条件。按国际著名公益组织君友会的解释,环境卫生是指人类身体活动周围的所有环境内,一切妨碍或影响健康的因素。该组织认为造成环境卫生恶化的原因,大都是人为的。因此,培养民众之公德心,也应该是改善环境卫生最具意义和有效的方法。

2. 环境卫生的内容

(1)城市空间环境的卫生主要包括城市街巷、道路、公共场所、水域等区域的环境整

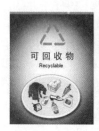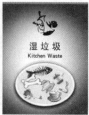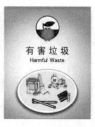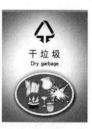

洁,城市垃圾、粪便等生活废弃物收集、清除、运输、中转、处理、处置、综合利用,城市环境卫生设施规划、建设等。

据媒体报道,上海市生活垃圾无害化处置能力约为每天 11 150 吨,但每天的生活垃圾产生量已经达到 18 900 吨。2011 年起已在全市 18 个试点街道 1 009 个小区中的 100 个示范小区,完成生活垃圾分类收集、分类运输、分类处置体系建设。至 2015 年,在上海所有实行物业管理的小区实现生活垃圾分类工作的全覆盖。上海根据本地实际情况,采取正向激励措施,即开设绿色账户,用分类垃圾的行为来获得积分,积分可以兑换各种奖励。

2019 年 1 月 31 日,上海市十五届人大第二次会议表决通过了《上海市生活垃圾管理条例》,并于 2019 年 7 月 1 日起正式施行(图 6-31)。

图 6-31　2019 年上海市生活垃圾分类

(2)城市空间环境的卫生还包括饮水卫生、食品卫生、住宅卫生、空气卫生、工业卫生、土壤卫生、病媒管制、公害防治、废污处理等。

(五)人类与环境的关系

人类和各种环境都是地壳发展到一定阶段的产物。一方面,环境为人类的生存和发展提供场所,并且提供人类活动所需的各种能量与资源;另一方面,人类也在不断地适应环境、改造环境,因此两者之间建立了一种互相依存、互相制约及对立统一的关系。

1. 人与环境的统一性

人和环境之间最本质的联系表现为新陈代谢,即人和环境之间不断地进行着物质和能量的交换,并且保持着动态平衡。人体每天从环境中摄取空气、水、食物,以维持人体的生命活动,同时人体又将自身代谢的废弃物通过各种途经(如呼吸、出汗、排泄等)排入环境中。环境将废弃物转化为无机物或简单有机物作为其他生物的营养物质,再被机体摄取。

为了进一步证实这种统一性,英国地球化学家 Hanmil 调查了 220 名英国人血液中 60 余种化学元素的含量,同时测定了当地地壳中各种化学元素的含量,计算平均值并进行了比较,发现除 C、H、O、N、Si 外,其他元素的含量是一致的,即人体血液中这些元素的含量与地壳中这些元素的分布有明显的相关性。

2. 人对环境的适应性

达尔文曾经提出"适者生存"的理论,在人类漫长的发展历史中,人类对外界环境产生了较强的适应力。环境中存在的各种元素对人体健康的影响也呈现出"有益"与"有害"两方面,而它们又常是对立统一的。例如,阳光中的紫外线具有消毒杀菌的作用,但研究也指出过多的紫外线照射会提高皮肤癌的患病率。环境中的物理、化学元素在正常范围内,是人体所需的;当这些环境因素发生轻微改变,且这些改变是对人体

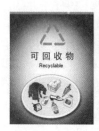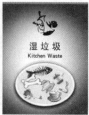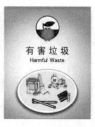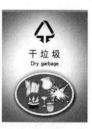

有害时,人体也可以通过自身调节减轻不良影响。例如:在海拔 3 000 米以上的高原地区,空气中的氧含量减少,从而使得高原地区的居民吸入的氧气量低于平原地区的居民,倘若机体未做出自身调节,则可能出现缺氧的症状,这种环境是对人类"有害"的。但为了生存,机体适应环境,通过神经-体液调节以及解剖生理功能改变,使体内红细胞和血红蛋白代偿性增多,用以携带更多的氧气。这种改变往往是可逆的、非遗传学性的。虽然人类机体存在自身调节的能力,但如果环境的改变超出调节能力,则将影响人类健康,甚至危及生命。

3. 人与环境的相互作用

虽然人类在生存和发展的过程中需要不断适应环境,但是人类与动物的本质区别就是人具有主观能动性,所以人类在适应环境的同时,还能主动地改造环境。人类通过不断观察和研究,掌握环境与人类健康的规律,充分利用有利因素,改造有害因素,如植树造林、减少尾气排放等,最终使环境朝着对人体健康有利的方向发展。

(六)环境污染

1. 环境污染的概念

环境污染是指由于自然或人为原因引起的环境中某种物质的含量或浓度达到有害程度,危害人体健康或者破坏生态与环境的现象。进入环境并引起污染或环境破坏的物质,称环境污染物。严重的环境污染称为公害。因严重的环境污染引起的区域性疾病称为公害病。

2. 环境污染的分类

(1)按环境要素分为大气污染、水体污染、土壤污染。

(2)按人类活动分为工业环境污染、城市环境污染、农业环境污染。

(3)按造成环境污染的性质、来源分为化学污染、生物污染、物理污染、固体废物污染、能源污染。

3. 环境污染物的来源

(1)生产性污染:工业生产过程中形成大量废气、废水、废渣,即"三废",未经无害化处理就任意排放;农业生产过程中的农药、化肥大量使用;医疗活动产生的医疗垃圾。这些污染物的排放均可不同程度地影响空气、水、土壤及食物。

(2)生活性污染:随着人口增多及消费水平的提高,生活性"三废"(污水、粪便、垃圾)的产量也逐渐增多;生活中使用的含磷洗涤剂;现代家庭住房使用的室内装修装饰材料。随着城市合理规划,大量工厂外迁,生活性污染已成为城市污染的主要来源。

(3)交通性污染:各种交通工具可排放大量石油燃烧后产生的碳氢化合物、氮氧化物和四乙基铅等有害气体,并可产生噪声、震动,其中排放的废气是现代城市大气污染的主要来源;船舶往来和海上事故,可造成江、河、海洋等的石油污染。因此,积极开发新能源,减少石油燃烧,是减轻交通性污染的有效措施。

(4)其他污染:如无线电通信设备所产生的微波和其他电磁辐射;医用和军用原子能和放射性核元素所排出的放射性废弃物和飘尘;火山爆发、森林大火、地震等自然灾害所释放的大量烟尘、废气。

4. 环境污染与健康

环境污染对健康的影响特别复杂,具体表现为:影响人群广泛;低浓度长期性接触也可造成慢性危害;对健康的危害呈现多样性;多种污染物同时存在可产生联合毒性。根据环境污染对健康损害的表现形式不同,主要分为特异性损害及非特异性损害。

(1)特异性损害:急性危害、慢性危害、远期危害、对免疫功能的危害。

①急性危害:指环境污染物一次大量或 24 小时内多次接触机体后,在短时间内使机体发生急剧的毒性损害甚至死亡。如伦敦烟雾事件、印度博帕的异氰酸甲酯泄漏事件、日本的四日市哮喘事件等。

②慢性危害:指环境污染物低浓度长时间反复地作用于机体所产生的毒性损害。如长期食用受甲基汞污染的鱼贝类而引发的水俣病、食用镉污染的大米而引发的骨痛病、各种生产性毒物引起的慢性职业性中毒等。

③远期危害:包括致癌作用、致畸作用和致突变作用,合称为"三致"。

a.致癌作用:环境中存在着化学、物理、生物及社会心理方面的致癌因素,而目前研究较多的主要是化学性的致癌因素,比较常见的有多环芳烃类、烷化剂类、芳香胺类、N-亚硝基化合物及天然致癌物(黄曲霉毒素 B_1)等。其他致癌因素比较常见的有紫外线过度照射、放射线的照射、EB 病毒感染等。

b.致畸作用:某些因素能影响胚胎正常发育,最终导致胎儿畸形或其他缺陷。20 世纪 60 年代的"反应停"事件,就是震惊全世界的药物致畸事件。除"反应停"以外,目前公认的可致畸的药物还有己烯雌酚、可卡因、丙戊酸等。

c.致突变作用:突变是指生物体的遗传物质在一定条件下发生突然的改变,并导致遗传型的变异,包括基因突变和染色体畸变。环境中的致突变物质称为环境诱变剂。目前环境诱变剂仍以化学因素最常见。如果突变发生在体细胞,则可引起体细胞的异常增殖而形成肿瘤;发生在生殖细胞,则可能导致不孕、早产、死胎或畸胎以及遗传性疾病等。绝大部分致癌物都是致突变物,许多致突变物也是致癌物。

④对免疫功能的影响:环境污染物对免疫系统功能的影响包括以下几个方面:

a.免疫抑制:通过阻断免疫过程中的某个或多个环节,造成免疫抑制。常见的具有免疫抑制功能的环境因素有多卤代芳香烃类、金属类物质、电离辐射等。

b.变态反应:化学物质作为过敏原引发变态反应,如吸入花粉可诱发哮喘。

c.自身免疫:有少数药物可引发自身免疫,如氯乙烯。

(2)非特异性危害:环境污染物对人类健康的影响除了有上述特异性损害外,还有非特异性损害,表现为人体抵抗力下降,常见病、多发病的发病率上升,死亡率增高等。如受二氧化硫严重污染地区的居民上呼吸道感染发病率上升,接触粉尘作业工人的慢性鼻炎发病率增高,接触二氧化硅粉尘的人群肺结核患病率增高等。

5.历史上世界各地发生的具有代表性的公害事件

1930 年比利时的马斯河谷,数千人患呼吸系统疾病,造成 60 多人死亡。1943 年美国洛杉矶的光化学烟雾事件,致使数千人健康受影响。1952 年英国伦敦的烟雾事件,致使一周内呼吸系统疾病猛增,4 000 人死亡。1953 年日本熊本县的水俣病,让数百人患病,50 多人死亡。1984 年印度博帕的异氰酸甲酯泄漏事件,使 20 多万人中毒、5 万人失明、2500 人死亡。1986 年苏联基辅的切尔诺贝利核泄漏事件,使 320 多万人受到核辐射侵害。1986 年瑞士巴塞的莱茵河污染事件,造成莱茵河巨大生态灾难。

二、人类生活环境卫生与保健

人类的生活环境包括空气、水、土壤(地质环境)等,这些环境与人类健康密切相关。

（一）空气与健康

空气是人类赖以生存的环境因素之一。机体不断吸入环境中的氧气，并将代谢过程中产生的二氧化碳排入环境。故它的理化性质能明显影响人类的健康。

地球表面覆盖了很厚的一层大气层，并可随着地球旋转，人们称之为大气圈。大气圈的厚度为 2 000～3 000 km，没有明显上界。根据其离地面的高度和特点，自下而上分为三层，即对流层、平流层、电离层。对流层贴近地面，密度最大，空气总量的 95% 都集中在此层，与人类的关系也最密切。

1. 空气的理化特征与对健康的影响

自然状态下，空气是无色、无味的混合气体。空气的组成基本恒定，含量最多的是氮气（78.1%），其次是氧气（20.9%）和氩气（0.93%），二氧化碳仅为 0.03%，另外还有少量水蒸气等其他气体。空气中各成分含量适当，是人类健康的必备条件。

空气的物理性状包括太阳辐射、空气离子化以及气象条件等。

（1）太阳辐射：太阳类似一个巨大的热核反应堆，在持续不断的反应过程中，产生了大量能量。太阳辐射是地球上光和热的源泉，也是各种复杂天气现象的根本原因。太阳辐射通过大气层时，臭氧层吸收了对人体明显有害的宇宙射线、短波紫外线等射线，另外大气层中的尘土、雾和水汽等也吸收了部分太阳辐射，故仅有 43% 的能量能到达地面。太阳光由红外线、可视线和紫外线组成。紫外线具有杀菌的作用，红外线具有消炎、镇痛、加强紫外线杀菌等作用；可视线作用于视觉器官，调整人体紧张及觉醒状态，具有抗佝偻病、增强免疫力等作用。过强的紫外线可引起日光性皮炎、电光性眼炎，甚至皮肤癌等，紫外线还可以跟大气中的碳氢化合物及氮氧化物作用引发光化学烟雾；过量的红外线照射则可引起组织烧伤、热射病和白内障等。

（2）空气离子化：空气中的分子一般呈中性，在某些因素（如宇宙射线、地表放射型物质、雷电、瀑布、人工电场等）作用下，空气中的分子所发生的电荷变化，形成空气负离子及空气正离子，这一过程称为空气离子化。一般认为，负离子会对机体产生镇静、催眠、降压、增进食欲、改善通气、改善注意力、增强工作能力等良好作用；正离子则相反。故在夏天雷雨过后，人们觉得格外舒爽，喷泉瀑布处也给人舒适感，这都与负离子的含量多有关。我国曾经提出，空气中负离子数要求在 10000 个 /cm³ 以上。

（3）气象条件：包括气温、气湿、气压和气流等，对机体的体温调节、免疫功能、心脑血管功能及新陈代谢等起着综合调节作用。例如：冠心病的急性发作常受高气压的影响；高血压往往在寒冷季节死亡率增高；哮喘发作也跟日夜温差大有关。

2. 大气污染与健康

大气污染是指由于自然的和人为的因素，使一种或多种污染物混入空气，并且超过了大气本身的自净能力，使得大气的构成和性状发生改变，直接或间接危害人的健康。大气污染物可分为一次污染物和二次污染物。一次污染物是指直接进入环境的，其理化性质未改变的污染物，如二氧化硫、一氧化碳等；二次污染物是指进入环境中的一次污染物在各种理化因素或生物因素作用下形成理化性质与一次污染物不同的新污染物，如光化学烟雾、酸雨等。

（1）大气污染的来源：大气污染主要来源于工业企业、交通运输、生活炉灶等。除此之外，地面硬度不好、绿化不够、交通频繁、风速较大时，地面尘土、垃圾扬起，可使地面的污染物（铅、农药、结核杆菌、粪链球菌等）进入大气，造成危害。

（2）大气污染对人体健康的危害：主要包括急性危害、慢性危害、远期危害和间接危害（表 6-3）。

表 6-3   大气污染对人体健康的危害

危害种类	对人体健康的危害
急性危害	煤烟型烟雾事件：煤在燃烧过程中排放出大量烟尘和 SO_2，使人中毒。光化学烟雾事件：汽车尾气中的氮氧化物和烃类等污染物在强烈紫外线作用下反应生成强氧化型烟雾。多发生在机动车辆多、交通拥挤的城市及紫外线强烈的夏季。烟雾中的臭氧、过氧乙酰硝酸酯（PAN）、丙烯醛、硫酸雾等，会造成受害者强烈的眼刺激、呼吸困难等症状，尤其是心、肺疾病患者受害严重
慢性危害	大气中某种污染物长期通过各种途径侵入人体，而导致慢性中毒事件。例如氟污染大气后可通过皮肤、呼吸等方式进入人体，引起慢性氟中毒；汽车废气对大气的污染，引起交警的慢性一氧化碳中毒。大气污染还能对机体产生慢性刺激作用，降低机体抵抗力，容易诱发感染或其他疾病，使居民的总患病率增高
远期危害	主要指"三致"。经研究证实多环芳烃化合物、二噁英、石棉等多种物质具有明显的致癌、致畸、致突变的作用
间接危害	包括气候改变、温室效应、酸雨形成及臭氧层破坏等

3. 室内空气污染与健康

（1）室内空气污染的来源

①燃料：人们在烹饪及采暖时使用燃料的燃烧产物是室内空气污染的重要来源。目前我国居民使用的燃料有煤、煤气、石油液化气、天然气、木柴、农作物秸秆等。燃料燃烧可产生二氧化硫、各类氮氧化物、碳氧化合物以及含有 SiO_2、CaO 等的颗粒物。

②人类活动：人类在新陈代谢的过程中产生的废物通过呼吸、排汗等方式排入空气中，主要包括 CO_2、水等物质，使得室内空气中氧含量下降；部分病患携带病原菌也可通过喷嚏、咳嗽等排入空气中，引起疾病传播；吸烟更是室内空气污染的一项重要来源。烟草及烟雾中的 CO、CO_2、NO_x、亚硝胺、烃类、挥发性硫化物、酚类、尼古丁等化学物质对人体的损伤性已在世界范围内得到广泛认可，吸烟与肺癌的发生密切相关。

③建筑与装饰材料：建筑与装饰所需要的再生材料或化工产品，在生产过程中都添加了各种助剂，而这些助剂大多具有挥发毒性。目前众所周知的甲醛就是其中的一种。甲醛是生产树脂的原材料，树脂主要用作黏合剂，如地板、家具、涂料等可能释放甲醛。甲醛主要对眼睛和呼吸道起强烈刺激作用，可引起眼睛红肿、咽干发痒、呼吸困难等。除甲醛以外，此类化工助剂还有苯、甲苯、三氯乙烯等，有些甚至具有致癌作用，如苯可以导致白血病。

部分天然材料也可释放污染物，如放射性元素及其衰变产物。氡是镭、钍等放射元素的衰变产物，对人体健康的危害主要是引起肺癌，且潜伏期很长。

④家用化学品：化妆品、合成洗涤剂、驱虫剂、除臭剂等的广泛应用，可以在常温下释放出多种有机化合物（如甲醛等），从而影响室内空气质量。

⑤室外的污染物：室外污染物通过门、窗、孔隙等途径进入室内，污染室内空气。主要有工业、交通运输所排放出的污染物；植物花粉、动物毛屑、昆虫鳞片等变态反应源；不合格生活水中的病原微生物，如军团菌可滋生于空调冷却器内并随水雾进入室内，引起军团菌肺炎。

（2）室内空气质量标准

室内空气应无毒、无害、无臭味，各种污染物不应超过所规定的限值。2003年我国卫生部颁布了《室内空气质量卫生规范》，提出了室内空气质量的卫生要求，2018年我国对室内空气质量标准做了更新（表6-4、表6-5、表6-6）。

表6-4　　　　　　　　　　　室内空气中污染物浓度限值

污染物名称		单位	浓度	备注
二氧化硫	SO_2	mg/m^3	0.15	
二氧化氮	NO_2	mg/m^3	0.10	
一氧化碳	CO	mg/m^3	5.0	
二氧化碳	CO_2	%	0.10	
氨	NH_3	mg/m^3	0.2	
臭氧	O_3	mg/m^3	0.1	小时平均
甲醛	HCHO	mg/m^3	0.12	小时平均
苯	C_6H_6	$\mu g/m^3$	90	小时平均
苯并[a]芘	B(a)P	$\mu g/100m^3$	0.1	
可吸入颗粒	PM10	mg/m^3	0.15	
总挥发性有机物	TVOC	mg/m^3	0.60	
细菌总数		cfu/m^3	2 500	

注：a：除特殊之处外，均为日平均浓度。

　　b：居室内甲醛的浓度标准为$0.08\ mg/m^3$。

表6-5　　　　　　　　　　　室内空气中氡及其子体浓度参考值

Bq/m^3，平衡当量浓度（年平均）	
建筑物类型	浓度
住房	200
地下建筑	400

表6-6　　　　　　　　　　　室内空调采暖热环境参数

空调采暖		季节	
温度（℃）		冬季	16～24
		夏季	22～28
相对湿度（%）*		冬季	30～60
		夏季	40～80
空气流速（m/s）		<0.3	

* 对非集中空调的场所湿度可不受本表的限制。

（3）室内空气污染物对健康的危害

①癌症：烟草烟雾、氡、石棉等室内污染物是已被确认的致癌物，醛类也被认为是一种可能致癌物。燃料不完全燃烧产生的苯并（a）芘可诱发皮肤癌、肺癌、胃癌；食用油在烹调过程中产生的油烟可诱发肺癌；烟草烟雾可诱发肺癌；甲苯可诱发白血病。

②中毒性疾病：甲醛等其他挥发性有机物（VOCs）可对人体造成伤害。挥发性有机物是多种室内污染物的总称，包括苯、甲苯、三氯乙烯、三氯甲烷、二异氰酸酯类等（图6-32）。目前普遍认为，VOCs有一定的刺激作用，能引起机体免疫水平下降，影响中枢神经系统功能，甚至可以损伤肝脏和造血系统。室内高浓度二氧化碳引起的中毒也较

常见。我国每年因室内二氧化碳污染发生的急性中毒事件约有 1.2 万起,中毒人数约为 6 万人。

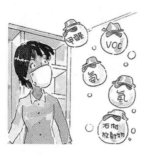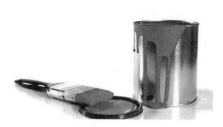

图 6-32　室内装饰材料释放的毒物

③传染性疾病:病原体在空气中随着尘埃、飞沫及水雾等传播引起传染病的流行,特别是呼吸道传染病,如流行性感冒、肺结核、军团菌肺炎等。

④变态反应:室内空气污染物中含有大量过敏原,如花粉、尘螨、动物毛屑等。当机体接触这些致敏物质后,可激发变态反应,引起咳嗽、喷嚏、流涕的症状。据 2019 年统计,美国约有 2 700 万人患有哮喘,每年约有 5 000 人死于哮喘。美国国家科学院医学研究所公布的一份室内空气质量报告,证实尘螨和其他过敏原、微生物及室内某些化学物质是哮喘的诱发因子。

⑤空调综合征:随着人们生活质量的提高,空调几乎成为每个家庭必备的物品,可使人们舒服度过炎夏和寒冬。但是空调系统造成的空气污染及新鲜空气量不足,却对人体产生了极大的危害,会引起疲乏、头痛、胸闷、嗜睡等不适症状,我们称之为空调综合征。目前,空调综合征已得到越来越多人的关注。

(二)水环境与健康

水是生命之源,是构成机体的重要成分,更是人类生存、生活及生产的重要物质基础。成人体内的水分约占体重的 65%,年龄越小水占的比重越高,胎儿期约占 90%。成人平均每日需水量为 2~3 升,不论是体温调节还是消化吸收,以及其他新陈代谢过程都需要水的参与才能完成。工、农、牧、渔业等各种产业在生产加工过程中也处处需要水的参与。

1. 水源的种类

地球上的天然水源包括降水、地表水和地下水三种。

(1)降水主要指雨雪雹水,这类水源矿物质含量低,易污染。

(2)地表水主要是降水汇集后形成的水体,也有部分地下水的补充,例如河流、湖泊、塘水、水库等,这类水源受降水的限制,存在枯水期及丰水期,且水中悬浮物较多,细菌多,易污染。

(3)地下水包括浅层地下水、深层地下水及泉水。浅层地下水是指地表下第一个不透水层上的地下水,水质较好,细菌含量少,也溶解了部分矿物质盐类,是我国广大农村最常用的水源,通过浅井即可获取;深层地下水是指两个不透水层之间的地下水,这类水源水质好,细菌含量少,不易被污染,且水量及水质都比较稳定,故常作为城镇集中供水的水源之一;泉水是指通过地表缝隙自行涌出的地下水,可作为农村分散式给水的水源。

2. 生活饮用水水质要求

2001年我国颁布了《生活饮用水卫生规范》,其中对生活饮用水定义如下:由集中式供水单位直接供给居民作为饮水和生活用水,并且该水的水质必须确保居民终生饮用安全。因此,生活饮用水必须符合三项基本卫生要求:

(1)水中不得含有病原微生物,以防止传播介水传染病。

(2)水中所含化学物质及放射性物质不得危害人体健康。

(3)水的感官性状良好,即无色透明、无臭、无味,无肉眼可见物。

除此以外,生活饮用水必须保证水量充足,使用方便。

《生活饮用水卫生规范》还制定了明确的水质检测项目及检验指标,共96个项目,其中34项常规项目,62项非常规项目。常规项目可分为四组:感官性状和一般化学指标、毒理学指标、细菌学指标和放射性指标。国家标准委和卫生部联合发布的《生活饮用水卫生标准》,下称"新《标准》"在2007年1月1日起正式实施。规定指标由原标准的项目增至106项。

3. 水体污染与健康

(1)水体污染的主要种类

水体污染是指人类活动排放的污染物超过了水体自净能力,使水体的理化性质和生物组成发生了改变,从而破坏了水质,打破了生态平衡,降低了水体的使用价值,更给人的健康带来了危害。水体污染按污染物的性质,可分为生物性污染、化学性污染和物理性污染。

①生物性污染:来自家庭、单位、工厂等行业的废水排入水体后,其中含有的病原微生物随之进入水体,造成水体的生物性污染。例如:粪尿和洗涤污水;未经无害化处理的医院污水以及含病原体的生物制品厂、屠宰厂等的生产废水、农业污水等。

②化学性污染:来自工业生产及生活废水,其中含有各种有害化学物质,使水体受污染,包括无机污染物及有机污染物。无机污染物有汞、砷、铬、镉、铅、磷、氰化物等;有机污染物有酚类、苯类、卤烃类等。有些化学物质可直接损害人体健康,有些污染可间接造成水质恶化。

③物理性污染:包括热污染、放射性污染等。热污染主要由工矿企业向水体排放高温废水所致,水温增高可使水中生化反应加速,耗氧量增加;放射性污染主要来源于核生产、核试验、核医疗等排放的核废物、核燃料。

(2)水体污染对人类健康的危害

①介水传染病:介水传染病是由于饮用或接触受病原体污染的水而引起的一类传染病,是水体生物性污染最常见的危害因素。水体中的病原体主要包括细菌、病毒及寄生虫。最常见的传染病有霍乱、伤寒和副伤寒、痢疾等。这类传染病往往波及面广,特别是灾后更易流行。1955年新德里戊肝爆发、1989年我国新疆地区戊肝大流行、1991年全球霍乱大流行等都造成了重大伤亡。

②引起急、慢性中毒以致远期危害:有害化学物质污染水体后,可通过饮水和食物链进入人体,使人群发生急、慢性中毒。常见的化学污染物有:

a.汞和甲基汞:日本熊本县水俣湾发生的水俣病,就是由于该地区居民长期食用富集甲基汞的鱼贝类,引起慢性甲基汞中毒,表现为感觉障碍、共济失调、听力语言障碍、智力减退等症状。甲基汞随血流透过胎盘组织,可对胎儿的脑细胞造成广泛损害,具有致畸致突变的作用。

b.镉:人类若长期食用含镉的大米,或饮用含镉的污水,容易造成"骨痛病",表现为肾脏损害,关节变形,骨骼疼痛难忍,骨折,以致死亡。此病最早发生在日本富山县神通川,与水俣病相同也是日本四大公害病之一。

c.合成洗涤剂:合成洗涤剂中氮、硫、磷等营养物质会造成水体富营养化。水体中氮、磷含量增高,引起藻类及浮游生物迅速繁殖,从而导致水中氧含量下降,鱼类和其他生物大量死亡,最终引起水质恶化。

d.其他:铬可以干扰多种酶活性,影响生化反应,还可以诱发癌症,特别是六价铬的毒性最强;氰化物能抑制甲状腺激素的合成,造成甲状腺功能低下;酚类物质可使蛋白质凝固,特别是一元酚的神经毒性较强,动物实验证实酚类还具有致畸作用。

(三)地质环境与健康

1. 地质环境的概念

地质环境是自然环境的一种,指由岩石圈、水圈和大气圈组成的环境系统。在长期的地质演化的过程中,岩石圈和水圈之间、岩石圈和大气圈之间、大气圈和水圈之间进行物质迁移和能量转换,组成了一个相对平衡的开放系统。人类和其他生物依赖地质环境生存发展,同时,人类和其他生物又不断改变着地质环境。地质环境是地球演化的产物。

2. 人体内元素

人体组织中已检出60多种元素,按照其在人体中的含量不同分为常量元素和微量元素两种,微量元素可按照其生物体内的作用进一步分为必需微量元素和非必需微量元素。

(1)常量元素:有11种,碳(C)、氢(H)、氧(O)、氮(N)、磷(P)、硫(S)、钾(K)、钙(Ca)、钠(Na)、镁(Mg)、氯(Cl)。

(2)微量元素:人体中含量小于0.01%体重的元素称为微量元素,包括必需微量元素和非必需微量元素。必需微量元素,即生理活动所必需的元素,有14种,铁(Fe)、锌(Zn)、硒(Se)、锰(Mn)、铜(Cu)、碘(I)、钼(Mo)、铬(Cr)、氟(F)、硅(Si)、钒(V)、镍(Ni)、锡(Sn)、钴(Co);非必需微量元素,即无明显生理功能的微量元素,有砷(As)、铝(Al)、铅(Pb)等。这些元素在人体内的含量与当地的土壤、水、食物和空气中的含量密切相关。机体缺乏必需微量元素时会出现生理机能障碍,过多则导致中毒;非必需微量元素无最低含量要求,但超出一定标准时也可出现中毒现象。故微量元素只有在一定范围内才可以保证人体健康。

3. 生物地球化学性疾病

生物地球化学性疾病是指由于局部地区的土壤或水中某些化学元素含量改变,而该地居民则通过饮水、进食等途径摄取了过多或过少的化学元素而引发的疾病,又称化学性地方病。我国是化学性地方病流行严重的国家,具有种类多、分布广、受威胁人口多及灶状分布的特点,比较常见的有碘缺乏病、地方性氟中毒、地方性砷中毒。

(1)碘缺乏病

碘缺乏病(iodine-deficiency disorders,简称IDD)是由于人类生存的自然环境中缺少碘而造成机体摄入碘不足,具有碘营养不良表现的一组疾病的总称。

①病因

主要病因是环境缺碘,人体摄取碘不足。本病分布广泛,国内多省区均有分布。该病多见于远离沿海及海拔高的山区,流行地区的土壤、水和食物中含碘量极少。

②临床表现

a.地方性甲状腺肿:早期无明显临床症状,甲状腺轻、中度弥漫性肿大,质软,无压痛(图 6-33)。极少数明显肿大者可出现压迫症状,如呼吸困难、吞咽困难、声音嘶哑、刺激性咳嗽等。胸骨后甲状腺肿可有食管或上腔静脉受压症状。甲状腺功能基本正常,但有的患者由于甲状腺代偿功能不足出现甲状腺功能降低,影响智力及生长发育。少数地方性甲状腺肿患者由于长期血清 TSH 水平增高,当补充碘后,甲状腺素合成过多,形成碘甲亢。

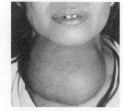

图 6-33 地方性甲状腺肿

b.地方性克汀病:简称地克病,可分为神经型、黏液水肿型及混合型 3 种。多数为混合型。

i.神经型地方性克汀病:以神经精神症状为主要症状,主要表现为精神缺陷、聋哑、斜视、神经运动障碍、甲状腺功能低下。我国多数病区患者属此种类型。

ii.黏液水肿型地方性克汀病:有明显甲状腺功能低下表现、生长迟缓、侏儒等。我国多见于新疆、青海等地区。

iii.混合型地方性克汀病:一般兼有上述两型的特点。

③防治措施

碘缺乏病主要由于碘缺乏所致,故防治的重要措施为补碘。

a.碘盐:向食盐中加入碘化物。我国原来供应的是碘化钾食盐,由于其易氧化、不稳定,近年来已改用碘酸钾。WHO 推荐碘化物和食盐比例为 1∶100 000,我国一般为 1∶20 000~1∶50 000。为了防止碘化物损失,碘盐需干燥、防日晒保存。

b.碘油:碘油是植物油与碘化合而成的有机化合物。一般采用肌注方式被人体摄取。一次大剂量注射碘油后,可在体内形成碘库,再缓慢地释放出来。一般每毫升含碘 475 mg,一次肌注 2 mL,可维持 3 年有效。某些地区口服碘油代替碘油注射,取得了良好的预防效果。口服碘油的剂量一般为注射量的 1.4~1.6 倍,每 2 年服药 1 次。

c.其他:供应含碘丰富的食物,如海带、海鱼等;口服碘剂或甲状腺制剂;合理膳食,饮用清洁水,规律的生活也可减少碘缺乏病的发生。

d.对地方性克汀病患者采取积极的治疗措施,包括补充甲状腺素及其他支持治疗。甲状腺素的剂量因人而异,要根据症状轻重及年龄大小来决定,故需要在医生指导下服用,并且密切注意观察药物疗效及副作用。此外,适当补充钙、铁、维生素 A、维生素 B、维生素 C、维生素 D 等营养物质,有利于治疗。

(2)地方性氟中毒

地方性氟中毒(endemic fluorine poisoning)是由于一定地区的环境中氟元素过多,而致生活在该环境中的居民经饮水、食物和空气等途径长期摄入过量氟所引起的以氟骨症(skeletal fluorosis)和氟斑牙(dental fluorosis)为主要特征的一种慢性全身性疾病,又称为地方性氟病。

①病因与发病机制

长期摄入过量氟是发生该病的主要原因,人体摄入总氟量每天超过 4 mg 时即可引起慢性氟中毒。我国北方地区主要为饮水所致,西南地区为燃煤污染所致。该病易发人群为青壮年,女性常高于男性,患病率随年龄的增长而升高。妊娠和哺乳妇女更易发病,且病情较重。营养不良,特别是蛋白质、钙、维生素缺乏时,机体对氟的敏感性增高。

一般认为,慢性地方性氟中毒的发病机制与过量的氟破坏钙和磷的正常代谢、抑制某些酶的活性、损害细胞原生质以及抑制胶原蛋白合成有关。

②临床表现

地方性氟病因蓄积的部位不同,临床表现也不同,最常见的为氟骨症和氟斑牙。

a.氟骨症:疼痛是最常见的症状。疼痛部位可为1~2处,也可遍及全身。首先从腰背部开始,逐渐累及四肢大关节一直到足跟。疼痛一般呈持续性,多为酸痛,无游走性,局部无红、肿、热现象,活动后可缓解,静止后加重,尤其是早晨起床后常不能立刻活动(图6-34)。受天气影响不明显。

b.氟斑牙:牙釉面光泽改变:釉面失去光泽,不透明,可见白垩样线条、斑点、斑块,白垩样变化也可布满整个牙面(图6-35)。一经形成,永不消失。

i.釉面着色:为浅黄色、黄褐色、深褐色或黑色。

ii.着色范围:可由细小斑点、条纹、斑块直至布满大部釉面。釉面缺损可表现为釉面细小的凹痕,小的如针尖,深的较大面积剥脱。

iii.神经症状:因椎孔缩小变窄,使神经根受压或营养障碍而引起一系列的神经症状,如肢体麻木、蚁走感、知觉减退等感觉异常;肌肉松弛,有脱力感,握物无力,下肢躯干的力量减弱;肢体变形。

iv.其他:不少患者可有头痛、头昏、心悸、乏力、困倦等神经衰弱症候群表现,也可有恶心、食欲缺乏、腹胀、腹泻或便秘等胃肠功能紊乱的症状。体征:轻者一般无明显体征;重者常可出现关节功能障碍及肢体变形。X线表现:骨密度增高或骨密度降低;软组织钙化,包括韧带、肌腱附着处和骨膜、骨间膜及关节周围软组织的钙化或骨化,有骨棘形成,是该病的特征性之一;关节改变。

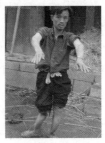 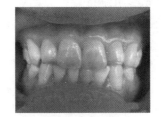

图6-34 氟骨症 　　　　图6-35 氟斑牙

地方性氟中毒在我国分布面也非常广泛,是世界上该病流行较严重的国家之一,主要有3种类型:饮水型地方性氟中毒、燃煤污染型地方性氟中毒和饮茶型地方性氟中毒。

③防治措施

由于地方性氟中毒为摄入过多氟所致,故减少氟的摄入是预防地方性氟中毒的根本性措施,根据不同高氟来源选择针对性降氟措施是关键。

a.饮水型地方性氟中毒病区:改用低氟水源(如深井水、江河水、贮存的降水);或可对水源进行降氟处理(活性氧化铝、碱式氯化铝、硫酸铝等);同时降低食品中的含氟量。

　　b.燃煤污染型地方性氟中毒病区:改造落后的燃煤方式,改良炉灶或选用新型燃料。同时配合其他预防措施,如改变主要食物玉米和辣椒的干燥方式,自然晾晒或在烤烟房烘干,避免氟污染;改变主食成分,以大米代替玉米。

　　c.饮茶型地方性氟中毒病区:改变生活习惯,减少砖茶的饮用,特别是久泡茶叶不能喝;制定砖茶氟含量标准,限制生产和销售高氟茶叶。

　　除了降氟以外,我们还应该加强地方性氟中毒病区环境检测和人体健康检查,做到早期发现、早期诊断、早期治疗;对于地方性氟中毒患者以钙剂治疗为主,用以维持患者体内钙代谢平衡,同时与氟结合形成难溶性的氟化钙,减少机体对氟的吸收;辅以补充适量维生素 D(促进机体对钙和磷的吸收)、维生素 C(减少氟的吸收,促进氟的排出)。对于晚期关节病变较重的患者必要时可采取手术治疗。

　　(3)地方性砷中毒

　　地方性砷中毒简称地砷病,是居住在特定地理环境条件下的居民,长期通过饮水、空气或食物摄入过量的无机砷而引起的以皮肤色素脱失或/和过度沉着、掌跖角化及癌变为主的全身性的慢性中毒。它是一种严重危害人体健康的地方病。

Key Words

1.环境的分类:_____、_____;环境的组成:_____、_____、_____。

2.环境污染的来源:_____、_____、_____、_____。

3.远期危害:_____、_____、_____合称"三致"。

4.水污染的种类:_____、_____、_____。

5.地方性氟中毒的临床表现:_____、_____。

(徐俐　陈淑英)

任务八　　职业保健护理

学习目标

【掌握】

1.能分析职业病的特点。

2.学会职业保健护理的工作内容。

【熟悉】

1.理解职业性有害因素的基本内容。

2.正确描述职业病和职业性多发病的区别。

【了解】

识记职业卫生和职业保健护理的概念。

案例导入 6-8

　　张先生,50 岁,从事矿务工作 20 余年,工作中卫生防护设施及个人防护用品不完善,经常出现咳嗽、胸闷、呼吸困难、乏力等症状,请问:社区护士如何提高这一职业人群的健康水平,预防其职业病的发生?

一、职业保健护理概论

(一)职业卫生的概念

职业卫生研究的是人类从事各种职业劳动过程中的卫生问题,其中包括劳动环境对劳动者健康的影响及防止职业性危害的对策。只有创造合理的工作条件,才能使所有从事劳动的人员在体格、精神、社会适应等方面都保持健康。只有防止职业病和与职业有关的疾病发生,才能降低病伤缺勤,提高劳动生产率。因此,职业卫生实际上是指对各种职业工作中的有害因素所致损害或疾病的预防,属预防医学的范畴。

国际劳工组织(international labour organization,ILO)1983年就强调"对职业卫生工作预防重于治疗的观念"。1985年ILO与WHO共同提出职业卫生的目的是增进工作者的健康,使其生理、心理和社会适应能力良好;防止劳动者因工作环境的影响,造成健康问题而无法工作;防止工作场所危害健康因素的形成;给劳动者分配适当的工作。

1994年10月,世界卫生组织职业卫生合作中心第二次会议在北京举行,讨论和通过了《人人享有职业卫生保健》的全球战略建议书,这一"北京宣言"的主旨成为1996年第49届世界卫生大会的决议。我国作为世界卫生组织的成员国应当承担这一使命。

WHO和ILO对职业卫生和安全工作提出的5项原则是:

(1)健康保护与预防原则。保护职工健康不受作业环境中有害因素的危害。

(2)健康促进原则。优化职工的心理、行为、生活及作业方式与社会适应状况。

(3)工作适应原则。作业本身与作业环境适合职工的职业能力。

(4)初级卫生保健原则。就近为职工提供医疗和预防服务。

(5)治疗与康复原则。将职业病、工作有关疾病与工伤所致的不良后果降到最低限度。

(二)职业保健护理的概念

职业保健护理是职业卫生工作的重要工作环节,职业健康护士是职业卫生专业人员之一。

美国职业健康护理学会指出:职业健康护理是应用护理学的原理和技能,维护不同行业从业人员的健康,包括预防、认识及治疗职业性疾病和伤害,并利用健康教育、卫生指导、环境卫生、康复和人际关系等多方面的知识和技能,促进从业人员的健康。它是在一般医学、流行病学、环境卫生、工业卫生、毒理学、安全知识、组织行政管理及相关法规等的指导下,对从业人员特别是在劳动生产场所发病或受到意外伤害的员工提供专业性护理服务,也包括为员工家属提供的专业性护理。其目的是促进、保护员工及家属的健康,预防员工发病和促进病伤员工康复。

二、职业性有害因素与职业有关疾病

(一)职业性有害因素

职业性有害因素是指劳动者在不良的劳动环境和劳动条件下工作时,由生产过程、劳动过程中产生的可能影响劳动者健康的某些因素。例如石粉过筛时产生的粉尘,油漆工在刷漆或喷漆时散发出来的苯、甲苯、二甲苯或其他有机溶剂,放射科医师在透视或摄片过程中接触到的X射线等,都称之为职业性有害因素,也叫生产性有害因素。

职业性有害因素按来源分为三大类(表 6-7)。

表 6-7 职业性有害因素按来源分类

内容分类	基本内容
生产过程中产生的有害因素	(1)化学性因素:如粉尘、各种毒物 (2)物理性因素:如高温、低温、高气压、低气压、噪声、振动、高频、微波、红外线、紫外线、激光、放射线等 (3)生物性因素:致病微生物如细菌、病毒、真菌、寄生虫等;动植物及其制品如木屑、皮屑、花粉、棉尘等
劳动过程中产生的有害因素	劳动强度过大,劳动时间过长,精神或视力过度紧张等
与一般卫生条件和卫生技术措施不良有关的有害因素	厂房矮小狭窄,采光照明不足,通风不良,烈日下室外作业,有毒作业与无毒作业安排在一个车间内等

(二)职业有关疾病

1.职业病

(1)概念:职业病有两层含义:一层为广义职业病,是在工作中造成的,但并非所有在工作中造成的疾病都属于职业病;一层为法定职业病,法定职业病是指国家政府主管部门明文规定的职业病。2001 年由卫生部、劳动人事部、财政部、中华全国总工会重新颁布的《职业病范围和职业病患者处理办法的规定》规定了 10 类 118 种职业病。2013 年和 2016 年国家卫计委公布的最新《职业病分类和目录》由原来的 118 种职业病调整为 132 种职业病。

(2)职业病的诊断:患者的职业史;职业病危害接触史和现场危害调查;临床表现和辅助检查。

(3)职业病患者享受的待遇:凡确诊患有职业病的职工,享受国家规定的工伤保险待遇(或职业病待遇)。此外,从事有害作业的职工,因按规定接受职业性健康检查所占用的工作时间,应按正常出勤处理。当职业病防治机构(或诊断组)认为需要住院做进一步检查时,不论其最后是否诊断为职业病,在此期间都可享受职业病待遇。

(4)职业病的特点:

①病因明确,其病因就是职业性有害因素,如果职业性有害因素得到消除或控制,就可防止或减少职业病发生。

②所接触的病因大多数是化学因素或物理因素,通常接触量是可以检测的,而且接触量超过一定限度才能使人得病。

③在接触同样职业性有害因素的人群中,常常有一定人数发病,很少只出现个别患者。

④早期发现,合理治疗,较易恢复;发现愈晚,疗效愈差,而且不少职业病目前还没有特效治疗方法。

(5)职业性体格检查的意义及分类:职业性体格检查是对接触职业性有害因素的职工进行有针对性的体格检查。职业性体格检查包括就业前体格检查和就业后定期体格检查两类。

①就业前体格检查是指职工从事有害作业前(包括调到有关工种工作前)进行的体格检查,通过体格检查可以预先发现职业禁忌证,同时也为今后进行定期体格检查提供参考比较的基础资料。

②就业后定期体格检查是按一定时间间隔对有害作业职工进行的体格检查,通过定期体格检查,可于早期发现职业病患者和可疑职业病者(观察对象),从而及时进行治疗处理。

2. 工作有关疾病

工作有关疾病又称职业性多发病。工作有关指与劳动有关组织、劳动场所条件、工作本身和工作时接触的有害因素有关。工作中接触的职业性有害因素可以使职业人群中常见病发病率增高,使潜伏的疾病发作,现患疾病的人病情加重。这类疾病统称为工作有关疾病。

3. 职业性外伤

职业性外伤又称工伤,是指劳动者在从事生产劳动的过程中,由外部因素直接作用而引起机体组织的突发性意外损伤。

三、职业保健护理的工作内容

(一)各种职业人群的健康维护和促进

1. 促进劳动者身心健康的目标

职业卫生组织已打破过去的单病种防、治、研、监、管机构一体化格局,实现了职业卫生服务与职业卫生监督的相互分离、互为支持,职业医学服务模式也从过去以疾病为中心转移到以人为中心。促进并保护劳动者的身心健康的目标是"人人享有职业卫生保健",预防、控制和消除职业性有害因素,防治职业病,保护劳动者健康及其相关权益,促进社会经济发展。

2. 各种职业人群的健康维护和促进

加强职业人群的健康维护和促进,使职业者自觉地选择有利于健康的行为,消除和降低危险因素,降低与职业有关疾病的发病率、伤残率和死亡率,提高职业人群的生活质量。

(1)脑力劳动者:合理地分配和使用脑力,适时调节,及时消除大脑疲劳。养成良好的生活习惯,做到起居有常,劳逸结合。进行必要的体育锻炼,及时补充营养。

(2)高温作业者:一旦发生中暑,要立即将患者移到凉爽的环境,同时给他喝稀释的盐水,及时补充水分;用酒精或冰水敷拭身体适当的部位;服仁丹、正气水等防暑药品。经过紧急处理后,如情况仍未好转,必须把患者及时送往医院抢救。预防中暑的最好办法就是避免持久待在酷热的环境中,同时补充足量的电解质。

(3)夜班作业者:夜班作业者多在人工照明或光亮度低的环境中从事生产、工作或生活。昼夜节律颠倒对人体的生理功能和代谢会产生一定的影响。应适量增加含优质蛋白质的瘦肉、鱼虾、蛋类、豆制品及维生素 A。

(4)苯作业者:苯是芳香族碳氢化合物,主要用于有机溶剂、稀薄剂和化工原料,接触苯的工作主要有炼焦、石油裂化、合成橡胶、印刷、合成洗涤剂以及接触油漆、染料、塑料、农药等的工作。苯主要以蒸气形式经呼吸道吸入体内,是一种神经细胞毒物,可损害骨髓,破坏造血功能,毒性很大。因此富含优质蛋白质的膳食对预防苯中毒有一定作用。苯作业者膳食中脂肪含量不宜过高,因为苯属于脂溶性有机溶剂,摄入脂肪过多可促进苯的吸收,增加苯在体内的蓄积,并使机体对苯的敏感性增加。

(5)铅作业者:铅及其化合物主要存在于冶金、蓄电池、印刷、陶瓷、玻璃、油漆、染料等行业(图 6-36 至图 6-39)。铅作业的危害主要是可以通过消化道和呼吸道进入人体,蓄积在体内,主要以不溶性磷酸盐沉积在骨骼系统中,引起慢性或急性中毒,造成神经系统和造血系统的损害。故需给予大量的维生素和充足的蛋白质,可延缓铅中毒症状的出现或使中毒症状减轻,同时降低体内的铅浓度。

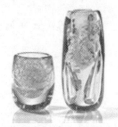

图 6-36 铅玻璃制造业

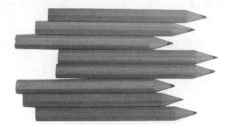

图 6-37 铅笔制造业

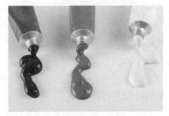

图 6-38 铅的颜料制造业

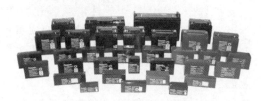

图 6-39 蓄电池制造业

(6)矽肺:矽肺患者接触的作业有煤矿、运输业、石英厂等。吸入矽尘 5～10 年发病,长者要 15～20 年。矽肺的病理改变:肺组织纤维化和肺结节(特征性病理改变,见图 6-40)。症状和体征:气短、胸闷、胸痛、咳嗽、咳痰。X 线胸片表现:大小阴影。肺功能改变:肺活量降低、1 秒钟用力呼气容积减少、残气量及其占肺总量比值增加。并发症:肺结核(最常见)、感染(肺及支气管感染)、自发性气胸、肺心病等。矽肺诊断:综合诊断,以 X 线胸片为主,结合职业史、劳动条件,参考临床表现。集体诊断:根据"尘肺 X 线诊断标准"和动态观察,以阴影的密集度、分布范围、阴影直径为依据(图 6-41)。矽肺的预防:革、水、密、风、护、管、教、查(八字方针)。

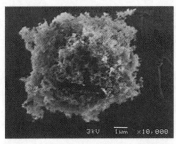

图 6-40 矽肺患者的肺组织纤维化

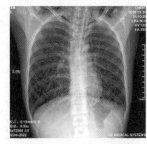

图 6-41 矽肺患者的 X 线胸片

问题思考 矽肺八字方针具体指哪些?

(1)革:即工艺改革和技术改造,这是消除粉尘危害的根本途径。

(2)水:湿式作业可以有效地防止粉尘飞扬。

(3)密:密闭尘源。使用密闭的生产设备或者将敞口设备改成密闭设备。这是防止和减少粉尘外逸,治理作业场所空气污染的重要措施。

（4）风：通风排尘。受生产条件限制，设备无法密闭或密闭后仍有粉尘时。

（5）护：受生产条件限制，在粉尘无法控制或高浓度粉尘条件下作业，必须合理、正确地使用防尘口罩、防尘服等个人防护用品。

（6）管：领导要重视防尘工作，防尘设施要改善，维护管理要加强，确保设备良好、高效的运行。

（7）教：加强防尘工作的宣传教育，普及防尘知识。

（8）查：定期对接尘人员进行体检；对从事特殊作业的人员应发放保健津贴；有作业禁忌证的人员，不得从事接尘作业。

（7）外来务工者：外来务工者要珍惜健康，警惕职业"杀手"的危害，做好自我保健工作。①增强自我保护意识，要养成良好的职业卫生习惯；②学会现场救护的方法；③维护好防尘、防毒设施；④合理地使用个人防护用品；⑤做好就业前和就业后体格检查；⑥调配好保健膳食。

（8）其他职业人群：包括职业性皮肤病和职业性外伤者，砷、汞、锰、铬、农药、气体、蒸气中毒者，上班族、轮班人员、异常气压和噪声作业环境等人群的健康维护和促进。

（二）职业病的预防和控制

职业病的发生取决于三个因素：接触者、职业性有害因素的存在及职业性有害因素作用的条件。这三者的因果关系决定了职业病的可预防性，包括控制接触者的因素、职业病预防管理措施及职业病防治法的有关规定。

1. 控制接触者的因素

（1）病因预防

①消除或减少职业有害因素：要从厂房建筑上、生产工艺过程、劳动过程和劳动组织上采取措施。对通风设备应经常维护和管理，要有专人或兼职人员负责管理和维修以保证通风设备的通畅。

②控制接触条件：通过自然通风和机械通风等方法控制生产环境的有毒气体、粉尘和改善作业场所内微小气候的重要卫生技术措施（图 6-42）。合理设计、正确使用通风设施，降低有害物质在作业场所中的浓度，从而防止对人体的有害影响。

③加强个人防护：根据不同工种配备有效个人防护用品，避免或减轻事故伤害和职业病有害因素（图 6-43 和图 6-44）。

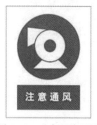
图 6-42　生产环境通风

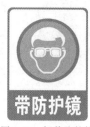
图 6-43　佩戴防护镜

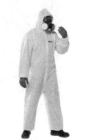
图 6-44　个人防护

（2）早期发现、早期诊断、早期治疗

①健康检查：就业者在就业前应做系统的体格检查，由此掌握其就业前健康状况，及时发现职业禁忌证，同时还可以动态观察个人健康状况以提供基础资料。

②职业病普查及建立个人健康档案:定期对从事某种特殊作业人员的健康状况进行检查,目的是及早发现职业性有害因素对职业者的影响和损害,即采取相应的措施做好一级预防工作。

③深入社区调查企事业单位职业情况:了解作业场所职业卫生状况及落实和防治措施执行情况,如有毒有害作业设备是否有效防护,职工是否建立有效的健康保护;是否存在急性职业中毒事故和慢性职业危害的隐患。

(3)及时治疗和处理

职业病的处理主要有三个方面的工作:按照国家有关规定,安排职业病患者进行治疗、康复和定期检查;按照《职业病范围和职业病患者处理方法的规定》,落实职业病患者应依法享受的国家规定的职业病的待遇;对不适宜继续从事原工作的职业病患者,应及时调离原岗位,并妥善安置其工作和生活。

2.职业病预防管理措施

(1)制定职业病防治规划:国务院和县级以上地方人民政府应当制定职业病防治规划,将其纳入国民经济和社会发展计划,并组织实施。

(2)用人单位的基本职业卫生要求:《中华人民共和国职业病防治法》规定,工作场所应当具备基本职业卫生要求;职业病危害因素的强度或浓度应符合国家职业卫生标准;要有职业病危害防护相适应的设施;生产布局合理,符合有害与无害作业分开的原则等。

(3)建设项目管理:职业病防治法规定,新建、改建、扩建项目和技术改造、技术引进项目可能产生职业病危害的,应当在可行性论证阶段进行职业病危害预评估;对职业病危害严重的建设项目的防护设施设计,应进行职业卫生审查;建设项目在竣工验收前,应进行职业病危害控制效果评价;没有进行上述技术性评估或者评价报告,或者没有通过卫生行政部门审查同意的,建设项目不得立项、施工或正式生产和使用。

(4)禁止职业病危害转移:法律规定任何单位和个人不得将产生职业病危害的作业转移给不具备职业病防护条件的单位和个人;不具备职业病防护条件的单位和个人不得接受产生职业病危害的作业。对于职业病诊断的规定:①职业病诊断机构及其诊断医师要有资质保障。②取消职业病诊断以当地诊断为主的原则,规定职业者可以在用人单位所在地或者本人居住所在地的医疗卫生机构进行职业病诊断。③提出了无证据推定的原则。④考虑到职业病诊断的复杂性,法律规定承担职业病诊断的医疗卫生机构在进行职业病诊断时,应当组织 3 名以上取得职业病诊断资格的执业医师集体诊断。职业病患者的治疗与保障,对从事接触职业危害因素作业的职业者发现患有职业病或者有疑似职业病的,必须及时诊断、治疗及妥善安置。

3.职业病防治法的有关规定

(1)对于疑似职业病患者,用人单位应当及时安排对其进行诊断;疑似职业病患者在诊断、医学观察期间的费用,由用人单位承担。

(2)对已诊断为职业病的患者,用人单位应按照国家有关规定,安排职业病患者进行治疗、康复和定期检查;职业病患者的诊疗、康复费用,按照国家有关工伤社会保险的规定执行;没有参加工伤社会保险的,其医疗和生活保障由造成职业病的用人单位承担。

(3)用人单位在疑似职业病患者诊断或者医学观察期间,不得解除或者终止与其订立的劳动合同;对不适宜继续从事原工作的职业病患者,应当调离原岗位,并妥善安置;职业病患者变动工作单位,其职业病待遇不变;用人单位发生分立、合并、解散、破产等情形的,应按照国家有关规定妥善安置职业病患者。

问题思考 社区护士在劳动者职业病防治过程中履行自己的义务,应当如何向劳动者宣教?

1. 认真接受用人单位的职业卫生培训,努力学习和掌握必要的职业卫生知识。
2. 遵守职业卫生法规、制度、操作规程等。
3. 正确使用与维护职业病危害防护设备及个人防护用品。
4. 及时报告事故隐患。
5. 积极配合上岗前、在岗期间和离岗时的职业健康检查。
6. 如实提供职业病诊断、鉴定所需的有关资料。

(三)医疗护理服务和预防服务

1. 医疗护理服务

提供有效、经济、方便的基本医疗服务。主要包括:

(1)急性职业病、意外伤害等重症的救护和转诊服务。

(2)慢性职业病、恢复期患者的治疗与护理服务。

(3)一般伤病患者的治疗和护理。

(4)为残疾人提供康复服务。

2. 预防服务

根据服务对象的特点和需求,提供有针对性的预防服务。

(1)预防是指防止职业病和伤害的发生,具体体现在社区门诊及家庭病床等护理服务和参与周期性体检、消毒、防疫、预防接种等保健活动上。

(2)保护是指保护居民免受环境中有害物质的侵袭。具体体现在担负社区签订服务合同、建立家庭健康档案、禁止公共场所吸烟、检查饮水和食品卫生、限制社区居室装潢环境污染等卫生管理工作。

(3)加强劳动环境的监护,即改进生产工艺,采用科学的方法测定从业环境中职业性有害物质的性质和数量,做好个人防护和卫生。

(四)职业健康教育

1. 健康教育的定义

健康教育是指通过有计划、有组织、系统的教育活动,促使人们自愿地采用有利于健康的行为,消除或降低危险因素,降低发病率、伤残率和死亡率,提高生活质量,并对教育效果做出评价。

2. 职业人群健康教育的内容

完整的职业人群健康教育应当包括一般卫生教育和职业健康教育。

(1)一般卫生教育:侧重于针对个人的生活方式和行为倾向,如戒烟、合理营养、节制饮酒等。

(2)职业健康教育:提高从业人员的职业卫生知识和职业安全知识,促使员工采取安全、符合职业卫生要求的职业行为。主要内容包括：国家有关职业卫生的方针、政策、法规；职业健康知识、职业安全与卫生教育、"预防为主"的观念教育、职业心理学教育；重点职业性有害防治知识；突发事故应急处理及个人防护知识；对农业工人、乡镇企业工人、雇工等进行的特殊或综合的健康教育。职业健康教育分为上岗前健康教育、在岗期间健康教育和离岗健康教育。

职业健康教育每年至少组织一次，可采取集中培训、健康知识竞赛、发放健康知识传单、办黑板报、张贴宣传画、闭路电视等多种方式进行。

3. 职业健康教育在职业健康工作中的作用

随着人们生活质量的提高，追求健康状态已成为个人、家庭和社会所需。《中华人民共和国职业病防治法》《中华人民共和国劳动法》和《职业健康监护管理办法》所做出的规定，确保了工人的健康权益。工厂在生产过程中，不可避免地存在有害因素，规范操作规程，配套职业病危害防护设施，做好自我保护，是获得健康状态的关键。

职业健康教育针对职业工人接触的特殊危害因素，制定对应防护措施，使他们知道怎样做才可以避免或减少职业危害。《使用有毒物品作业场所劳动保护条例》对作业场所安全使用有毒物品、防治和消除危害做了规定。职业健康教育可结合该条例制定相应措施，以利于接触有毒物品职工的职业健康防护。

职业健康教育以浅显易懂、易于接受的多样化、形象化方式，使企业领导和职工了解职业卫生及有关法律法规知识；掌握职业健康知识；学会如何预防事故的发生，发生事故时如何保护自己及事故后如何运用法律维护本人权益；自觉做好个人或集体应做的工作，确保职业健康工作的开展。

4. 开展职业健康教育的重要性和必要性

随着社会经济急速发展，企业规模不断扩大，企业劳动者的需求量也在逐年增加，大量的农村劳动力进入企业，从事工业生产工作。这些劳动者大多来自比较贫困的农村，文化知识水平偏低，对所从事工作及所接触的职业病危害因素缺乏必要的了解和认识，自我保护意识薄弱，没有足够的急救常识。如果企业未建立职业健康宣传教育制度，未对这些劳动者进行必要的职业健康教育，劳动者将会因职业健康知识的贫乏而遭受职业危害。同时，如果企业负责人和管理者对职业健康知识了解甚少，将会缺乏对劳动者的职业健康采取保护措施的意识和自觉性，这也是职业病危害严重的原因之一。因此，职业健康教育对于提高企业负责人和劳动者的职业健康知识水平、职业病防护意识和能力、预防和控制职业病危害均具有十分重要的意义。

同时，通过职业健康教育可调动劳动者对职业病防治工作的积极性与主观能动性，职工参与宣传教育并主动规范自己的职业健康习惯，不仅可以保护自身健康，免遭职业病危害，而且对构建和谐社会、提高生活品质、提高生产力、促进企业经济发展均具有推动作用。还可让劳动者了解和掌握职业病防治法律、法规、规章对劳动者实施保护的规定，掌握所从事职业的潜在危害和应实施的保护措施，提高认识，提高防治职业危害的意识和能力。只有这样，劳动者才具备行使保护自己合法权益的能力，从而进一步促进职业健康工作的进行和发展。

职业健康教育有利于企业领导、职工明确各自职业健康方面的权利与义务，有利于职业健康法律、行政法规、规章制度的顺利实施与严格执行，职业健康教育是做好职业健康工作的首要措施。

Key Words

1. 职业卫生研究的是人类从事各种职业劳动过程中的卫生问题,其中包括_____、_____、对劳动者健康的影响及防止_____的对策。

2. WHO 和 ILO 对职业卫生和安全工作提出的 5 项原则是:_____原则、_____原则、_____原则、_____原则、_____原则。

3. 职业病有两层含义:一层为_____;一层为_____。

4. 职业性有害因素按来源分为:_____中产生的有害因素、_____中的有害因素、与_____和_____措施不良有关的有害因素。

5. 矽肺的预防:_____、_____、_____、_____、_____、_____、_____。

6. 控制接触者的因素包括:_____、_____、_____、_____、及时治疗和处理。

(王亚华　陈淑英)

案例分析与思考题

1. 社区护士小王,要去对出生 2 天的小婴儿的家庭进行访视,请问她需要做些什么?

2. 某家长带着 2 岁的孩子,前来社区医院咨询,请问护士应该告知其哪些保健知识?

3. 洋洋,男,8 个月,来社区医院做预防接种,请问社区护士应该帮他做何种疫苗的接种,接种后应该注意什么?

4. 某年轻夫妇都是教师,自孩子出生后给家庭带来了极大的欢乐,但随之而来的压力也越来越大。今天早晨开始,小宝宝哭闹不停,夫妇二人焦急万分。就在这时,社区护士小洪来到他们家进行家庭访视。小洪在全面检查了孩子后发现:孩子全身有红疹、疱疹,尤其是胸部特别多。

请解答:(1)该小宝宝发生了何种状况?

(2)社区护士小洪如何对夫妇二人进行健康指导?

5. 初产妇小娟,自然分娩后三天回到家中。目前奶水量少,乳房有胀痛,会阴侧切的伤口有些红肿。社区护士上门进行访视,如何进行处理及健康宣教?

6. 产妇杨英明,27 岁,独女,父母视她为掌上明珠,有经前期紧张综合征。因羊水过少行剖宫产,产后第 5 天出院。由于产妇对母亲角色的不适应,加上婴儿的哭闹,产妇情绪变化明显,经常心烦意乱、悲观、绝望。产后 3 个月小腹疼痛敏感、有出血。

请解答:(1)产后 3 个月小腹疼痛敏感、有出血,是何原因?

(2)产褥期的心理调适过程一般要经历哪三期?

(3)在社区如何开展妇女保健?

7. 病史:48 岁男性患者,原发性高血压 5 年,经常头痛、头晕、耳鸣、失眠等,近 3～4 年常感上眼睑肿胀、恶心、食欲不振。体检:T 38.0 ℃,P 80 次/分,R 18 次/分,BP 180/110 mmHg,两肺无特殊,心率 80 次/分,律齐,心浊音界向左下扩大,A2＞P2,肝、脾未触及,肾区无叩击痛,下肢无水肿。辅助检查:Ccr 75 mL/min,BUN 8.1 mmol/L,Cr 131.2 μmol/L。

请解答:(1)你认为该患者患何病? 主要的诊断依据是什么?

（2）列出护理诊断。

（3）怎样为患者进行保健指导？

8.我国中小学和大学每年定期进行健康普查,检查项目包括:青少年生长发育情况;视力、听力、辨色力;常见病、多发病;某些传染病的控制情况等。你认为学校常见的健康问题有哪些? 如何治疗与护理? 并描述学校保健护理的主要内容。

9.某大学有一天发生了集体鸡毛菜中毒事件,你认为问题出在哪里? 如何进行防治? 学校护士在学校保健中的职责是什么? 怎样体现其价值?

10.某年某市某化工公司刚成立,进行试生产,从铅阳极泥中提取银。在提炼的过程中,工作人员可接触到盐酸、硫酸、水合肼、砷、锌等。在熔炼焙烧时,由于工作环境不通风,抽风设备不合格,无个人防护,参加试生产的工人中有 3 人出现中毒症状:恶心、呕吐、胸闷、头昏、头痛、胃肠道不适、血尿。检查发现,他们均呈现急性溶血性贫血、黄疸、血红蛋白尿、急性肾功能衰竭,被诊断为"砷化氢中毒"。应如何进行解毒治疗? 根据《中华人民共和国职业病防治法》,该公司的主要错误在哪里? 应如何弥补?

11.某省市居民从早上起来就被空气中弥漫的烟熏味呛得咳嗽不止,大雾中还夹杂着农田焚烧秸秆的烟尘,多地民众出现咳嗽、胸闷、呼吸不畅等症状,不少室内场所也被似雾非雾的烟气笼罩。连日的大雾天气,给当地的交通和人们的出行带来影响。在主要干道上,车辆行驶缓慢,出现排队现象;各大公园里,晨练的人们较往日减少,该市的空气质量监测为轻微污染或轻度污染。

请解答:(1)此类大雾属于何种环境污染?

（2）主要的环境污染物是什么? 说明其主要来源。

（3）如何预防此类环境污染?

（4）人类与环境的关系是什么?

（5）环境污染的特异性损害有哪些? 如何区分?

（6）环境卫生有哪些内容?

12.女性,22 岁,孕妇,生活在我国云南省,妊娠早期出现腰背部酸痛,后累及骨关节,伴有活动障碍,尤其是清晨起床后不能立刻活动,不能久站。偶有头痛、头晕,妊娠晚期甚至出现肢体变形。至医院进行体格检查、X 线检查后诊断为地方性氟中毒、氟骨症。请试述地方性氟中毒的病因。如何针对不同类型对相应社区人群进行防治措施的健康教育?

13.外来务工张先生,48 岁,在上海从事苯工作 25 余年,对他们这类人员我们如何让他们做好自我保健工作? 如何预防和控制产生职业病?

14.比较儿童保健护理和青少年保健护理内容的异同点。

15.张某,24 岁,打算怀孕,去某地社区卫生中心提出三个问题:(1)孕前健康教育有哪些指导内容?(2)孕晚期和产后会出现哪些常见症状?(3)这些症状应如何处理? 社区护士应作何回答?

16.中年人和老年人保健的基本要求是什么? 有何不同?

17.社区护士如何指导中老年人进行性保健? 社区护士应采取哪些保健措施帮助老年人群增进健康? 如何解决空巢老人存在的问题?

（陈淑英）

项目 ⑦

社区常见慢性病及传染病的护理与管理

| 任务一 | 慢性病概述及社区管理 |

📽 学习目标

【掌握】

1. 学会分析慢性病的危险因素。

2. 正确描述慢性病的特征。

【熟悉】

能说出社区护士在慢性病管理中的作用。

【了解】

知晓慢性病的分类。

▌案例导入 7-1 ▌

顾女士,51 岁,退休工人,2 年前出现口渴、多饮、多尿和消瘦症状,空腹血糖 16.2 mmol/L,糖化血红蛋白 8.6%,经医生诊断确诊为 2 型糖尿病,并给予二甲双胍治疗。顾女士平时经常大吃大喝,水果每天至少吃 5 个,爱看电视,不爱运动。请从慢性病的危险因素来分析,如何对该女士进行健康指导?

一、慢性病概述

(一)慢性病的定义

慢性病(chronic disease)又称慢性非传染性疾病。美国疾病控制与预防中心(CDC)对慢性非传染性疾病的定义为:进行性的、不能自然痊愈及很少能够完全治愈的疾病。慢性病不是特指一种疾病,而是一组患病时间长、疾病的原因常引起不可逆的病理变化、根据病情需长期治疗和康复训练的疾病的总称。我国常见的慢性病主要包括心脑血管疾病、糖尿病、恶性肿瘤、慢性阻塞性肺部疾患等。

(二)慢性病的特征

1. 起病隐匿,病因复杂

慢性病是由多种因素长期作用形成的疾病,初期没有症状和体征,潜伏期长,难以发现。

2. 病程较长,难以治愈

慢性病的病理改变是不可逆的,不能根治,病程常持续几年,甚至终身。如糖尿病、高血压等疾病,经治疗只能延缓并发症发生,不能治愈。

3. 反复发作,并发症多

慢性病易出现急性发作和反复发作的现象,同时因慢性病起病隐匿,往往不能在起病初期发现并治疗,因此易出现不同程度的并发症。

4. 长期用药,康复治疗

因慢性病难以根治,故需长期用药和康复治疗来稳定病情和延缓并发症的发生。

(三)慢性病的分类

1. 根据慢性病发病情况可分为急发性慢性病和渐进性慢性病。

(1)急发性慢性病:指病理变化已有很长时间,突然发生的疾病。如急性心肌梗死、脑卒中等。

(2)渐进性慢性病:指临床症状出现后才确诊的疾病。如类风湿关节炎、糖尿病、痛风等。

2. 根据慢性病对人体的影响结果可分为致命性慢性病、可威胁生命慢性病和非致命性慢性病。

(1)致命性慢性病:主要有各类恶性肿瘤。

(2)可威胁生命慢性病:主要有糖尿病、高血压、肺气肿等。

(3)非致命性慢性病:主要有痛风、帕金森病、类风湿关节炎等。

(四)慢性病的危险因素

影响人们健康的危险因素包括生活方式、环境因素、生物遗传因素和医疗卫生服务。通过改变生活方式和环境因素,慢性病是可以控制和预防的。

1. 生活方式

(1)饮食:不合理的饮食是慢性病产生的主要原因之一。如高血压、冠心病、肿瘤等。

①高胆固醇、高动物脂肪饮食:与动脉硬化有密切关系。长期高胆固醇、高动物脂肪饮食会引起体内胆固醇、脂肪含量增高,过量的胆固醇和脂肪在血管壁存积,可造成血管内膜增厚,血管内径变窄,血液流动不畅,从而引发心脑血管疾病。

②高盐饮食:易导致高血压。食盐中的钠离子在体内积蓄,造成水钠潴留,同时可促进血管收缩,两者相互作用,使血压升高。

③刺激性饮食:浓茶和咖啡中的咖啡因能刺激交感神经,使血液中的游离脂肪酸增加,易导致动脉硬化。酗酒同样易导致动脉硬化,酒精还会大量沉积于肝脏中,降低肝脏的解毒功能,易致肝硬化,香烟中的尼古丁是引发心脑血管疾病、肺癌、胃溃疡的危险因素。

④烟熏和腌制的食物:这类食物中含有大量的亚硝胺类致癌物质,长期食用易导致癌症的发生。

(2)运动:适当的运动能加速血液循环,增加肺活量,增强心肌收缩力,促进新陈代谢。运动量过少易导致肥胖,使体内脂肪和胆固醇增加,从而引发冠心病、高血压、糖尿病、胆囊疾病。

(3)工作压力:现代社会快节奏的生活、工作,易导致人们精神压力增大,人们长期处在这种状态下,易引起血压升高、免疫力下降、内分泌失调。

2. 环境因素

环境因素可直接或间接对人体产生影响。如工业废气、汽车尾气、室内装修、厨房烹饪排放的油烟等是导致恶性肿瘤、肺部疾病的危险因素。

案例分析 7-1

由于顾女士平时不注意良好生活方式的养成,进食过多,体力运动过少,使胰岛 B 细胞的负担加重。对该女士进行健康指导的内容:根据患者的身高和体重,计算出每日 3 餐的饮食热量,并告知饮食控制的重要性。同时为患者制订运动锻炼计划,并按计划要求实施。另外,指导患者每日 3 次餐中服用二甲双胍,观察其消化道等的不良反应,并定期测血糖,防止低血糖的发生,定期来院门诊随访。

(五)社区慢性病的管理

社区慢性病的管理就是以社区为单位,以社区内影响人们健康的发病率较高的慢性病种为目标,采取有计划的指导干预,从而降低该病的致伤、致残率,提高治愈率的一种健康工作方法。慢性病管理的实质是三级预防工作的具体落实,即疾病前的病因预防,早期发现、早期诊断、治疗和护理,预防残疾和死亡,综合康复和护理。

二、社区护士在慢性病管理中的作用

1. 社区护士在慢性病综合预防控制中的作用

社区卫生服务在慢性病综合预防控制中的作用十分明显,通过健康促进、健康教育和社区干预等方法,在社区人群中开展控制慢性病主要危险因素的活动,教育人们改变原有的生活方式,保持豁达的心理状态,达到预防慢性病的发生、降低慢性病的发病率和死亡率的目的。社区护士在健康教育中的作用主要表现在:对健康教育对象进行评估,做好诊断、计划、实施方案,同时对健康教育效果进行评价等。通过社区护士对慢性病患者的教育,可以提高患者对疾病的知晓率、服药率和康复率,使患者的生活习惯和态度明显改变。

2. 社区护士在慢性病患者居家护理中的作用

作为照顾者,社区护士为慢性病患者提供生活照顾和医疗照顾,居家护理已成为慢性病患者尤其是老年人健康需求的有效途径之一。居家护理不仅可以减轻家属负担,提高患者生活质量,还可以减轻患者的经济负担,减少卫生资源的浪费。在社区卫生服务中,社区护士为患者提供居家护理,主要包括提供与疾病相关的一些护理操作、服药及各种仪器的使用等方面的护理。通过社区护士对慢性病患者的居家护理,高血压和糖尿病患者对药物的依从性改变,形成良好的生活习惯,有效地提高患者的生活质量。

3. 社区护士在慢性病患者自我管理中的作用

自我管理就是指个体对自己本身,以及对自己的目标、思想、心理和行为等表现进行的管理,自己管理自己,自己约束自己,自己激励自己。自我管理能改善慢性病患者的健康行为和健康状况,提高患者的生活质量,降低患者的医疗费用。目前,社区卫生人员严重不足,且慢性病患者的数量巨大,形成和培养患者的自我管理行为是未来社区慢性病管理的发展趋势。因此,社区护士在慢性病的综合治疗和预防中的作用具有很大的潜能。

人生八大领域的自我管理技能分别是什么?

人生八大领域的自我管理技能:健康自我管理技能、工作自我管理技能、心智自我管理技能、人际关系自我管理技能、理财自我管理技能、家庭自我管理技能、心灵思考自我管理技能、休闲自我管理技能。

4.社区护士在慢性病患者行为干预中的作用

社区护士的工作内容贯穿社区慢性病干预的始终。如社区护士在对糖尿病、冠心病、高血压、高血脂、慢性阻塞性肺疾病等患者的管理探讨中,社区护士主要进行社区诊断、建立社区干预网络组织、进行家庭护理等,并具体从饮食、运动、药物、心理护理及预防等方面实施护理干预。社区护士在慢性病的管理中不仅负责为社区慢性病患者提供康复护理工作,也承担协助全科医生进行个人和家庭健康评估的责任。所以,社区护士在慢性病患者行为干预中发挥着极为重要的作用。

Key Words

1.慢性病患者初期没有_____,潜伏期长,难以发现。

2.慢性病通过改变_____和_____的影响,是可以控制和预防的。

3.烟熏和腌制食物中含有大量的_____物质,长期食用易导致癌症的发生。

4.社区慢性病管理的实质是_____的具体落实。

任务二　常见慢性病的社区护理与管理

学习目标

【掌握】

1.能运用自己所学到的知识,对原发性高血压、冠心病、糖尿病患者进行生活方式和用药指导。

2.能正确判断血压分级标准。

3.能识别典型心绞痛和急性心肌梗死的主要临床特征。

4.描述脑卒中和恶性肿瘤的危险因素、三级预防措施和自我护理要求。

5.学会正确测量血压、血糖和尿糖,以及心电图操作和胰岛素注射。

6.学会对慢性阻塞性肺疾病患者进行呼吸功能锻炼指导。

【熟悉】

1.正确区别高血压危象和高血压脑病,以及1型和2型糖尿病。

2.说出冠心病的治疗要点。

3.识记脑卒中的并发症。

【了解】

1.知晓冠心病的实验室检查和其他检查。

2.理解慢性阻塞性肺疾病的病因和发病机制。

案例导入 7-2

丁先生,54岁,中学教师,3年前因心绞痛住院治疗,疼痛缓解后出院,最近1年常常发作,口含硝酸甘油能缓解。昨天晚上在跳舞时,突然感到剑突处压榨样闷痛,含硝酸甘油不能缓解,伴恶心呕吐,出冷汗,1小时后送往医院。请分析该患者的病情。如何教会患者和家属就地处理?

一、原发性高血压患者的社区护理与管理

(一)疾病概述

原发性高血压(primary hypertension)是一种病因未明、以血压升高为主要临床表现的综合征。长期高血压是多种心脑血管疾病的重要病因和危险因素,可影响心、脑、肾等重要脏器的结构与功能,最终导致这些脏器功能衰竭,通常简称为高血压。而在少数患者中,其血压升高是临床某些疾病的表现之一,或暂时性或持久性,本身有明确而独立的病因,称为继发性高血压。

高血压是心脑血管病最主要的危险因素,也是最常见的慢性病,流行病学调查结果显示,高血压的患病率有如下特点:欧美工业化国家较亚非拉发展中国家高,高纬度地区较低纬度地区高,沿海较内地高,城市较农村高,冬季较夏季高,早晨活动后较夜间高,性别差异不大。

1. 分级标准

我国采用的血压分级标准,见表7-1。

表 7-1 　　　血压分级标准(2018年中国高血压防治指南)

分类	收缩压(mmHg)	舒张压(mmHg)
正常血压	<120	<80
正常高值	120~139	80~89
高血压	≥140	≥90
1级高血压(轻度)	140~159	90~99
2级高血压(中度)	160~179	100~109
3级高血压(重度)	≥180	≥110
单纯收缩期高血压	≥140	<90

注:1.该标准适用于任何年龄的成人。

　　2.当收缩压和舒张压属于不同分级时,以较高的级别作为标准。

2017年11月公布的美国心脏协会/美国心脏病学会(AHA/ACC)高血压指南中将高血压定义由原来的≥140/90 mmHg修改为≥130/80 mmHg,并改变了高血压分级,将130~139/80~89 mmHg列为高血压1期,≥140/90 mmHg则列为高血压2期。

2. 病因和发病机制

(1)病因:高血压的病因目前主要认为是遗传易感性和多种后天环境因素的相互作用。据调查显示,高血压有较明显的家族聚集性,父母均有高血压,其子女的发病概率明显增高,约3/5的高血压患者有患病家族史。环境因素主要包含饮食和精神应激等,流行病学调查结果显示,钠盐平均摄入量与血压水平和高血压的患病率呈正相关关系。此外,部分观点认为经常饮酒,饮用低钙、低钾、过高蛋白质的食物,饮食中饱和脂肪酸或饱和脂肪酸与不饱和脂肪酸的比值偏高等也可能成为升压因素。而目前城市脑力劳

动者、从事精神紧张度高的职业者及长期受噪声或不良刺激者患高血压的概率也较高。其他相关因素包括肥胖、体重超重、高脂血症、患糖尿病、服用避孕药、阻塞性睡眠呼吸暂停综合征也容易导致高血压的发生。

（2）发病机制：高血压的发病机制至今尚无统一的认识，归纳起来有交感神经系统活性亢进、水钠潴留、肾素-血管紧张素-醛固酮系统（RAAS）激活、细胞膜离子转运异常和胰岛素抵抗等。然而，上述机制还不能解释单纯收缩期高血压和脉压明显增大。一般情况下，大动脉弹性和外周血管的压力反射波是收缩压与脉压的主要决定因素，所以，近年来，动脉弹性功能在高血压发病中的作用越来越得到重视。

3. 临床表现

（1）主要症状和体征：高血压多数起病隐匿，病情发展慢。早期一般无症状，仅在测量血压时才发现，常见症状有头晕、头痛、耳鸣、颈项板紧、乏力、心悸等，头痛多发生于早晨，位于前额、枕部或颞部，在紧张、劳累、情绪激动后加重，与血压水平不一定成正比，部分出现视力模糊、鼻出血等较重症状。心脏听诊时可有主动脉瓣区第二心音亢进、收缩期杂音或收缩早期喀喇音；长期持续高血压可见左心肥厚并可闻及第四心音。

（2）急进型高血压：以青壮年多见，发病率仅为 1%～5%，又称恶性高血压。其特征如下：①起病急骤，病情发展快，3 个月到半年内即可出现心、脑、肾等器官严重的并发症。②明显头痛、视力模糊或失明，视网膜有眼底出血、渗出和视乳头水肿症状。肾损害最突出，表现为持续性蛋白尿、血尿和管型尿。③血压显著升高，舒张压可持续大于等于 130 mmHg。④预后很差，可发展为肾衰竭、脑卒中或心衰，部分患者可在一年内死亡。

（3）高血压的并发症：①高血压危象是指在高血压的进程中，全身小动脉发生暂时性强烈痉挛，血压急剧上升，影响重要脏器血液供应而出现剧烈头痛、烦躁、眩晕、恶心、呕吐、气急、心悸、视力模糊等一系列危急症状，其诱因主要有精神创伤、紧张、疲劳、寒冷、突然停服降压药等。②高血压脑病是指在重症高血压患者中，由于血压过高，超过了脑血流自动调节范围，使脑组织血流灌注过多引起脑水肿和颅内压增高等一系列临床表现，主要表现为弥漫性剧烈头痛、恶心、呕吐、烦躁不安、呼吸困难、意识障碍、精神错乱，甚至昏迷、抽搐等。③急性脑血管病主要包括脑出血、脑血栓形成、腔隙性脑梗死、短暂性脑缺血发作等。④其他常见的并发症有心力衰竭、慢性肾功能衰竭、主动脉夹层等。

4. 诊断及治疗要点

（1）诊断：高血压的诊断主要有以下几个方面。①确定血压水平在不同时间、患者平静状态下，两次测得患者血压达到或超过 140/90 mmHg，即可确诊。②判断高血压的原因，明确有无继发性高血压。③通过实验室及相关检查寻找靶器官损害以及相关临床情况，从而做出高血压病因的鉴别诊断和评估患者的心血管风险程度，以指导诊断与治疗。

主要的相关检查包括血常规、尿常规、肾功能、血糖、血脂、血尿酸、血电解质、24 h 动态血压监测（ABPM）、心电图、X 线、超声心动图、眼底检查、踝/臂血压比值、心率变异、颈动脉中膜厚度（IMT）、动脉弹性功能测定等。

（2）治疗要点：治疗的方法主要有非药物治疗和药物治疗，具体如下①非药物治疗。适用于各级高血压患者，包括正在使用降压药物治疗的患者，主要通过改善生活行为来达到降压的目的。②药物治疗。降压药物应用方案有：a. 从小剂量开始，逐步递增。b. 联合用药，采用合理的药物联合达到最大的降压效果，减少不良反应。c. 推荐使用长效降压药提高治疗的依从性和降低血压的变异性，建议选用可提供 24 h 平稳而持续血压控制的长效制剂。d. 有合并症和并发症宜合理选用降压药物。

目前常用的降压药物有利尿剂、β受体阻滞剂、钙通道阻滞剂（CCB）、血管紧张素转换酶抑制剂（ACEI）、血管紧张素Ⅱ受体阻滞剂（ARB）五类，常用降压药物名称、用法、剂量见表7-2。

表7-2　　　　　　　　　　常用降压药物名称、用法、剂量

药物分类	药物名称	用法（次/每日）	剂量
利尿剂　噻嗪类	氢氯噻嗪	1～2	12.5 mg
醛固酮受体拮抗剂	螺内酯	1～2	20～40 mg
袢利尿剂	呋塞米	1～2	20～40 mg
保钾利尿药	氨苯蝶啶	1～2	50 mg
β受体阻滞剂	美托洛尔	2	25～50 mg
	阿替洛尔	1	50～100 mg
钙通道阻滞剂（CCB）	硝苯地平	3	5～10 mg
	氨氯地平	1	5～10 mg
	维拉帕米	1	240 mg
血管紧张素转换酶抑制剂（ACEI）	卡托普利	2～3	12.5～50 mg
	贝那普利	1	10～20 mg
血管紧张素Ⅱ受体阻滞剂（ARB）	氯沙坦	1	50～100 mg

（二）保健指导

1. 疾病知识介绍

（1）向患者及家属介绍与高血压相关的知识，解释高血压的危险因素以及对健康的危害，以引起患者及家属的高度重视。

（2）教会高血压患者及家属正确测量血压的方法（图7-1），必须养成定时、定体位、定部位、定血压计测量血压的习惯。血压至少降至20.0/12.0 kPa(150/90 mmHg)，有糖尿病或肾病的高血压患者降压目标是17.3/10.7 kPa(130/80 mmHg)以下。

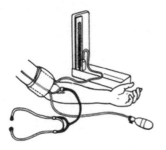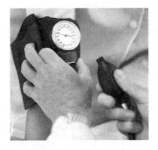

图7-1　正确测量血压方法

（3）重视并发症（糖尿病、肾病、血脂异常）的治疗，指导患者和家属观察病情变化和并发症征象，当有血压突然升高或出现胸痛、水肿、鼻出血、心悸、剧烈头痛、视物模糊、恶心呕吐、肢体麻木、偏瘫、嗜睡、昏迷等症状时应及时就医。

（4）指导患者定期门诊随访，如危险分层属低危或中危患者，1次/1～3月；高危患者，至少1次/月。

2. 饮食指导

调节饮食结构，以清淡、低盐、低脂肪饮食为主；强调少食多餐，避免过饱，控制体

重;戒烟限酒。

3.生活指导

(1)合理安排休息,老年高血压患者应保证足够的睡眠,不限制一般的体力活动,避免重体力活动。

(2)安排合理的运动方式和运动量。运动方式的选择根据血压水平和年龄有所不同,一般可进行步行、慢跑、太极拳、游泳、气功及跳舞等。运动强度因人而异,常用的运动强度指标为运动时最大心率减去年龄,运动频率为每周 3~5 次,30 min/次。

4.安全指导

(1)注意避免体位性低血压,有头晕、眼花、耳鸣等症状时,要卧床休息,抬高床头,上厕所或外出要有人陪伴。

(2)严重时,可协助其在床上大小便。伴恶心、呕吐时,将痰盂放在触手可及之处,呼叫器放在手边。

(3)避免危险因素如剧烈运动、迅速改变体位、活动场所光线暗淡、有障碍物、地面潮湿光滑、厕所无扶手等,必要时病床加床栏。

5.用药指导

(1)向患者讲明高血压是慢性病,强调药物治疗的重要性,需终身服药。按时按量服药,切勿自行增减药物、停服、突然撤换药物。

(2)服药期间起床不宜太快,动作不宜太猛,服药后不要站立太久。

(3)注意观察药物的不良反应,应注意血电解质变化,尤其是用噻嗪类和袢利尿剂时应注意补钾,防止低血钾症。同时也要注意观察是否出现心动过缓、心动过速、支气管痉挛、低血糖、刺激性干咳及血管性水肿等不良反应。

6.心理疏导

鼓励患者倾诉焦虑不安的情绪,并给予倾听和必要的安慰解释,解除患者心中的顾虑。指导家属给予患者理解、宽容和支持。同时指导患者自我心理调节方法,日常生活中要保持乐观的心态,避免急躁易怒,避免各种不良刺激的影响,维持心理平衡以减少心脑血管疾病的发生率和死亡率。

二、冠心病患者的社区护理与管理

(一)疾病概述

冠状动脉粥样硬化性心脏病(coronary atherosclerotic heart disease),是指冠状动脉粥样硬化使血管狭窄或阻塞,和(或)因冠状动脉痉挛导致心肌缺血、缺氧或坏死而引起的心脏病,简称冠心病,统称冠状动脉性心脏病,亦称缺血性心脏病。冠心病是严重危害人类健康的疾病,发病年龄多在 40 岁以后,男性多于女性,脑力劳动者多见。从流行病学调查来看,欧美发达国家的发病率明显高于我国,但近年来随着经济的发展,各种危险因素和不良生活习惯逐渐增多,冠心病在我国的发病率有日益增加的趋势。

目前,冠心病主要的危险因素包括年龄、性别、血脂异常、高血压、糖尿病、吸烟等。次要的危险因素有肥胖、缺少体力活动、遗传因素、A 型性格、血中同型半胱氨酸增高、胰岛素抵抗增强、血中纤维蛋白原和一些凝血因子增高、病毒感染、衣原体感染以及进食过多的动物脂肪、糖和钠盐等。

1979 年 WHO 将冠心病分为 5 种类型：

(1)无症状性心肌缺血：患者无自觉症状，但静息、动态或负荷试验心电图有 ST 段压低、T 波低平或倒置等心肌缺血的客观证据；或心肌灌注不足的核素心肌显像表现。

(2)心绞痛：有发作性胸骨后疼痛，为一过性心肌供血不足引起。

(3)心肌梗死：症状严重，由冠状动脉闭塞引起心肌急性缺血性坏死所致。

(4)缺血性心肌病：表现为心脏增大、心力衰竭和心律失常，由长期心肌缺血导致心肌纤维化而引起，临床表现与扩张型心肌病类似。

(5)猝死：因原发性心脏骤停而猝然死亡，多为缺血心肌局部发生电生理紊乱，引起严重的室性心律失常所致。

1. 心绞痛

心绞痛(angina pectoris)是指冠状动脉供血不足，导致心肌急剧的、暂时的缺血、缺氧所产生的临床综合征。根据 WHO 心绞痛分型可分为：劳力性心绞痛和自发性心绞痛。根据心绞痛自然病程分型可分为：稳定型心绞痛和不稳定型心绞痛。

(1)临床表现

①典型表现：心绞痛患者以发作性胸痛为主要临床表现，其典型的疼痛部位在胸骨体中上段之后，可波及心前区，界限不清楚，可放射至左肩、左臂内侧达无名指和小指，或至咽、颈或下颌部。多呈压迫、发闷、紧缩、烧灼感，但不尖锐，偶尔伴濒死感，疼痛发作时患者常不自觉地停止原来的活动。常在劳累、情绪激动、饱餐、寒冷、吸烟、心动过速、休克、用力排便后诱发。轻者持续时间仅 3~5 min，重者可达 10~15 min，一般不超过 30 min，疼痛呈阵发性，可数天或数周发作一次，亦可 1 天内发作多次。发作时，患者立即停止原有活动或舌下含服硝酸甘油后可缓解。

②疼痛发作时，患者可有面色苍白、出冷汗、血压升高、心率增快等症状，心尖部可闻及第四心音奔马律。缓解后无阳性体征。

(2)辅助检查

主要有心电图(包括 24 小时动态心电图)、运动负荷试验、放射性核素检查、冠状动脉造影和冠脉 CT 等。

①心电图：心绞痛不发作时，多数患者静息心电图为正常；心绞痛发作时，可出现暂时性心肌缺血引起的 ST 段压低($\geqslant$0.1 mV)，有时出现 T 波倒置，也可出现房室或束支传导阻滞、房性期前收缩等心律失常。24 小时动态心电图：心绞痛患者的心电图会呈 ST-T 改变。

②运动负荷试验：也称活动平板运动试验，即通过运动增加心脏负荷而诱发心肌缺血，从而出现缺血性心电图改变的试验方法，叫运动负荷试验。一般以按年龄预计可达到的最大心率(hrmax)或亚极量心率(最大心率的 85%~90%)为负荷目标。让患者迎着转动的平板就地踏步，运动前记录心电图，运动中持续监测心电改变，运动中运动负荷量每增加一次亦记录心电图，运动结束后立刻及之后每 2 分钟均重复纪录心电图直到心率恢复到运动前。当运动中出现典型心绞痛时，心电图 ST 段水平型或下斜型压低$\geqslant$0.1 mV，持续 2 分钟，此为运动负荷试验阳性。

③放射性核素检查：利用放射性铊心肌显像所示灌注缺损心肌供血不足或血供消失，这对心肌缺血的诊断有重要价值。

④冠状动脉造影和冠脉 CT：可使左、右冠状动脉及其主要分支清楚显影，具有确诊价值。

2.心肌梗死

心肌梗死(myocardial infarction,MI)是指在冠状动脉病变的基础上发生冠状动脉血供急剧的减少或中断,使相应的心肌严重而持久的急性缺血导致心肌坏死。临床表现为持久而剧烈的胸骨后疼痛、心肌酶增高及特异性的心电图改变,常可发生心律失常、心力衰竭或心源性休克,甚至死亡,属冠心病的严重类型。

当冠状动脉粥样硬化导致一支或多支血管管腔狭窄和心肌供血不足,而此时侧支循环尚未充分建立,一旦不稳定粥样斑块破溃,继而出血或形成管腔内血栓,使管腔完全闭塞,出现血供急剧减少或中断,使心肌严重持久的急性缺血达 1 小时以上,即发生心肌梗死。

(1)临床表现

①先兆表现

多数患者在发病前数日会出现先兆表现,常见的有全身乏力、胸部不适,活动时心悸、气急,伴有恶心呕吐、腹泻、便意、头晕、烦躁、濒死感等现象。最为突出的是可以新发生心绞痛或原有心绞痛加重,心绞痛疼痛时间较以往持续时间更久,舌下含服硝酸甘油后不能缓解,同时伴有恶心、呕吐、大汗、心动过缓、严重心律失常或血压波动较大等。

②典型表现

a.疼痛:剧烈而持久的疼痛。疼痛的性质和部位与心绞痛相似,常发生于安静或睡眠时,但程度更剧烈,多伴有大汗、烦躁不安,呈压榨性、窒息感、烧灼感、恐惧及濒死感,可持续数小时或数天,特别是休息和服用硝酸甘油后也不能缓解。少数患者无疼痛,一开始即表现为休克或急性心力衰竭。部分患者可向上腹部放射,易被误诊为急腹症,疼痛也可向下颌、颈部、背部放射而被误诊为其他疾病。

b.心律失常:多数心肌梗死的患者伴有心律失常,多发生在起病 1~2 天内,尤以 24 小时内最多见。心律失常以室性心律失常最多见,尤其是室性期前收缩,如频发(每分钟 5 次以上)、多源、成对出现、短阵室速或呈 RonT 现象的室性期前收缩,常为室颤的先兆。室颤是急性心肌梗死早期的主要死亡原因。下壁心肌梗死则易发生房室传导阻滞及窦性心动过缓。

c.低血压和休克:低血压和休克通常发生于起病后数小时至 1 周内,主要为心源性休克,这是由于心肌广泛坏死、心排血量骤降所致,患者表现为烦躁、面色苍白、皮肤湿冷、脉搏细而快、尿量减少(<20 mL/h)、意识模糊、晕厥。

d.心力衰竭:主要为急性左心衰,表现为呼吸困难、咳嗽、发绀、烦躁等症状,重者可出现肺水肿。

e.体征:体格检查心浊音界正常或轻度、中度增大;心率可增快,亦可减慢;心律不齐;心尖部第一心音减弱,可闻及第三或第四心音奔马律;部分患者发病 2~3 日出现心包摩擦音,亦有部分患者在心前区闻及收缩期杂音或咯喇音。

(2)主要的并发症

乳头肌功能失调或断裂、心脏破裂、栓塞、心室壁瘤及心肌梗死后综合征。

(3)辅助检查

①血清心肌坏死标记物增高,见表 7-3。

②血液检查:起病 24~48 h 后白细胞计数增高,中性粒细胞增多,嗜酸性粒细胞减少或消失,红细胞沉降率增快,C 反应蛋白(CRP)增高,均可持续 1~3 周。

心肌酶	起病	高峰	恢复
CK-MB	4 h	16～24 h	3～4 d
CK	6 h	24 h	3～4 d
AST	6～12 h	24～48 h	3～4 d
cTnI	3～4 h	11～24 h	7～10 d
cTnT	3～4 h	24～48 h	10～14 d
肌红蛋白	2 h	12 h	24～48 h

表 7-3　　血清心肌坏死标记物

③心电图：急性心肌梗死的患者心电图可出现特征性和动态性改变。

a.特征性改变（图 7-2）：在面向透壁心肌坏死的导联上出现病理性 Q 波——宽而深的 Q 波；在面向坏死区周围心肌损伤区的导联上出现 ST 段弓背向上抬高；在面向损伤区心肌缺血区的导联上出现 T 波倒置。

b.动态性改变：起病数小时内无异常或出现异常高大双支不对称的 T 波；数小时后，ST 段明显抬高，弓背向上，与直立的 T 波形成单相曲线；数小时至 2 天内出现病理性 Q 波，同时 R 波减低，为急性期改变，Q 波 70%～80% 永久存在；若急性心肌梗死早期不进行干预，抬高的 ST 段在数天至 2 周内逐渐回到基线水平，T 波变平坦或倒置，为亚急性期改变；数周至数月后，T 波呈 V 形倒置，波谷尖锐，两支对称，为慢性期改变，倒置的 T 波可永久存在，也可在数月至数年内逐渐恢复。

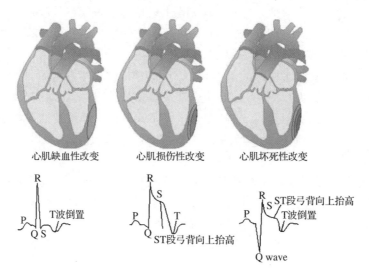

图 7-2　急性心肌梗死心电图的特征性改变

3.诊断

一般根据患者的典型症状、心电图及心肌酶谱等的改变可做出明确的诊断。但由于老年患者会出现不典型症状，诊断时应尤其重视，必要时要根据情况做心电图及心肌酶谱检查。

心绞痛发作时，大多数患者可出现暂时性 ST 段压低。肌红蛋白在急性心肌梗死后出现最早，肌钙蛋白 I(cTnI)和 T(cTnT)出现稍迟，但特异性高，CK-MB 增高的程度能较准确地反映梗死的范围，峰值越高，梗死范围越大，其高峰出现时间是否提前有助于判断溶栓治疗是否成功。

4.治疗要点

(1)心绞痛

①患者发作时应立即休息,一般停止活动后症状可消除。

②药物治疗首选硝酸酯制剂,可迅速扩张冠状动脉,还可扩张外周血管,以减轻心脏负荷,从而缓解疼痛。a.首选硝酸甘油 0.3～0.6 mg 舌下含服,一般 1～2 min 可缓解,约 30 min 后作用消失。b.硝酸异山梨醇酯 5～10 mg 舌下含服,一般 2～5 min 可缓解,作用可维持 2～3 h。但这些药物在青光眼、低血压时忌用。在缓解期服用的药物包括硝酸酯制剂(硝酸异山梨醇酯、戊四硝酯制剂等)、β 受体阻滞剂[常用药物有美托洛尔、普萘洛尔(心得安)、阿替洛尔(氨酰心安)等口服]、钙通道阻滞剂(常用药物有维拉帕米、硝苯地平、地尔硫䓬)、抗血小板药物、调整血脂药物和中医药等。

③介入疗法:经皮冠状动脉腔内血管成形术(PTCA)或支架植入术或行冠状动脉旁路移植术(CABG)即冠脉搭桥术。

(2)心肌梗死

①急性期应绝对卧床休息;间断或持续性吸氧 2～3 天;进行心电、血压、呼吸的监测 3～5 天;无禁忌者给予口服水溶性阿司匹林 150～300 mg,每日一次,三日后改为 75～150 mg,每日一次,长期服用。

②止吐、止痛:可肌注甲氧氯普胺止吐,可选用哌替啶(杜冷丁)或吗啡止痛。

③溶栓治疗:起病 6～12 h 内(最好是 3～6 h 内)使用尿激酶(UK)、链激酶(SK)、重组组织型纤维蛋白溶酶原激活剂(rt-PA)溶解冠状动脉内的血栓,可使闭塞的冠状动脉再通,心肌得到再灌注,濒临坏死的心肌可能得以存活或使坏死范围缩小。

对于老年患者来说,其禁忌证必须关注:a.既往发生过出血性脑卒中,一年内发生过脑血管意外的患者;b.2～4 周内有活动性内脏出血、外科大手术、创伤史等;c.严重且未控制的高血压(>180/110 mmHg)或慢性严重高血压病史;d.可疑主动脉夹层;e.出血性疾病或有出血倾向的患者,严重肝肾功能损害及恶性肿瘤等。

④介入疗法:主要是经皮冠状动脉腔内血管成形术(PTCA)及支架植入术。

⑤控制休克、消除心律失常、治疗心力衰竭等:补充血容量、应用升压药及血管扩张剂、纠正酸中毒、及时消除心律失常,以免演变为室颤等严重心律失常,甚至猝死,但是急性心肌梗死后 24 h 内尽量避免使用洋地黄类药物。

⑥其他治疗:包括溶栓治疗后的抗凝疗法、β 受体阻滞剂和钙通道阻滞剂、血管紧张素转换酶抑制剂(ACEI)及极化液疗法。

(二)保健指导

1.疾病知识指导

(1)向患者及家属讲解冠心病(尤其是心绞痛和心肌梗死)的诱发因素,如饱餐、过劳、情绪激动等,积极治疗原发病。定期门诊随访。

(2)讲解疾病发生、发展的过程,教会患者自我观察病情,如舌下含服硝酸甘油后不能缓解应警惕心梗的发生。教会患者及家属在冠心病发作时如何自救,如立刻就地休息,放松心情,保持环境安静而温暖。

▌案例分析 7-2▐

病情分析:①有心绞痛病史 3 年;②最近 1 年心绞痛频繁发作;③昨天晚上在舞厅

跳舞,突然感到剑突处压榨样闷痛,含硝酸甘油不能缓解,伴恶心呕吐,出冷汗,估计已发展为急性心肌梗死。患者和家属的就地处理:立刻就地休息,呼叫急救车,送往医院,绝对不能超过 1 小时。

(3)必要时打急救电话联系医院,呼叫急救车,切忌勉强步行。

2. 休息与活动指导

(1)心绞痛患者应保持适当的体力劳动,以不引起心绞痛发作为宜,一般不需要卧床休息。心绞痛发作时应立即停止正在进行的活动,休息片刻可缓解。缓解期应根据患者的能力制订合理的活动计划,最大活动量以不发生心绞痛为度,但应避免参加竞赛类活动和屏气用力动作,并防止精神紧张。

(2)心肌梗死患者在发病 12 小时内应绝对卧床休息,保持安静的环境,限制探视,同时告知患者和家属休息可降低心肌耗氧量和交感神经兴奋性,可缓解疼痛。若病情稳定无并发症,24 小时后可允许患者坐床边椅,在患者活动耐力允许的范围内,鼓励患者自理部分生活活动。心肌梗死 5～7 天后可在病室内行走、室外走廊散步,做医疗体操,在协助下入厕、洗澡等。

3. 饮食指导

(1)一般不须禁食,宜进低热量、低脂、低胆固醇、低盐(<6 g/d)、高维生素、易消化的饮食,多食蔬菜、水果等含纤维高的食物。

(2)戒烟限酒,避免暴饮暴食,注意少量多餐。

4. 排便指导

(1)可适当在腹部沿顺时针方向进行按摩,如图 7-3 所示。

(2)若患者无腹泻,嘱患者多进食富含纤维素的食物如水果、蔬菜等,无糖尿病者可每日清晨与蜂蜜 20 mL 加温开水同饮。

(3)可适当应用缓泻剂,一旦发现患者出现排便困难,可遵医嘱予以开塞露或低压盐水灌肠,如图 7-4 所示。

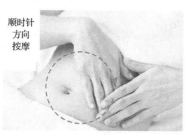

图 7-3　腹部按摩

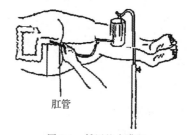

图 7-4　低压盐水灌肠

5. 用药指导

(1)遵医嘱用药,指导患者外出需有人陪伴,并随身携带药物,如硝酸甘油、异山梨酯、救心丸、复方丹参滴丸等药物。

(2)硝酸甘油应放置在棕色瓶内保存,使用前注意有效期,药瓶开封后每 6 个月更换一次,以确保疗效。同时应密切观察药物的不良反应,防止发生低血压,并告知患者及家属不得随意调节药物种类和剂量。

6. 心理指导

由于不良情绪会增加心肌耗氧量,不利于病情的控制,因此在患者冠心病发作时应给予心理安慰,提供心理支持,增加患者的安全感,消除紧张的情绪,保持心情开朗。

三、脑卒中患者的社区护理与管理

（一）疾病概述

脑卒中(cerebral stroke)是由于脑部血管突然破裂或因血管阻塞造成血液循环障碍而引起的脑组织损伤的一组疾病,俗称中风。脑卒中一般分为缺血性和出血性两类。在社区中的患者主要为脑卒中缓解期或有后遗症的患者,如脑卒中后偏瘫、失语、意识障碍等。

1. 危险因素

脑卒中的危险因素分为可干预与不可干预两种,年龄和性别是两个不可干预的危险因素。随着年龄的增长,脑卒中的危险性持续增加,55 岁以后每增加 10 岁脑卒中的危险性增加 1 倍。世界各国普遍存在性别之间的明显差异,从总体看,脑卒中的发病率男性高于女性,男女之比为 1.1∶1～1.5∶1。此外,不可干预的危险因素还有种族和家族遗传。可干预的一些主要危险因素包括高血压、心脏病、糖尿病、吸烟、酗酒、血脂异常、颈动脉狭窄等。

2. 并发症

（1）废用综合征

脑卒中由于发病急,病情危险,在急性期为抢救生命,常常强调卧床休息,绝对制动;在生命体征平稳后,也没有及时实施康复治疗。久病卧床 1～2 个月后,由于活动不足,发生关节挛缩僵硬,活动不灵,肌肉萎缩,骨质疏松,有的还会发生直立性低血压,这就是很常见的废用综合征。由于患者瘫痪,家人常感到无望,有的医生也交代"慢慢恢复吧"！因而没有及时积极介入康复治疗,是造成此综合征的重要原因。

（2）误用综合征

患者的生命体征平稳后,可以进行被动活动,但由于医生和家属不了解脑卒中后肢体恢复的规律,没有按恢复规律去做。被动运动方法不当或运动过量,易造成肩关节脱位、肩关节周围炎,膝关节过伸,骨关节变形等,这叫误用综合征。造成误用综合征的另一个原因是体位不当。

（3）肩手综合征

肩手综合征指脑卒中后并发肩部活动疼痛,同侧手痛、肿胀、皮肤菲薄,温度升高或降低。最易发生于病后 1～3 个月,如不及时治疗,常致关节挛缩畸形难以恢复。造成此综合征的常见原因是长期不适当的体位及护理或训练不当,引起植物神经功能障碍。

（4）压疮

长期卧床,肢体活动受限,使受压部位血液循环不良,受压组织缺血坏死,皮肤、皮下组织甚至肌肉溃烂,长期不愈合,这就是压疮。压疮最常发生于骶骨、跟骨及踝关节外侧,绝大多数因护理不当造成。

（二）保健指导

1. 预防

（1）一级预防：主要针对健康人群的管理。采用专题讲座、宣传资料、板报等多种形式，在社区进行健康教育和健康管理，加强早期干预，使社区人群了解脑血管病的危险因素，改变生活中的不良生活习惯，如避免精神紧张，控制体重。应进食低胆固醇、低脂、高维生素饮食，戒烟酒等，预防脑卒中的发生。

（2）二级预防：主要针对脑卒中高危人群的管理。高血压是脑血管疾病最重要的危险因素，因此，控制血压是预防脑血管意外的重要措施之一。加强脑血管疾病危险因素的监测，如血压、血糖、血脂和短暂脑缺血发作。争取做到早期发现，尽早采取有效的干预措施，避免脑卒中的发生。

（3）三级预防：主要针对脑卒中患者的管理，目的是减少后遗症和并发症的发生，提高生活质量。同时指导患者及其家属树立战胜疾病的信心，并提供预防脑卒中合并症的护理措施。

2. 自我护理

脑卒中患者会有肢体功能障碍，不同程度地影响日常生活能力，采用自我护理，使他们达到部分或全部自理，以利于回归社会，适应新生活。

（1）在肢体无自主运动时，先进行肢体的被动锻炼或按摩。当患者出现自主运动后，鼓励患者主动运动，辅以被动运动。

（2）一般先在床上锻炼，以健侧肢体带动患侧，再逐渐坐在床旁或下地行走等。

（3）应保持卧床患者各关节的功能位置，患侧上、下肢分别垫枕头，踝关节用夹板固定于90°屈曲位，以防足下垂。

（4）鼓励患者完成力所能及的生活自理，如床上的移动、翻身、坐起、吃饭、梳头等。开始时可以放慢速度，关键在于坚持锻炼，以逐渐恢复自理。

3. 康复护理

脑卒中病程长，治疗效果差，恢复慢，并发症多，在家中除用药物治疗外，还需加强护理。

（1）居家环境的评估：社区护士在对脑卒中患者进行家庭访视时，要注意评估居住环境，观察是否存在不利于患者活动的障碍物或可能导致患者受伤的隐患。护理人员可指导家属进行以方便患者活动，保障患者安全的环境改造。

（2）心理疏导和支持：护士应适时进行心理疏导，消除患者焦虑、恐惧等不良情绪，提高患者自信心，稳定患者情绪并让其参与康复护理计划的制订，鼓励患者主动进行肢体康复训练。同时，护理人员应细心发现患者的每一点进步，并予以及时鼓励和表扬，帮助患者建立康复的信心。

（3）运动康复训练：疾病初期就应注意保持良好的肢体功能位置；指导照顾者对患者进行被动关节运动；鼓励患者床上运动，注意保护，防止坠床或受伤等；指导患者进行床上翻身、床上坐起、床边行走、步行训练和日常生活能力训练，以及手指小关节的精细运动练习；鼓励患者主动训练，身体条件允许的患者可以到社区医院的康复室进行训练；对患者进行定期的康复护理评估，并让患者和照顾者参与康复护理计划的制订。

（4）居家照护：护理人员除了提供咨询和指导外，更可转介社区资源（居家照护机构、社会服务资源等），并使患者及其家属了解预防再度发病的一些措施，掌握突发患者的家庭救护,如尽快清除患者口鼻中的分泌物和呕吐物,将昏迷患者的头偏向一侧,避免呕吐物逆流引起窒息。运送患者时应保持平卧位,注意头部向上,以减少脑部充血。

(5)预防并发症:由于长期卧床的脑卒中患者容易出现压疮、泌尿道感染、肺炎、便秘等并发症,因此,护理人员要注意观察有无并发症的早期表现,指导照顾者掌握护理要点及方法,如每2小时变换体位,采用气垫床,避免受压和擦伤皮肤等。

4.日常生活调节

(1)安全护理:对运动障碍的患者要注意安全,防止跌倒,助行器等辅助工具配置要合适,床边、日常生活区域要设有护栏,居家家具要简单,摆放避开通道,地面保持干燥、清洁、防滑、无障碍物,防止患者跌伤。家人行走时不要在患者身旁擦过,避免突然大声呼唤患者,分散其注意力而发生意外。

(2)饮食护理:鼓励患者低盐低脂饮食,保证充足的营养和水分的摄入。鼓励吞咽困难的患者尽量自行进食,少量多餐,充分咀嚼,并要求患者集中注意力,不要讲话,以免呛咳、误吸等。对吞咽困难和部分呛咳的患者应给予半流质、流质食物,避免粗糙、干硬、刺激性食物,喂饭应采取坐位或半坐卧位,头稍前倾,将食物放入患者口中健侧,缓慢喂食。患者不能吞咽时鼓励患者鼻饲饮食。鼻饲饮食的原则是进食高蛋白、高维生素、无刺激性流质食物,供给足够的热量。

四、糖尿病患者的社区护理与管理

(一)疾病概述

糖尿病(diabetes mellitus)是一种常见的内分泌代谢疾病,以由多种原因引起胰岛素分泌不足和(或)作用的缺陷而导致的高血糖为特征,同时伴有蛋白质、脂肪代谢紊乱和继发性水、电解质代谢紊乱的慢性代谢紊乱。久病可引起多系统损害,导致眼、肾、神经、心脏、血管等组织的慢性进行性病变,引起功能缺陷及衰竭。重症或应激时可发生酮症酸中毒、高渗性昏迷等急性代谢紊乱。

糖尿病分四大类型,即1型糖尿病、2型糖尿病、其他特殊类型糖尿病和妊娠期糖尿病。其中2型糖尿病占绝大多数。

1.病因和发病机制

糖尿病病因与发病机制复杂,与遗传、自身免疫和环境等因素有关。

(1)遗传学易感性:研究表明,无论1型糖尿病还是2型糖尿病,都具有明确的遗传学倾向,发病常依赖于多个易感基因的共同参与及环境因素的影响。

(2)环境因素:包括人口老龄化、都市化程度、营养因素、中央型肥胖(又称腹内型或内脏型肥胖)、体力活动不足、子宫内环境以及应激、化学毒物等。

(3)高胰岛素血症和(或)胰岛素抵抗:胰岛素抵抗是指机体对一定量的胰岛素的生物学反应低于预计正常水平的一种现象。胰岛素抵抗和胰岛素分泌缺陷(包括两者的相互作用)是2型糖尿病发病机制的两个基本环节和特征。

(4)糖耐量减低(IGT)和空腹血糖调节受损(IFG):大部分2型糖尿病患者均有IGT阶段,目前认为IGT和IFG均为发生糖尿病的危险因素。

2.临床表现

葡萄糖在肝、肌肉和脂肪组织的利用减少以及肝糖输出增多是发生高血糖的主要原因。由于胰岛素不足,脂肪组织摄取葡萄糖以及从血浆移除甘油三酯减少,脂肪合成减少;胰岛素极度缺乏时,脂肪组织动员分解增加,产生大量酮体,形成酮症或发展为酮症酸中毒。蛋白合成减少,分解加速,出现负氮平衡。

(1)典型症状:多尿、多食、多饮和体重减轻。患者常善饥多食,而且一日尿量可达2~3 L及以上,多尿失水,使患者口渴而多饮水。同时由于机体不能利用葡萄糖,且蛋白质和脂肪消耗增加,引起消瘦、疲乏、体重减轻。以上症状常被称为"三多一少"。

(2)其他症状:皮肤瘙痒,四肢酸痛和麻木,腰痛,性欲减退,阳痿不育,月经失调,便秘等。

(3)1型和2型糖尿病的区别,见表7-4。

表7-4   1型和2型糖尿病的区别

区别点	1型糖尿病	2型糖尿病
起病年龄	多在35岁前	多在40岁以后
起病情况	急	缓慢
"三多一少"症状	典型、明显	轻
酮症倾向	有	无
体型	多消瘦	多肥胖
糖尿病家族史	常无	常有
胰岛素治疗	敏感、必需	不敏感
口服降糖药物治疗	无效	有效
胰岛素、C肽水平	低	正常或增高
ICA,IAA,GAD65	阳性	阴性

(4)并发症:糖尿病的并发症有急性并发症、慢性并发症和感染。

①急性并发症:酮症酸中毒和高渗性非酮症糖尿病昏迷。

a.酮症酸中毒(diabetic ketoacidosis,DKA)、糖尿病代谢紊乱加重时,脂肪分解加速,大量脂肪酸在肝经 β 氧化产生大量乙酰乙酸、β 羟丁酸和丙酮,三者统称为酮体。血清酮体积聚超过正常水平时称为酮血症。当代谢紊乱进一步加剧,血酮继续升高,超过机体的处理能力时,便发生代谢性酸中毒。主要的表现有食欲减退、恶心、呕吐,常伴头痛、嗜睡、烦躁、呼吸深快且有烂苹果味(丙酮味)、严重失水、尿量减少、皮肤干燥、皮肤弹性差、眼球下陷、脉细速、血压下降。晚期表现:各种反射迟钝甚至消失,昏迷。常见的诱因有:感染、胰岛素剂量不足或治疗中断、饮食不当、妊娠和分娩、创伤、手术、麻醉、急性心肌梗死、心力衰竭、精神紧张或严重刺激引起应激状态等。

b.高渗性非酮症糖尿病昏迷(hyperosmolar nonketotic diabetic coma,简称高渗性昏迷):是糖尿病急性代谢紊乱的另一种临床类型,多见于50~70岁的老人,男女发病率相似。常见诱因有感染、急性胃肠炎、胰腺炎、脑血管意外、严重肾疾患、血液或腹膜透析、静脉内高营养、不合理限制水分,以及某些药物如糖皮质激素、免疫抑制剂、噻嗪类利尿药物的应用等。起病时先有多尿、多饮,但多食不明显,或反而食欲减退,失水随病程进展逐渐加重,出现神经精神症状,表现为嗜睡、幻觉、定向障碍、偏盲、偏瘫等,最后陷入昏迷。

②慢性并发症:血管病变(大血管病变和微血管病变)、神经病变、眼部病变和糖尿病足等。血管病变主要涉及主动脉、冠状动脉、大脑动脉、肾动脉和肢体外周动脉等,还可以导致肾脏、心肌及视网膜病变。糖尿病患者因末梢神经病变,下肢动脉供血不足以及细菌感染等各种因素,引起足部疼痛、皮肤深溃疡、肢端坏疽等病变,统称为糖尿病足。

③感染：主要是皮肤化脓性感染，亦可由呼吸道或泌尿道等部位感染。

3. 诊断

根据临床"三多一少"及相关实验室检查可确诊糖尿病。

(1)尿糖测定：肾糖阈正常的情况下，当血糖达到 8～10 mmol/L 时，尿糖出现阳性。尿糖阳性为诊断糖尿病的重要线索，但尿糖阴性不能排除糖尿病的可能。

(2)血糖测定：空腹及餐后 2 h 血糖升高是诊断糖尿病的主要依据。血糖测定是判断糖尿病病情和控制情况的主要指标。空腹血糖正常范围为 3.9～6.1 mmol/L，超过 7.0 mmol/L 可确诊糖尿病，餐后 2 h 血糖超过 11.1 mmol/L 亦可确诊糖尿病，酮症酸中毒的血糖常高至 16.7 mmol/L，而高渗性非酮症糖尿病昏迷的血糖可高至 16.7～33.3 mmol/L。

(3)口服葡萄糖耐量试验(OGTT)：适用于有糖尿病可疑而空腹或餐后血糖未达到诊断标准者。

(4)其他：包括糖化血红蛋白 A、血浆胰岛素和 C-肽测定等。

4. 治疗要点

坚持早期、长期、综合治疗及治疗方法个体化的原则。治疗的目标不仅是纠正代谢紊乱，消除症状，防止或延缓并发症的发生，维持良好的健康和劳动(学习)能力，保障儿童生长发育，延长寿命，降低死亡率，还应把提高患者生活质量作为重要的指标。目前糖尿病有五大治疗要素：饮食治疗、运动治疗、药物治疗、血糖监测和糖尿病教育。

(1)饮食治疗：饮食治疗的目的在于维持标准体重，保证未成年人的正常生长发育，纠正已发生的代谢紊乱，使血糖、血脂达到或接近正常水平。制定摄入总热量，根据患者性别、年龄和身高查表，或用简易公式算出理想体重：理想体重(kg)＝身高(cm)－105，然后根据理想体重计算每日所需总热量。成年人休息状态下每日每千克理想体重给予热量 105～125.5 kJ(25～30 kcal)，轻体力劳动者 125.5～146 kJ(30～35 kcal)，中度体力劳动者 146～167 kJ(35～40 kcal)，重体力劳动者 167 kJ(40 kcal)以上。儿童、孕妇、乳母、营养不良和消瘦者、伴有消耗性疾病者应酌情增加，肥胖者酌情减少，使体重逐渐恢复至理想体重的±5%。控制饮食的关键在于控制总热量。

(2)运动治疗：参加适当的文娱活动、体育运动和体力劳动，可促进糖的利用，减轻胰岛负担，使血糖下降，为本病的疗法之一。应根据患者年龄、性别、体力、病情及有无并发症等不同条件，循序渐进和长期坚持。对有心脑血管疾病或严重微血管病变者，应按具体情况安排体育锻炼。

(3)口服降血糖药物治疗：主要包括磺脲类、双胍类、α 葡萄糖苷酶抑制剂及胰岛素增敏剂。

(4)胰岛素治疗：主要的适应证包括 1 型糖尿病、糖尿病急性并发症和慢性并发症、伴发病需外科治疗的围手术期、妊娠和分娩、2 型糖尿病经饮食及口服降糖药治疗未获得良好控制以及全胰腺切除引起的继发性糖尿病。

(5)胰腺和胰岛移植。

(6)糖尿病酮症酸中毒的治疗：

①输液，通常先使用生理盐水，补液量和速度视失水程度而定。在 2 h 内输入 1 000～2 000 mL，当血糖降至 13.9 mmol/L(250 mg/dL)时改输 5%葡萄糖液(按每 3～4 g 葡萄糖加 1 U 胰岛素计算)。

②胰岛素治疗,通常采用小剂量(速效)胰岛素治疗方案(每小时每千克体重0.1 U),将速效胰岛素加入生理盐水中持续静滴。

③纠正电解质及酸碱平衡失调。

④防治诱因和处理并发症:包括休克、严重感染、心力衰竭、心律失常、肾衰竭、脑水肿、急性胃扩张等。

(7)高渗性非酮症糖尿病昏迷的治疗:患者严重失水,应积极补液。输液的同时给予小剂量胰岛素治疗,当血糖降至16.7 mmol/L(300 mg/dL)时,改用5%葡萄糖溶液并加入速效胰岛素,根据尿量补钾。积极消除诱因和治疗各种并发症,病情稳定后,根据患者血糖、尿糖及进食情况给予皮下注射胰岛素,然后转为常规治疗。

(二)保健指导

1. 疾病知识指导

(1)向患者及家属说明糖尿病是一种需要终身治疗的慢性疾病,能通过饮食、适当运动、使用降血糖药得到控制。其预后好坏与血糖控制是否良好、有无并发症有关。

(2)告知患者和家属血糖和尿糖的正常值,诊断糖尿病的标准:症状+随机血糖≥11.1 mmol/L(200 mg/dL),或空腹血糖≥7.0 mmol/L(126 mg/dL),或做口服葡萄糖耐量试验中2小时血浆葡萄糖≥11.1 mmol/L(200 mg/dL)。

(3)教会患者自测血糖和尿糖,自测血糖仪、自测尿糖仪分别如图7-5、图7-6所示。

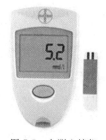
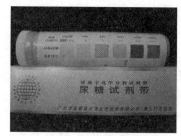

图7-5 自测血糖仪　　　　图7-6 自测尿糖仪

(4)指导患者定期复诊,每年定期全身检查,以便尽早防治慢性并发症,告知并发症的表现,发现后要及时就诊。教导患者外出时随身携带识别卡,以便发生紧急情况时及时处理。

2. 饮食指导

(1)计算总热量,教会患者及家属合理分配碳水化合物、蛋白质和脂肪,碳水化合物占饮食总热量的50%～60%,提倡食用粗制米、面和一定量的杂粮。蛋白质含量一般控制在总热量的15%～20%,成人每千克理想体重含蛋白质0.8～1.2 g;脂肪占总热量的25%～30%,成人每千克理想体重含脂肪0.6～1.0 g。

每餐热量合理分配:按食品成分将上述热量分配换算为食物重量,并制定食谱。可按每日三餐分配为1/5、2/5、2/5或1/3、1/3、1/3;也可按4餐分为1/7、2/7、2/7、2/7。

(2)解释严格控制饮食的重要性,并告知患者饮食注意事项。

①严格定时进食并限制各种甜食。体重过重者,忌吃油炸、油煎食物。炒菜用植物油,少食动物内脏等含胆固醇高的食物。限制饮酒,每天食盐摄入量<6 g,以免促进和加重心血管等并发症的发生。增加一种食物时应同时减去另一种食物,以保证饮食平衡。

②当患者出现易饥的感觉时,可增加蔬菜,但蔬菜中碳水化合物含量要小于 5%,如南瓜、青蒜、小白菜、油菜、菠菜、西红柿、冬瓜、黄瓜、芹菜、大白菜、茄子、卷心菜、茭白、韭菜、丝瓜等。多食含纤维素高的食物,以保持大便通畅。

③患者进行体育锻炼时不宜空腹,应补充少量食物,防止低血糖。

④每周定期测量一次体重,衣服重量要相同,且用同一磅秤。如果体重改变量>2 kg,应去医院或与医生取得联系。

3. 休息与运动指导

适当的运动有利于减轻体重,提高胰岛素敏感性,改善血糖和脂代谢紊乱,还可减轻患者的压力和紧张情绪,使人心情舒畅。不必过多休息,尤其对 2 型肥胖患者应鼓励运动和进行适当体力劳动。运动锻炼的方式最好做有氧运动,如步行、慢跑、骑自行车、做广播操、打太极拳、进行球类活动等,其中步行活动安全,可作为首选的锻炼方式。运动前评估糖尿病的控制情况,根据患者具体情况决定运动方式、时间以及所采用的运动量。应尽量避免恶劣天气,天气炎热应保证水的摄入,天气寒冷要注意保暖。随身携带糖果,当出现低血糖症状时及时食用。在运动中若出现胸闷、胸痛、视力模糊等应立即停止并及时处理。运动后应做好运动记录,以便观察疗效和不良反应。

4. 常见并发症观察指导

(1)感染:糖尿病患者因血糖升高,有利于细菌在体内生长繁殖,同时高血糖状态也抑制白细胞吞噬细菌的能力,使患者的抗感染能力下降。常见的有泌尿道感染、呼吸道感染、皮肤感染,女性患者常合并真菌性阴道炎等。

(2)心脏和大血管病变:高血糖主要侵犯主动脉、冠状动脉、脑动脉、肾动脉和肢体外周动脉等,故可导致冠心病、脑血管意外。尤其是心肌梗死和脑梗死,是目前 2 型糖尿病的主要死亡原因。

(3)微血管病变:①糖尿病肾病:也称糖尿病肾小球硬化症,是糖尿病常见而难治的微血管并发症,为 1 型糖尿病的主要死因之一。②糖尿病性视网膜病变:是糖尿病微血管病变的重要表现,多发生于病程超过 10 年者,是糖尿病患者失明的主要原因之一。

(4)酮症酸中毒:早期表现不典型,酸中毒时有消化道症状,伴头痛、嗜睡、烦躁、呼吸深快有烂苹果味(丙酮味)。继后严重失水、脉细速、血压下降。晚期可昏迷。

(5)神经病变:在高血糖状态下,神经细胞、神经纤维易产生病变。临床表现为四肢自发性疼痛、麻木、感觉减退。个别患者出现局部肌无力、肌萎缩。植物神经功能紊乱则表现为腹泻、便秘、尿潴留、阳痿等。

(6)眼部病变:大部分患者合并不同程度的视网膜病变。常见的病变有虹膜炎、青光眼、白内障等。

(7)糖尿病足:糖尿病患者因末梢神经病变,下肢供血不足及细菌感染引起足部疼痛、溃疡、肢端坏疽等病变,统称为糖尿病足(图 7-7)。

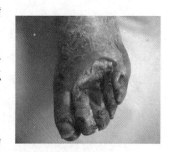

图 7-7 糖尿病足

5. 用药指导

(1)严密观察口服降血糖药物的不良反应:磺脲类药物的主要副作用是低血糖反应,双胍类药物不良反应有腹部不适、口中金属味、恶心、畏食、腹泻等,偶有过敏反应。

(2)指导患者正确应用胰岛素:①应用胰岛素注射前,必须准确按医嘱备药,做到制剂种类正确,剂量准确,按时注射。②掌握胰岛素的注射时间。普通胰岛素于饭前半小时皮下注射,低精蛋白锌胰岛素在早餐前 1 h 皮下注射。③教会患者自己注射胰岛素。采用皮下注射法,宜选择上臂三角肌、臀大肌、大腿前侧、腹部等部位。④教会患者观察胰岛素的不良反应,主要有低血糖反应、胰岛素过敏、注射部位皮下脂肪萎缩或增生。a.低血糖反应,是老年糖尿患者的常见急性并发症之一。正常空腹血糖为 3.9～6.1 mmol/L,低于 2.8 mmol/L 称为低血糖。低血糖的诊断标准为 Whipple(惠普尔)三联征,即有低血糖症状,血糖低于 2.8 mmol/L,补给碳水化合物后症状缓解。引起低血糖的主要原因是与剂量过大或(和)饮食失调。表现为头昏、心悸、多汗、饥饿甚至昏迷。一旦发生应及时检测血糖,根据病情进食糖果、含糖饮料或静注 50% 葡萄糖液 20～30 mL。b.胰岛素过敏,表现为注射部位瘙痒,继而出现荨麻疹样皮疹。全身性荨麻疹少见,可伴恶心、呕吐、腹泻等胃肠症状,罕见严重过敏反应(如血清病、过敏性休克),必须及时就医。由医生决定对过敏反应者更换胰岛素制剂种类,使用抗组胺药、糖皮质激素及脱敏疗法等,或暂时中断胰岛素治疗。c.注射部位皮下脂肪萎缩或增生,注射部位应交替使用以免形成局部硬结和脂肪萎缩,影响药物吸收及疗效。d.定期监测尿糖、血糖、血压、血脂、糖化血红蛋白、尿和体重变化以及动脉血气分析和电解质变化,注意有无水、电解质及酸碱平衡紊乱,准确记录 24 h 液体出入量。e.指导患者和家属正确使用胰岛素泵(图 7-8)或胰岛素笔(图 7-9)。

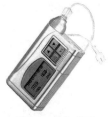 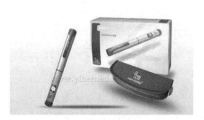

图 7-8　胰岛素泵　　　　　　　图 7-9　胰岛素笔

6. 生活指导

(1)教会患者及家属皮肤、呼吸道、口鼻腔、泌尿道、足部护理。

(2)选择质地柔软、宽松的内衣,避免穿有松紧带的衣服和使用各种约束带,鼓励患者勤洗澡,勤换衣服,保持皮肤清洁,以防皮肤感染。

(3)伤口局部不可任意用药,预防上呼吸道感染,避免与肺炎、感冒、肺结核等呼吸道感染者接触。

(4)每次大小便后,用温水清洗外阴部和肛门,洗后擦干,防止和减少瘙痒和湿疹发生。

(5)应严格执行无菌技术。冬天注意足部的保暖,尽量不用热水袋保暖,经常按摩足部,每天进行适度的运动,如散步、起坐等锻炼,以促进血液循环,避免同一姿势站立过久,避免感染。

7. 心理指导

糖尿病为终身性疾病,漫长的病程及多器官损害和功能障碍易使患者产生心理压力,出现焦虑、抑郁不安等情绪,对治疗缺乏信心,不能有效地应对病情。要鼓励患者说出心理感受,告知患者通过合理治疗,可以和正常人一样生活和长寿;鼓励患者参加各种糖尿病病友团体活动,增加战胜疾病的信心。

五、慢性阻塞性肺疾病患者的社区护理与管理

（一）疾病概述

慢性阻塞性肺疾病(chronic obstructive pulmonary disease,COPD)是一组具有气流受限特征的肺部疾病,气流受限不完全可逆,呈缓慢进行性发展,严重影响患者的劳动能力和生活质量。COPD是呼吸系统的常见病和多发病,在全球范围内有逐年增加的趋势,发病患者数多,死亡率较高。COPD患者往往反复发作,其肺功能会持续恶化,并且受自身防御和免疫功能的降低以及外界各种有害因素的影响,从而逐渐产生各种心肺并发症。

1.病因与发病机制

(1)病因:主要的病因包括吸烟、感染、空气污染、过敏、寒冷、蛋白酶-抗蛋白酶失衡、自主神经功能失调等,其中,最重要的发病因素是吸烟。根据调查,吸烟时间越长、吸烟量越大,患病率越高。实验也表明,烟草中的焦油、尼古丁和氢氰酸能使支气管纤毛运动受抑制,巨噬细胞吞噬功能减弱,支气管黏液腺肥大和杯状细胞增生,黏液分泌增多,致使气道防御功能下降,净化能力减弱;支气管黏膜充血、水肿,黏液积聚,易引起继发感染;中性粒细胞释放蛋白酶,破坏肺弹力纤维,诱发肺气肿形成;副交感神经功能亢进,引起支气管平滑肌痉挛,导致气流受限。其次是感染,病毒、细菌和支原体感染是本病急性加重和导致COPD发生、发展的重要因素。常见的细菌有肺炎链球菌、流感嗜血杆菌、卡他莫拉菌及葡萄球菌;常见的病毒有流感病毒、鼻病毒、腺病毒和呼吸道合胞病毒等。

(2)发病机制:COPD的发生与慢性支气管炎和肺气肿密切相关。慢性支气管炎(chronic bronchitis)是指气管、支气管黏膜及其周围组织的慢性非特异性炎症,临床凡患者每年发病持续3个月以上,连续2年或2年以上,并可除外其他已知原因的慢性咳嗽、咳痰,即可诊断为慢性支气管炎。肺气肿(pulmonary emphysema)则是指肺部终末细支气管远端(呼吸细支气管、肺泡管、肺泡囊和肺泡)气腔出现异常持久的扩张,并伴有肺泡壁和细支气管的破坏,而无明显的肺纤维化。

2.临床表现

(1)主要症状:①慢性咳嗽。这是COPD最常见的症状,白天较轻,清晨和晚间睡前较重,合并感染时更重。常在冬春寒冷季节发作,夏季气候转暖时多可缓解。而重症患者咳嗽频繁、长年不断。②咳痰。一般为白色黏液或浆液泡沫痰,清晨排痰较多。当有细菌感染时,痰量增加且为脓性痰。③喘息。多在感染时出现喘息,原因是支气管平滑肌痉挛。④呼吸困难。早期仅在体力劳动或上楼时有呼吸困难,逐渐发展为平地活动甚至静息时也感气急,这是COPD的标志性症状。合并呼吸道感染时呼吸困难更明显,严重时生活难以自理。

(2)体征:早期无明显体征,并发感染时肺部有湿啰音;随着病情发展出现桶状胸、呼吸运动减弱、语颤减弱、肺部叩诊过清音、心浊音界缩小、听诊呼吸音减弱;晚期,颈、肩部辅助呼吸肌参与呼吸运动,表现为身体前倾、口唇发绀等。合并呼吸道感染时,通气障碍明显,则出现端坐呼吸。

(3)分期:①急性加重期。指在疾病过程中,短期内咳嗽、咳痰、气短和(或)喘息加重、痰量增多,呈脓性或黏液脓性,可伴发热等症状。②稳定期。指咳嗽、咳痰、气短等

症状稳定或症状轻微。

(4)常见并发症:慢性呼吸衰竭、自发性气胸、慢性肺源性心脏病等。

3. 诊断

(1)依据病史和临床表现。

(2)辅助检查:实验室检查、肺功能检查和 X 线检查。

①实验室检查:a.动脉血气分析:血氧分压(PaO_2)降低、二氧化碳分压($PaCO_2$)升高,出现代偿性呼吸性酸中毒时 pH 降低。b.血红细胞计数和血红蛋白增多。c.急性发作或并发肺部感染时,白细胞总数和中性粒细胞增多。d.痰液涂片或培养可查到致病菌。

②肺功能检查:a.第 1 秒用力呼气容积占用力肺活量百分比(FEV_1/FVC),吸入支气管舒张药后 FEV_1/FVC <70% 及 FEV_1<80%预计值者,可确定为不完全可逆的气流受限。b.肺总量(TLC)、功能残气量(FRC)和残气量(RV)、残气量占肺总量的比值(RV/TLC)增高及肺活量(VC)降低等。

③胸部 X 线检查:早期可无变化,而后可出现肺纹理增粗、紊乱等改变,以及胸廓前后径增大、肋间隙增宽、肺透亮度增加等肺气肿表现。

4. 治疗要点

在急性加重期和稳定期要求采取不同的治疗原则。

(1)急性加重期:应采用积极控制感染、祛痰平喘及氧疗等措施。

①积极控制感染:根据药物敏感实验选用有效抗感染药物,采用全身给药或雾化吸入使药液直接吸入呼吸道,以消除炎症、减轻咳嗽、稀释痰液。

②祛痰平喘:应用祛痰剂、支气管舒张药,常用溴己新、盐酸氨溴索及沙丁胺醇、特布他林、氨茶碱等。

③氧疗:低流量(1~2 L/min)、低浓度(25%~29%)持续吸氧。

(2)稳定期:在稳定期采用对症和氧疗为主的措施。

(二)保健指导

1. 疾病知识介绍

(1)介绍 COPD 的相关知识,指导患者防寒保暖,防止呼吸道感染。

(2)改善环境卫生,加强劳动保护,避免吸入烟雾、粉尘和刺激性气体。

(3)教育和劝导患者戒烟,戒烟能减轻咳嗽、咳痰,安排与戒烟成功者交流经验,树立戒烟的决心和信心,与患者及家属共同制订戒烟计划,家属督促执行;告知戒烟期间应多饮水,以排除体内积蓄的尼古丁。

(4)鼓励参加文体活动或外出旅游,可有效延缓 COPD 的进展速度,提高生活质量,延长寿命。

(5)指导合理用药和自我监测病情,如气促、咳嗽、咳痰等症状明显或出现并发症表现时,及时就医,以防病情恶化。

2. 休息指导

(1)保证充分的睡眠休息时间,视病情安排,发热、咳喘时应卧床休息。

(2)提供整洁、舒适、安静的环境,经常开窗通风,必要时地面洒水,保持室内空气新鲜、洁净,每日通风 2 次、每次 15~20 min,保持适宜的温度和湿度。

3. 氧疗指导

(1)坚持氧疗:坚持长期家庭氧疗(LTOT),纠正低氧血症,有利于提高生活质量。

LTOT 指征：$PaO_2 \leqslant 55$ mmHg 或 $SaO_2 \leqslant 88\%$，有或无高碳酸血症；PaO_2：$55 \sim 66$ mmHg 或 $SaO_2 < 88\%$，并有肺动脉高压、心力衰竭所致的水肿或红细胞增多症。

（2）采用鼻导管吸氧：氧流量：$1.0 \sim 2.0$ L/min，吸氧时间 > 15 h/d，目的是使患者在静息状态下达到 $PaO_2 \geqslant 60$ mmHg 和（或）SaO_2 升至 90%。

4. 呼吸功能锻炼

呼吸功能锻炼是老年 COPD 患者一项重要的康复治疗措施，指导老年 COPD 患者在恢复期、出院前进行缩唇呼吸、腹式呼吸训练，每日训练 $3 \sim 4$ 次，每次重复 $8 \sim 10$ 组。

（1）缩唇呼吸（图 7-10）：缩唇呼吸的技巧是通过缩唇形成的微弱阻力来延长呼气时间，增大气道压力，延缓气道塌陷。患者闭嘴经鼻吸气，然后通过缩唇（吹口哨样）缓慢呼气，同时收缩腹部，吸气与呼气时间比为 1∶2 或 1∶3。

（2）腹式呼吸（图 7-11）：患者可取立位、平卧位或半卧位，两手分别放于前胸部和上腹部。用鼻缓慢吸气时，膈肌最大限度下降，腹肌松弛，腹部凸出，手感到腹部向上抬起。呼气时用口呼出，腹肌收缩，膈肌松弛，膈肌随腹腔内压增大而上抬，推动肺部气体排出，手感到腹部下降。

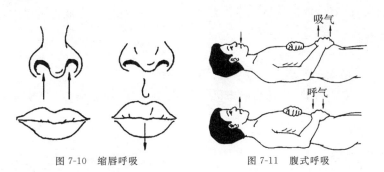

图 7-10　缩唇呼吸　　　　　图 7-11　腹式呼吸

5. 饮食指导

（1）宣传摄取足够营养的重要性。提供适合患者口味的食物及适宜的进餐环境，进食时让患者取半卧位或坐位，以利吞咽。

（2）饮食要求以高热量、高蛋白、高维生素的易消化食物为主，避免胀气食物和油腻、辛辣等刺激性食物。

（3）根据老年人的特点，强调少量多餐、细嚼慢咽，餐后 2 h 内避免平卧，饭前、饭后及进餐时限制液体摄入量，以免出现上腹饱胀而引起呼吸不畅。

（4）鼓励平时多饮水，每日饮水量在 1 500 mL 以上，有助于呼吸道黏膜的湿润和病变黏膜的修复，利于痰液稀释和排出。

6. 心理指导

老年 COPD 患者因长期患病卧床，参与社会活动少，经济收入降低，易形成焦虑、悲观、失望、孤独和压抑的心理状态，应多与之沟通，关爱、体贴、鼓励患者，使其勇于面对疾病，增强战胜疾病的信心。

六、恶性肿瘤患者的社区护理与管理

（一）疾病概述

肿瘤（tumor）是机体在各种致癌因素作用下，局部组织的某一个细胞在基因水平上失去对其生长的正常调控,导致其克隆性异常增生而形成的新生物。一般将肿瘤分为良性和恶性两大类。

1. 危险因素

(1)行为及生活方式:吸烟、饮酒、不良饮食习惯。

(2)环境理化因素:大气污染、电离辐射。

(3)社会心理因素:长期悲哀、焦虑、抑郁。

(4)药物因素:雌激素的长期使用,长时间接触放射性核素、药物碘。

(5)病毒因素:乙型肝炎病毒、EB病毒。

2. 并发症

(1)癌症疼痛:癌症疼痛(cancer pain)是指癌症及癌症相关性病变所致的疼痛,癌症疼痛常为慢性疼痛。约70%的癌症患者可出现癌症疼痛,晚期癌症患者发生疼痛的可能性明显增加。

(2)化疗后感染:感染是各种癌症死亡的主要原因,约75%的急性白血病、50%的淋巴瘤因感染死亡。癌症患者感染的危险因素是多方面的,这包括癌症本身的因素、癌症化疗的因素、以前是否接受抗生素治疗等。其中,中性白细胞减少是癌症合并感染的最重要因素之一。

问题思考 中国十大高发恶性肿瘤的排序是什么?

支气管肺癌、原发性肝癌、胃癌、食管癌、结直肠癌、宫颈癌、乳腺癌、鼻咽癌、白血病、淋巴瘤。

(二)健康指导

1. 预防宣教

(1)一级预防:又称病因学预防,可以消除或减少可能致癌的因素,防止癌症的发生。社区护理人员要在社区开展各种形式的活动,帮助居民发现危险因素,提高对各种危险的认知度,主动采取有益于健康的生活方式。如胃癌、乳腺癌、直肠癌与饮食的关系密切,饮食中应避免食用亚硝酸盐类食物,忌吃霉变食品,少吃腌制、熏制和油炸类食物等。

(2)二级预防:通过组织特定人群的癌症普查工作,对高危人群进行定期体检,以及提高他们的自我保健能力,有利于早期发现、早期诊断、早期治疗。社区护理人员应通过各种形式的健康教育,帮助居民掌握癌症的一些早期表现及自我检查的方法。

(3)三级预防:目的是延长生存时间,提高生活质量。社区护理人员应根据患者的情况,进行伤口护理、造口护理、管道护理,对照顾者进行必要的居家护理指导,使患者能够和健康人一样地生活和工作。对于选择在社区临终关怀病房或家中度过人生最后阶段的患者,应采取有效措施,控制症状,减轻患者的痛苦。

2. 自我护理指导

(1)结肠癌患者术后的自我护理指导:结肠癌患者术后有造口者应准备至少两个人工肛门袋交替使用,用袋前应先洗净双手,用清洁温水、软布将周围皮肤洗净擦干,涂氧化锌软膏或用凡士林油纱布覆盖造口及其周围皮肤,防止粪便刺激和腐蚀皮肤。及时倾倒袋内粪便更换旧袋,并及时清洗、消毒备用,避免感染,减少异味。进食易消化、营养丰富的食物,避免过多粗纤维和过稀的食物,可以减少粪便量和使粪便成形,便于清洁处理。注意避免过度增大腹压的活动,制订适宜的运动和工作计划,防止造口内结肠黏膜脱出。注意观察造口处有无狭窄、溃疡等并发症,并及时给予处理或教会患者自行处理。

(2)喉癌患者术后的自我护理指导:一部分喉癌手术后的气管造瘘患者需要将喉部导管永久性保留。因此,社区护士有必要对患者亲属进行有关与这类患者沟通的方法、如何为这类患者提供帮助等知识的教育,使患者亲属协助患者正常生活。在家庭护理中,应注意以下两点:一是预防感染;二是让患者学会导管的自我护理。

(3)乳腺癌患者术后的自我护理指导:乳腺癌根治术的手术范围广,组织损伤严重,术后多发生不同程度的肩关节活动功能障碍,因此,患者出院后应坚持循序渐进的术侧上肢的功能锻炼。根据患者的身体条件,设计适合患者负重量的活动,并遵循患者的耐受程度和循序渐进的原则,以防止废用性萎缩。

3. 康复护理指导

(1)保持乐观情绪:严密监测患者的心理和情绪变化,对有悲观、回避、崩溃和轻生倾向者,应及时并有针对性地给予支持和指导,使其稳定情绪,接受现实,防止意外。乐观、良好的心态对于癌症患者的康复和提高生活质量是非常有益的。因此,把社区内的癌症患者组织起来,开展各种活动,让他们互相交流抗癌经验及康复的体会,可起到群体康复的作用。

(2)手术后患者的护理:社区护理人员要了解患者所接受的手术方式、范围,评估患者伤口愈合情况,制订护理计划。如果患者有造口,要了解造口的情况以及患者和家属是否掌握了护理方法。

(3)放化疗患者的护理:要了解患者放化疗的方案、常见不良反应及出现时间。注意监测患者的白细胞、血小板计数;有呕吐、腹泻的患者要注意防止脱水和水电解质失衡;有口腔溃疡的患者督促其保持口腔清洁,防止并发感染;同时要教会患者及家属观察放化疗的不良反应,并掌握应对措施。

(4)带有管道患者的护理:部分处于化疗间歇期的患者可能带有深静脉插管或静脉高营养管道回家休养。社区护理人员要定时进行管道护理,教会患者及照顾者观察感染征象,注意保持局部干燥。

4. 日常生活指导

(1)生活环境的整洁舒适:每天应根据身体情况适当运动,行动不便的患者也应经常到户外呼吸新鲜空气。

(2)合理均衡的营养:饮食清淡易消化,注意补充热量和蛋白质。恶性肿瘤患者因食欲减退、消化功能障碍等而营养不良,难以完成有关综合治疗,不利于术后的放疗、化疗,也易导致免疫功能下降而使癌症复发。因此,要注意患者的食谱,合理膳食,保证足够的蛋白质、维生素和热量。

(3)运动康复指导:要为患者创造良好的康复环境,制订循序渐进的体能恢复计划,如散步、保健操、气功以及文体活动。对某些术后患者需要进行功能训练指导、并发症处理和辅助装置配置等,护理人员要了解患者的需要,制订个体化的康复护理计划,协助患者恢复功能。如乳腺癌患者需要进行上肢功能的锻炼;喉癌术后患者需要接受人工喉发音的训练。

5. 临终患者护理指导

(1)满足患者的需要:患者居住环境要整洁,室内保持适宜的温湿度,空气新鲜。对于临终患者生理上、心理上的要求,社区护士应与家属配合,尽量满足,让患者在生命的最后时刻保持做人的尊严,没有遗憾地离去。

(2)缓解或减轻疼痛:主要是疼痛及其他一些癌症常见症状的控制。社区护理人员应及时、准确地评估患者的疼痛程度,和医生一起制订个体化的用药方案,正确选择给药时间与途径,注意观察患者用药后的反应。此外,某些非药物方法(如放松术、音乐疗法、生物反馈、针剂疗法等)也有一定的镇痛效果。通过有效交流,用同情、安慰、鼓励和分散注意力等方法消除患者的疼痛感。

Key Words

1. _____ 是心脑血管病最主要的危险因素,也是最常见的慢性病,需_____。

2.高血压患者的钠盐应控制在每天 _____ 以下。

3.典型心绞痛的部位在_____,口含_____能缓解。

4.急性心肌梗死的特征性心电图改变是_____、_____、_____。

5.硝酸甘油应放置在 _____ 保存,使用前注意 _____,药瓶开封后每_____更换一次,以确保疗效。

6.脑卒中不可干预的危险因素是_____、_____、_____和_____。

7.目前引起糖尿病患者死亡的主要原因是_____和_____。

8.磺脲类药物的主要副作用是_____,双胍类药物不良反应是_____。

9.指导慢性阻塞性肺疾病患者的呼吸功能锻炼,用_____吸气,用_____呼气,一手放_____,一手放_____,深吸缓呼,吸与呼之比为_____。

10.恶性肿瘤患者三级预防措施的目的是_____,提高生活质量。

任务三 常见传染病的社区护理与管理

学习目标

【掌握】

1.正确描述流行性感冒、病毒性肝炎、细菌性痢疾、艾滋病、肺结核的典型表现。

2.学会对流行性感冒、病毒性肝炎、细菌性痢疾、艾滋病、肺结核患者的疫情、隔离、消毒、饮食和药物治疗,并进行健康指导。

【熟悉】

1.辨别流行性感冒、病毒性肝炎、细菌性痢疾、艾滋病、肺结核的流行病学特征。

2.能为传染性非典型肺炎、禽流感、甲型 H1N1 流感和埃博拉出血热患者进行保健指导。

【了解】

传染性非典型肺炎、禽流感、甲型 H1N1 流感和埃博拉出血热等疾病。

案例导入 7-3

杨女士,29岁。因反复肝区不适,食欲减退2年,去医院检查发现肝功能异常,当时诊断为"慢性肝炎",故给予护肝等治疗,但效果不明显。近1个月来上述症状加重,于2012年3月入院。经查ALT增高,血清HBV感染标志物:HBsAg阳性,HBeAg阳性,抗HBc阳性,余为阴性。入院后除一般治疗外还给予干扰素治疗。请问:该患者的血清HBV感染标志物检查结果有何临床意义?怎样进行用药指导?

一、流行性感冒患者的社区护理与管理

(一)疾病概述

流行性感冒(以下简称流感)是一种传染性强并且传播速度快的疾病,属于法定丙类传染病。流感病毒分为甲、乙、丙三型,甲型流感可感染多种动物,是人类流感的主要病原,且易发生变异,已多次引起世界范围的大流行。

1.流行病学

(1)传染源:主要是患者和隐性感染者。患者自潜伏期末到发病后5日内均有病毒从鼻涕、口涎、痰液等分泌物中排出,传染期约为1周,以病初2~3日传染性最强。

(2)传播途径:病毒随咳嗽、喷嚏、说话所致飞沫传播为主,通过病毒污染的茶具、食具、毛巾等间接传播也有可能。传播速度和广度与人口密度有关。

(3)人群易感性:人群普遍易感,感染后对同一抗原型可获不同程度的免疫力,型与型之间无交叉免疫性。

(4)流行特征:突然发生,迅速蔓延,发病率高和流行过程短是流感的流行特征。流行无明显季节性,以冬、春季节为多。大流行主要由甲型流感病毒引起,当甲型流感病毒出现新亚型时,人群普遍易感而发生大流行。

2.临床表现

(1)典型流感:急起高热,畏寒或寒战,头痛、身痛、乏力、食欲减退等全身中毒症状明显而呼吸道症状轻微。少数患者可有鼻塞、流涕及畏光、流泪等眼部症状。咳嗽、胸骨后不适或烧灼、咽干、咽痛也较常见。体温可达40℃,面部潮红,咽部及结膜外眦部轻度充血。肺部可有干啰音。

(2)流感病毒性肺炎:流感病毒感染可以由单纯型转为肺炎型,或直接表现为肺炎型。典型的肺炎型流感发病后,高热持续不退,迅速出现呼吸困难、发绀、剧咳、泡沫黏液痰或痰中带血症状;查体发现双肺呼吸音低,满布哮鸣音,但无实变体征。胸透肺部双侧呈散在絮状阴影,由肺门向四周扩散;其表现与成人呼吸窘迫综合征(ARDS)一致,患者可因心力衰竭或外周循环衰竭而死亡。病程可长达3~4周。血气分析显示,低血氧症状明显。

(3)中毒型和胃肠型流感:中毒型极为少见。临床上有脑炎或脑膜炎症状,主要表现为高热、昏迷,成人常有谵妄,儿童可出现抽搐,并出现脑膜刺激征,脑脊液细胞数可轻度增加。个别病例可由于血管神经系统紊乱或肾上腺出血导致血压下降或休克。胃肠型流感在儿童中常见,以恶心、呕吐、腹泻、腹痛为主要症状,一般2~3天即可恢复。

3.诊断

(1)根据流行病学资料和临床表现。

(2)实验室检查:①病毒分离。起病3天内取咽部含漱液或咽拭子做鸡胚接种或组织培养分离病毒。②早期快速特异性检查。用免疫荧光染色或 ELISA 法检测抗原。用单克隆抗体鉴定出甲、乙型流感。③血清学检查。取起病3天内和2~4周双份血清做血凝抑制试验或补体结合试验,恢复期抗体效价升高4倍以上有诊断价值。④PCR检测流感病毒基因。由于所有流感病毒基因组的各个 RNA 节段的5′端和3′端均具有保守性,因此可据此设计合成引物,进行 PCR 检测。

4.治疗要点

(1)一般治疗:呼吸道隔离1周或至主要症状消失。宜卧床休息,多饮水,给予易消化的流质或半流质饮食,保持鼻咽及口腔清洁,补充维生素 C、维生素 B_1 等,预防并发症。

(2)对症治疗:对发热、头痛者应予以对症治疗;但不宜使用含有阿司匹林的退热药,尤其是16岁以下患者。高热、食欲不振、呕吐者应予以静脉补液。

(3)抗病毒治疗:可酌情应用金刚烷胺、金刚乙胺、奥司他韦、达菲、利巴韦林(病毒唑)和干扰素 α 等。继发性细菌感染时可根据送检标本(如痰液)细菌培养和药敏试验结果,选择有效的抗菌药物。

(二)健康指导

1.疫情指导

确认患者感染的时间,评估患者临床症状,对于年老体弱的患者,应注意是否有其他并发症或疾病的发生。要加强疫情报告、疫情观察和病毒的分离鉴定。各基层卫生单位发现门诊上呼吸道感染患者数量连续上升3天或一户发现多例患者时,应立即报告防疫站,及时进行调查和病毒分离。

2.隔离指导

可根据具体条件设立临时流感诊断室,采取家庭隔离、临床隔离室隔离,甚至减少或停止大型集会和文娱活动。流行期间不要到人多的地方去,尽量少去公共场所,以免病毒传播。居室宜空气清新、流通,阳光充足。多休息,必要时卧床,发热患者注意保暖。

3.饮食指导

选择容易消化的流质饮食,如菜汤、稀粥,蛋汤、蛋羹、牛奶等。饮食宜清淡少油腻,既满足营养的需要,又能增进食欲。可供给白米粥、小米粥、小豆粥、配合甜酱菜、大头菜、榨菜或豆腐乳等小菜,以清淡、爽口为宜。保证水分的供给,可多喝酸性果汁,如山楂汁、猕猴桃汁、红枣汁、鲜橙汁、西瓜汁等以促进胃液分泌,增进食欲。多食含维生素 C、维生素 E 及红色的食物,如西红柿、苹果、葡萄、枣、草莓、甜菜、橘子、西瓜及牛奶、鸡蛋等。主张少量多餐。

4.消毒指导

患者使用过的生活用品应消毒。患者的餐具、用具及口罩等可煮沸;衣物可曝晒2 h;病房用1‰含氯石灰(漂白粉)澄清液喷洒。流行期间公共场所应加强通风,用乳酸熏蒸或含氯石灰液喷洒。

5.疫苗预防

组织高危人群注射流感疫苗。流感疫苗有灭活疫苗和减毒活疫苗两种。

（1）灭活疫苗：接种方法为基础免疫应接种 2 次，间隔 6～8 周。成人每次 1 mL，皮下注射。以后每年皮下注射 1 mL 加强一次。如换用新亚型疫苗，应重新进行基础免疫。

（2）减毒活疫苗：接种方法为鼻腔喷雾法，每侧 0.25 mL，每日 1 次。

对老年人、孕妇、婴幼儿及患有严重糖尿病或慢性心、肺、肾疾患者，有过敏体质及发热者应禁忌。

二、病毒性肝炎患者的社区护理与管理

（一）疾病概述

病毒性肝炎（viral hepatitis）简称肝炎，是由多种肝炎病毒引起的以肝脏损害为主的全身性传染病。目前已确定的引起病毒性肝炎的病毒有甲型、乙型、丙型、丁型、戊型、庚型和输血传播病毒，甲型和戊型肝炎多为急性感染，而乙型肝炎、丙型肝炎和丁型肝炎则易转为慢性肝炎并可发展为肝硬化，且与肝癌的发生关系密切。我国是病毒性肝炎高发区，尤以甲型肝炎和乙型肝炎最为多见，两者均可通过疫苗预防。

1. 流行病学

（1）传染源

①甲型和戊型肝炎传染源为急性肝炎患者和亚临床感染者；发病前 2 周至起病后 1 周从粪便排出的病毒量最多，传染性最强；由于亚临床感染者数量较多，且不易识别，因而成为重要的传染源。

②乙型、丙型和丁型肝炎传染源包括急、慢性患者及亚临床感染者、病毒携带者（如 HBsAg 阳性而无症状、肝硬化或肝癌者），其中慢性患者和病毒携带者是最主要的传染源，且传染性贯穿于整个病程，但传染性的强弱则与病毒复制指标有关。

（2）传播途径

①甲型和戊型肝炎以消化道传播为主，日常生活接触是散发性发病的主要传播方式，通过污染的手、玩具、用具等污染食物或直接经口传播。水源和食物的污染（尤其水生贝类如毛蚶等）可导致其爆发流行，此外，苍蝇和蟑螂在传播中也起着一定的作用。

②乙型、丙型和丁型肝炎的传播途径有血液传播、体液传播、母婴传播。

（3）易感人群

人类对各型肝炎普遍易感。甲型肝炎以学龄前儿童多见，其次是青年人；乙型肝炎以婴幼儿、青少年多见；丙型肝炎对各年龄段普遍易感；戊型肝炎以青壮年多见。

2. 发病机制

（1）甲型肝炎病毒经口感染，由肠道入血，导致短暂的病毒血症，侵入肝脏后在肝细胞内复制增殖，但并不直接损伤肝细胞，其损害作用可能是免疫介导所致。

（2）乙型肝炎的发病机制尚未完全明确。目前认为 HBV 并不直接损害肝细胞，是由其诱发的免疫反应造成肝细胞损伤，即机体在清除 HBV 的过程中（免疫应答）损伤肝细胞。

（3）HCV 引起肝细胞损伤的机制可能与病毒直接致病作用及免疫损伤有关。

（4）复制状态的 HDV 与肝损害有密切关系，而免疫应答可能是导致肝损害的主要原因。

（5）戊型肝炎的发病机制与甲型肝炎相似。

3.临床表现

按临床表现,病毒性肝炎可分为急性肝炎、慢性肝炎、重型肝炎、淤胆型肝炎和肝炎肝硬化。各型病毒性肝炎的临床表现基本相似,均以疲乏、食欲减退、肝大和肝功能异常为主要表现,部分病例可出现黄疸。

4.实验室及其他检查

(1)肝功能检查

①血清酶:多种血清酶可表现升高,如丙氨酸转氨酶(ALT)、天冬氨酸氨基转移酶(AST)、γ谷氨酰转肽酶(γ-GT)、乳酸脱氢酶(LDH)均可升高。其中以丙氨酸转氨酶(ALT)的检测最为常用,为临床判断肝细胞损害最敏感的指标。

②血浆蛋白:慢性肝病患者出现白蛋白(A)下降;球蛋白(G)增高,A/G比值下降或倒置,对病情判断有一定参考价值。

③血清和尿胆红素:黄疸型肝炎时血清总胆红素、直接和间接胆红素、尿胆原和尿胆红素均升高,而淤胆型肝炎则以血清直接胆红素、尿胆红素增加为主,尿胆原减少或呈阴性。

④凝血酶原活动度(PTA):PTA<40%提示肝损害严重,且PTA愈低,预后愈差。故PTA对重型肝炎的临床诊断和预后判断有重要意义。

(2)肝炎病毒标记物检测

①甲型肝炎:a.血清抗-HAV IgM,阳性提示HAV现症感染,为早期诊断甲型肝炎最可靠的血清学标志。b.血清抗-HAVIgG,为保护性抗体,阳性表示对HAV已产生免疫,见于甲型肝炎疫苗接种后或既往感染者。

②乙型肝炎:a.表面抗原(HBsAg)与表面抗体(抗-HBs),HBsAg阳性表明存在现症HBV感染,抗-HBs为机体对HBV产生的保护性抗体,预防接种乙型肝炎疫苗后或过去感染过HBV并产生免疫力的恢复者血清中呈现阳性。b.抗原(HBeAg)与e抗体(抗-HBe),HBeAg阳性表明HBV复制活跃,提示传染性较强,持续阳性者易转为慢性,抗-HBe阳性提示HBV复制减少,传染性降低或是HBV有基因变异,HBeAg不能表达,此时仍表示有病毒复制和传染性较强。长期阳性可能是HBV的DNA与宿主DNA整合后潜伏在体内的表现。c.核心抗原(HBcAg)与核心抗体(抗-HBc),HBcAg阳性表示有HBV复制,传染性强,但存在于肝细胞核内,检测困难。抗-HBc阳性,即窗口期,是指病毒感染人体后,尚未引起人体免疫系统"重视",尚未产生抗体的时期。d.抗-HBc IgG阳性,提示过去感染或近期低水平感染,而高滴度抗-HBc IgM阳性则提示HBV有活动性复制。

③丙型肝炎:a.丙型肝炎核糖核酸(HCV-RNA),是诊断丙型肝炎(HCV)的主要病原学指标,病程早期即可出现。b.丙型肝炎病毒抗体(抗-HCV、抗-HCV IgM、抗-HCV),阳性为HCV感染标志,但不是保护性抗体。高滴度抗-HCV IgG提示病毒复制活跃;低滴度抗-HCV IgG则提示病毒处于静止状态。

④丁型肝炎:HDAg和HDV RNA存在于血清或肝组织中,HDAg阳性具有确诊意义;抗-HDV-IgG阳性是现症感染的标志。

⑤戊型肝炎:常测抗-HEV IgM和抗-HEV IgG,两者阳性均可作为近期HEV感染的指标。

5.治疗要点

目前对病毒性肝炎缺乏特效的治疗方法,各型肝炎均以适当休息和合理营养为主,辅以药物治疗,避免饮酒、过劳和使用对肝脏有损害的药物。

(1)急性肝炎:以急性期隔离、一般治疗和对症治疗为主。

(2)慢性肝炎:强调整体治疗、适当休息、合理营养和心理平衡,视具体情况采用抗病毒、保护肝细胞、减轻症状、防止肝纤维化和癌变等综合治疗措施。

(3)重型肝炎:以支持、对症治疗为基础的综合性治疗,促进肝细胞再生,预防和治疗并发症。

(4)淤胆型肝炎:同急性肝炎治疗,并可试用肾上腺皮质激素治疗。

(5)肝炎肝硬化:参照慢性肝炎和肝硬化的治疗。

(二)健康指导

1. 疾病知识介绍

(1)为患者介绍本病的病因、传播途径、临床表现和转归等;向患者及家属解释各项检查和治疗的目的;强调急性肝炎彻底治愈的意义和重要性,以及切断传播途径和早期隔离的必要性;保持空气流通,减少陪护和探视,以避免交叉感染。

(2)为患者及家属进行家庭护理和自我保健知识的介绍:①学会采取适当的家庭隔离措施,避免肝炎病毒重叠感染或传染给他人。如采用家庭分餐制,患者有专用的日常生活用具并定时消毒,患者的分泌物、排泄物可用3%的漂白粉消毒后弃去,照顾或接触患者之后用肥皂和流动水洗手等;患者应养成良好的卫生习惯,防止血液、唾液、分泌物及排泄物等污染环境。②应按要求指导患者和家属做好皮肤护理,如皮肤瘙痒时,应及时修剪指甲,防止皮肤破损;当有出血倾向时,应注意避免碰撞、损伤,不用手挖鼻、用牙签剔牙,不用硬牙刷刷牙,以免诱发出血等。③家中密切接触者应尽早进行预防接种。

2. 休息与隔离指导

应根据疾病的不同时期指导患者休息。①急性肝炎:发病1个月内,除进食、洗漱、排便外,患者应安静卧床休息,待症状好转、肝功能改善后,可指导其逐渐增加活动,以不感疲乏为度。临床治愈、肝功能正常1~3个月后可恢复日常活动及工作,6个月内避免过度疲劳及重体力劳动。② 慢性肝炎:根据病情和肝功能状况合理安排休息,活动期应卧床静养,稳定期逐渐增加活动量,以不感疲劳为度,要避免劳累和继发感染等以加重肝损害。③重型肝炎患者应绝对卧床休息,做好口腔和皮肤护理。

甲型、戊型肝炎从发病日起进行消化道隔离3周;急性乙型肝炎进行血液(体液)隔离至 HBsAg 转阴;慢性乙型和丙型肝炎患者应分别按病毒携带者管理。

3. 饮食指导

(1)急性肝炎患者:常有食欲不振、畏食、恶心、呕吐等,同时由于肝功能受损时可导致多种维生素缺乏和代谢障碍,宜进食清淡、易消化、含多量维生素的可口食物,如米粥、菜汤、清肉汤、豆浆、蛋羹等,多吃新鲜蔬菜和水果、豆类、猪肝、牛奶、胡萝卜等;给予每日250~400 g的碳水化合物,保证足够热量;患者食欲差时,可静脉输入10%葡萄糖溶液加维生素C;给予适量蛋白质1.0~1.5 g/(kg.d),以鸡蛋、瘦肉、鱼类等营养价值高的动物蛋白为主;适当限制脂肪摄入,避免诱发脂肪肝;伴腹胀时应注意减少牛奶、豆制品等产气食品的摄入;病情好转、食欲改善后应少食多餐,避免暴饮暴食,防止营养过剩。

(2)慢性肝炎患者:宜进食适当的高蛋白、高热量、高维生素且易消化的食物,每日摄入蛋白质1.5~2.0 g/(kg·d),以优质蛋白为主,如牛奶、鸡蛋、瘦肉、鱼等。避免高糖、过高热量的食物,避免饮酒,以防止发生糖尿病和脂肪肝。

(3)重型肝炎患者:应给予低脂、低盐、高热量、高维生素、易消化的流质或半流质食物,有肝性脑病先兆者,限制或禁止蛋白质摄入(小于 0.5 g/kg·d);合并腹水、少尿者,应给予低盐饮食,钠限制在每日 500 mg(氯化钠 1.2~2.0 g),进水量每日不超过 1000 mL,以减少体内水、钠潴留。

4. 用药指导

(1)嘱患者不滥用药物,尤其应禁用损害肝脏的药物。

(2)严格按医嘱使用抗病毒药物,注意剂量和疗程,并观察其疗效和不良反应。

5. 病情观察指导

(1)密切观察生命体征、意识、瞳孔、消化道症状、黄疸的程度和有无感染危险因素存在及有无感染的症状和体征。

(2)观察有无肝性脑病的早期表现:如患者有无情绪异常、性格改变、定向力障碍、计算力减退等先兆症状,或是否出现嗜睡、烦躁不安、精神异常、扑翼样震颤等神经精神症状。

(3)注意皮肤黏膜情况:皮肤有无瘀点、瘀斑、牙龈出血、鼻出血、呕血、便血等;穿刺后局部是否出血难止;监测血小板计数、凝血酶原时间及凝血酶原活动度等指标。

6. 对症护理指导

做好皮肤护理和出血护理。如有出血倾向者应告诉患者要避免碰撞、损伤;用软毛牙刷刷牙,戒除挖鼻、剔牙等不良习惯,以免诱发出血。一旦出现出血,判断出血程度,及时采取止血措施。当皮肤瘙痒时,应及时修剪指甲,防止皮肤破损而引起出血。

7. 心理疏导

随时了解患者的心理活动,以热情、友好、诚恳的态度鼓励患者说出所关心的问题并耐心解答,给予精神安慰和支持;对病程较长,久治不愈,有消极悲观情绪的患者,要理解患者,多沟通,多疏导和劝解,安然处之,保持良好的心态是战胜疾病之本。为患者介绍保持心情愉快对疾病恢复的意义,向家属介绍肝病易生气、易急躁的特点,鼓励患者保持良好的心态和乐观的情绪。

案例分析 7-3

该患者 HBsAg 阳性表明存在现症 HBV 感染;HBeAg 阳性表明存在 HBV 复制活跃,传染性较大。抗-HBcIgG 阳性提示为过去感染或近期低水平感染;高滴度抗-HBcIgM 阳性则提示 HBV 有活动性复制。

使用干扰素时,应向患者解释使用干扰素治疗的目的、药物反应和注意事项,注意观察疗效和不良反应,发现异常及时报告医师并配合处理:①注射 2~4 小时后可出现的反应有发热、头痛、面色潮红、全身乏力、酸痛等"流感样综合征",体温常随剂量增大而增高,反应随治疗次数增加而逐渐减轻,出现后应及时向患者做解释,并嘱患者多饮水,卧床休息,必要时按医嘱对症处理;②定时送检血标本,至少每月复查 1 次肝功能和血常规;③用药过程中部分患者可能出现恶心、呕吐、食欲减退、ALT 升高,甚至黄疸、脱发、甲状腺功能减退等,一般不需要停药,治疗终止后可逐渐好转;④应用大剂量皮下注射时,少数患者会出现局部触痛性红斑,一般 2~3 天可自行消失,用药时可适当增加溶媒的量,缓慢推注,以减轻或避免上述反应的发生。

三、细菌性痢疾患者的社区护理与管理

（一）疾病概述

细菌性痢疾（bacillary dysentery）简称菌痢，是指由志贺菌属细菌（痢疾杆菌）引起所致的肠道传染病。以腹痛、腹泻、黏液脓血便和里急后重为主要临床特征，部分患者可伴发热及明显的全身毒血症状，严重者可出现休克和/或中毒性脑病，轻型及普通型预后良好。

1. 流行病学

全国各地全年均可发生本病例，以夏秋季为多，与气候、进食生冷瓜果机会多及苍蝇密度等因素有关。

（1）传染源：菌痢患者和带菌者，其中非典型、慢性病及带菌者传染范围更大。

（2）传播途径：经消化道传播，通过污染饮水、食物、生活用品或手，经口使人感染，也可由苍蝇等污染食物而传播。

（3）易感人群：普遍易感，病后免疫力缺乏，且因不同菌群和血清型间无交叉免疫，故可多次反复感染。

2. 发病机制

痢疾杆菌进入人体后是否发病，取决于细菌数量、致病力以及人体的抵抗力。痢疾杆菌进入消化道后，大部分被胃酸杀死，进入肠道的少量细菌也可因正常肠道菌群的拮抗作用及肠黏膜上的分泌型 IgA 阻止其对肠黏膜的吸附而不发病。但当细菌数量过多或机体的免疫力低下，细菌未被消灭时则可侵入，并在乙状结肠与直肠黏膜上皮细胞和固有层中繁殖，引起肠黏膜炎症反应和固有层小血管循环障碍，出现坏死、溃疡，发生腹痛、腹泻、脓血便。菌痢的病变以结肠为主，尤以乙状结肠和直肠最为显著。

3. 临床表现

（1）急性菌痢。①普通型（典型）：高热，伴寒战、乏力、头痛等，继而出现腹痛、腹泻、排出黏液脓血便。②轻型（非典型）：全身毒血症状轻，腹泻次数少，大便糊状或稀便，常无脓血，腹痛轻，病程短，3～6 日可痊愈，少数患者亦可转为慢性。③中毒型：多见 2～7 岁儿童，起病急，病势凶险，突起发热，体温可达 40 ℃以上，全身中毒症状严重，可迅速发生循环及呼吸衰竭。患者肠道症状轻，病初可无腹痛、腹泻，数小时后出现痢疾样大便。按其临床表现可分为休克型（周围循环衰竭型）、脑型（呼吸衰竭型）和混合型 3 型。

（2）慢性菌痢。菌痢迁延不愈或反复发作超过 2 个月以上即为慢性菌痢。根据临床表现可分为 3 型，按其发病多少依次为慢性迁延型、急性发作型、慢性隐匿型。

4. 实验室及其他检查

（1）血常规：急性期白细胞总数升高。慢性期可有轻度贫血。

（2）粪便常规：外观为黏液脓血便，常量少而无粪质。镜检有大量脓细胞、白细胞、红细胞和少量巨噬细胞。

（3）病原学检查：是确诊本病的依据。

5. 治疗要点

菌痢以病原治疗为主，辅以对症治疗。中毒性菌痢除静脉滴注抗生素外，还要积极采取降温及止痉措施，纠正休克和治疗呼吸衰竭等，必要时采用冬眠疗法。

（二）健康指导

1. 疾病知识介绍

指导患者和家属学习本病的有关知识和自我护理方法，使患者了解本病的发生和发展，积极配合医护人员治疗护理，促进早日康复。同时，帮助患者和家属学会观察大便的次数、量、性状及伴随症状，发现异常及时就诊。实施消化道隔离至临床症状消失，粪便培养连续 2 次阴性方可解除。对粪便、呕吐物及污染物要进行严格消毒。

2. 休息与隔离指导

急性期患者卧床休息，并告知休息、饮水、饮食的具体要求。中毒型菌痢患者应绝对卧床休息，专人监护，安置患者平卧位或休克体位，注意保暖。嘱咐患者病后加强体育锻炼，保持生活规律，增强体质。平时应养成良好的卫生习惯，避免进食生冷食物、劳累、暴饮暴食、情绪变化等诱因，以防菌痢再次发作。菌痢患者可住院或者在家里进行隔离。

3. 饮食指导

严重腹泻伴呕吐者暂禁食，静脉补充所需营养，待病情缓解后调整饮食。能进食者自觉配合饮食、饮水要求，急性期给予低脂易消化、高蛋白、高维生素、清淡流质（如米汤、藕粉、脱脂奶等）或半流质饮食（米粥、面条等），少食多餐，忌生冷、多渣、油腻及刺激性食物，多饮淡盐水，待病情好转后逐步过渡到正常饮食。

4. 用药指导

指导患者要遵医嘱服药，教会其观察药物的疗效和不良反应。告知患者应遵医嘱服药，注意观察抗菌药物的疗效及副作用。休克型患者早期如静脉注射山莨菪碱时，要注意控制该药剂量，防止出现口干、视力模糊等不良反应，如多巴胺静脉滴注时，注意防止剂量过大或滴注过快而出现呼吸困难、心律失常及肾功能减退等副作用。

5. 病情观察指导

密切观察大便的次数、量、性状及伴随症状；注意患者的饮食情况、脱水征象，记录 24 小时出入量；重点监测患者的生命体征、神志状态、尿量变化、瞳孔反射等。当发现四肢湿冷、脉细速、烦躁等休克征象时，立即报告医生，配合抢救。依据病情做好发热、腹痛、腹泻等症状的护理。

6. 对症护理指导

做好腹泻、腹痛和休克的护理。

7. 心理疏导

由于患者及其家属对本病认识不足，因此会引起患者及其家属的紧张和恐惧感；患者迫切需要来自各方面的关爱、照顾，故护理人员应尽可能增加与患者交谈的时间与次数，给予患者真诚的安慰和帮助，指导患者家属在情感上关心支持患者，从而消除畏惧心理。

四、肺结核病患者的社区护理与管理

（一）疾病概述

肺结核（pulmonary tuberculosis）是结核分枝杆菌引起的肺部慢性传染性疾病。肺结核是全球关注的公共卫生和社会问题，WHO 将每年 3 月 24 日定为"全球防治结核病日"，以提醒公众加深对结核病的认识，同时推行全程督导短程化学治疗策略

(DOTS)作为国家结核病规划的核心内容。我国为仅次于印度的全球第2位结核病高负担、高危险性国家。

1. 流行病学

(1)传染源:痰中带菌的肺结核患者是主要传染源。

(2)传播途径:主要是呼吸道传播,经飞沫传播是最重要的传播方式。

(3)人群易感性:婴幼儿、老年人、HIV感染者、免疫抑制剂使用者、慢性疾病患者等免疫力低下者,是结核病的易感人群。

2. 病因和发病机制

人体感染结核分枝杆菌后发病与否,以及病变的性质、范围等,与入侵结核分枝杆菌的数量、毒力和人体的免疫状态、变态反应有关。

(1)免疫反应:人体存在对结核分枝杆菌非特异性的自然免疫力(先天免疫力),在接种卡介苗或感染结核分枝杆菌后可获得特异性的免疫力(后天免疫力)。人体对结核病的主要免疫保护机制是细胞免疫,表现为淋巴细胞致敏和吞噬细胞功能增强,能将入侵的结核分枝杆菌杀死或制止其扩散,使病灶愈合;而体液免疫对控制结核分枝杆菌感染的作用不重要。少量、毒力弱的结核分枝杆菌感染时多能被人体防御功能杀灭,只有遭受大量毒力强的结核分枝杆菌侵袭而人体免疫力又低落时,感染后才能发病。

(2)变态反应:结核分枝杆菌侵入人体4～8周后,机体对结核分枝杆菌及其代谢产物可发生变态反应,属第Ⅳ型(迟发型),变态反应增高时,可引起结核性渗出、变性、坏死病变。此时OT试验呈阳性反应。

3. 临床表现

(1)全身症状:结核病的全身毒性症状主要表现为发热、盗汗、乏力、食欲减退、体重减轻等。发热多于午后或傍晚开始(潮热),次晨降至正常;病灶进展播散时,可有寒战和不规则高热。育龄妇女常有月经失调或闭经、面颊潮红等表现。

(2)呼吸系统症状:①咳嗽咳痰,肺结核最常见的症状。早期多为干咳或有少量黏液痰;合并支气管结核时,可为刺激性咳嗽;有空洞形成时,痰量增多;继发细菌感染时,痰液呈脓性。②咯血。1/3～1/2的患者有咯血症状,咯血量多少不定,大多为痰中带血或少量咯血,少数为大咯血。③胸痛。结核病变累及胸膜时可出现针刺样胸痛,随呼吸运动和咳嗽加重,患侧卧位时可减轻。④呼吸困难。干酪性肺炎、大量胸腔积液和晚期肺结核患者可有不同程度的呼吸困难。

(3)肺部体征:病灶小或位置深者,多无异常体征;肺结核好发于上叶尖后段,在肩胛间区或锁骨上下部位可听到细湿啰音;当肺部渗出病变范围较大或有干酪样坏死或空洞形成或有结核性胸膜炎时,可出现相应的肺实变、肺空洞和胸腔积液体征;当肺部有广泛纤维条索形成或胸膜有黏连增厚时,患侧胸廓塌陷、气管向患侧移位,对侧有代偿性肺气肿。

(4)临床类型:2004年我国实施新的结核病分类标准,包括4型肺结核、其他肺外结核和菌阴肺结核(3次痰涂片及1次培养阴性的肺结核)。①原发型肺结核(Ⅰ型):为原发结核感染所致的临床病症,包括原发综合征及胸内淋巴结结核。多见于儿童、少年,无症状或症状轻微。X线胸片显示肺部原发病灶、淋巴管炎及局部淋巴结炎,呈哑铃状阴影,称原发综合征;原发病灶吸收后,胸片仅有肺门淋巴结肿大,称胸内淋巴结结核。②血行播散型肺结核(Ⅱ型):包括急性血行播散型肺结核(急性粟粒型肺结核)及亚急性、慢性血行播散型肺结核。急性血行播散型肺结核多见于婴幼儿和青少年,常同时伴有结核性脑膜炎;成人则可由病变中或淋巴结内的结核分枝杆菌侵入血管所致;起病急,持续高热,中毒症状严重,X线胸片见双肺均匀分布的粟粒状阴影。亚急性或慢性血行播散型肺结核,起病较缓,症状较轻,无明显中毒症状,X线胸片示双上、中肺野大小不等、密度不同和分布不均的粟粒状或结节状阴影,新鲜渗出和陈旧硬结、钙化病灶共存。③继发型肺结核(Ⅲ型):多见于成人,病程长、易复发、病变轻重、多寡相差较大,渗出性病变、干酪样病变和愈合性病变共存,X线表现呈多态性。包括浸润性肺结核、结核球、干酪样肺炎和纤维空洞性肺结核。④结核性胸膜炎(Ⅳ型):包括结核性干性胸膜炎、结核性渗出性胸膜炎和结核性脓胸。

4. 实验室及其他检查

(1)血液检查:血常规大多无异常,重症患者可有贫血,继发感染时白细胞总数和中性粒细胞增高;病情进展时,血沉加快。

(2)痰菌检查:是确诊肺结核、制订化疗方案和考核治疗效果的主要依据。临床以直接涂片镜检法最常用,其他有集菌涂片法、培养法等。

(3)其他检查:①影像学检查,胸部X线检查是早期发现和诊断肺结核的重要方法。②结核菌素(简称结素)试验。a.目的:主要用于检出有否结核分枝杆菌的感染。b.方法:取1:2000的OT稀释液0.1 mL(5IU)在前臂屈侧做皮内注射,经48~72小时测量皮肤硬结的横径和纵径,得出平均直径=(横径+纵径)/2。如皮肤硬结直径<5 mm为阴性反应(一),5~9 mm为弱阳性反应(十),10~19 mm为阳性反应(十十),>20 mm或局部起水泡、组织坏死为强阳性反应(十十十)。c.临床意义:成人结素试验阳性仅表示受过结核分枝杆菌感染或接种过卡介苗,并不表示一定患病;相反,成人阴性反应可视为无结核分枝杆菌感染,但在结核感染后4~8周处于变态反应前期,重症结核病、应用糖皮质激素或免疫抑制剂、免疫系统缺陷、严重营养不良等情况下,结素反应可呈假阴性。结素试验对婴幼儿的诊断价值大于成人,3岁以下婴幼儿呈强阳性反应时,即使无症状也应视为活动性结核病,应进行治疗。如果2年内结素反应从<10 mm增加至>16 mm,可认为有新的结核感染。

5. 治疗要点

(1)结核病的化学治疗

①化疗原则:肺结核的化疗原则是"早期、联合、适量、规律、全程"。

②化疗药物:常用抗结核药物及主要不良反应等见表7-5。

表7-5　　　　　　　　　常用抗结核药物及主要不良反应

药名(缩写)	每日剂量(g)	间歇疗法剂量(g/d)	主要不良反应
异烟肼(H,INH)	0.3	0.6~0.8	周围神经炎、肝损害
利福平(R,RFP)	0.45~0.6☆	0.6~0.9	肝损害、过敏反应
链霉素(S,SM)	0.75~1.0△	0.75~1.0	听力障碍、眩晕、肾损害、过敏
吡嗪酰胺(Z,PZA)	1.5~2.0	2~3	肝损害、高尿酸血症、胃肠反应
乙胺丁醇(E,EMB)	0.75~1.0◎	1.5~2.0	球后视神经炎
对氨水杨酸钠(P,PAS)	8~12◇	10~12	肝损害、胃肠道反应、过敏反应

注:①异烟肼、利福平为全杀菌剂,链霉素、吡嗪酰胺为半杀菌剂,乙胺丁醇、对氨水杨酸钠为抑菌剂。
②☆体重<50 kg用0.45,≥50 kg用0.6,S、Z用量亦按体重调节;◎前2个月25 mg/kg,其后减至15 mg/kg;◇每日分2次服用(其他药物均为每日1次);△老年人每次0.75 g。

③化疗方案：根据初治、复治、病情轻重、痰菌检查、细菌是否耐药和经济状况、药源供应等，选择化疗方案，采用全程督导化疗管理。a.标准化疗与短程化疗：联用异烟肼、利福平等2种以上杀菌药，具有较强的杀菌和灭菌效果，疗程从12～18个月（标准化疗）缩短至6～9个月（短程化疗）。短程化疗效果与标准化疗相同，便于督导、易坚持、费用低。b.间歇疗法：两阶段用药，开始化疗的1～3个月为强化阶段，每天用药，以后为巩固阶段，每周3次间歇用药，可减轻药物毒副作用与减少药物费用，利于完成全程化疗。

（2）对症治疗

①结核症状：低热、盗汗等结核毒性症状在有效抗结核治疗1～2周内多能缓解，不需特殊处理；中毒症状较重或大量胸腔积液不能很快吸收时，可在联合应用有效抗结核药同时加用糖皮质激素。

②咯血：a.小量咯血。卧床休息为主，适当应用镇静剂和镇咳药，同时应用氨基己酸、氨甲苯酸（止血芳酸）、酚磺乙胺（止血敏）、卡络柳钠（安络血）等药物止血。b.大量咯血。需绝对卧床休息，首先用垂体后叶素5～10 U加入25%葡萄糖液40 mL缓慢静脉注射，然后以0.1 U/(kg·h)的速度静脉滴注给药，可收缩小动脉，减少肺血流量，从而减轻咯血。静脉滴注的速度不能过快，以免引起恶心、便意、心悸、面色苍白等不良反应；冠心病、高血压患者及孕妇忌用。必要时可采用支气管动脉栓塞法止血。对大咯血患者应密切观察有无窒息表现，出现窒息先兆应及时抢救。

（3）手术治疗

适用于标准化疗后无效的多重耐药的厚壁空洞、大块干酪灶、结核性脓胸、支气管胸膜瘘的患者，以及大咯血经保守治疗无效者。

（二）健康指导

1.疾病知识介绍

（1）宣传结核病的基本知识和消毒隔离技术，指出痰中排菌的肺结核患者是主要的传染源，近距离的飞沫传播是主要的传播方式。

（2）告知痰菌阳性的患者养成良好的个人卫生习惯对预防结核病传播具有极其重要的作用，外出应戴口罩，避免与他人面对面讲话，防止飞沫传染；在咳嗽、打喷嚏时应用双层纸遮掩口鼻，严禁随地吐痰，应将痰液吐于纸盒或纸袋中焚烧处理或将痰液吐入1%含氯消毒液的有盖容器中混合浸泡消毒1 h后弃去；餐具用后应先煮沸5 min再清洗，剩余饭菜煮沸10 min后弃去；便器、痰杯用1%含氯消毒剂浸泡消毒1 h后再清洗；接触痰液的双手须用流水清洗；被褥、书籍可在日光下曝晒6 h以上消毒灭菌。

（3）居住环境要保证空气流通，居室、生活用品、食具、衣物等定期采取物理或化学方法进行消毒。

2.休息与隔离指导

（1）保持病室空气流通、阳光充足，环境整洁、安静、舒适，以利于休息和睡眠。

（2）大量胸腔积液、干酪性肺炎、急性粟粒型肺结核或有咯血、高热等严重结核毒性症状者必须卧床休息，随着症状减轻、病情进入恢复期，患者可适当增加户外活动，加强体质锻炼，如散步、打太极拳、做操等，充分调动人体内在的自身康复能力，提高机体的抗病能力。

（3）痰菌阴性的轻症患者可在坚持化疗的同时，开始正常的工作或参与社会活动，以促进身体康复和增加抵抗疾病的能力；但应注意劳逸结合，保证充足的睡眠或休息，避免劳累和情绪波动,活动量以不引起疲劳不适为度。

(4)痰菌阳性患者都应隔离,隔离时间应看患者情况而定。

3. 饮食指导

肺结核是一种慢性消耗性疾病,足够营养对满足机体基本需要、增强修复能力十分重要。

(1)给予高热量、高蛋白、富含维生素的食物,如鱼、肉、蛋、牛奶、豆制品等动、植物蛋白和新鲜蔬菜、水果;避免烟酒及刺激性食物。

(2)由于机体代谢增加和盗汗,患者体内水分消耗量增加,应补充足够的水分,鼓励多饮水,每日不少于 1 500~2 000 mL,必要时静脉补液,以保证机体代谢的需要和促进体内毒素的排泄。

4. 用药指导

(1)介绍抗结核药物的作用、使用方法、疗程和用药过程中可能出现的不良反应,告知家属在结核病全程化疗过程中应发挥积极的督导管理作用,督促患者按医嘱规律全程服药,以提高治疗成功率。

(2)指导患者正确用药,建立按时服药的好习惯,学会识别药物不良反应的方法。强调一旦出现药物不良反应需及时与医生沟通后按医嘱进行调整,不要自行停药,以防止治疗失败和诱发产生耐药菌株,增加治疗的困难和经济负担。

(3)指导患者定期复查胸片、肝肾功能,并做痰结核菌检查,以了解病情变化,及时调整治疗方案。

5. 病情观察指导

注意血压、脉搏、呼吸、瞳孔、意识状态等方面的变化,严密观察咯血的量、颜色、性状、出血的速度及有无烦躁不安等窒息先兆,发现异常立即通知医生,并积极配合处理。每周测 1 次体重并记录,以判断患者营养状况是否改善。

6. 对症护理指导

做好发热、咯血护理。

7. 心理疏导

理解和尊重患者,主动与患者沟通,鼓励患者说出自己的感受,了解焦虑的原因,给患者以精神支持。指导患者进行自我心理调节,乐观对待生活。协助患者选择适合身体状态的娱乐、锻炼方式和学习内容,建立健康的生活方式,以最佳的心理状态坚持治疗。同时做好家属和亲友的工作,共同鼓励患者增强战胜疾病的信心。

五、艾滋病患者的社区护理与管理

(一)疾病概述

艾滋病即获得性免疫缺陷综合征(acquired immune deficiency syndrome,AIDS),是由人类免疫缺陷病毒(human immunodeficiency virus,HIV)感染引起的以 T 细胞免疫功能缺陷为主的一种病死率极高的严重传染病。因机体免疫细胞功能受损,最终并发各种严重的机会性感染和恶性肿瘤而死亡;主要通过性接触和血液传播,传播迅速,目前尚无治愈的药物和方法,但可以预防。

1. 流行病学

目前,我国的艾滋病疫情虽然总体呈低流行态势,但部分地区疫情严重;全国艾滋病受影响人群增多,流行模式多样化,性传播持续成为主要传播途径,同性间的传播速度上升明显。

(1)传染源:HIV感染者包括患者和无症状病毒携带者,后者因长期携带病毒而更具有危险性。

(2)传播途径:HIV感染者的血液和体液(精液、阴道分泌物、乳汁等)中均带有病毒,主要传播途径有①性接触传播为最主要传播途径;②血液及血制品传播;③母婴传播。

2. 发病机理

HIV进入人体血液后,可进入数种细胞,包括淋巴细胞、巨噬细胞、郎格罕氏细胞及中枢神经系统中的细胞。但主要的靶细胞是免疫系统中起重要作用的 $CD4^+$ T 淋巴细胞。HIV 进入 $CD4^+$ T 淋巴细胞内,即释放 RNA,并在逆转录酶的作用下转录成DNA,再以 DNA 为模板复制 DNA,这些 DNA 部分存留在细胞浆内,进行低水平复制,部分与宿主细胞核染色质的 DNA 整合在一起,成为前病毒,使感染进入潜伏期,经过2～10年的潜伏性感染阶段,当受染细胞被激活,前病毒 DNA 在转录酶作用下转录成RNA,RNA 再翻译成蛋白质。经过装配后形成大量的新病毒颗粒,这些病毒颗粒释放出来后,继续攻击其他 $CD4^+$ T 淋巴细胞,先使其功能损害,继而细胞溶解、破裂,数量迅速减少耗竭,最终导致整个免疫系统崩溃,促使并发各种严重的机会性感染和恶性肿瘤。

3. 临床表现

本病潜伏期较长,一般 2～10 年。从感染艾滋病病毒到发病有一个完整的自然过程,临床上将这个过程分为四期:急性感染期、无症状感染期、艾滋病前期和艾滋病期。

(1)急性感染期(Ⅰ期):多数人在感染初期无任何症状与体征,部分感染者出现HIV 病毒血症和免疫系统急性损伤所产生的临床症状,如发热、全身不适、咽痛、皮疹、畏食、恶心、肌痛、关节痛和淋巴结肿大等,持续 1～3 周后自然消失。

(2)无症状感染期(Ⅱ期):急性感染期后,临床上会出现一个长短不等的、相对健康的、无症状的潜伏期,可持续 2～10 年或更长。此期无任何临床症状和体征。

(3)艾滋病前期(Ⅲ期):又称为持续性全身性淋巴结肿大综合征,主要的临床表现是浅表淋巴结肿大,发生的部位多见于头颈部、腋窝、腹股沟、颈后、耳前、耳后、股淋巴结、颌下淋巴结等。

(4)艾滋病期(Ⅳ期):是 HIV 感染的终末临床阶段,此期具有三个基本特点。①发生各种致命性机会性感染;②发生各种恶性肿瘤;③免疫功能全面崩溃,患者出现各种严重的综合病症,直至死亡。

4. 实验室及其他检查

(1)常规检查:血常规可见不同程度的贫血、白细胞计数及血小板减少、淋巴细胞减少;尿常规常发现尿蛋白。

(2)血清学检查:①HIV 抗体检测,是目前确定有无 HIV 感染的最简便而有效的方法。②HIV 抗原检测,ELISA 法可检测到血清中的 HIV P24 抗原,对"窗口期"感染者的早期确诊有帮助意义。

(3)免疫功能检查:T 细胞绝对计数降低,$CD4^+$ T 淋巴细胞计数下降,CD4 和 CD8比值<1.0(正常 1.2～1.5),β2 微球蛋白和新蝶呤升高。

(4)HIV RNA 定量检测:HIV 核酸检测和病毒载量测定,既有助于诊断,又可帮助估计预后,考核疗效。

(5)其他检查:胸部 X 线检查可显示间质性肺炎或肺脓肿等;CT 有助于神经系统病变的诊断。

5. 治疗要点

艾滋病虽然是一种难治性的传染病,但目前认为早期进行抗病毒治疗对延缓发病和减少机会性感染,以及预防恶性肿瘤的发生有重要意义。对艾滋病期患者主要是针对病原学和各种并发症的治疗,此外,可采取抗病毒治疗、免疫疗法、并发症治疗、支持及对症治疗和中医中药治疗等综合治疗措施。

(1)抗病毒治疗:目前主张 3 类抗病毒药物联合治疗(又称鸡尾酒疗法)。

(2)免疫疗法:应用免疫增强剂,如 α 干扰素、白介素 2、丙种球蛋白、粒细胞-巨噬细胞集落刺激因子及粒细胞集落刺激因子等。

(3)并发症治疗:卡氏肺孢子虫肺炎可用戊烷脒;卡波济肉瘤可用博莱霉素、长春新碱等治疗;隐孢子虫感染可用螺旋霉素;弓形虫感染可用螺旋霉素或克林霉素联合乙胺嘧啶;巨细胞病毒感染可用更昔洛韦;隐球菌脑膜炎可用氟康唑或两性霉素 B 等。

(4)支持及对症治疗:输血、营养支持、补充维生素(B_{12}、叶酸)等。

(5)中医中药治疗:一些中草药的提取物,如灵芝、白槲寄生、姜黄素、甘草甜素、芦荟、天花粉蛋白等,具有抑制 HIV 活性的作用。人参、当归、女贞子、灵芝、香菇素、刺五加等可增强机体免疫功能。

(二)健康指导

1. 疾病知识宣教

(1)对 HIV 感染者及其家属提供有关知识教育,消除家庭的疑虑,并指导家人如何与艾滋病患者进行正常的接触和社交活动,避免对艾滋病患者产生歧视,促进形成预防艾滋病的环境。

(2)介绍防止疾病传播的知识:①避免常见的感染方式,摒弃危险行为如多性伴侣或同性恋、纹身、吸毒等,以阻断疾病蔓延。②做好防范工作,如 HIV 感染者不参与任何形式提供血、精液和器官;对 HIV 感染的育龄妇女做好咨询工作,减少母婴传播机会。③养成良好个人卫生,用肥皂和流动水洗手是最简便而有效的保护方法。

(3)介绍出院后注意事项:①合理安排休息,避免精神、体力过劳;对慢性、稳定期的患者应鼓励和指导其进行适当的锻炼;加强营养,阐明营养对疾病和康复的影响,注意个人卫生,防止继发感染而加重病情。②说明消毒隔离的重要性及其方法,不能和他人共用注射器、剃须刀、指甲刀、牙刷、手帕等;患者的日常生活用品应单独使用和定期消毒(根据消毒物品选用焚烧、煮沸、家用漂白粉或乙醇浸泡等方法);家属接触被患者血液、体液污染的物品时,要戴手套、穿隔离衣、戴口鼻罩等,处理污物后一定要用肥皂洗手。③向患者及家属说明艾滋病的治疗方法,以及药物的使用方法、剂量和副作用,并告知患者出院后应定期到医院复查,坚持治疗以控制病情发展。④对无症状 HIV 携带者,每隔 3～6 个月做 1 次临床及免疫学检查,出现症状及时隔离治疗,在医生指导下服药、工作、活动,预防感染,延缓病程进展。

2. 休息与隔离指导

①急性感染期和艾滋病期应绝对卧床休息,减少体力和能量的消耗,协助患者做好生活护理,根据病情恢复情况鼓励患者起床活动,使活动耐力逐步得到提高。②患者应

被安置在空气清新、安静、舒适的隔离病室内,严格执行消毒隔离制度,防止医源性感染。对于艾滋病期的患者在执行血液和体液隔离的同时,还要实施保护性隔离治疗,以防止各种机会性感染的发生。

3. 饮食指导

鼓励患者进食,以保证营养供给,增强机体抗病能力;给予高热量、高蛋白、高维生素、清淡易消化的食物,注意色、香、味的调配,少量多餐,创造良好的进食环境,以增进食欲。不能进食者给予鼻饲或按医嘱予静脉高营养注射。定期评估患者的营养改善的情况和监测体重。

4. 用药指导

运用抗病毒药物应注意观察副作用,常见的有胃肠道反应、乏力、头痛及噩梦等,严重的副作用有贫血、外周神经炎、高敏反应、乳酸性酸中毒、肝脂肪变性、高血糖、高脂血症、脂肪重新分布、出血性疾病、骨质疏松及皮疹等。用药期间应严格遵循医嘱给药。长期用药还应注意是否出现耐药性,停药或换药后有无反跳现象。

5. 病情观察指导

对患者应定时评估生命体征及一般状态,密切观察有无皮肤黏膜、肺部、胃肠道、中枢神经系统等部位机会性感染的发生,详细记录病情变化。

6. 对症护理指导

做好发热,皮肤、口腔黏膜、咽喉病变,腹泻和呼吸困难的护理。

7. 心理疏导

艾滋病是一个难治性疾病。大部分患者面对死亡、社会孤立、人们的歧视做出的反应包括否认、愤怒、抑郁及自杀倾向等。不同患者在不同发病时期会有不同的心理问题。护士应及时掌握患者的心理变化,根据不同的职业、心理反应、社会文化背景,进行有效沟通,了解患者的需要和困难,满足其合理要求,并针对患者的心理障碍进行疏导,以解除患者的恐惧感,树立战胜疾病的信心,积极配合治疗;重视家庭成员对患者的态度和相互关系,教导他们应尊重患者的人格,给予谅解、鼓励、关怀、同情和支持,帮助患者正视现实,建立自尊和自信;帮助患者增加必要的联络,同时也要注意尊重感染者和患者的隐私,维护其尊严和利益。

六、近年来新发现传染病的社区护理与管理

(一)传染性非典型肺炎患者的社区护理与管理

1. 疾病概述

传染性非典型肺炎(infectious atypical pneumonia)又称严重急性呼吸综合征(severe acute respiratory syndrome),简称 SARS、"非典",是一种因感染 SARS 相关冠状病毒而导致的以发热、干咳、胸闷为主要症状,严重者出现快速进展的呼吸系统衰竭的新型呼吸道传染病,极强的传染性与病情的快速进展是此病的主要特点。

(1)流行病学

SARS 发病以冬、春季为主,青壮年多见,儿童发病率及死亡率均较低,而患有基础疾病的老年患者则死亡率较高。2002 年 11 月中旬,SARS 首先发生在中国广东省佛山市,其后短时间内很快流行于中国内地、中国香港、中国台湾,并迅速蔓延,先后波及

30多个国家及地区,但多发生在流动人口较大、人口密度较高的大都市,具有明显的家庭和医院聚集发病现象。

①传染源:SARS患者是最主要的传染源,果子狸等野生动物体内可分离出与人体内SARS病毒基因序列高度一致的冠状病毒,但是否为本病的传染源还有待证实。

②传播途径:近距离飞沫传播是本病最重要的传播途径;接触传播。

③人群易感性:普遍易感,病后可获得一定免疫力。医护人员、密切接触者以及从事SARS病毒相关研究的实验室工作人员是本病的高危人群。

（2）发病机制

本病的发病机制尚不完全清楚。目前认为肺和免疫器官是SARS病毒攻击的主要靶器官。SARS病毒进入机体后可能通过两种方式影响宿主:①进入靶细胞诱导细胞凋亡;②诱导机体发生免疫反应,引起组织和器官的病变。

（3）临床表现

潜伏期为1～16日,一般为3～5日。

①典型病程可分为早期、进展期和恢复期。a.早期:急性起病,多以发热为首发症状,体温通常在38 ℃以上,半数以上伴有头痛、关节肌肉酸痛、乏力等症状,部分可有干咳、胸痛、腹泻等症状;但少有流涕、咽痛等上呼吸道卡他症状,肺部体征多不明显,部分患者可闻及少许湿啰音。此期一般持续3～7日。b.进展期:多在8～14天,患者中毒症状加重,持续高热,明显咳嗽,出现胸闷、气促、呼吸困难,活动后尤重,而肺部体征不明显;部分患者病情可突然恶化,肺部病变迅速加重,发展为急性呼吸窘迫综合征(ARDS),出现进行性呼吸困难和低氧血症表现;肺部可闻细湿啰音,但与明显呼吸困难不成比例。c.恢复期:病程进入第2～3周后,体温渐降,临床症状缓解,肺部病变开始吸收,多数患者经2周左右的恢复,可达出院标准。

本病一般为自限性疾病,绝大多数患者可以痊愈,少数患者则因呼吸衰竭、败血症、肾功能衰竭或心脏骤停而死亡。

②根据病情可分为轻型、普通(典型)型和重型。a.轻型:临床症状轻,病程短,仅有低热、轻度咳嗽,而无气促、呼吸困难等症状,肺部局限性斑片状影可在1周内吸收。b.普通型:具有早期、进展期和恢复期的典型临床表现。c.重型:多见于老年人,且有其他慢性疾病或严重基础疾病的患者,临床表现与普通型相似,但病情重、进展快。符合下列标准中任何一项,可诊断为重型病例:肺多叶病变或X线胸片48小时内病灶进展>50%;呼吸困难,呼吸频率>30次/分;低氧血症,即吸氧3～5 L/min条件下,血氧饱和度(SaO_2)<93%,或氧合指数<300 mmHg;休克、ARDS或多器官功能障碍综合征(MODS)。

（4）实验室及其他检查

①外周血象:外周血白细胞总数正常或偏低,常有淋巴细胞计数减少,可出现异形淋巴细胞,$CD4^+$和$CD8^+$细胞减少。晚期合并细菌性感染时,白细胞总数升高,中性粒细胞升高。部分患者可有血小板减少症状。

②血液生化检查:多数患者出现肝功能异常,丙氨酸氨基转移酶(ALT)、乳酸脱氢酶(LDH)等有不同程度升高。

③血气分析:有不同程度的低氧血症,一般无CO_2潴留。

④病原学检查:a.血清抗体检测,采集患者咽拭子及双份血清进行相关病原学检查,多数患者在发病10日后可检测到特异性抗体,发病10天后可检测出特异抗体

IgG,抗体从病初阴性至恢复期阳转或滴度升高 4 倍以上,有病原学诊断意义。b. SARS病毒 RNA 检测,使用反转录多聚酶链反应(RT-PCR)可在不同的样品(血液、粪便、呼吸道分泌物或组织)中检测 SARS 病毒 RNA。多次多种样本检测阳性,对病原学诊断有重要意义,具有早期诊断价值。c. 细胞培养分离病毒,将患者的呼吸道分泌物或血液接种到细胞进行培养可分离到病毒。

⑤其他检查:X 线胸片及肺部 CT 检查是目前诊断传染性非典型肺炎的重要方法。

(5)治疗要点

①支持及对症治疗:住院隔离;卧床休息;注意水、电解质平衡,适当补充液体和维生素,全身酸痛明显者,可使用解热镇痛药,高热者给予物理降温;干咳频繁者,给予镇咳药;有心、肝、肾等器官功能损害者应做相应的处理。

②氧疗:一般给予持续鼻导管或面罩给氧,流量为 $3 \sim 5$ L/min;对伴有胸闷、呼吸困难或达到重症诊断标准者,应进行末梢血 SaO_2 监测,必要时尽早使用无创或有创的正压人工通气治疗。

③糖皮质激素:对于重型患者可考虑使用肾上腺糖皮质激素,减轻肺的渗出、损伤和后期的肺纤维化。应有规律地使用,具体剂量根据病情调整。

④抗病毒治疗:目前尚无肯定疗效的抗新型冠状病毒的药物,根据具体病情可选用利巴韦林、干扰素等。

⑤免疫增强药物:胸腺肽、干扰素、丙种球蛋白等非特异性免疫增强剂对 SARS 的治疗效果尚未肯定,恢复期患者血清的临床效果还有待证实。

⑥抗生素治疗:常用大环内酯类和喹诺酮类抗生素,以防治继发细菌感染。

2. 健康指导

(1)疾病知识宣教:利用各种大众传媒和人际交流传播方式,宣传 SARS 的预防知识,提高公众的防病意识,使人们了解本病的特征与预防方法,同时消除不必要的紧张和恐惧心理,不对 SARS 患者及其家属产生歧视。

(2)休息与隔离指导:严格按呼吸道传染病进行隔离和护理;实行迅速、就地、全封闭隔离治疗;住院患者均需戴口罩,严格管理,严禁患者间相互接触;不设陪护,禁止探视。患者卧床休息,取舒适安全体位,加强危重患者生活护理及皮肤、眼、耳、鼻、口腔的清洁护理。

(3)饮食护理指导:给予高热量、高蛋白、高维生素、清淡易消化的食物,鼓励患者多进食,必要时给予静脉营养支持。

(4)用药指导:治疗中运用糖皮质激素,应严格按照医嘱准确用药,密切观察副作用表现,如上消化道出血、二重感染等,一旦发生,应与医护人员联系,以便及时处理。应用干扰素等生物制品可引起发热、皮疹等过敏反应,也应注意观察。

(5)病情监测指导:加强生命体征、液体出入量、心电图等的监测;持续监测体温、呼吸、血象、X 线胸片、血氧饱和度或动脉血气分析等指标,以了解有无急性呼吸窘迫综合征(ARDS);注意各脏器功能情况以了解是否发生多器官功能障碍综合征(MODS);同时做好氧疗监护和人工通气的监护。

(6)对症护理指导:做好高热和呼吸困难护理,及时监测水、电解质及酸碱平衡的情况;准确记录液体出入量,准备好所需物品和药品。

(7)心理疏导:因 SARS 为新型传染病,且部分患者病情凶险,患者往往出现焦虑、恐惧等不良情绪;由于对 SARS 认识的片面性,患者及家属都要承受来自社会各界的压力,更加重患者的痛苦;患者需隔离治疗,不能与家人见面,倍感孤独忧郁。因此,在护理过程中应关心患者,多与患者沟通交流,提供各种信息,耐心解答患者的疑问,鼓励患者积极配合治疗,树立战胜疾病的信心;指导患者进行放松训练,阅读报纸杂志,听轻松、舒缓的音乐,以减轻或消除焦虑不安、紧张、急躁的不良情绪。

(二)禽流感患者的社区护理与管理

1. 疾病概述

禽流行性感冒(avian influenza)简称禽流感,是由禽甲型流感病毒某些亚型中的一些毒株引起的人类急性呼吸道传染病。主要表现为高热、咳嗽、呼吸困难等,部分患者可因并发全身多脏器功能衰竭、败血性休克等而死亡。本病潜伏期短、传染性强、传播迅速。

(1)流行病学

本病多发生于冬春季,通常伴随着禽尤其是家禽中禽流感爆发,呈零星分布。

①传染源:主要是带病毒的鸡、鸭、鹅等禽类。迄今尚无人与人之间传播的直接证据,故禽流感患者或隐性感染者作为传染源的意义极有限。

②传播途径:主要经呼吸道和消化道传播。

③人群易感性:由于流感病毒具有较严格的宿主特异性以及种属屏障的原因,人类对禽流感病毒多不易感。但12岁以下儿童、与家禽(尤其是病死禽)密切接触人群、与患者密切接触者(包括医务人员)为高危人群。

(2)发病机制

禽流感病毒进入体内后,首先侵犯呼吸道纤毛柱状上皮细胞,并在此复制繁殖,引起上呼吸道症状,同时亦可向下侵犯气管、支气管,直至肺泡,导致上皮细胞坏死脱落,黏膜下层出血、水肿,镜下见白细胞浸润。当禽流感病毒在呼吸道上皮增殖时,同时产生干扰素等多种细胞因子,并与患者全身中毒症状有关。

(3)临床表现

潜伏期一般为1～7天。

感染不同亚型的禽流感病毒可引起不同的临床症状。H9N2亚型的患者通常仅有轻微的上呼吸道感染症状,部分患者甚至没有任何症状;H7N7亚型的患者主要表现为结膜炎;重症患者一般为H5N1亚型感染。

①早期表现类似普通型流感,主要为高热(体温大多持续在39℃以上)、流涕、鼻塞、咳嗽、咽痛、头痛、肌肉酸痛和全身不适;部分患者可伴有恶心、腹痛、腹泻、稀水样便等消化道症状;少数可出现头痛、谵语、躁动等神经精神异常。

②重症患者病情发展迅速,表现为明显的肺炎,可出现急性肺损伤、急性呼吸窘迫综合征(ARDS)、肺出血、胸腔积液、全血细胞减少、多脏器功能衰竭、休克及瑞氏(Reye)综合征等多种并发症,可继发细菌感染,发生败血症。

(4)实验室及其他检查

①外周血象检查:白细胞总数一般不高或降低。重症患者多有白细胞总数及淋巴细胞减少,并有血小板降低。

②尿常规检查:蛋白尿(＋－＋＋＋＋),部分患者可见镜下血尿和管型等。

③肝酶和心肌酶学检查:丙氨酸氨基转移酶(ALT)、天冬氨酸氨基转移酶(AST)、肌酸激酶(CK)和肌酸激酶同工酶(CK-MB)升高。

④病原学检查:有确诊意义。呼吸道分泌物或相关组织标本中可分离出病毒;可检测到禽流感病毒亚型特异抗原或核酸检查阳性;发病初期和恢复期双份血清禽流感病毒亚型毒株抗体滴度上升 4 倍或 4 倍以上,以上有一条符合即可确诊。

⑤其他检查:胸部影像学检查。未出现肺炎时,X 线胸片无异常表现。随病程进展,重症患者出现胸部影像异常表现:初始病变形态可为斑片状、大片状、多片的、融合的单侧或双侧肺实变,1～2 天内范围扩大,进展迅速,病变多表现为两肺弥漫性分布,密度加深,病变内可见"空气支气管征",可合并胸腔积液。

(5)治疗要点

①一般治疗:卧床休息,多饮水,注意营养,维持水、电解质酸碱平衡。

②对症治疗:给予退热、祛痰、镇咳等治疗,重症患者应注意保护心、肝、肾等脏器功能。

③抗病毒治疗:可选用神经氨酸酶抑制剂奥司他韦(oseltamivir,商品名达菲)、离子通道阻滞剂金刚烷胺(amantadine)或金刚乙胺(rimantadine)等。主张早期即行抗病毒治疗。

④其他治疗:肾上腺糖皮质激素不提倡广泛使用,对中毒症状较重、ARDS、休克及脑水肿等患者可采用短期冲击治疗;合并细菌性感染,可选用敏感抗生素对重症患者及时给予无创及有创通气治疗。

2. 健康指导

(1)疾病知识介绍:充分利用各种传播媒介,采取多种多样的形式,向公众宣传本病预防控制的基本知识,提高防控意识和自我保健能力。介绍防病的基本方法:加强体育锻炼,增强体质,养成良好的生活方式和职业防护意识;搞好环境卫生,培养良好的卫生习惯,勤洗手,保证充足睡眠,避免过度疲劳,进食易消化、营养丰富的食品,禁烟酒,对鸡、鸭等食物应彻底煮熟,生熟食物的厨具要分开;出现发热不适等症状应及时就诊,以防病情恶化和传播扩散。

(2)休息与隔离指导:按呼吸道传染病进行隔离。保持室内空气流通,维持适宜的温湿度,患者尽早卧床休息,减轻机体消耗;病情缓解后逐步增加活动。

(3)饮食指导:给予足够的维生素和热量,鼓励多饮水,保持水、电解质平衡。

(4)用药指导:高热时按医嘱给予解热镇痛药,但儿童忌用阿司匹林或含阿司匹林及其他水杨酸制剂的药物,避免引起 Reye 综合征。运用金刚烷胺、金刚乙胺应注意中枢神经系统和胃肠道副作用,如注意力不集中、眩晕、嗜睡、抽搐、惊厥、谵妄、运动失调以及恶心、呕吐、腹痛、食欲减退等现象。肾功能受损者酌减剂量。

(5)病情观察指导:注意监测病情,重点监测生命体征及神智的变化,及时发现和协助处理各种并发症。

(6)对症护理指导:做好发热护理、氧疗护理与呼吸支持护理等。

(7)心理疏导:因隔离治疗,患者感到恐惧、沮丧、孤立无助,护士要多关心、多理解患者,多与患者沟通交流,满足患者的需求,鼓励患者加强战胜疾病的信心。

(三)甲型 H1N1 流感

1. 疾病概述

甲型 H1N1 流感为急性呼吸道传染病,其病原体是一种新型的甲型 H1N1 流感病毒,在人群中传播。与以往或目前的季节性流感病毒不同,该病毒毒株包含猪流感、禽流感和人流感三种流感病毒的基因片段。人群对甲型 H1N1 流感病毒普遍易感，并可以人传人。2009 年开始，甲型 H1N1 流感在全球范围内大规模流行。2010 年 8 月，WHO 宣布甲型 H1N1 流感大流行期已经结束。

（1）流行病学

①传染源：甲型 H1N1 流感患者为主要传染源，无症状感染者也具有传染性。目前尚无动物传染人类的证据。

②传播途径：主要通过飞沫经呼吸道传播，也可通过口腔、鼻腔、眼睛等处黏膜直接或间接接触传播。接触患者的呼吸道分泌物、体液和被病毒污染的物品亦可能引起感染。通过气溶胶经呼吸道传播有待进一步确证。

③易感人群：人群普遍易感。

④高危人群：a.妊娠期妇女；b.伴有慢性呼吸系统疾病、心血管系统疾病、肾病、肝病、血液系统疾病、神经系统及神经肌肉疾病、代谢及内分泌系统疾病、免疫功能抑制（包括应用免疫抑制剂或 HIV 感染等致免疫功能低下）、19 岁以下长期服用阿司匹林者；c.肥胖者；d.年龄＜5 岁的儿童（年龄＜2 岁更易发生严重并发症）；e.年龄≥65 岁的老年人。

（2）发病机制

甲型 H1N1 流感病毒的主要发病机制可能与相关的蛋白如血凝素蛋白（HA）、神经氨酸酶蛋白（NA）、聚合酶复合体（PB1、PB2）、核蛋白（NP）、非结构蛋白（NS1）有关。其编码基因结构的变化可能会造成致病力的改变和新一轮的流感大流行。另外，细胞因子也参与了甲型 H1N1 流感病毒的致病过程。

（3）临床表现

潜伏期时长 1～7 天，多为 1～3 天。

①通常表现：流感样症状，包括发热、咽痛、流涕、鼻塞、咳嗽、咳痰、头痛、全身酸痛、乏力。部分病例出现呕吐、腹泻。少数病例仅有轻微的上呼吸道症状，无发热。体征主要包括咽部充血和扁桃体肿大。

②部分患者病情可迅速发展，来势凶猛，突然高热，体温超过 39 ℃，甚至继发严重肺炎、急性呼吸窘迫综合征、肺出血、胸腔积液、全身血细胞减少、肾功能衰竭、败血症、休克及 Reye 综合征、呼吸衰竭及多器官损伤，导致死亡。患者原有的基础疾病亦可加重。

（4）实验室及其他检查

①外周血象检查：白细胞总数一般不高或降低。

②血生化检查：部分病例出现低钾血症，少数病例肌酸激酶、天冬氨酸氨基转移酶、丙氨酸氨基转移酶、乳酸脱氢酶升高。

③病原学检查：病毒核酸检测法检测呼吸道标本（咽拭子、鼻拭子、鼻咽或气管抽取物、痰）中的甲型 H1N1 流感病毒核酸，结果可呈阳性。病毒分离呼吸道标本中可分离出甲型 H1N1 流感病毒。血清抗体检查动态检测双份血清甲型 H1N1 流感病毒特异性抗体水平升高 4 倍或 4 倍以上。

④胸部影像学检查：合并肺炎时肺内可见片状阴影。

（5）治疗要点

①一般治疗：多休息，多饮水，密切观察病情变化；对高热病例可给予退热治疗。

②抗病毒治疗：对奥司他韦、扎那米韦敏感。开始给药时间应尽可能在发病 48 小

时以内(以 36 小时内为佳)。对于较易成为重症病例的高危人群,一旦出现流感样症状,不一定等待病毒核酸检测结果,即可开始抗病毒治疗。孕妇在出现流感样症状之后,宜尽早给予神经氨酸酶抑制剂治疗。

2. 保健指导

(1)疾病知识介绍:介绍本病的性质,以及隔离的重要性。

(2)休息与隔离指导:

①充分休息,保持室内通风,咳嗽或打喷嚏时用纸巾遮住口鼻,如无纸巾不宜用手,可用肘部遮住口鼻。

②少去人多、不通风的场所,避免接触出现流感样症状的患者。对甲型 H1N1 流感疑似患者和确诊患者应当及时采取隔离措施,甲型 H1N1 流感疑似患者和确诊患者应当分开安置,并进行单间隔离。

③确诊患者可以置于多人房间,不设陪护。患者的活动应当限制在隔离病房内进行。与患者相关的诊疗活动尽量在病区内进行。

④入境人员需做到:a.从疫区归国入境时,如出现流感样症状(发热、咳嗽、流涕等),应主动向出入境检验检疫机构说明。b.从疫区归国 2 周内,如出现流感样症状(发热、咳嗽、流涕等),应及时与当地卫生疾控部门联系。

(3)饮食指导:做饭时生熟要分开,猪肉要烹饪至 71 ℃ 以上,以完全杀死甲型 H1N1 流感病毒,避免接触生猪或前往有猪的场所。多喝水,勤洗手,养成良好的个人卫生习惯。

(4)用药指导:常备治疗感冒的药物,一旦出现流感样症状(发热、咳嗽、流涕等),应尽早服药对症治疗,并尽快就医,尽量减少与他人接触的机会。普通家庭可用酒精为日常用品消毒。

(5)对症护理指导:做好发热和呼吸困难护理等。

(6)病情观察指导:加强对患者生命体征、意识、瞳孔、多器官脏器功能和白细胞计数的观察。

(7)心理疏导:2009 年 3 月发现甲型 H1N1 流感,在墨西哥爆发了"人感染猪流感"疫情,并迅速在全球范围内蔓延。国际卫生组织将 H1N1 流感病毒从 3 级升到 4 级警报,2 日后又升级至 5 级警报。6 月 11 日世界卫生组织决定,警戒级别由 5 级提升至最高级别 6 级。据世界卫生组织 2009 年 12 月 30 日公布的疫情通报,截至 2009 年 12 月 27 日,甲型 H1N1 流感在全球已造成至少 12 220 人死亡,一周内新增死亡人数 704 人,其中美洲地区死亡人数最多。我国内地已有 124 764 例甲型 H1N1 流感确诊病例,其中 744 例死亡。根据国家流感中心官网最新发布的 2020 年第 1 周的数据,我国内地绝大多数省份流感活动水平继续上升,已进入冬季流行季,部分地区流行水平较高。故人们的恐惧和心理压力很大,护理人员必须做好患者的心理疏导,争取早日痊愈。

(四)埃博拉出血热

1. 疾病概述

埃博拉病毒(ebola virus,EBOV)又译作伊波拉病毒,是一种十分罕见的、且能引起人类和灵长类动物产生埃博拉出血热的烈性传染病病毒,埃博拉出血热(EBHF)是当今世界上最致命的病毒性出血热,死亡率高达 50%～90%,致死原因主要为中风、心肌梗死、低血容量休克或多发性器官衰竭。

(1)流行病学

①传染源:感染埃博拉病毒的患者和非人灵长类动物为本病主要传染源。狐蝠科的果蝠有可能为本病的传染源。

②传播途径:接触传播是本病最主要的传播途径。可以通过接触患者和感染动物的血液、体液、分泌物、排泄物及其污染物感染。

③人群易感性:人类对埃博拉病毒普遍易感。发病主要集中在成年人,这和暴露或接触机会多有关。

④高危人群:埃博拉出血热患者、密切接触感染动物的人员(医务人员或检验人员)、在埃博拉流行现场的工作人员等。

(2)发病机制

本病的发生与机体的免疫应答水平有关。患者血清中 IL-2、IL-10、TNF-α、IFN-γ 和 IFN-α 水平明显升高。单核吞噬细胞系统尤其是吞噬细胞是首先被病毒攻击的靶细胞,随后成纤维细胞和内皮细胞均被感染,血管通透性增加,纤维蛋白沉着。早期主要侵犯肝、脾、肺等组织,几天后全身组织均可侵犯。

本病主要病理改变是单核吞噬细胞系统受累,血栓形成和出血。全身器官广泛性坏死,尤以肝、脾、肾、淋巴组织为甚。

问题思考 埃博拉病毒的病原学特点和分型是什么?

埃博拉病毒呈长短不一的线状体,直径 70~90 nm,长 0.5~1 400 nm,内含直径 40 nm 的内螺旋壳体,大多呈分枝形。病毒基因组为单股负链 RNA,长约 19 kb,能编码核蛋白及 VP35、VP40、VP30、VP24、糖蛋白(GP)和 RNA 聚合酶等 7 个结构蛋白,其中 GP 基因对 EBOV 复制有独特的编码和转录功能。病毒在感染细胞的胞质中复制、装配,以芽生方式释放。病毒外膜由脂蛋白组成,膜上有 10 nm 长的呈刷状排列的突起,为病毒的糖蛋白。病毒可实验感染多种哺乳动物的细胞,在 Vero-E6 细胞中生长良好,且能致细胞病变。埃博拉病毒主要分为四个亚型:扎伊尔型(EBOV-Z)、苏丹型(EBOV-S)、科特迪瓦型(EBOV-C)及雷斯顿型(EBOV-R)。不同亚型的特性不同,其中扎伊尔型毒力最强,苏丹型次之,两者对人类和非人灵长类的致死率很高。科特迪瓦型和雷斯顿型对人的毒力较低,表现为亚临床感染,但对非人灵长类具有致命性。

(3)临床表现

潜伏期为 2~21 天,一般为 8~10 天。起病急骤。

①发热:迅速进展至高热,伴乏力、头痛、肌痛、咽痛等。

②恶心、呕吐、腹痛、腹泻等。

③出现皮疹。

④极期:病程第 3~4 天后进入极期,患者出现持续高热,感染中毒症状及消化道症状加重,有不同程度的出血,包括皮肤黏膜出血、呕血、咯血、便血、血尿等。严重者可出现意识障碍、休克及多脏器受累,多在发病后 2 周内死于出血、多脏器功能障碍等。

(4)实验室及其他检查

①实验室检查:a.可见白细胞及血小板减少,凝血酶原时间延长和肝功能异常,血清淀粉酶常升高,亦可出现蛋白尿。b.病毒分离和免疫学检查。发病第 1 周可分离出

埃博拉病毒；病程 10 天左右出现血清特异性 IgM、IgG 抗体；IgM 抗体可持续存在 3 个月，是近期感染的标志；IgG 抗体可持续存在很长时间，主要用于血清流行病学调查。

②其他检查：累及肝、脾、肾、肺等脏器，可做相应的超声等检查。

(5)治疗要点

主要是支持及对症治疗，包括注意水、电解质平衡，控制出血；肾衰竭时进行透析治疗等。目前已有部分国家研制出疫苗和注射剂。

2. 健康指导

(1)提高对危险因素的认知，了解疾病的性质、传播方式，并采取有效的防护措施。

(2)遵从国家卫生部门发布的指引性文件，不得随意变动。

(3)积极隔离和治疗患者。

(4)加强个人防护。接触患者或疑似病例，以及处理埃博拉死亡病例时必须穿戴合适的防护设备。在受影响的热带雨林地区，个人应该减少与高风险感染动物（果蝠、猴子或猿）的接触。动物制品（血和肉）被食用前应确保煮熟。

(5)严格执行 WHO 的一般性旅行建议：①旅客应避免与患者发生任何接触。②前往受影响地区的医务人员应严格遵守 WHO 推荐的感染控制指南。③曾在最近报告病例的地区停留过的任何人，均应了解疾病的症状，并在出现疾病最初迹象时求医。④对从疫区归来且出现相关症状的旅行者，提供诊治服务的临床医生要考虑患者感染埃博拉病毒的可能性。

(6)医务人员如何进行自我保护：①医务人员应避免与患者的血液、体液或者受到埃博拉病毒污染的环境或物品发生接触。②应充分了解该疾病以及如何安全地进行病例的临床管理。③应使用防护服、手套、面罩、护目镜或防护面罩等个人防护装备。④应在诊疗护理每一例疑似病例后都更换手套。⑤应当在严格的安全条件下进行侵入性操作。

Key Words

1. 一般认为不会转为慢性的一组病毒性肝炎是_____和_____。

2. HBeAg 阳性表明 HBV 复制_____，提示传染性_____，持续阳性者易转为_____。

3. 菌痢以_____为主，辅以_____。中毒性菌痢除静脉滴注_____外，还要积极采取_____及_____措施，纠正_____和治疗_____等。

4. _____的肺结核患者是主要传染源，经_____是最重要的传播方式。告知患者将痰吐于_____或_____中_____处理。

5. 肺结核属_____变态反应。

6. 异烟肼最主要的不良反应是_____，利福平最主要的不良反应是_____，链霉素最主要的不良反应是_____、_____，吡嗪酰胺最主要的不良反应是_____，乙胺丁醇最主要的不良反应是_____，对氨水杨酸钠最主要的不良反应是_____。

7. 艾滋病最主要的传播途径是_____。

8. 埃博拉出血热的主要病理改变是_____受累，_____和_____。

案例分析与思考题

1. 有一对夫妇从事教育工作,由于工作繁忙,小宝宝出生后就给予人工喂养,请了一位阿姨照顾孩子,宝宝吃了阿姨冲好的奶后,常常腹泻,小宝宝哭闹不停,夫妇两人经常要陪宝宝去医院,焦急万分。就在这时,社区护士小敏来到他们家进行家庭访视。小敏全面检查孩子,仔细观察了宝宝的大便,又让阿姨操作冲奶的过程后指出:阿姨奶瓶消毒和冲奶比例不对。

请解答:(1)该小宝宝发生了何种状况?引起此状况的主要原因是什么?

(2)社区护士小敏该如何进行指导?

2. 某高血压患者,男性,53 岁。平时经常以自我为中心、敏感、固执、情绪不稳定。2020 年 5 月 17 日因与媳妇吵架,突然昏倒在地,刚巧社区护士来访视,急送患者去医院。

请解答:(1)估计该患者发生了什么情况?

(2)等该患者病情稳定后,社区护士应如何开展保健指导?

3. 根据 2019 年临沂市卫健委组织开展的慢性病及其危险因素监测调查结果,临沂市以老年人发病为主的慢性病死亡占全人群死亡 90% 以上,慢性病已成为临沂市居民首位死因。

2019 年,临沂市 18 岁及以上居民高血压患病率为 31.54%,糖尿病患病率为 10.13%;全市居民心血管急性事件报告发病率为 172.04/10 万,其中冠心病猝死报告发病率为 12.92/10 万,急性心肌梗死报告发病率为 159.12/10 万;全市居民脑血管急性事件报告发病率为 597.93/10 万,其中脑梗死报告发病率为 488.95/10 万,脑出血报告发病率为 68.72/10 万;全市恶性肿瘤报告发病率为 305.30/10 万。

请解答:(1)为什么死于慢性病的人越来越多?

(2)简述慢性病的特征,社区护士在慢性病管理中的作用。

4. 凌先生,37 岁。发现 HBsAg 阳性已有 8 年,平时偶有 ALT 轻度增高。近 20 天来感觉明显乏力,食欲减退,因担心疾病发展而焦虑、失眠。体检:皮肤及巩膜黄染,面部毛细血管扩张,可见蜘蛛痣,肝掌明显;腹部隆起,肝脾未触及,腹水征阳性。实验室检查:ALT 180 U/L,血清总胆红素 160 μmol/L,白蛋白 30 g/L,球蛋白 38 g/L。

请解答:(1)本病例属于哪一型肝炎?

(2)病情稳定后应如何对患者及其家属进行健康指导?

(3)请简述乙型肝炎抗原抗体检测的临床意义。

5. 郎先生,45 岁,无业。盗汗、消瘦、反复咳嗽、咳痰半年。体检:体温 37.8 ℃,脉搏 82 次/分,呼吸 20 次/分,血压 14.6/9.3 kPa(110/70 mmHg);神清,下肢有数个瘀斑,淋巴结肿大、质软、无压痛、无黏连、可活动;肺部可闻及少量湿性啰音。检验:白细胞 3.6×10^9/L,淋巴细胞总数 1100/mL,CD4+T 淋巴细胞 253/mL,血清学检查抗-HIV 阳性,痰培养发现卡氏肺孢子虫。胸部 X 线检查显示间质性肺炎。

请解答:(1)这位患者为 AIDS 的哪一期?

(2)目前有哪些治疗方法?

(3)社区护士应如何进行保健指导?

(4)如何对恶性肿瘤患者加强三级预防工作?

6. 患者,男,28 岁,曾在加拿大某大学学习。患者于 2009 年 4 月 27 日由加拿大到墨西哥,5 月 3 日从墨西哥抵达北京。患者 4 月 28 日开始自觉有发热、咽痛、咳嗽等症状,在北京下机后到北京某医院就诊。5 月 3 日上午,医院初步诊断患者为甲型 H1N1流感疑似病例。5 月 10 日晚,对该疑似患者咽拭子标本甲型 H1N1 流感病毒的核酸检测结果为阳性。

请解答:(1)如何对患者进行紧急处理?

(2)出院后社区护士应怎样对患者和家属进行保健指导?

(3)社区护士应怎样观察普通感冒和流行性感冒?

7.某患儿,2 岁,急起高热 40 ℃、惊厥、面色苍白、四肢湿冷、脉搏细速、口唇发绀、血压下降,无腹痛及腹泻,直肠拭子有黏液便,镜检可见红细胞和白细胞,请说出该患者为何种类型的菌痢? 应采取哪些护理措施?

8.社区护士应怎样做好传染病的访视工作?

(王骏)

项目 八
社区康复护理

在康复实施过程中,为达到躯体、精神、社会和职业的全面康复目标,紧密配合其他康复人员的工作,对康复对象进行基础护理和各种专门的功能训练,帮助病、伤、残者等康复对象恢复生理功能,恢复生活能力,预防继发性残疾,减轻残疾的影响,以达到最大限度的康复和重返社会。

任务一　社区康复护理概述

学习目标

【掌握】

1. 说出社区康复和康复护理的内容和特点。

2. 学会用自己的语言解释社区康复护理的常用方法。

3. 理解并学会社区康复护理模式。

【熟悉】

能运用自己所学的知识,对不同的社区康复护理服务对象给予不同的康复护理。

【了解】

识记社区康复护理的常用方法。

案例导入 8-1

林先生,68岁,患有2型糖尿病4余年,经常在无明显诱因的情况下出现口干、多饮、多尿症状,出现视力模糊症状1年,并伴有不稳定型心绞痛和高血压等疾病。测血压180/95 mmHg,空腹血糖12~13 mmol/L,餐后2小时血糖17~18 mmol/L,请问:如何根据患者的情况为其制订社区康复护理计划?

一、康复、社区康复和社区康复护理

(一)康复

20世纪90年代世界卫生组织给康复(rehabilitation)的定义为:"康复是综合协调地应用各种措施,最大限度地恢复和发展病、伤残者的身体、心理、社会、职业、娱乐、教育和周围环境相适应方面的潜能,以减少病、伤残者的身体、心理和社会的功能障碍,使其重返社会,提高生活质量。"康复针对的是病、伤残者的功能障碍,以提高功能水平为

主线,以整体的人为对象,以提高生活质量、最终回归社会为目标。康复范围包括医疗康复、康复工程、教育康复、社会康复和职业康复。

(二)社区康复

社区康复(community-based rehabilitation,CBR)是指以社区为基地开展的康复工作,它是一种康复方式和制度,不同于医院康复。

1978年社区康复的概念由世界卫生组织首次提出,以帮助大量处于发展中国家的残疾人获得基本康复服务。

1989年WHO发表《关于残疾人的社区培训》。

1994年由世界卫生组织、国际劳工组织和联合国教科文组织联合发表了第一份《社区康复联合意见书》,阐明了社区康复的概念、目标、实施方法和可持续发展的要素,将社区康复从"社区治疗"模式转变为"医学-社会"模式。

2003年5月社区康复国际协商会议在赫尔辛基召开,提出在社区康复实施过程中,不但要提供高效的服务,更要注重将社区康复发展融入社区发展整体规划中。

2004年,世界卫生组织、联合国教科文组织、国际劳工组织更新了社区康复的定义。社区康复是"为受伤病人及残疾人康复、机会均等、减少贫困和融入社会的一种社区发展战略",需要"通过病人及残疾人自己、他们的家庭、组织及社区、相关的政府和非政府卫生、教育、职业、社会和其他服务的共同努力",促进社区康复项目的完成。反映了社区康复方法从提供服务到社区发展的转变。

2006年《残疾人权利公约》提供了权威性的残疾人法律与政策性框架,为保障残疾人权利,促进残疾人全面发展以及有效开展社区康复服务提供了理论依据。

2010年世界卫生组织、国际劳工组织、联合国教科文组织和国际残疾与发展联盟共同出版了《社区康复指南》,运用包容性发展的理论与方法,全面构建了新的社区康复体系。

2020年4月,中国康复研究中心张金明研究员发布了对世界卫生组织《社区康复指南》的解读,提出社区康复在全球经过多年的发展,到目前为止该指南还是最全面、最系统的社区康复最新理念和模式,收集了世界众多国家的实践经验,对我国社区康复的发展具有重要的指导和借鉴意义。

在我国,社区康复或称基层康复,是指依靠社区本身的人力资源,建设一个由社区领导、卫生人员、民政人员、志愿人员、社团、残疾者本人及其家属共同参加的社区康复系统。它是以三级卫生网络为依托,以家庭为单位,以个人为主要服务对象,在社区进行的残疾普查、预防和康复工作的全程康复服务。社区康复的目的是尽量减少病、伤残带来的后果,最大限度地恢复病、伤残者的功能和能力,增强其生活自理能力和参与社会生活的能力。

(三)社区康复护理

社区康复护理(rehabilitative nursing in the community)是指在社区康复过程中,护士根据总的康复医疗计划,围绕全面康复目标,针对病、伤残者的整体进行生理、心理、社会诸方面的康复指导,使他们自觉地坚持康复锻炼,减少残疾的影响,预防继发性残疾,以达到最大限度的康复。

康复护理是在康复医学理论的指导下,围绕全面康复的目标,根据总的康复医疗计划,与康复医师等其他康复专业人员紧密配合,在一般护理的基础上,以帮助残疾者或患者达到康复或减轻残疾、预防继发性残疾为目的,最大限度地提高病、伤残者的生活质量,并回归社会。与传统的患者被动地接受护理人员照顾的"替代护理"相比,康复护理更强调"自我护理"和"协同护理",即在病情允许的条件下,通过护理人员对患者进行生活能力的康复训练和指导,充分发挥患者潜能,使患者达到部分或全部生活自理的目标。

二、社区康复护理服务对象、内容和模式

(一)社区康复服务对象

社区康复护理对象主要是残疾人和有各种功能障碍以致影响正常生活、工作和学习的慢性病患者和(或)老年人。社区中常见的慢性病患者如脑卒中恢复期、脊髓损伤恢复期、骨关节炎、原发性高血压、糖尿病及冠心病等患者,都是出院后或门诊康复后仍需继续康复者。

1.残疾者

残疾者指生理、心理、人体结构上及某种组织不同程度的功能丧失或者不正常,造成部分或全部失去正常人的功能或失去社会生活能力的人,包括肢体、脏器等损害引起的各类残疾者。

WHO按残疾性质、程度和影响,把残疾分为:

(1)残损:身体组织结构或功能有一定程度缺损,对独立生活、学习、工作有一定影响,但个人生活能自理,是生物器官系统水平上的残疾,又称结构功能缺损。

例:脑卒中出现一侧肢体肌力弱,但能行走,生活自理者,属于残损。

(2)残疾:身体组织结构或功能缺损严重,造成身体、精神或智力严重障碍,生活活动能力受限,是个体水平上的残疾,又称个体能力障碍。

例:脑卒中后遗症出现偏瘫,行走、ADL等有困难者,属残疾。

(3)残障:因残损或残疾导致完全不能参加社会工作,生活不能自理,是社会水平的残疾,又称社会能力障碍。

例:脑卒中后遗症出现全瘫者,属残障。

2.老年体弱者

康复护理帮助他们延缓衰老,提高生活质量。

3.慢性病患者

慢性病的缓慢进程和反复发作,不断加重脏器功能的障碍,功能障碍又可能加重病情,形成恶性循环。

(二)社区康复护理常用方法

(1)观察:使康复对象了解康复训练信息,以便使整个康复过程能有序进行。

(2)预防继发性残疾和并发症的发生,训练时社区护士要密切注意患者的姿势。

(3)学习和掌握有关功能的训练技术,配合康复医师及其他康复人员对患者进行功能评价和功能训练。根据不同病情和性质,需不断学习和实践。

(4)训练患者自我护理:自我护理是患者自己参与某种活动,并在其中发挥主动性、创造性,努力达到理想的康复目标的行为。在病情允许的条件下,训练和耐心引导患者

进行自我护理。对病、伤残者及家属进行必要的康复知识教育,鼓励和帮助他们掌握自我护理技巧,循序渐进,增强信心,使患者达到部分或全部生活自理的目标,提高生活质量。

(5)心理护理:康复人员应理解、同情患者,随时掌握康复对象的心理动态,及时、耐心地做好心理护理,帮助他们树立信心,主动参与康复训练。

(三)社区康复护理内容

依靠社区的力量,主要实施如下康复护理工作。

1. 预防

落实各项有关残疾预防的措施,如给儿童口服脊髓灰质炎疫苗,做好优生优育和妇幼卫生工作,开展环境卫生、营养卫生、精神卫生、保健咨询、安全防护和卫生宣传教育等。

2. 普查

在本社区范围内逐户进行调查。查出本社区的残疾人员和他们的分布,做好登记,进行残疾总数、分类和原因等的统计分析,为制订残疾预防和康复计划提供资料。

3. 康复训练

在家庭和社区康复站,对需要进行功能训练的残疾人,开展必要、可行的功能训练。例如,生活自理训练、步行训练、家务活动训练、儿童游戏活动训练、简单的语言沟通训练及心理辅导等。

4. 教育康复

帮助残疾儿童解决上学问题,或组织社区内的残疾儿童特殊教育学习班。

5. 职业康复

对社区内还有一定劳动能力、就业潜力的青壮年残疾人,提供就业咨询和辅导,或介绍到区、县、市的职业辅导和培训中心,进行就业前的评估和训练;对个别残疾人指导自谋生计的本领和方法。

6. 社会康复

组织残疾人与非残疾人一起开展文体和社会活动,并组织残疾人自己的文体活动,帮助残疾人解决医疗、住房、交通及参加社会活动等方面的困难和问题;对社区的群众、残疾人及其家属进行宣传教育,使其能正确对待残疾和残疾人,为残疾人重返社会创造条件。

7. 独立生活指导

协助社区内残疾人组织"独立生活互助中心",提供有关残疾人独立生活的咨询和服务,如有关残疾人经济、法律、权益的咨询和维护;残疾人用品用具的购置和维修服务;残疾人独立生活技能咨询和指导等。

‖ 案例分析 8-1 ‖

林先生因患有 2 型糖尿病、冠心病,目前血糖升高且控制不佳,虽然用降糖药、降压药,但效果不太理想。所以,社区护士必须针对社区中常见的原发性高血压、糖尿病及冠心病等慢性病患者,出院后或门诊康复后仍需继续社区康复的患者,在患者病情康复过程中进行有效指导和训练,如:正确使用胰岛素及使用胰岛素注意事项,正确监测血糖、血压等,帮助社区服务对象缓解疾病进程,预防反复发作,防止产生并发症,提高患者生活质量。

(四)社区康复护理模式

社区康复护理模式与一个国家的政治、经济、文化、教育和社会结构等密切相关。我国已经开展的模式有:

1. 社区职务保障模式

社区职务保障模式主要由民政部门负责,结合基层社会保障,对社区内老、幼、伤残者进行收容和康复。如社区内的养老机构,对老年人进行简单的护理和运动治疗;职业康复训练,对有劳动能力的伤残者进行有针对性的职业康复,组织和指导他们学会一门技术,并安排到社区相关部门就业,享受政府优惠的相关政策。这种模式虽能解决伤残者的实际生活困难,但受经济发展限制,每位伤残者谋到自食其力的工作很难,容易造成单纯依赖福利照顾的倾向。

2. 卫生服务模式

卫生服务模式主要由卫生机构的医务人员负责,以伤残者为服务对象。利用初级卫生保健组织网络,从普查残疾人开始,以家庭为基地,开展康复预防、治疗服务。如对社区内儿童营养不良实行预防和治疗并行的方法,进行专门的膳食补充和药物治疗等;又如对伤残者根据实际条件,进行身心功能特别是日常生活活动能力的训练等。这种模式对职业康复和社会康复方面的训练关注较少,不利于伤残者回归社会。

3. 家庭病床模式

家庭病床模式主要由社区医疗卫生服务机构为患者(如脑血管意外后偏瘫等)开设家庭病床,由医务人员定期上门进行基本的康复治疗、康复护理和康复训练。社区医疗卫生服务机构中,医务人员专业康复知识的缺乏,会导致身心功能训练不够,且这种模式缺乏职业、社会康复等服务内容,康复受益覆盖面不够广泛。

4. 社会化模式

社会化模式中政府起主导作用,强调各部门各级人员参与,针对社区内需要康复的老年人、伤残人和慢性病患者进行医疗、职业和社会等方面的康复。这种模式既有利于康复对象重返社会,也有利于整个社区的发展。

(五)社区康复护士的角色

社区康复护士是照顾者、健康教育者、合作者、咨询者、研究者、康复对象的代言人。

1. 社区康复护师(士)应具备的条件

具备全面的护理知识和熟练的护理技术;了解相关知识和技术;具有现代康复的思想和理念;具备较强的人际沟通能力;具备较强的敬业精神。

2. 社区康复护师(士)的工作流程

建立社区被护理人员的档案;进行首次评估;制定护理措施;执行康复计划;进行阶段性评估和总结。

3.社区康复转介服务应注意的环节

确定社区康复的卫生服务中心;掌握康复对象的需求;掌握社区卫生服务的资源与信息;社区康复护理人员应具备有关知识;进行登记、随访康复效果。

Key Words

1.康复针对的是病、伤残者的功能障碍,以提高功能水平为主线,以整体的人为对象,以提高生活质量、最终回归社会为目标。康复范围包括_____、_____、_____、_____和_____。

2.社区康复护理是针对病、伤、残者的整体进行_____、_____、_____的康复指导,使他们自觉地坚持康复锻炼,_____的影响,预防继发性残疾,以达到最大限度的康复。

3.与传统的替代护理相比,康复护理强调的是_____护理和_____护理。

4.社区康复护理模式:_____、_____、_____。

5.社区康复护士的角色:_____、_____、_____、_____、_____、_____的代言人。

任务二 | 社区康复护理常用技术

学习目标

【掌握】

1.能说出社区康复护理的常用技术。

2.正确描述各种日常生活活动训练方法。

【熟悉】

能根据患者的综合活动能力,制订日常生活活动训练的具体方法。

【了解】

比较各种体位变换训练。

案例导入 8-2

小王,男,20岁,学生。在一次事故中,不幸造成右下肢胫腓骨外伤骨折,送往医院急救处理,经手术治疗后病情稳定,约1个月后回家休养。请问:社区护士需要对该患者进行哪些方面的日常生活活动训练指导?

一、日常生活活动训练

日常生活活动能力是人在独立生活中反复进行的、最必要的基本活动。通过 ADL(日常生活活动能力,activities of daily living)评定,可以了解伤残者日常生活活动的困难所在,以及造成这些困难的原因。ADL 评定从实用的角度出发,全面了解患者在生活和工作方面的活动程度,能够反映患者的综合活动能力。ADL 评定包括床上活动、衣着、起坐、个人卫生、餐饮、步行、使用厕所、大小便控制、转移和使用轮椅等主要内容。

ADL 评定方法,一共分为五级。

一级:依赖。患者不能完成日常生活活动,即使有适当的设备或别人的帮助也不能自己活动,全部活动由他人代劳。

二级:需要帮助。患者自己能完成一部分日常生活活动,但需要别人不同程度的帮助才能完成。

三级:需要监护。患者需要别人的语言指导或在一旁照看来完成日常生活活动。

四级:基本自理。能独立完成,但较慢或需使用辅助器具以帮助其完成。

五级:完全自理。能自己独立完成活动,无须别人言语或体力上的帮助。

(一)日常生活活动训练的内容

(1)穿脱衣服、鞋、袜等动作;进食、饮水等动作。

(2)起居、室内移动。

(3)床上翻身、起坐、站立、床与轮椅间的移位动作,以及料理家务活动等。

(4)行走、上下楼梯、操纵轮椅以及使用拐杖。

(5)个人卫生:如洗漱、洗浴、上厕所。

问题思考　Barthel 指数评定(the Barthel index of ADL)怎样应用?

Barthel 指数评定,由美国 Florence Mahoney 和 Dorothy Barthel 设计并应用于临床,是国际康复医学界常用的方法。Barthel 指数评定简单,可信度高,灵敏度也高,使用广泛,而且可用于预测治疗效果、住院时间。

Barthel 指数评定的内容是对患者进食、洗澡、修饰、穿衣、控制大小便、上厕所、床椅转移、平地行走 45 m、上下楼梯等进行评定。

Barthel 指数评分结果:正常总分 100 分,60 分以上者为良,生活基本自理;60～40 分者为中度功能障碍,生活需要帮助;40～20 分者为重度功能障碍,生活依赖明显;20 分以下者为完全残疾,生活完全依赖。Barthel 指数 40 分以上者康复治疗效果最大。

(二)日常生活活动训练的基本原则

(1)首先将日常某些活动动作分解成简单的运动方式,从易到难,结合护理,进行床旁训练。

(2)选择适当的方法完成一个动作。

(3)要按实际生活情况进行训练,如拿筷子、端碗。

(4)当患者合并有肌力不足或缺乏协调性时,可先做一些准备训练。

(5)在某些情况下,可以应用自助器具做协助训练。

(三)日常生活活动训练的具体方法

1.饮食训练

选择适合于患者功能状态的餐具和姿势进行训练。如坐在床上吃饭,分解为体位训练、抓握餐具训练、进食动作训练、咀嚼和吞咽训练。

（1）体位训练:最简单的动作从仰卧位变为坐位,根据患者伤残程度的不同,选择不同的方法,如训练患者用健侧手和肘坐起、借助他人帮助或用辅助设备坐起。维持坐位平衡训练,如坐好、坐稳或以靠背支撑坐稳。

（2）抓握餐具训练:开始可抓握木条或橡皮,继之用匙,丧失抓握能力的患者、协调性差或关节活动范围受限的患者常无法使用普通餐具,应将食具加以改良,如特制碗、碟或将碗、碟加以固定,也可特制横把或长把匙、刀、叉等。

（3）进食动作训练:先训练手部动作和模仿进食,然后再训练进食动作。

（4）咀嚼和吞咽训练:当吞咽困难者意识清醒、肯定无误咽并能顺利喝水时,可尝试自己进食。先从糊状食物、稀粥等试起,逐步从流质、半流质到普食,从少量过渡到正常饮食量。

2.更衣训练

更衣训练:包括穿脱衣服、鞋、袜等训练,对穿戴假肢的患者应注意配合假肢穿戴。大部分患者在日常生活活动中,穿脱衣服可用单手完成。当偏瘫患者穿衣时,先穿患肢;脱衣时,先脱健肢,这样容易完成穿衣动作;截瘫患者若平稳坐位,可自行穿脱上衣,穿裤子时可先取坐位,将下肢穿进裤子,再取卧位,抬高臀部将裤子拉上穿好。如患者活动范围受限,穿脱普通衣服困难,应设计特制衣服,如宽大的、前面开合式衣服。当患者手指协调性差,不能系解衣袋或纽扣时,可使用按纽、拉链、搭扣等,方便患者使用。

3.个人卫生训练

个人卫生训练:包括整理仪表仪容动作(移到洗漱处、开关水龙头、洗脸、刷牙和整理仪表仪容等);排便活动(移至厕所、完成如厕等);洗浴活动(移至浴室、完成入浴的全过程及移出浴室)。根据患者的残疾情况,尽量训练其做到洗漱、梳头、入厕和洗浴自理。偏瘫者可训练健手代替患手操作,继之训练患手操作、健手辅助。两手障碍者,可设计辅助器具,如改良的牙刷,以长柄弯头的海绵球帮助清洗背部等。

二、床上运动训练

床上运动训练主要包括翻身、移动(纵、横移动)、体位转换(卧位-坐位-立位)、独立坐位和手支撑位等,其目的是防止压疮和肢体挛缩,保持关节良好的功能位置,基本的体位有:仰卧位、侧卧位、俯卧位、坐位、立位,进行床上翻身训练。

1.仰卧位

下肢将双足紧蹬足底板,以防足下垂;足跟悬空放在足蹬板与垫子之间的空隙处,足后跟呈悬空状态以防压疮。在股骨粗隆下置一小枕,以防髋外旋畸形。两膝及两髋关节置于伸位,以防髋和膝关节屈曲性挛缩,并为站立、步行打下基础。上肢肩外展90度左右,肘伸直或屈,腕伸直,手指与指关节及掌指关节处部分屈曲,拇指外展,手指间关节处略屈曲,如握小布卷,保持腕关节及手从中位至充分伸展的活动以及掌指关节全范围的活动,其次是掌指关节的屈曲和拇指对掌运动,挛缩者可用分指掌面夹板使指间关节伸直。

2.侧卧位

偏瘫患者以健侧卧位最适宜,截瘫和四肢瘫患者应两侧轮流侧卧。上面一侧的下肢呈髋、膝屈曲位,用软枕分隔两下肢,接触床的上肢外旋、部分伸展,上面一侧的上肢放置于胸前。

3. 俯卧位

如患者心、肺及骨骼情况允许,可采用俯卧位。可使髋关节充分伸展,并减轻身体后部骨突起处易损组织的压力。

4. 坐位

长期卧床患者坐起时,有倾倒现象。为保持躯体平衡,可先用靠背架支持或端坐在靠背椅上,坐稳后,可左右、前后轻推,训练其平衡力。偏瘫患者可将患手放置腹部,患腿放置健腿之上,并移至床旁,健手抓住床栏坐起,将双腿移至床沿下,也可在床上系带,用健手拉带坐起。

5. 立位

当患者能够坐稳,下肢肌力允许时,可行起立动作及立位平衡训练。起立后要注意扶持,以防发生意外。偏瘫患者站立时,首先将身体重心放在健肢上,两下肢分开30 cm,站稳后再试将重心移向患肢,做轮流负重训练。转换方向时,将患侧下肢抬起,以健侧下肢为轴,向外或向内旋转,然后将两腿放好。训练时要注意安全,尤其是高龄或体弱者,需在旁进行辅助,防止摔倒、骨折等事故的发生。可给予单拐或双拐辅助器辅助。

6. 床上翻身训练

向患侧翻身时,双手十指交叉互握,患手拇指放在健手拇指上方,伸肘屈膝,将双上肢用力摆向健侧,再反方向迅速摆向患侧,借助惯性将身体翻向患侧。向健侧翻身时,用健手将患肘屈曲放于胸前,健腿插入患腿下方,在身体向健侧转动的同时,用健腿搬动患腿,翻向健侧。

三、移动训练

伤残者因某种功能障碍,不能很好地完成移动动作,需借助手杖、轮椅等完成,严重者需靠他人的帮助。移动训练是帮助患者学会移动时所做的各种动作,以独立完成日常生活。当患者能平稳站立时,可进行行走训练,起立动作与行走动作几乎同时开始。

1. 扶持行走训练

患者需要扶持时,扶持者应在患侧扶持,也可在患者腰间系带子以便于扶持,利于双手活动。

2. 独立行走训练

先将两脚保持立位平衡状态。行走时,一脚迈出,身体倾斜,重心转移至对侧下肢,两脚交替迈出,整个身体前进。训练时,可利用平衡杠,这是患者练习站立和行走的主要工具,患者可以练习健肢与患肢交换支撑体重,矫正步态,改善行走姿势。

3. 助行器行走训练

助行器行走训练又称拐杖行走训练,是辅助人体稳定站立、行走的工具和设备,主要用于行走不稳、下肢缩短、一侧下肢不能支撑或步态不平衡的患者。助行器行走训练是使用假肢或瘫痪患者恢复行走能力的重要锻炼方法。根据其工作原理和功能大致分为3类:无动力式助行器、动力式助行器和功能性电刺激助行器。(图8-1)

进行双拐行走训练的步骤为：①首先在卧位锻炼两侧上臂肌力和肩背部肌力，然后再锻炼腰背部肌力和腹部肌力，继而练习起坐和坐位平衡，完成后可以进行挂拐站立。②双拐站立姿势训练，将两拐杖置于足趾前外侧 15～20 cm 处，曲肘 20°～30°，双肩下沉，将上肢的肌力均匀地落在拐杖的横把上；背靠墙站立，将重心移至一侧拐杖或墙壁，提起另一侧拐杖，再提起双侧拐杖。③拐杖行走训练，两拐杖置于两腿前方，向前行走时，提起双拐置于更前方，将体重重心置于双拐上，用腰部力量摆动向前。

进行单拐行走训练的步骤为：健侧臂持杖，行走时，拐杖与患侧下肢同时向前，继之健侧下肢和另一臂摆动向前，或将健侧臂前移，然后移患腿，再移健腿，或反之也可，由患者自行选择。拐杖长度应按患者的身高及上肢长度而定，康复护士应帮助患者选择合适的拐杖。（图 8-2）

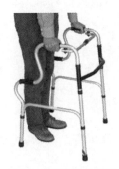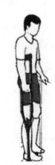

图 8-1　助行器行走训练　　　图 8-2　单拐行走训练

4.上下楼梯训练

能够熟练在平地上行走后，可试着在坡道上行走。①扶栏上下楼梯训练：上楼时，偏瘫患者健手扶栏，先将患肢伸向前方，用健足踏上一级，然后将患肢踏上与健肢并行；下楼时，患者健手扶栏，患足先下一级，然后健足再下与患足并行。②拐杖上下楼梯训练：上楼时，先将拐杖立在上一级台阶上，健肢蹬上，然后患肢跟上与健肢并行；下楼时，先将拐杖立在下一级台阶上，健肢先下，然后患肢再下。

▍案例分析 8-2 ▍

小王因右下肢胫腓骨外伤骨折手术，一个月后回家康复，下肢骨折后小王行走不便，生活自理能力下降，需要进行日常生活活动训练。首先是床上运动训练，翻身、移动，保持关节良好的功能位置，目的是防止压疮和肢体挛缩。当患者能够坐稳，骨折愈合期间，下肢肌力允许时，可行起立动作及立位平衡训练。起立后要注意扶持，以防发生意外。逐步予以助行器进行行走训练。

四、轮椅训练

轮椅为伤残使用最广泛的辅助性支具，轮椅的使用应视患者的具体情况而定。每个患者应按处方要求配置和使用轮椅。轮椅应具有坚固、轻便耐用、容易收藏和搬动，便于操纵和控制的特点。（图 8-3）

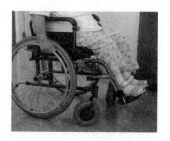

图 8-3　轮椅训练

（一）轮椅配置

1. 座位宽度

轮椅宽度是两臂或两侧股骨大转子之间的最大距离加 5 cm。

2. 座位深度

座位深度是后臀部至小腿腓肠肌后缘的水平距离减去 5～7 cm。座位太深，座椅前沿可压迫腘窝部，影响血液循环；座位太浅，体重落点太集中，局部受压太重，重心太靠前，轮椅平衡难以掌握。

3. 座位高度

座位高度为足跟至腘窝的距离加 5 cm。放置脚踏板时，板面距地面至少 5 cm，坐垫应选择透气性好的材料。

4. 靠背高度

现代轮椅的背高要求尽可能低，为坐面至腋窝的距离减去 10 cm，但颈椎高位损伤者，应选用高靠背，背高为坐面至肩部的距离。

（二）轮椅训练方法

1. 从轮椅移到床上

轮椅朝向床头，关好刹掣，患者用健手提起患足，将脚踏板移向一边，躯干向前倾斜并向下撑而移至轮椅前缘，双足下垂，使健侧足略后于患足，抓住床扶手，身体前移，用健侧上、下肢支撑体重而站立，转身坐到床边，推开轮椅，将双足收回床上。

2. 从床移到轮椅

将轮椅置于患者的健侧，与床呈 30°～45°角，轮椅面向床尾，关好刹掣。偏瘫患者用健手将患肢放置腹部，健腿放置患腿膝部之下，并移至床旁，健手抓住床栏坐起，将双腿移至床沿下。也可在床上系带，用健手拉带坐起。坐稳后，抓住床档，以健手支撑身体，将身体大部分重量放在健腿上，健手放在轮椅远侧扶手上，以健腿为轴心旋转身体坐在轮椅上。调整位置，用健侧足抬起患侧足，用健手将患腿放在脚踏板上，松开刹掣，轮椅后退离床。

3. 轮椅便器转移

便器一般高于地面 50 cm。厕座的两侧必须安装扶手。先将轮椅靠近厕座，关好刹掣，足离开脚踏板并将脚踏板旋开，解开裤子，用健手扶轮椅扶手站起，然后握住墙壁上的扶手，转身坐在便器上。

Key Words

1. ADL 评定方法，一共分为五级：_____、_____、_____、
_____、_____。

2. Barthel 指数评定的内容是对患者 _____、_____、
_____、_____、_____、_____、
_____、_____的评定。

3. 日常生活活动训练的具体方法：_____、_____、_____。

案例分析与思考题

1. 患者女性，76岁，高血压史40余年，最近经常忘吃降高血压的药，并出现轻微的口角歪斜。家里没人时，突然发病，当家属赶到家里将她送到医院时，已中风数小时，由于没有及时治疗，患者左侧半身偏瘫，一年来偏瘫肢体功能未明显恢复。

请解答：(1)如何为该老人制订康复护理计划？

(2)怎样进行康复训练？社区康复的基本模式有哪些？

(3)该患者根据 ADL 评定，应属于哪一级？为什么？

2. 依靠社区的力量，社区护士应做好哪些康复护理工作？

（郭薇）

项目九

社区灾害性事件与急救护理

任务一 社区灾害性事件与急救护理概述

学习目标

【掌握】

1. 学会在灾害发生时的救助与管理。

2. 能做好在突发灾害性事件发生时的预防。

【熟悉】

1. 说出社区急救的特点及意义。

2. 正确描述医疗救援中社区护士应具备的能力。

【了解】

知晓社区灾害的分类。

案例导入 9-1

周女士,26岁,某公司职员。因失恋口服敌敌畏16 mL,其母亲发现后立即呼叫隔壁邻居即社区护士小李。请问:小李赶到现场后应做何救助与管理?

在社区的环境中,经常会有一些突发的公共急性事件,如机械性损伤、毒虫蜇伤、创伤(烫伤和烧伤)、误吸(呼吸道异物)、溺水、缺氧、中毒、意外伤害及灾难事件等,这些突发意外事件涉及的人群的生命财产、健康均受到严重危害。《突发公共卫生事件应急条例》指出:突发公共卫生事件是指突然发生,造成或可能造成社会公众健康严重损害的重大传染病疫情、群体性不明原因疾病、重大食物和职业中毒以及其他危害公众健康的事件。其具有以下特征:①突发性,即突发公共卫生事件不易预测,突如其来,但其发生也具有一定的规律性;②公共属性,即突发事件所危及的对象不是特定的人,而是不特定的社会群体,在事件影响范围内的人都有可能受到伤害;③危害的严重性,即突发事件可对公众健康和生命安全、社会经济发展、生态环境等造成不同程度的危害,这种危害既可以是对社会造成的即时性的严重损害,也可以是从发展趋势看对社会造成严重影响的事件。其危害可表现为直接危害和间接危害。直接危害一般为事件直接导致的即时性损害或危害,间接危害一般为事件的继发性损害或危害。例如,事件引发公众恐慌、焦虑情绪等,对社会、政治、经济产生影响。

一、社区灾害性事件概述

(一)社区灾害及相关的概念

1. 灾害(disaster)

灾害是一种超出受影响社区现有资源承受能力的人类生态环境的破坏(联合国"国际减灾十年"专家组)。WHO认为:任何能够导致设施破坏、经济严重受损、人员伤亡、健康状况及卫生服务条件恶化的事件,如其规模已超出事件发生社区的承受能力而不得不向社区外部寻求专门援助时,即称为灾害。灾害具有两个共性:一是灾害具有突发性和破坏性;二是其规模和强度超出受灾社区的自救能力或承受能力,二者缺一不可。

2. 社区灾害(community disaster)

社区灾害是指在社区发生的,所有危及人们生命安全或导致人员伤亡的突发灾难性事件,主要是由各种自然灾害或人为因素造成的,通常无法预测。

3. 灾害医学(disaster medicine)

灾害医学是研究在各种自然灾害和人为事故所造成的灾害性操作条件下实施的紧急疾病防治和卫生保健的一门科学。

4. 灾害护理(disaster nursing)

灾害护理是指在灾害的整个过程中,为那些无法解决自身健康问题的服务对象提供医疗护理服务。一般分为准备阶段、应对阶段和恢复阶段的护理。日本灾害护理学会对灾害护理的定义为"系统、灵活地应用护理独特的知识和技能,同时与其他专业领域开展合作,为减轻灾害对人类的生命、健康所构成的危害而开展的活动"。

问题思考 灾害护理在准备阶段、应对阶段和恢复阶段的具体措施有哪些?

准备阶段即第一个阶段,护士的角色着重于预防、保护和准备。对护士加强训练,评估灾难救援资源,制订灾难应急反应计划。应对阶段即第二个阶段,是灾难救援的实施阶段,护士需与其他灾难救援人员建立通信联系,建立伤员接收点并进行伤员分类,安排伤员分流或转诊,对其他人员(如担架员、志愿者)的工作进行安排,负担救援区域的安全保障以及合理分配工作人员的职责等。恢复阶段即第三个阶段,护士要对安置区内的伤员进行护理,进行灾难设施的重建工作,恢复医院设施和修复损坏的设备。特别重要的是对现有的灾难应急反应计划进行评估,发现其不足,并提出修改意见。对于灾难救援中的积极行为和消极行为进行识别,奖励积极行为,矫正消极行为,撰写严重事故报告等。

(二)社区灾害的分类

1. 按灾害发生原因分类

(1)自然灾害

①天文灾害:如陨石灾害、星球撞击、太阳耀斑、磁暴灾害、射线、极光灾害等。

②气象灾害:如风、雨、雷、电、雪、冰、霜、冻、旱、涝、龙卷风、台风、风暴、海啸、雾霾、沙尘暴、火山喷发、雪崩等。

③水文灾害:如洪水、涝灾、凌汛、河流溃坝、矿井突水等。

④海洋与大气灾害:如灾害性海浪、海冰、海啸、风暴潮、龙卷风等;与海洋和大气相关的灾害性现象还有"厄尔尼诺现象"和"拉尼娜现象"等。

⑤地质灾害:如崩塌、滑坡、泥石流、地裂缝、水土流失、土地沙漠化及沼泽化、土壤盐碱化,以及火山、地热害等。

⑥地貌灾害:如地震、崩塌、滑坡、泥石流、地下水漏斗、地面沉降等。

⑦生物灾害:如赤潮、农作物病虫害、森林病虫害、蝗灾与鼠害等。

⑧环境灾害:大气污染、水源污染、海洋污染、噪声污染等。

(2)人为灾害

①交通事故灾害:如公路交通事故、铁路交通事故、民航事故、地铁事故及海事事故等。

②火灾灾害:如森林火灾、工矿火灾、城市火灾、农村火灾等。

③爆炸灾害:如火药爆炸、工业粉尘爆炸、石油化工制品爆炸等。

④建筑物爆炸灾害:如房屋倒塌、桥梁断裂、隧道崩塌等。

⑤工伤事故灾害:如坠落伤、烧伤、电击伤、撞击伤等。

⑥卫生灾害:如职业病、职业中毒、医疗事故、传染病等。

⑦矿山灾害:如瓦斯爆炸、矿井崩塌等。

⑧科技事故灾害:如核事故、航天事故、生物工程事故等。

⑨战争及恐怖行为所致的灾害等。

自然及人为灾害已是一个重要的公共问题,突发公共事件的特征有:事件是突然发生的,造成或者可能造成严重社会危害,需要采取应急处置措施予以应对,属于事故灾难、公共卫生事件和社会安全事件。

2. 按灾害发生速度分类

(1)非常紧急型:多见于人为因素所致的灾害,需要现场尽快实施紧急且有效的救护,需要及时准确的现场管理,以及对伤员进行分类与转运。

(2)紧急型:多见于自然灾害,如地质灾害、气象灾害等灾害,需要在灾害发生的几天内对伤员采取紧急救护与现场的相关处理。

(3)长期型:多见于洪水灾害、恶性传染病的传播、旱灾等灾害,需要在灾情发生的2~3个月或更长时间内,对伤员及灾民采取持续的救护与管理。

3. 按灾害发生地区的特点分类

(1)地方型:因所在地区偏僻而造成通信、交通等问题,常常给救灾工作带来不便,从而直接影响伤病员的救护与健康的维护。

(2)城市型:多见于各种建筑与产业设施聚集区域,因居民人口密集而造成大量人员伤亡。灾害发生时会使水、电、煤气等供给中断,导致当地医院救助工作困难重重。

4. 按灾害规模分类

(1)一级灾害:是指灾害灾情一般,发生地区的内部资源能够自然恢复原状的灾害。

(2)二级灾害:是指灾害规模较大与紧急,需要邻近地区帮助才能恢复的灾害。

(3)三级灾害:是指灾害规模极大与紧急,需要国家之间进行大规模救助的灾害。

(三)受灾地区受伤人员的特点

(1)交通事故多见头部伤、四肢伤、软组织伤、骨折伤和内脏损伤。

(2)地震灾害多见骨折伤、挤压伤和烧伤。

（3）暴风雨、龙卷风多见骨折伤、软组织挫伤、裂伤。

（4）洪水引起淹溺、皮肤病、胃肠道疾病、传染病。

（5）化学事故引起烧伤、中毒和窒息。

二、社区急救的概念、特点及意义

（一）社区急救的概念

社区急救又称社区紧急救护或初步急救或院前急救，是对发生急性情况患者的现场初步救护、转运及途中救护的统称。即从患者出事或发病开始到医院就医之前这段时间的救护。事发现场可以是社区的任何一处或者旅行途中。

（二）社区急救的特点

1. 时间性强

社区紧急救护是院前急救的前沿阵地，事件发生后往往情况紧急，需要争分夺秒，以对症治疗、抢救生命为主。

2. 种类多样复杂

在社区发生的各种急性事件中内科疾病约占50%，其中以老年人常见的心脑血管疾病居多，约占42%；外科疾病约占30%，其中70%为创伤。可见社区中发生的急性事件种类繁多，但心脑血管急症患者及外科患者仍然是两大主要救助对象。

3. 现场条件差

社区医疗机构有自身的不利条件，主要是人员少、职业性不强和设备条件差等，故在社区急性事件的救治中医护人员责任更加重大。

4. 以对症治疗为主

社区急性事件一旦发生，常来势凶猛，如不及时处理，则可能给患者带来较大的伤害，有时甚至危及患者的生命。故经紧急分诊后，以积极的对症治疗、抢救生命为主。

5. 偶发性或群发性

灾害可否形成与社区灾害管理能力、威胁因素和社区的脆弱性有关。

意外伤害发生时，往往群发性伤员多，不要惊慌失措，要保持镇静，并设法维持好现场的秩序。遇到严重事故、灾害或中毒时，处理中除急救呼叫外，还应立即向有关政府、卫生、防疫、公安、新闻媒介等部门报告，如现场在什么地方、病伤员有多少、伤情如何、都做过什么处理等。根据伤情对病员边分类边抢救，处理的原则是先重后轻、先急后缓、先近后远。

6. 社会性强、协作性强

社区急性事件的处理中会与多个群体发生联系，除涉及医疗救护外，还涉及消防、交通、公安等其他方面的社会力量。

（三）社区急救的意义

社区急救是社区卫生服务的重要组成部分，是急救医学体系中首要的环节、基础和最前沿的阵地，对提高伤病员的抢救成功率，减少伤残、死亡率，起着重要的作用。

由于人类活动的空间和范围不断扩大，全球范围内各种自然灾害不断上升，同时民族纠纷与地区冲突日益频发，空难、恐怖主义等人为灾害时有发生，不断威胁着人类生命和安全。人类虽不能完全预防和杜绝灾害的发生,但可以通过努力将其造成的危害降低到最低限度。

三、社区护士在灾害预防工作中的职责

(一)突发灾害性事件的预防

(1)社区护士应熟悉社区环境及居民的基本情况(人群总数、性别、年龄、职业、慢性疾病谱等)。

(2)对社区居民进行与灾害发生有关的知识和技能的宣传(如现场救护知识等)。

(3)帮助居民排除可能发生灾害的种种隐患(如排除火灾隐患等)。

(4)与居民委员会和其他相关部门加强沟通与联系,共同提高社区居民的救灾能力。

减少或杜绝社区急性事件的发生,做好预防是关键。社区护士首先要熟悉社区急性事件的高发人群,了解预防对象,才能正确地评估社区现状,查找出安全隐患,并能有的放矢地进行家庭访视和健康教育,将各种意外事件尽可能地消灭在萌芽状态,防患于未然。

(二)灾害发生时的救助与管理

1.上报灾害事件

社区护士获知灾害发生的信息后,应立即上报灾情并启动救灾预案。

2.预检分诊与现场救助

社区护士在灾区应帮助居民尽快脱离危险区域,争分夺秒,就地取材,迅速对伤病员进行分类,尽快将其就近护送到急救中心,做到先救命,后治伤。

3.转诊

经分诊紧急处理后,待病情稍加稳定,即分流转诊至上一级医院进行进一步救治。

案例分析 9-1

小李赶到现场的救助与管理:第一,呼叫就近的急救中心,进行急救处理;第二,回到社区服务中心,向有关部门上报灾情(有机磷杀虫药中毒);第三,了解急救中心的救助情况,根据病情考虑是否需要转诊至上一级医院进行进一步救治。

(三)医疗救援中社区护士应具备的能力

1.制订科学的、综合的、相互协调的护理计划的能力

在灾害现场,受灾人员的健康、生活与灾害环境中的水、饮食、住处等的清洁、卫生关系密切,与通信、运输等因素也息息相关,所以要做好沟通与合作工作。

2.拥有先进的管理理念与能力

了解社区居民灾害自救互助的能力,确定该社区存在的危险因素,鼓励居民积极参与救灾知识与技能的教育与培训。

3.灾害救护的基本能力

为了更好地做好受灾居民与救援人员的心理辅助工作,社区护理人员应具备高度

的责任心,拥有良好的心理素质与社会活动能力。

4.具备灾害现场救护的知识与技能

灾害护理中护士应反应敏捷,判断准确,处置安全迅速。如预检分诊,心脏按压,气管插管,骨折临时固定、止血、清创、缝合及饮用水消毒等。

5.熟练应用和维护救护、急救器材

能正确使用心电、血压监护仪,掌握操作技术。

6.做好灾害后疾病的预防与控制工作

在社区生活中,经常会有一些突发的急性意外事件发生,它们严重威胁着人们的健康和生活。社区护士在防治这些急性事件的过程中承担着义不容辞的责任,社区救护是社区护理人员的角色功能之一,社区救护是从患者出事或发病开始到医院就诊之前这段时间的救护。社区护士只有熟悉并掌握一些社区急性事件预防和救护的知识与技术,才能做好社区急性事件的预防、现场救护、转运及途中监护工作。社区常见的急性事件有急症、创伤、中毒等,种类多样,危害各不相同。社区护士不但要了解它们发生的机制,还要熟悉它们发生时的特点,熟练掌握急救预防措施,从而减少社区急性事件的发生,降低它们的危害程度。

▌ Key Words ▐

1.灾害具有两个共性:一是灾害具有_____和_____;二是其规模和强度超出灾害社区的_____或_____,二者缺一不可。

2.社区紧急救护是_____的前沿阵地,事件发生后往往情况紧急,需要争分夺秒,以_____、_____为主。遇到意外伤害发生时,往往_____伤员多。

3.减少或杜绝社区急性事件的发生,做好_____是关键。

4.社区护士在灾区应帮助居民尽快_____,迅速对伤病员进行_____,并尽快将其就近护送到_____,做到先_____,后_____。

任务二 │ 社区灾害的应对护理与管理

◢ 学习目标

【掌握】

1.正确识别伤病员现场救护的基本要求与基本原则。

2.分析伤病员救护的基本原则。

3.说出伤病员救护转运时的注意事项。

4.学会伤病员的基本救护技术。

【熟悉】

1.能应用预检分诊知识对灾害现场和伤病员的心理问题进行预检分诊。

2.知晓救护人员的职责。

【了解】

初步学会伤病员的转运方法。

案例导入 9-2

林先生,66 岁,某大学教授。主诉原有高血压病史 29 年,最近由于课题研究较忙,昨晚又和朋友饮酒,数小时后回家休息,之后突然昏迷,由家属送院急诊,头颅 CT 扫描显示:右侧基底节处出血,血压 180/100 mmHg,诊断为脑出血。请问:如何按 VIGCF 的基本救护程序进行救护?

社区灾害应对阶段主要是指灾害发生 48 小时以内的阶段。社区护士作为救护人员参与灾害救护,应及时评估社区灾情,以确定灾害的性质和范围、受灾人群的基本情况、存在的安全隐患等,以便快速做好全面准备,应对灾害性事件的紧急处理。

一、预检分诊

预检分诊(pre-examination of triage)也称检验分类或类选,是指评估伤员身体状况的紧急与严重程度,以及当必须同时处理多位伤员时的优先顺序,包括伤病员的预检分诊、心理问题的预检分诊。其目的就是以有限的人力资源在最短的时限内尽可能多地救护伤员。

(一)伤病员的预检分诊

1. 灾害现场的预检分诊

(1)原则:要求在 1 分钟内完成对一个患者的现场预检分诊,并最大限度地为患者实施急救措施,包括对伤员按病情轻重缓急、优先顺序实施紧急救护。

(2)预检分诊常用方法:

①START 急救处置:START 分别代表的是:S(simple)简单,T(triage)类选,A(and)和,R(rapid)迅速,T(treatment)救护。此分类方法比较常见,适用于现场相对较小、短时间内有大量伤病员的救护。主要根据患者的通气状况、循环状况及意识对伤情进行及时、简单的预检分诊和迅速、有效的救护。START 预检分诊的流程如下:

a.通气状况:死亡,不予处理,评估下一位患者;呼吸次数大于 30 次/分,立即处理(第一优先);呼吸次数小于 30 次/分,延迟处理,评估下一患者。

b.循环状况:毛细血管充盈时间回复大于 2 秒,立即处理(第一优先);毛细血管充盈时间回复小于 2 秒,延迟处理,评估下一患者。

c.意识状况:不能听指令,立即处理(第一优先);能听指令,延迟处理,评估下一患者。

对每一位患者的评估时间一般不超过 60 秒。START 的分类流程如图 9-1 所示。

②RPM 初步预检分诊:RPM 分别代表的是 R(respiration)呼吸,P(perfusion)灌注量,M(mind)精神状态。RPM 初步预计分诊的判断依据如下:

a.R(呼吸):无呼吸,给予畅通呼吸道;仍然无呼吸,等于黑色;呼吸恢复,等于红色;呼吸存在,超过 30 次/分,等于红色,低于 30 次/分,检查灌注量情况。

b.P(灌注量):桡动脉搏动消失或毛细血管充盈时间回复大于 2 秒是红色;桡动脉搏动存在或毛细血管充盈时间回复小于 2 秒检查精神状态。

c.M(精神状态):不能听从简单的指令(无意识)为红色;能听从简单的指令为黄色或绿色。

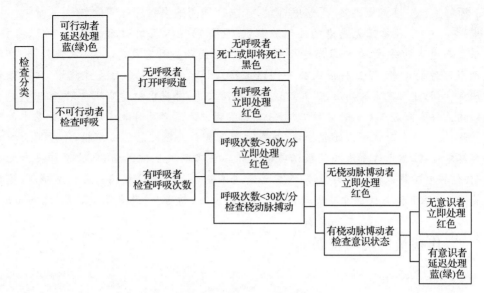

图 9-1　START 分类的流程

2. 预检分诊中的标志颜色

（1）重度：红色，表示伤病员随时有生命危险，应 1 小时内接受治疗，非常紧急，第一优先处置。

（2）中度：黄色，表示 4～6 小时内需治疗，中度损伤、有轻度意识障碍、没有致命的损伤需治疗者，紧急，第二优先处置。

（3）轻度：绿色，表示伤病情轻，患者意识清醒，生命体征正常，不紧急，第三优先处置。

（4）死亡：黑色，表示遇难死亡伤员或损伤程度非常严重、无存活希望者。

（二）心理问题的预检分诊

心理问题的预检分诊主要是对受灾人员或救灾人员进行的精神损伤的预检分诊。

1. 正常反应

患者表现为不安、寒战、恶心、呕吐，可执行简单命令。

2. 外伤性抑郁

患者常处于呆坐的状态，如同"正常反应"，能参与简单的救助活动。

3. 惊吓

患者丧失判断力，此类患者有可能引发"群体恐惧心理"，应对其采取相应的隔离措施。

4. 过度反应

患者常常表现为讲恐吓性故事、说不适当的幽默、到处乱窜等过度反应，应尽快将其与现场隔离。

5. 转换反应

患者多出现听力障碍、视力障碍、癔症性昏迷、麻痹等躯体性症状，应及时给予护理措施。

项目九　社区灾害性事件与急救护理

267

问题思考 接诊无姓名、无家庭地址、无医疗费用的患者应如何处理?

接诊三无患者的处理流程：①登记陪送人员的姓名、地址、单位、身份、电话及与患者的关系,并记录患者出事的地点、时间及当时有关情况,以便查验,凡有涉及刑事案件的患者,保卫科应向公安部门汇报;②医护人员应当无条件接诊,医生做到首诊负责制,建立完善的病历,认真细致书写病历文书,并提出初步处理意见,保卫科应当协助相关科室做好三无患者监护工作;③各科室对三无患者及时做诊断,并给予基本的治疗措施,危及生命时应全力处理抢救,并同时向医务科或医院总值班汇报;④原则上留急诊观察室处理,需急诊手术或抢救治疗者应请示医务科或医院总值班,收至相关专业科室,任何科室不得以任何理由推诿;⑤三无患者不符合住院条件或病愈后仍然滞留、拖延不走的,由保卫科全权负责与民政部门、当地派出所、村委会、患者家属联系,送回当地。

二、伤病员的现场救护

(一)基本要求

1.快速有序

要求在1分钟内完成伤情的评估与紧急救护,优先处理危重症患者,如心搏骤停、开放性气胸、出血性休克等。迅速正确地进行评估检查,防止漏诊或误诊,并避免在搬运途中加重患者创伤。

2.救护人员职责

担任现场救护的工作人员应分担相关任务,并选择、确定能容纳伤病员的、较宽敞的、安全的救护场所。灾情现场情况紧急,病种类型繁多,伤情复杂,专业人员要运用各类技术力量进行统筹安排,依据现场情况适时调整各科现场救护方案。

(二)现场救护原则与基本救护技术

1.现场救护原则

(1)遇到意外伤害发生时,不要惊慌失措,要保持镇静,并设法维持好现场的秩序。

(2)在周围环境不危及生命的情况下,不要轻易随便搬动伤病员。

(3)暂不要给伤病员进食。

(4)当发生意外,而现场无人时,应向周围大声呼救,请求来人帮助或设法联系有关部门,不要单独留下伤病员无人照管,有序进行救命、稳定病情及迅速转运工作。

(5)遇到严重事故、灾害或中毒时,除急救呼叫外,还应立即向有关政府、卫生、防疫、公安、新闻媒介等部门报告。

(6)根据伤情对伤病员边分类边抢救,处理的原则是先重后轻、先急后缓、先近后远。

(7)对呼吸困难、窒息和心跳停止的伤病员,从速置头于后仰位,托起下颌,使其呼吸道畅通,同时施行胸外心脏按压、人工呼吸等复苏操作,原地抢救。

(8)对伤情稳定,估计转运途中不会加重伤情的伤病员,应迅速组织人力,利用各种交通工具分别转运到附近的医疗单位急救。

(9)现场抢救一切行动必须服从有关领导的统一指挥,不可各自为政。

2.基本救护技术

VIGCF 的救护程序:

(1)V(ventilation)保证呼吸道通畅:指保持气道通畅,维持正常通气和充分氧合作用。

（2）I(infusion)维持有效循环：指用输血、输液扩充血容量及功能性细胞外液，以防止休克发生和病情恶化。

（3）G(guardianship)观察伤情变化：观察记录伤病员的意识、瞳孔、呼吸、脉搏、血压、尿量、出血量、皮肤温度及伤情变化等，进而判断伤情，估计出血量和指导救护。

（4）C(control bleeding)控制活动性出血：是伤病员早期急救护理的重要手段。

（5）F(follow)密切配合医师进行诊断性操作：对有手术指征的伤病员，护理人员应做好配血，皮试，血气分析，备皮，留置胃管、尿管等术前准备，对无禁忌手术指征的患者给予监护或一般观察。

案例分析 9-2

VIGCF 的基本救护程序：①V(ventilation)，保持呼吸道通畅，给予气管插管、气管切开或人工呼吸。②I(infusion)，维持有效循环，输血或输液。③G(guardianship)，观察变化，意识、瞳孔、呼吸、脉搏、血压、尿量、出血量、皮肤温度及伤情变化等。④C(control bleeding)，控制活动性出血，头部抬高、应用止血药物等。⑤F(follow)，密切配合医师进行诊断性操作，做好配血，皮试，血气分析，备皮，留置胃管、尿管等术前准备。

三、伤病员的救护与转运

(一)基本原则

（1）解除致伤因素。

（2）保持呼吸道通畅，防止窒息，并给予吸氧。

（3）建立和维持有效静脉通路。

（4）做好创伤出血的现场处理。

（5）保持合理的体位。

(二)注意事项

（1）避免脊髓损伤。

（2）搬运时注意体位。

（3）腹部内脏脱出的伤病员：仰卧位、双腿屈曲。

（4）昏迷伤病员：侧卧位或俯卧位，头偏一侧。

（5）骨盆损伤：仰卧于门板或硬质担架上。

（6）有刺入物伤病员：避免挤压、碰撞，严禁震动。

(三)转运方法

社区急救是从患者出事或发病开始到医院就医之前这段时间的救护。社区救护是社区护士义不容辞的责任。所以社区护士要了解社区急救的特点和意义，掌握社区急救的原则、知识和技术，才能做好社区急性事件的预防、现场救护、转运。

根据对伤病员初步的预检分诊结果，评估、决定其转运的优先顺序、接收伤病员的医院类型以及转运车辆的种类。伤病员的转运方法如图 9-2 所示。

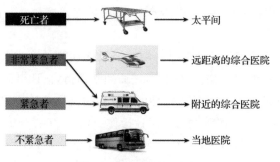

死亡者 → 太平间

非常紧急者 → 远距离的综合医院

紧急者 → 附近的综合医院

不紧急者 → 当地医院

图 9-2　伤病员的转运方法

⫿ Key Words ⫿

1.伤病员的现场救护的基本要求是＿＿＿＿＿＿＿,时间要求在＿＿＿＿＿＿完成伤情的评估与紧急救护。

2.现场救护原则应根据伤情对伤病员边分类边抢救,处理的原则是＿＿＿＿＿＿、＿＿＿＿＿＿、＿＿＿＿＿＿。

3.VIGCF 的救护程序:V:＿＿＿＿＿＿;I:＿＿＿＿＿＿;G:＿＿＿＿＿＿;C:＿＿＿＿＿＿;F:＿＿＿＿＿＿。

4.有刺入物的伤病员搬运时应注意:避免＿＿＿＿＿＿、＿＿＿＿＿＿,严禁＿＿＿＿＿＿。

任务三　社区常见意外情况及护理措施

🖥学习目标

【掌握】

1.说出现场止血的原则,学会其方法。

2.正确描述常见骨折的紧急处理原则,并学会其处理方法。

3.学会家庭常见烫伤、烧伤的急救处理。

4.能为常见毒虫蜇伤和猫犬类动物咬伤患者进行急救处理。

5.学会成人和婴幼儿呼吸道异物的急救处理方法。

【熟悉】

识别常见毒虫蜇伤和猫犬类动物咬伤的临床特征。

【了解】

理解常见毒虫蜇伤的病因与发病机制。

⫿ 案例导入 9-3 ⫿

石奶奶,72 岁,退休工人。每天在家为老伴和儿子、媳妇烧饭。今天因不小心烧开水时烫伤了手和脚。请问:石奶奶在家中应做何处理?

一、机械性损伤

机械性损伤又称创伤,多见于交通及生产事故、自然灾害、战伤和斗殴等。机械性损伤中,最常见的是交通事故以及其他原因造成的碰撞挤压或穿透性损伤。通常分类为闭合性及开放性损伤。其基本病损主要有骨折、出血或伴发其他相应的内脏损害等。

(一)出血处理的意义、原则及方法

1. 意义

控制活动性出血,尤其对四肢开放伤及皮肤裂伤等有明显外出血的患者,迅速控制伤口出血,有利于积极预防休克的发生,紧急抢救伤病员。

2. 原则

快止快送,时间就是生命。对大的出血处理应分秒必争,毫不迟疑,并与呼救(包括与120救护车的联系)同时进行。因此,现场止血的基本原则是快、准、动。快是即刻呼叫急救人员,以求快速到达现场;准是对出血的种类、位置判断准确;动应与快同时进行,即立即动手实施止血处理。

3. 方法

(1)一般止血法:指压法止血是最有效的方法,如图9-3所示。

(2)止血带止血法:橡皮止血带止血法,如图9-4所示。

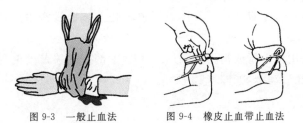

图9-3 一般止血法　　　　图9-4 橡皮止血带止血法

(3)手指压迫止血法:手压止血部位,如图9-5所示。

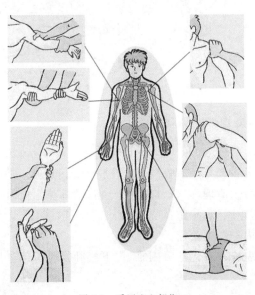

图9-5 手压止血部位

①头顶部出血：一侧头顶部出血，用食指或拇指压迫同侧耳前方颞浅动脉搏动点，如图9-6所示。

②颜面部出血：一侧颜面部出血，用食指或拇指压迫同侧面动脉搏动处。面动脉在下颌骨下缘下颌角前方约3 cm处，如图9-7所示。

③头颈部出血：一侧头颈部出血，可用拇指或其他四指在颈总动脉搏动处，压向颈椎方向。颈总动脉在气管与胸锁乳突肌之间，如图9-8所示。

④肩部出血：用食指压迫同侧锁骨窝中部的锁骨下动脉搏动处，将其压向深处的第一肋骨，如图9-9所示。

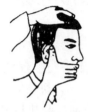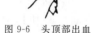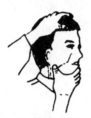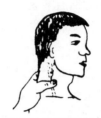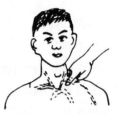

图9-6　头顶部出血　　　图9-7　颜面部出血　　　图9-8　头颈部出血　　　图9-9　肩部出血

⑤前臂与上臂出血：用拇指或其余四指压迫上臂内侧肱二头肌内侧沟处的搏动点，如图9-10所示。

⑥手掌、手背出血：互救时两手拇指分别压迫手胸襟横纹稍上处，内外侧（尺、桡动脉）各有一搏动点，如图9-11所示。

⑦下肢出血：自救时双拇指重叠用力压迫大腿上端腹没沟中点稍下方股动脉搏动处，如图9-12所示。

⑧足部出血：用两手指或拇指分别压迫足背中部近踝关节处的足背动脉和足跟内侧与内踝之间的胫后动脉，如图9-13所示。

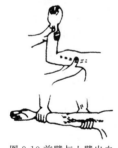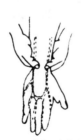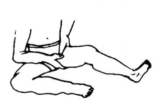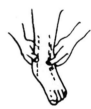

图9-10　前臂与上臂出血　　图9-11　手掌、手背出血　　　图9-12　下肢出血　　　图9-13　足部出血

（二）骨折的紧急处理原则及方法

1.常见骨折处理

（1）颅骨骨折：如果患者有颅底骨折，则应进行以下处理。①让患者安静，取头高或半坐位，避免大声咳嗽；②清理耳、鼻、口腔的异物；③耳鼻出血时不堵、不冲洗、不点药，只用干净布类覆盖，防止感染；④防休克、止血、输血、输液，严重者需要手术抢救治疗，必须争取在最短时间内送医院治疗。

（2）肋骨骨折：首先检查有无呼吸困难、皮下气肿及骨折部位情况，并将肋骨骨折固定，如图9-14所示。

①判断是单纯性骨折，还是多发性骨折。

②判断是否有气胸。

其次是止痛。可服用止痛药并按上述处理包扎胸部,固定肋骨,减轻胸部活动时的疼痛。

（3）上臂骨折:可用小木板或硬纸板加以固定。夹板长度:固定于内侧者,以腋下至肘部固定为宜;固定于外侧者,以从肩部至肘部固定为宜。将肘关节屈曲至90度的功能位,如图9-15(a)所示。

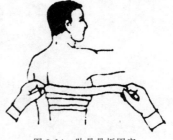

图9-14　肋骨骨折固定

（4）前臂骨折:急救固定时肘关节屈曲90度,五指伸张,拇指对向伤者鼻子的位置。小木板或硬纸板长度为从肘部至手;宽度与前臂相当。一块夹板置于受伤前臂掌侧,另一块放于背侧,长度超过肘关节,用绳索、绷带、手巾、布条或三角巾松紧适宜地分段捆绑后,再用布条、长围巾、腰带或绳索等打结成圈状挂在患者颈部,并套托前臂将前臂悬挂于胸前,如图9-15(b)所示。

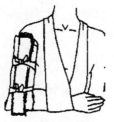　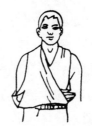

(a)上臂骨折固定　　　　(b)前臂骨折固定

图9-15　上臂和前臂骨折固定

（5）股骨骨折:内侧板的长度为从伤肢的会阴部至足跟;外侧板的长度为从腋窝至足跟,并将两块板用棉衣或布片包裹紧贴皮肤的一面,用布带、绳索或三角巾分段捆绑固定,并将踝关节一起固定,以防骨折错位。再加两块木板分别放在伤肢的前后面也可,如图9-16所示。

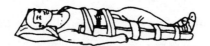

图9-16　股骨骨折固定

（6）腓骨骨折:或称小腿骨折。腓骨骨折处理与股骨骨折处理相仿,只是固定范围要求木板的长度超过上、下两个关节,木板上端超过膝关节至大腿部即可,按大腿骨折固定法固定。腓骨骨折在没有固定材料的情况下,可将患肢固定在健肢上,如图9-17所示。

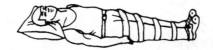

图9-17　腓骨骨折固定

（7）脊椎骨折:脊椎骨折要将伤员平抬平放在硬板上再给予固定。千万不能用帆布、绳索等软担架运送,一定要保持脊柱挺直位置,更不能扶持伤病员试图行走。如果处理不当,可造成脊髓神经损伤,导致截瘫,后果不堪设想,如图9-18所示。

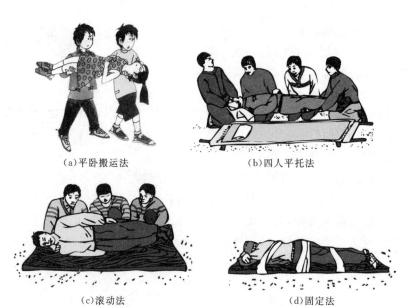

(a)平卧搬运法　　　　　　　　(b)四人平托法

(c)滚动法　　　　　　　　(d)固定法

图 9-18　脊椎骨折固定

2.骨折包扎的作用

骨折包扎可保护伤口,减少污染,压迫止血和固定骨折,扶托受伤肢体,减轻疼痛。

3.骨折包扎的原则

(1)止血:若有出血,则应先止血。

(2)包扎:需使用清洁、柔软、吸水的敷料。

(3)软垫:在伤处放置足够软垫,以防夹板磨损伤处。

(4)固定:固定松紧适度可靠,将指、趾端露出以便观察血液循环情况。

4.骨折固定

(1)作用:止痛,制动,减轻伤员痛苦,防止伤情加重,防止休克,保护伤口,防止感染,便于运送。

(2)急救固定器材:常用的有木制、铁制、塑料制临时夹板;临时夹板有木板、木棒、树枝、竹竿等;无临时夹板时可固定在伤员躯干或健肢上。

(3)原则:根据骨折的部位不同,有诸多不同的固定方法。简单来说,不做手术的情况下可做夹板固定、石膏固定;做手术的情况下可做螺钉固定、克氏针固定、钢板固定、髓内钉固定、外固定架固定等。

二、烧伤、烫伤的急救原则与急救处理

1.烧伤、烫伤的概念

烧伤亦称灼伤、烫伤,是由热水、蒸气、火焰、强酸、强碱、电流、放射线等原因所致的皮肤等组织的损伤。火焰所致的损伤为烧伤。

问题思考 中国人民解放军第三军医大学提出的中国烧伤九分法是什么?

将成人人体表面积分为 9 等份,其中头面颈部占 9%,双上肢占 2 个 9%,躯干前、后各占 13%,会阴占 1%,双下肢包括臀部占 5 个 9%+1%(46%)。

2. 烧伤、烫伤的急救原则

在家庭中烧水煮饭,有时难免会被烧伤、烫伤。如果受伤较轻还好,如果出现比较严重的情况要如何处理呢?重者皮肤烧焦,甚至血管、神经、肌腱等同时受损。呼吸道也可烧伤。烧伤引起的剧烈疼痛和皮肤渗出等能导致休克,晚期会出现感染、败血症,危及生命。

面对这种情况,我们一定要做好急救的措施。可以遵循以下急救原则:

(1)立即脱离险境,但不能带火奔跑,这样不利于灭火,反而会加重呼吸道烧伤。

(2)带火者迅速卧倒,就地打滚灭火,或用水灭火,也可用厚被子或毯子等覆盖灭火,如图9-19所示。

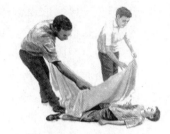
图 9-19　用厚被子或毯子覆盖灭火

(3)冷却受伤部位,用冷自来水冲洗伤肢,冷却烧伤处。

(4)脱掉伤处的手表、戒指、衣物等。

(5)用消毒敷料(清洗过的毛巾、床单等)覆盖伤处。

(6)勿刺破水泡,伤处勿涂药膏,勿碰触受伤皮肤。

(7)口渴严重时可饮盐水,以减少皮肤渗出,有利于预防休克。

(8)迅速转送医院。

3. 家庭常见烧伤、烫伤的急救处理

(1)烧伤急救措施

①首先,尽快脱去着火或沸液浸渍的衣服,特别是化纤衣服,以免着火衣服和衣服上的热液继续作用,使创面加大加深。

②迅速卧倒,慢慢地在地上滚动,压灭火焰。不要在衣服着火时站立或奔跑呼叫,以防增加头面部烧伤及吸入性损伤。

③如果是轻微烧伤且伤处面积直径小于一寸(3.33 cm),可以用缓慢流动的冷水冲洗,或在冷水中浸泡至少十分钟。这样会带走局部组织的热量并减少进一步损害。

④用一块松软潮湿,最好是消毒的垫子(也可用干净毛巾)包扎伤处,注意不要包得太紧。

⑤严重烧伤或大面积烧伤时,身体防病的重要屏障——皮肤便被毁坏,这时患处黏连的衣服或破片不能撕下。要用干净的衣物包住患部后,迅速去医院救治。

⑥若皮肤已被烧坏,用一块干净的垫子覆盖其上,以保护伤处,减少感染的危险,同时应寻求医疗急救。

(2)烫伤急救措施

①用冷水浇烫伤部位直到没有痛与热的感觉。

②烫伤部位被衣物黏住时,不可硬撕下来,可以一面浇水,一面用剪刀小心剪开衣物。

③烫伤范围过大,可全身浸泡在浴缸中(冬天除外),如发生颤抖现象,要立刻停止冷却。

④冷却后,用干净的纱布轻轻盖住烫伤部位。如有水泡,不可压破,以免引起感染。

⑤勿在烫伤的地方涂味精、酱油等,而应赶紧送医救治。

案例分析 9-3

家庭处理:①用冷水浇手和脚的烫伤部位直到没有痛与热的感觉。②冷却后,用干净的纱布轻轻盖住烫伤部位。③若烫伤部位已被黏住,不要硬脱衣服和裤子,可一面浇水,一面用剪刀小心剪开;如有水泡,不可压破,以免引起感染。④如果烫伤范围过大,可全身浸泡在浴缸中(由于石奶奶年纪较大,不可采用),必要时送院救治。

4. 预防

(1)避免直接拿取或运送盛满的热水煲、汤煲和刚煮热的食物或饮品。

(2)拿取热器皿时,应用隔热手套或毛巾来隔热。

(3)接触电掣时,应保持手部干爽,以免触电。

(4)沐浴时,要先放冷水,后加热水来调节水温,以免烫伤。

(5)使用热水袋时,盛水应不多于水袋的四分之三体积,要塞好活塞,检查热水袋有无漏洞及破裂,并加上袋套,方可使用。

(6)在冷敷时,要用毛巾包裹冰垫,敷约十五分钟便应拿掉,以免冻伤。

(7)避免在烈日当空下曝晒,引致晒伤。

三、毒虫蜇伤的急救处理

常见的有毒昆虫和节肢动物有马蜂、大黄蜂及蝎、蜈蚣等,它们对人体的伤害多局限于叮咬部位,全身反应常见于继发性的过敏反应,但成批毒虫如马蜂群起攻击青壮年者也可造成严重伤害,马蜂蜇伤引起死亡的事件常有发生,应予重点防范。

毒虫毒液中含有如激肽、蜂毒肽等多肽类物质,透明质酸酶、磷脂酶 A 等酶类、5-羟色胺、组胺等胺类物质。可产生神经毒性、血液毒性和细胞毒性等,引起患者伤口局部剧痛、水肿、瘀斑甚至坏死,严重者可出现全身过敏、休克、溶血、肌损伤、神经麻痹、意识丧失、抽搐等,甚至出现多器官系统功能衰竭(MOSF)而死亡。

(一)蜜蜂类蜇伤

1. 病因与发病机理

最常见的毒蜜蜂有黄蜂和马蜂,蜂的腹部后节内有毒腺,与蜂的管状尾刺相通,蜇伤人时射出毒液,注入组织中,如图 9-20(a)所示。蜜蜂尾刺有逆钩,蜇入人体后,会留在局部。蜜蜂毒液为酸性,黄蜂毒液为碱性,比蜜蜂毒液的毒性更强。蜂毒中含组胺、5-羟色胺、透明质酸酶、磷脂酶 A、胆碱酯酶等蛋白酶类、致敏物质、缓激肽和血清素等,造成神经毒、心血管毒、溶血毒、肌溶解、凝血障碍等毒性反应,可引起局部及全身症状,并可引起过敏反应和多器官功能障碍综合征(MODS)。

2. 临床特征与识别

(1)局部表现:受伤部位刺痛,随后出现触痛、痒感和红肿。若伤口内遗留有蜂刺,则易引起感染,一般情况下,局部症状可于数小时内自行消失。蜇伤头、颈、胸部和上肢,症状较为严重,如图 9-20(b)所示。

(2)全身症状:全身不适、乏力、头昏、发热、恶心、呕吐、烦躁不安、全身震颤、痉挛或瘫痪,对蜂毒过敏者还会出现皮肤荨麻疹、气喘、呼吸困难、喉头水肿、过敏性休克。

黄蜂、马蜂蜇伤比蜜蜂更严重,常有溶血、血红蛋白尿,因急性心、肝、肾等器官功能衰竭而死亡。

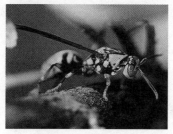
(a)毒蜜蜂

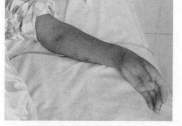
(b)毒蜜蜂蜇伤

图 9-20　毒蜜蜂与毒蜜蜂蜇伤

3.急救处理

（1）局部处理：黄蜂毒液呈碱性，可用弱酸性溶液冲洗；蜜蜂毒液呈酸性，可用 3％的氨水或 2％～3％的碳酸氢钠或肥皂水冲洗，注意在拔除蜜蜂刺时不要挤压毒囊。伤口周围可涂以蛇药；疼痛剧烈者，可用利多卡因封闭伤口周围。

（2）全身治疗：有肌痉挛或抽搐者，可静脉推注 10％的葡萄糖酸钙。出现变态反应时，可给予肾上腺素、地塞米松、抗组胺药物等，如非那根、苯海拉明等。若有血红蛋白尿，应碱化尿液，并适当加大输液量以利尿。积极防治急性肾功能衰竭，特别注意控制输液的量，必要时进行血液透析。

（3）防治并发症：

①早期死亡原因主要是急性喉头水肿、肺水肿、过敏性休克。头颈部蜇伤危险性最大，应密切观察呼吸、脉搏、血压及神志情况，以便及时处理。有窒息表现立即进行气管插管或气管切开。过敏性休克时，应用肾上腺素、糖皮质激素等抗休克治疗。

②急性肾功能衰竭者，应予改善肾功能药物，利尿、限制水钠等综合治疗。若无效，应尽早充分透析治疗，首选连续性血液净化治疗。

③有溶血者，应用肾上腺糖皮质激素等，严重贫血者可洗涤红细胞。

④改善微循环，防止微血栓，抗休克。

⑤尽早保护及支持器官功能，防止多器官功能衰竭，加强营养支持。重度蜇伤后容易发生多器官功能衰竭（MOF），发生顺序：以血液系统及肾脏出现最早，然后依次为消化道、循环系统、肝脏、呼吸系统、神经系统。受累脏器越多，死亡机会越大。

⑥抗凝治疗：尽早使用小剂量肝素，防止 DIC 发生。DIC 患者必要时输注新鲜血浆及浓缩血小板。

（二）毒蜘蛛蜇伤

1.病因与发病机理

我国常见毒蜘蛛有扑鸟蜘蛛、红蜘蛛、穴居狼蛛、赫氏长尾蛛、黑寡妇蜘蛛等，其螯肢（上腭）刺破人的皮肤后，毒液可经螯肢侵入人体而引起中毒，如图 9-21（a）所示。雌蜘蛛毒性大于雄蜘蛛毒性。毒液成分复杂，呈弱酸性，含胶原酶、蛋白酶、磷酸酯酶和透明质酸酶等，是一种神经性毒蛋白，可刺激产生多种神经传导物质，引起肌痉挛，终致运动神经麻痹。

2.临床特征与识别

（1）局部表现：红肿疼痛，可起水疱或血疱，严重时伤口区苍白，周围发红，起皮疹，有坏死症状，如图 9-21（b）所示。

（2）全身症状：常较重,可出现头痛、头晕、恶心、呕吐、腹痛、流涎、全身无力、足跟麻木、刺痛感、畏寒、发热大汗、流泪、瞳孔缩小、视物模糊等。严重时可出现全身肌肉痉挛、休克、呼吸困难、溶血、急性肾功能衰竭、中毒性脑病、脑水肿、昏迷及 DIC 等,甚至死亡。

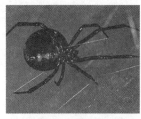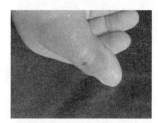

(a)毒蜘蛛　　　　　　　　　(b)毒蜘蛛蜇伤

图 9-21　毒蜘蛛与毒蜘蛛蜇伤

3.急救处理

（1）局部处理:尽快排毒,在咬伤的局部消毒后切口,用注射器等装置负压抽吸毒液,用石炭酸烧灼或涂 2%碘酊后,局部用弱碱性溶液冲洗,疼痛剧烈时,可用 0.25%~0.5%普鲁卡因溶液注射封闭伤口周围,或用胰蛋白酶局部封闭解毒。

（2）全身治疗:输液加速排泄毒素,使用的葡萄糖酸钙有抗过敏、镇痉止肌痛的作用。肾上腺糖皮质激素可快速减轻中毒症状。防治继发感染、休克、急性肾功能衰竭等,有条件的可用毒蜘蛛抗毒素。

（三）蜈蚣咬伤

1.病因与发病机理

全世界共有 3 000 余种蜈蚣,蜈蚣有毒腺,蜈蚣毒液主要成分与毒蜂成分相似,毒液含组胺类物质及溶血蛋白质、蚁酸等,呈酸性,有溶血作用。当叮咬时,其毒液顺尖牙注入被咬者皮下,引起被咬者中毒,如图 9-22 所示。

2.临床特征与识别

（1）局部表现:轻者红肿痒、刺痛,重者可出现水疱,瘀斑、组织坏死、淋巴管炎及局部淋巴结肿痛等。

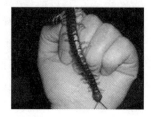

图 9-22　蜈蚣咬伤

（2）全身症状:较轻微,有畏寒、发热、头晕、头痛、恶心、呕吐等症状。严重者休克、抽搐、昏迷等。

3.急救处理

（1）局部处理:伤口应立即用弱碱性溶液(如肥皂水或 5%小苏打水)冲洗,可外敷蛇药,或用新鲜草药(如鲜扁豆叶、半边连、野菊花、鱼腥草、蒲公英、芋头)捣烂外敷;剧痛者可冰敷。

（2）全身治疗:以对症治疗为主,抗过敏治疗。

（四）蝎子蜇伤

1.病因与发病机理

我国有两种毒蝎:错蝎(东北蝎)、问荆蝎(全蝎)。毒蝎在其腹部尾端末节有一上屈呈钩状的毒刺,内有毒腺,分泌透明无色的蛋白毒液,呈酸性,溶于水及乙醇,对呼吸中枢有麻痹作用,对心血管有兴奋作用,如图9-23(a)。其他有毒成分为神经毒素、溶血毒素、出血毒素和凝血素等,毒性较大。

2.临床特征与识别

(1)局部表现:中央可见蜇伤斑点,内有钩形毒刺,局部麻木,皮肤红肿、灼痛,剧痛,可持续数日;严重时肿胀,起水疱、血疱,甚至坏死,引起淋巴结肿大,如图9-23(b)所示。

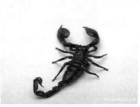

(a)蝎子　　　　　　　　(b)蝎子蜇伤

图9-23　蝎子与蝎子蜇伤

(2)全身症状:蜇伤1～2 h后会出现头昏、头痛、流涎、流泪、畏光、寒颤、发热、恶心、呕吐、出汗、呼吸急促、口舌肌麻痹、斜视、全身肌肉疼痛、抽搐或肌肉强直,并呈痉挛性麻痹。严重者出现惊厥、昏迷、呼吸停止。少数患者可有脉缓、寒颤、血压升高、尿量减少等症状。

3.急救处理

(1)局部处理:立即取出毒刺,及时切开蜇伤处,清除毒液,可用肥皂水等弱碱性溶液冲洗伤口,局部可涂抹中草药,如疼痛剧烈,可用复方奎宁 0.1～0.3 mL 或麻黄素 0.3～0.5 mL 沿伤口周围皮下注射。

(2)全身治疗:以对症治疗为主,有条件时可注射抗蝎毒血清。

(五)犬、猫科动物咬伤

狂犬病(rabies)又称恐水症,目前尚无有效治疗方法,死亡率几乎为100%。猫抓病(cat-scratch disease)是原发于皮肤的自限性传染性疾病,常引起伤口经久不愈,伴有引流区淋巴结肿大。

1.病因与发病机理

(1)病原微生物

①病毒:狂犬病毒最常见,对犬带狂犬病毒的调查发现,带毒率为 10.8%～30.0%,因此,在我国病犬是人畜狂犬病的主要传染源。

②细菌:a.破伤风杆菌最常见,即使宠物没有携带狂犬病毒,在离家寻食过程中,口腔、爪子沾染破伤风杆菌的可能性也较大,因此,注意预防破伤风是必要的;b.猫抓病目前认为是由一种多形性革兰阴性菌样的细胞外细菌引起,这种致病细菌归属于立克次体目、巴通体科的巴通体属而命名为汉赛巴通体。

(2)传染途径:由于被患病动物咬伤或抓伤而受感染;损伤的皮肤或黏膜接触病毒、细菌时被感染。

(3)发病机理:狂犬病毒是嗜神经病毒,对神经组织有很强的亲和力,主要存在于感染动物的唾液和脑组织。患有狂犬病的动物咬伤人后,狂犬病毒通过咬伤的皮肤或黏膜创口而感染人体,可沿传入神经向中枢扩散,以 1.0 mm/h 的速度移动。病毒在神经轴内运行期间是不繁殖的,进入脊根神经节后开始大量繁殖,然后侵入脊髓向上运动,自脊髓到达脑干和整个中枢神经系统,仅需数小时。

病毒一旦进入脑后,便大量繁殖和迅速扩散并波及全脑,由此严重影响脑部神经细胞的功能。同时,狂犬病毒通过传出神经(包括运动神经、感觉神经和自主神经系统)进行离心性运行,扩散到其支配的组织和器官中。由于迷走、舌咽及舌下神经核受损,致吞咽肌及呼吸肌痉挛,出现恐水、吞咽及呼吸困难。交感神经受累时出现唾液分泌和出汗增多,从而导致病毒感染者出现典型的狂犬病临床表现。迷走神经节、交感神经节和心脏神经节受损时,可引起患者心血管紊乱或猝死。

2. 临床特征与识别

重点是要特别注意狂犬病的特征与识别。根据病史,典型狂犬病发作时有发热、精神异常结合恐水、怕风、怕光等症状,即典型的"三怕"临床表现,排除破伤风、脑炎及脊髓灰质炎等疾病,即可诊断为狂犬病。

3. 急救处理

立即彻底冲洗伤口,负压吸出污染组织残存异物或液体,消毒清洗创伤口,注射抗狂犬病毒血清和全程疫苗,预防感染和破伤风,处理有关并发症。出现狂犬病时应避免刺激,对症处理,注意安全。

(1)伤口处理

①一旦被犬、猫科动物咬伤、抓伤,在咬伤现场或就地寻找水源彻底冲洗伤口。用20%的肥皂水或0.1%的新洁尔灭(二者不可同用)冲洗5~20 min。对较深的伤口可用注射器或插入导管对伤口深部进行大量灭菌水灌注冲洗。

②用70%~75%的酒精或3%~5%的碘酒消毒伤口。较深或面积较大的伤口应适当清创,局部伤口一般不缝合、包扎,当伤及大血管或撕裂较大时应稀疏缝合,但应在伤口周围使用足量抗狂犬病毒血清浸润注射后进行。伤口表面不应使用外用药。

(2)注射被动免疫血清

①若伤人的犬和猫近日有反常的行为表现,并怀疑存在被狂犬病毒感染的机会,则应注射抗狂犬病毒血清。彻底清创后,在受伤部位先用总剂量1/2的抗狂犬病毒血清(10~20 mL)或狂犬病免疫球蛋白(20 U/kg 体重)做皮下浸润注射,余下一半剂量在伤口周围肌内注射(头部咬伤者可注射于颈背部肌肉)。

②世界卫生组织(WHO)建议:首先应尽可能多地在伤口部位浸润注射,后将多余的抗狂犬病毒血清注射到大腿肌肉,而不是注射到臀部,以延长狂犬病的潜伏期,争取更多的时间使机体产生足够的自身免疫力。此外,部分患者可能对抗狂犬病毒血清过敏,因此在用药前必须做过敏试验,若呈阳性,但伤势严重而必须使用,则可以进行强化脱敏。要向患者及其家属详细交代有关病情,说明预防注射的目的和可能达到的效果并严密观察。

(3)预防注射狂犬疫苗

①五针方案:自咬伤后0(第1天,当天)、3(第4天,以下类推)、7、14、28(或30)天各肌内注射狂犬疫苗2 mL。儿童用量相同。

②狂犬病免疫治疗的指征:a. 在动物留察期间,当动物第一个异常体征出现,患者开始接受疫苗加抗狂犬病毒血清或狂犬病免疫球蛋白治疗;b. 应宰杀该动物,尽快送检;不主张保守观察,如果免疫学检查阴性,可停止免疫治疗。

（4）常规注射破伤风抗毒素

常规注射破伤风抗毒素（TAT）1 500 U,注意做过敏试验。

（5）防治继发感染

使用抗生素防治继发感染。此外,还要教会家属如何在伤后1～2周,密切观察有无合并症的出现,力争早日发现,早日治疗。

（6）对症处理

狂犬病发病后应予以对症处理,如隔离治疗,减少声、光、风的刺激;狂躁患者可予以安定、苯巴比妥钠、氯丙嗪等药物;不能进食者,应补足水分和营养等。注意安全,妥善处理污染物。

四、呼吸道异物的急救处理

（一）常见原因

1.成年人大多发生在进餐时,因进食急促、过快,尤其在摄入大块的、咀嚼不全的食物的同时大笑或说话,易使一些肉块、鱼团、菜梗等滑入呼吸道。

2.个别老年人因咳嗽、吞咽功能差,将食物或假牙等误送入呼吸道。

3.婴幼儿和儿童因防御咳嗽力弱,反射功能差,一旦在嬉笑或啼哭时深吸气,易将口腔中的异物吸入呼吸道。

4.昏迷患者,因舌根坠落,胃内容物和血液等返流入咽部,也可阻塞呼吸道入口处。

5.企图自杀或精神病患者,故意将异物送入口腔而插进呼吸道。

（二）临床表现与分类

1.气道不完全阻塞

患者可以有咳嗽、喘气或咳嗽微弱无力,呼吸困难。张口吸气时,可以听到异物冲击性的高鸣音,面色青紫,皮肤、甲床和口唇发绀。

2.气道完全阻塞

较大的异物堵住喉部、气道处,患者面色灰暗、青紫,不能说话、咳嗽、呼吸,昏迷、窒息,很快呼吸停止。

3.特殊表现

由于异物吸入气道时,患者感到极度不适,常常不由自主地以一手呈"V"字状紧贴于颈前喉部,苦不堪言,又称为国际呼救法,如图9-24所示。

（三）急救处理

1.成人救治法

（1）自救腹部冲击法

方法:自己的一手握空心拳,拳眼置于腹部脐上两横指处;另一手握住此拳,双手同时快速向内、向上冲击5次,每次冲击动作要有明显分开。还可选择将上腹部压在坚硬物上,如桌边、椅背和栏杆处,连续向内、向上冲击5次。重复操作若干次,直到异物排出,又称为椅背腹部冲击法,如图9-25所示。

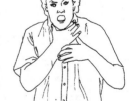

图9-24　手呈"V"字状

(2)互救腹部冲击法

①立位腹部冲击法:用于意识清醒的患者。救护员站立在患者的背后,双臂环绕患者腰部,令患者弯腰,头部前倾。一手握空心拳,拳眼顶住患者腹部正中线脐上方两横指处。另一手紧握此拳,快速向内、向上冲击5次。患者应配合救护员,低头张口,以便异物排出,如图9-26所示。

②仰卧位腹部冲击法:用于意识不清的患者。将患者置于仰卧位,救助者一只手的掌根置于患者腹部正中线脐上方两横指处,不要触及剑突。另一只手直接放在第一只手上,两手掌根重叠。两手合力快速向内、向上有节奏冲击患者的腹部,连续5次。检查口腔,如异物被冲出,迅速用手将异物取出。检查呼吸、心跳,如无,立即CPR,如图9-27所示。

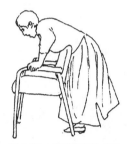 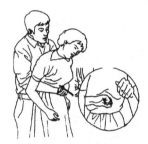 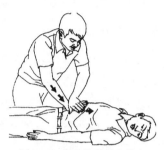

图9-25 椅背腹部冲击法　　图9-26 立位腹部冲击法　　图9-27 仰卧位腹部冲击法

(3)互救胸部冲击法

该法适用于十分肥胖患者或妊娠后期孕妇,急救者的双手无法围扶患者腰部时。

①意识清楚的患者:患者取立位或坐位,急救者站于患者背侧,双臂经患者腋下环抱其胸部,一手的手拳拇指侧顶住患者胸骨中下部,另一手紧握该拳,向后做6~8次快速、连续冲击。注意不要将手拳顶住剑突,以免造成骨折或内脏损伤,如图9-28所示。

②意识不清的患者:取仰卧位,屈膝,开放气道。急救者站于患者一侧,相当于患者的肩胛水平,用掌根置于其胸骨中下1/3处,向下做6~8次快速、连续冲击。每次冲击须缓慢,间歇清楚,但应干脆利索,如图9-29所示。

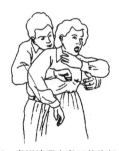 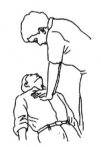

图9-28 意识清醒患者互救胸部冲击法　　图9-29 意识不清患者互救胸部冲击法

2.婴儿救治法

(1)背部叩击法:将患儿骑跨并俯卧于急救者的胳臂上,头低于躯干,手握住其下颌固定头部,并将其胳臂放在急救者的大腿上,然后用另一手的掌根部用力拍击患儿两肩胛骨之间的背部4~6次,使呼吸道内压力骤然升高,有助于推动异物而排出体外,如图9-30所示。

（2）胸部手指猛击法：患儿取仰卧位，抱持于急救者手臂弯中，头略低于躯干。急救者用两手指按压两乳头连线与胸骨中线交界点下一横指处 4～5 次。必要时可与背部叩击法交替使用，直至异物排出，如图 9-31 所示。

3. 儿童救治法

幼小儿童的急救方法是救护人取坐位，让儿童背靠坐在救护人的腿上，然后救护人用双手食指和中指用力向后上方挤压患儿的上腹部，压后随即放松，如图 9-32 所示。也可将小儿平放仰卧，救护人用上法挤压。

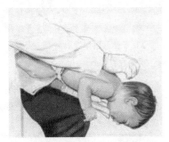 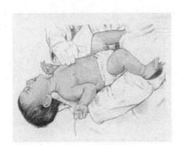 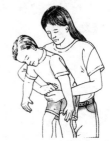

图 9-30 婴儿背部叩击法　　　　图 9-31 婴儿胸部手指猛击法　　　图 9-32 儿童腹部冲击法

（四）健康教育

（1）教育小儿勿将小玩物放于口中，也不要给小儿玩较小的物品。

（2）小儿进食时应保持安静，平稳进食，切忌打骂儿童，以免引起哭闹将异物吸入。

（3）昏迷患者，应将假牙取出，及时吸出口内分泌物，并将头侧向一边，防止异物吸入。

（4）矫正不良工作习惯，不要将钉子、别针等含在口内，以免误吸。

社区护士是社区常见意外情况的紧急救护者，主要职责是对一些有把握的、较简单轻微的急性伤病进行独立处理，而对某些严重复杂的问题能进行及时正确的初步处理，使社区居民的生活更加幸福和安康。

Key Words

1. 现场止血的基本原则是_____。

2. 下肢出血时自救是用双拇指重叠用力压迫_____。

3. 骨折固定的原则：非手术的主要有_____、_____；手术的主要有_____、_____、_____、_____、_____等。

4. 家庭烫伤的急救处理：用_____浇烫伤部位，若被粘住，不可_____，一面_____，一面_____；烫伤范围过大，可全身浸泡在浴缸中，冷却后，用_____轻轻盖住烫伤部位，如有水泡，不可_____，以免引起感染；勿在烫伤部位涂_____、_____等，并赶紧送院救治。

5. 黄蜂毒液呈_____，可用_____冲洗；蜜蜂毒液呈_____，可用_____或_____或_____冲洗，注意在拔除蜜蜂刺时不要_____。伤口周围可涂以蛇药；疼痛剧烈者，可用_____封闭伤口周围。

6. 一旦被犬、猫科动物咬伤、抓伤，在咬伤现场或就地彻底用_____冲洗伤口。

7. 婴儿呼吸道异物的急救方法有_____和_____。

任务四 社区常见中毒的急救措施

学习目标

【掌握】

1. 学会对一氧化碳、食物、安眠药、灭鼠药中毒患者的急救措施。

2. 能对人进行一氧化碳中毒和食物中毒病症的预防宣教。

【熟悉】

1. 识别一氧化碳中毒时轻、中、重型的临床特征。

2. 说出食物中毒的特点。

【了解】

区别一氧化碳、食物、安眠药、灭鼠药中毒的诊断要点。

案例导入 9-4

陆女士,27岁,某小学教师,最近因失恋经常闷闷不乐,多次想自杀,被他人发现未成,今天上午趁家中无人,打开煤气,把所有房间门关紧,等下午5点后,父母一回家发现她已经昏迷。请问:作为一名社区护士应怎样处理现场?

一、一氧化碳中毒

一氧化碳中毒是含碳物质燃烧不完全时的产物经呼吸道吸入引起中毒。中毒机理是一氧化碳与血红蛋白的亲和力比氧与血红蛋白的亲和力高200~300倍,所以一氧化碳极易与血红蛋白结合,形成碳氧血红蛋白,使血红蛋白丧失携氧的能力和作用,造成组织窒息。对全身的组织细胞均有毒性,尤其对大脑皮质的影响最为严重。

(一)临床表现

临床表现主要为缺氧,其严重程度与COHb(碳氧血红蛋白)的饱和度呈比例关系。轻者有头痛、无力、眩晕、劳动时呼吸困难,COHb的饱和度达10%~20%;症状加重,患者口唇呈樱桃红色,可有恶心、呕吐、意识模糊、虚脱或昏迷,COHb饱和度达30%~40%;重者呈深度昏迷,伴有高热、四肢肌张力增强和阵发性或强直性痉挛,COHb饱和度>50%。患者多有脑水肿、肺水肿、心肌损害、心律失常和呼吸抑制,可造成死亡。某些患者的胸部和四肢皮肤可出现水疱和红肿,主要是自主神经营养障碍所致。部分急性一氧化碳中毒患者于昏迷苏醒后,经2~30天的假愈期会再度昏迷,并出现痴呆木僵型精神病、震颤麻痹综合征、感觉运动障碍或周围神经病等精神神经后发症,又称急性一氧化碳中毒迟发脑病。长期接触低浓度一氧化碳,可有头痛、眩晕、记忆力减退、注意力不集中、心悸等症状。

1. 轻型

中毒时间短,血液中碳氧血红蛋白为10%~20%,表现为中毒的早期症状,头痛、眩晕、心悸、恶心、呕吐、四肢无力,出现短暂的昏厥,一般神志尚清醒,吸入新鲜空气,脱离中毒环境后,症状迅速消失,一般不留后遗症。

2. 中型

中毒时间稍长,血液中碳氧血红蛋白占 30%～40%。在轻型症状的基础上,可出现虚脱或昏迷,皮肤和黏膜呈现煤气中毒特有的樱桃红色。如抢救及时,可迅速清醒,数天内完全恢复,一般无后遗症状。

3. 重型

发现时间过晚,吸入煤气过多,或在短时间内吸入高浓度的一氧化碳,血液碳氧血红蛋白浓度常在 50% 以上,患者呈现深度昏迷,各种反射消失,大小便失禁,四肢厥冷,血压下降,呼吸急促,会很快死亡。一般昏迷时间越长,愈后越严重,常留有痴呆、记忆力和理解力减退、肢体瘫痪等后遗症。

(二)实验室检查

1. 血中碳氧血红蛋白测定

正常人血液中碳氧血红蛋白含量可达 5%～10%,其中有少量来自内源性一氧化碳,为 0.4%～0.7%。轻度一氧化碳中毒者血中碳氧血红蛋白可高于 10%,中度中毒者可高于 30%,严重中毒者可高于 50%。但血中碳氧血红蛋白测定必须及时,脱离一氧化碳接触 8 小时后碳氧血红蛋白即可降至正常且与临床症状不呈平行关系。

2. 脑电图

据报道,54%～97%的急性一氧化碳中毒患者可以发现异常脑电图,表现为低波幅慢波增多。一般以额部及颞部的 θ 波及 δ 波多见,常与临床上的意识障碍有关。有些昏迷患者还可出现特殊的三相波,类似肝昏迷时的波形;假性阵发性棘慢波或表现为慢的棘波和慢波。部分急性一氧化碳中毒患者后期出现智能障碍脑电图的异常可长期存在。

3. 大脑诱发电位检查

一氧化碳中毒的急性期及迟发脑病者可见视觉诱发电位(VEP)100 潜时延长,异常率分别为 50% 和 68%,恢复期则可分别降至 5% 和 22%,正中神经体感诱发电位(SEP)检查见 N32 等中长潜时成分选择性受损,两类患者的异常率皆超过 70%,并随意识好转而恢复脑干听觉诱发电位(BAEP)的异常与意识障碍的程度密切相关,与中毒病情的结局相平行。

4. 脑影像学检查

一氧化碳中毒患者于急性期和出现迟发脑病时进行颅脑 CT 检查,主要异常为双侧大脑皮质下白质及苍白球或内囊出现大致对称的密度减低区,后期可见脑室扩大或脑沟增宽,异常率分别为 41.2% 和 87.5%,脑 CT 无异常者预后较好,异常者其昏迷时间大都超过 48 小时。但迟发脑病早期并无 CT 改变,上述 CT 异常一般在迟发脑病症状出现 2 周后方可查见,故不如脑诱发电位及脑电图敏感。

5. 血、尿、脑脊液常规化验

周围血红细胞总数、白细胞总数及中性粒细胞数增高,重度中毒时白细胞数高于 $18 \times 10^9/L$ 者预后严重。1/5 的患者可出现尿糖,40% 的患者尿蛋白呈阳性。脑脊液压力及常规多数正常。

6. 血液生化检查

血清 ALT 活性及非蛋白氮一过性升高。乳酸盐及乳酸脱氢酶活性于急性中毒后即增高。血清 AST 活性于早期也开始增高,24 小时升至最高值,当超过正常值 3 倍时,常提示病情严重或有合并症存在。合并横纹肌溶解症时,血中肌酸激酶(CK)活性明显增高。血气检查可见血氧分压正常,血氧饱和度正常,血 pH 降低或正常,血中二氧化碳分压常有代偿性下降,血钾可降低。

7. 心电图

部分患者可出现 ST-T 改变,也可见到室性期前收缩、传导阻滞或一过性窦性心动过速。

(三)诊断

临床可根据一氧化碳接触史、突然昏迷、皮肤黏膜樱桃红色等做出诊断。

(1)有产生煤气的条件及接触史。职业性中毒常为集体性,生活性中毒常为冬季生火取暖而室内通风不良所致,同室人也有中毒表现,使用热水器也是煤气中毒的重要原因。

(2)轻度中毒者有头晕、头痛、乏力、心悸、恶心、呕吐及视力模糊等症状。

(3)病情严重者皮肤呈樱桃红色,呼吸及脉搏加快,四肢张力增强,意识障碍,处于深昏迷甚至呈尸厥状态。最终因肺循环衰竭、心力衰竭而死亡。

(4)严重患者抢救苏醒后,经 2～60 天的假愈期,可出现迟发性脑病症状。

(四)并发症

本病病程中可并发肺热病、肺水肿、心脏病变等。

(五)治疗

1. 治疗用药

甘露醇、高渗葡萄糖、利尿剂、地塞米松。

2. 一氧化碳急救原则

(1)立即打开门窗,迅速将患者移离中毒环境至通风良好、空气新鲜的环境中。
(2)松开衣领使呼吸通畅、注意保温。
(3)有条件时给予吸氧。氧气可加速一氧化碳的排出和血中碳氧血红蛋白的离解。
(4)轻度中毒者经上述处理后很快就能好转,对猝死者立即进行心肺复苏。
(5)当中毒较深出现昏迷时需急送医院高压氧舱治疗。

案 例 分 析 9-4

社区护士现场处理:应立即打开门窗,迅速将患者移离中毒环境至通风良好、空气新鲜的环境中;松开衣领使呼吸通畅、注意保温;急送医院救治。

3. 一氧化碳的急救措施

迅速将患者转移到空气新鲜的地方,卧床休息,保暖,保持呼吸道通畅。

(1)纠正缺氧:迅速纠正缺氧状态。吸入氧气可加速 COHb 离解,增加 CO 的排出。吸入新鲜空气时,CO 由 COHb 释放出半量约需 4 小时;吸入纯氧时可缩短至 30～40 分钟,吸入 3 个大气压的纯氧可缩短至 20 分钟。高压氧舱治疗能增加血液中溶解氧,提高动脉血氧分压,使毛细血管内的氧容易向细胞内弥散,可迅速纠正组织缺氧。呼吸停止时,应及早进行人工呼吸,或用呼吸机维持呼吸。危重患者可考虑血浆置换。

(2)防治脑水肿:严重中毒后,脑水肿可在24~48小时发展到高峰。脱水疗法很重要。目前最常用的是20%甘露醇,静脉快速滴注。待2~3天后颅压增高现象好转,可减量,也可注射呋塞米脱水。三磷酸腺苷、肾上腺糖皮质激素如地塞米松也有助于缓解脑水肿。如有频繁抽搐,目前首选药是地西泮,抽搐停止后再静滴苯妥英钠。

(3)治疗感染和控制高热:应做咽拭子、血、尿培养,选择广谱抗生素。高热能影响脑功能,可采用物理降温方法,如头部用冰帽,体表用冰袋,使体温保持在32 ℃左右。当降温过程中出现寒战或体温下降困难时,可用冬眠药物。

(4)促进脑细胞代谢:应用能量合剂,常用药物有三磷酸腺苷、辅酶A、细胞色素C和大量维生素C等。

(5)防治并发症和后发症:昏迷期间护理工作非常重要。保持呼吸道通畅,必要时行气管切开。定时翻身以防发生压疮和肺炎。注意营养,必要时鼻饲。急性CO中毒患者从昏迷中苏醒后,应尽可能休息观察2周,以防神经系统和心脏后发症的发生。如有后发症,应给予相应治疗。

问题思考　高压氧舱治疗一氧化碳中毒的机理是什么?

提高机体含氧量,使组织得到足够的溶解氧,迅速纠正低氧血症;加速COHb的离解,促进CO的清除,使血红蛋白恢复携氧功能;提高超氧化物歧化酶(SOD)活性,减少自由基的损害;高压氧使颅内血管收缩,打断脑缺氧与脑水肿之间的恶性循环;能防治各种并发症;防治迟发性脑病;改善中枢神经细胞呼吸障碍。

(六)预后

一般患者在数日内完全复原,重者可发生神经系后遗症。治疗时如果暴露于过冷的环境,易并发肺炎。

(七)预防

(1)应广泛宣传室内用煤火时应有安全设置(如烟囱、小通气窗、风斗等),说明煤气中毒可能发生的症状和急救常识,尤其强调煤气对小婴儿的危害和严重性。煤炉烟囱安装要合理,没有烟囱的煤炉,夜间要放在室外。

(2)不使用淘汰热水器,如直排式热水器和烟道式热水器,这两种热水器都是国家明文规定禁止生产和销售的;不使用超期服役热水器;安装热水器最好请专业人士安装,不得自行安装、拆除、改装燃具。冬天冲凉时浴室门窗不要紧闭,冲凉时间不要过长。

(3)开车时,不要让发动机长时间空转;车在停驶时,不要过久地开放空调机,即使是在行驶中,也应经常打开车窗,让车内外空气产生对流。感觉不适即停车休息,驾驶或乘坐空调车如感到头晕、身体发沉、四肢无力,应及时开窗呼吸新鲜空气。

(4)在可能产生一氧化碳的地方安装一氧化碳报警器。一氧化碳报警器是专门用来检测空气中一氧化碳浓度的装置,能在一氧化碳浓度超标的时候及时地报警,有的还可以强行打开窗户或排气扇,使人们远离一氧化碳的侵害。

二、食物中毒

食物中毒包括细菌性食物中毒、化学性食物中毒（如农药中毒）、动植物性食物中毒（如木薯、扁豆中毒）、真菌性食物中毒（毒蘑菇中毒）等。食物中毒的表现：在短时间内，吃某种食物的人个别或集体发病，以恶心、呕吐、腹痛、腹泻为主，往往伴有发烧。严重的还会发生脱水、酸中毒，甚至出现休克、昏迷等症状，救治不及时会危及生命。

（一）食物中毒的特点

食物中毒的发生原因各不相同，但发病具有如下共同特点：

（1）发病潜伏期短，来势凶猛，短时间内可能出现多人发病。

（2）发病与食物有关，患者曾食用同一受污染的食物，流行波及范围与污染食物供应范围相一致，停止供应及进食污染食物后，不再出现新病例。

（3）中毒患者临床表现基本相似，以胃肠道症状（恶心、呕吐、腹痛、腹泻）为主。

（4）人与人之间不会直接传染。

（二）食物中毒的预防

（1）个人要养成良好的卫生习惯，饭前便后要洗手。

（2）餐具定期消毒。

（3）生、熟食物要分开，蔬菜、水果要洗干净，食物煮熟后方可食用。

（4）不要采摘、捡拾、购买、加工和食用来历不明的食物、死因不明的畜禽或水产品，以及不认识的野生菌、野菜或野果等。

（5）不要食用已过保质期的食品。

（三）食物中毒的救治原则

可口服解痉剂、输液、卧床休息观察。如腹痛剧烈，腹泻一日10次之多，并有体温升高者，可加用抗生素。严重者出现皮肤弹性消失、眼球下陷、脉搏细弱、四肢发凉、血压下降甚至休克、呼吸衰竭而危及生命。应及时催吐、洗胃以清除未被吸收的毒素，并速送医院做进一步治疗。

（四）常见食物中毒的救治措施

1. 河豚中毒

河豚中毒会引起呼吸肌麻痹，这是因为河豚鱼的肝、肠、卵巢内含有大量的河豚毒素。通常在食用后1～2 h内发病，重症者在中毒后4 h左右出现呼吸肌麻痹，甚至死亡。

（1）急救处理：立即催吐、导泻，并尽快送医院抢救。必须告诉医生患者吃过河豚。

（2）预防措施：不要冒险吃河豚；买鱼时要问清鱼的种类；在饭店点鱼类制品时，必须详细询问服务人员所点的是何种鱼。

2. 四季豆中毒

四季豆中含有皂素等有害物质，如果吃了未熟或凉拌的四季豆，半小时到几小时之内就可发生中毒。

（1）急救处理：用适量的甘草、绿豆煮汤饮用，重者应入院治疗。

（2）预防措施：四季豆必须煮熟才能食用。

3. 马铃薯中毒

发芽、青绿色或未成熟的马铃薯着色部分(青、绿、紫色和胚芽、芽孔周围)含龙葵素,会引起中毒。

(1)急救处理:用手指刺激舌根部诱导催吐,也可口服硫酸钠或硫酸镁 20 mL 导泻,还可饮茶水、糖开水或甘草绿豆汤以补充水分,纠正脱水。

(2)预防措施:不吃发芽的土豆。如要吃,可将芽周彻底挖掉,并用冷水浸泡 30～40 min,煮熟后再吃。食时放些醋,可加速对龙葵素的破坏。

4. 蘑菇中毒

蘑菇属于真菌,现已成为家常菜的材料之一。然而,一旦食入有毒的蘑菇,将危及生命。

(1)急救处理:一旦误食中毒,要立即催吐、导泻;对中毒不久而无明显呕吐症状者,可先用手指刺激舌根部催吐;大量饮用温开水或稀盐水,以减少毒素的吸收。

(2)预防措施:学会辨认常见的毒蘑菇,如颜色越鲜艳,毒性越强。不食用不认识或没有安全保证的蘑菇。

5. 亚硝酸盐中毒

亚硝酸盐中毒是指由于食用硝酸盐或亚硝酸盐含量较高的腌肉、泡菜或变质的蔬菜,或者误将工业用亚硝酸钠作为食盐食用而引起的中毒,也可见于饮用了含有硝酸盐或亚硝酸盐的苦井水、河水的人。中毒者通常会出现胸闷憋气、口唇发绀等症状。

(1)急救处理:一旦发生亚硝酸盐中毒,应迅速让中毒者大量饮水催吐,必要时送院进行洗胃、灌肠、导泻处理。然后让中毒轻者在空气新鲜、通风良好的环境中卧床休息。

(2)预防措施:不宜一次大量或经常食用腌制食品,在食用前应仔细阅读食品包装上的安全指标,如保质期等。到正规、有信誉的商场购买食盐。

三、安眠药中毒

常用的安眠药有鲁米那、速可眠、氯丙嗪、安定、奋乃静等,中毒主要源于服用过量或一次大量服用。安眠药对中枢神经系统有抑制作用,少量服用可催眠,过量则可致中毒。当被吸收的药量超过常用量的 15 倍时可因呼吸抑制而死亡。

(一)中毒症状

(1)神经系统症状。头晕、记忆力消退、嗜睡、知觉消失。严重者昏迷、抽搐、瞳孔扩大、对光反应消失。

(2)呼吸循环系统。初期呼吸速率减慢且规则,以后则呼吸减慢而不规则,严重时呼吸困难、血压下降、尿少、循环衰竭。

(3)皮肤可见皮疹,出现恶心、呕吐症状。

(4)安眠药一次进量多、时间长而未被发现的患者可导致死亡。

(二)临床分型

1. 轻度中毒

嗜睡,出现判断力和定向力障碍,步态不稳,言语不清,眼球震颤,各种反射存在,体温、脉搏、呼吸、血压正常。

2. 中度中毒

浅昏迷,用强刺激可唤醒,不能答问,很快又进入昏迷,呼吸浅而慢,血压仍正常,角膜反射和咽反射存在。

3. 重度中毒

深昏迷,早期四肢肌张力增强,病理反射呈阳性,后期全身肌肉弛缓,各种反射消失,瞳孔对光反应存在,瞳孔时而散大时而缩小,呼吸浅而慢、不规则或呈潮式呼吸,脉搏细速,血压下降。

(三)急救处理

(1)患者宜平卧,尽量少搬动头部。

(2)可立即刺激咽反射而致呕,或以 1∶5000 的高锰酸钾溶液或清水洗胃,还可用硫酸镁导泻。

(3)对血压下降者用去甲肾上腺素静脉滴注,有惊厥者可用异戊巴比妥,昏迷时应给予盐酸哌醋甲酯等兴奋剂。

(4)还可加用护肝药以保护肝脏,促进代谢。

四、灭鼠药中毒

因鼠药种类不同,中毒表现和救治方法也有不同,以下做分别介绍。

(一)安妥中毒

主要症状有上腹烧灼感、恶心、呕吐、口渴、咳嗽、嗜睡等,严重者呼吸困难、面色青紫、昏迷甚至肝大、黄疸。

急救措施

(1)催吐,以 1∶2000 的高锰酸钾溶液洗胃。

(2)服硫酸钠或硫酸镁 30~50 g 导泻。

(3)忌食含油食物和碱性食物,减少安妥吸收。

(二)磷化锌中毒

主要症状为口腔和咽喉疼痛或糜烂、上腹灼痛、肝区痛、呕吐大蒜样味、呕血、头晕、心慌、惊厥甚至昏迷。

急救措施

(1)催吐,用 0.5% 硫酸铜液反复洗胃至洗出物无蒜臭味;继之用 1∶2000 的高锰酸钾溶液洗胃,直至洗出清水样液。

(2)胃内注入或喂食 100~200 mL 液体石醋油,使残药溶解其中,同时服硫酸镁 30~50 g 导泻。

(3)禁食含油食物,避免药物吸收。

(三)敌鼠钠盐和华法灵中毒

主要破坏鼠类的凝血机制,造成出血。

急救措施

(1)除催吐、洗胃、导泻外,主要应用维生素 K_1 10~20 mg 肌注,3 次/日。

(2)失血过多应输血。

社区中经常发生中毒事件,特别是一氧化碳中毒、食物中毒、安眠药中毒、灭鼠药中毒、亚硝酸钠中毒及毒蕈中毒等。社区护士不但要了解其中毒机制,还要熟悉常见中毒症状和表现,熟练掌握急救措施,能对中毒者实施现场救护。

Key Words

1. 一氧化碳中毒的主要临床表现为_____,当COHb饱和度达_____,患者口唇_____。当COHb饱和度达_____;患者可呈_____,当COHb饱和度_____。患者多有_____、_____、心肌损害、心律失常和_____,可造成死亡。

2. 食物中毒的共同特点:发病_____短,来势_____,短时间内可能出现_____发病。以_____症状为主。人与人之间不会_____。

3. 河豚中毒会引起_____,是因为河豚鱼的肝、肠、卵巢内含有大量的_____。患者通常在食用后_____发病,重症者在中毒后_____左右出现呼吸肌麻痹,甚至死亡。

4. 亚硝酸盐中毒是指由于食用硝酸盐或亚硝酸盐含量较高的_____、_____或_____,或者误将工业用_____作为食盐食用而引起的中毒,也可见于饮用了含有硝酸盐或亚硝酸盐的_____、_____的人。

5. 安眠药中毒的急救处理:患者宜_____,尽量少搬动_____。可立即刺激_____而致呕吐,或以_____或_____洗胃,还可用硫酸镁导泻。对血压下降者用去_____静脉滴注,有惊厥者可用_____,昏迷时应给予_____等兴奋剂。

6. 安妥中毒的急救措施:①_____;②_____洗胃;③_____导泻;_____食物,减少安妥吸收。

案例分析与思考题

1. 工某,28岁,因过马路碰到一中午男子,两人便发生争吵,随后动手打人,中年男子突然大量鼻出血,倘若你作为一名护士在场,应如何处理? 请问常用的止血方法有哪些?

2. 20岁的小李,骑摩托车摔倒致头部外伤,头面部流血,脑组织外翻、意识障碍,被发现后急送当地医院。请叙述如何进行救治。

3. 一儿童,3岁,起床后想喝水,自己伸手去拿开水壶,不小心手脚被开水烫伤,此时应采取哪些家庭急救措施? 请问家庭中怎样预防和处理烧伤和烫伤?

4. 小玲早晨一起床就到小区的花园里玩,看到隔壁家的男孩在吃花生,她便嚷着要吃,不久便大声咳嗽,顿时脸色苍白、嘴唇发紫,急送医院。经医生诊断花生呛入气管,如何进行抢救?

5. 某公司职员几乎天天加班,有一天加班到凌晨,回家后开了燃气洗澡,由于过度劳累,在洗澡时睡着了,等发现时已死亡。请分析死亡的原因。

6. 小张,女性,23岁,从外地来到某大城市,交识了一位男朋友,后男朋友与之分手。某天晚上小张一气之下,吃了好多鲁米那,被好友发现送往医院。请简述:如何进行急救? 怎样判断一氧化碳、食物、安眠药、灭鼠药中毒?

7.小秦第一天来社区卫生中心上班,碰到一位中年男子颅骨骨折,此时应做何紧急处理? 如果是四肢骨折应做何紧急处理?

8.老杨,74岁,下午散步时不慎被狗咬伤,应怎样进行处理?

9.从社区急救的特点,来阐述社区护士在灾害发生时应如何进行救助与管理,需要具备哪些能力?

10.社区护士怎样理解伤病员现场救护的基本原则? 如何学会转运方法? 有哪些转运注意事项?

11.请比较预检分诊 START 和 RPM 的区别。

12.怎样识别毒蜂蜜蛰伤和毒蜘蛛蛰伤的临床表现特征? 如何进行急救处理?

(许方蕾　盛爱萍)

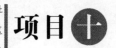

项目十

社区临终护理

"生如夏花之灿烂,死如秋叶之静美。"人最宝贵的是生命,生与死都是人的必经之路,如何做到既要"优生"又要"优死",成了现代医学的热点。临终是生命结束前的必经阶段,有其特殊的发展规律性。人们需要得到精心的照护和关怀,正确认识死亡和生命的存在,如何在有限的时间内减轻痛苦、安度余生,这是医学界乃至全社会面临的课题。在20世纪60年代,出现了一种新型的医疗服务,即临终关怀。它的出现,是人类在保护自己生命史上的一项重大举措,也是我们创建和谐社会中必不可少的一个环节。

任务一 | 临终关怀概述

学习目标

【掌握】

1. 说出临终的概念以及界定临终的主要内容。

2. 比较临终关怀与安乐死的不同之处。

【熟悉】

1. 区别死亡的三个阶段。

2. 描述死亡教育的内容及技巧。

【了解】

1. 识记临终关怀的影响因素。

2. 设计死亡教育的基本步骤。

案例导入 10-1

王某,男性,76岁,具有30余年吸烟史,主述咳嗽、咳痰10余年,近两周来痰中带血丝,并伴有左侧胸痛,呼吸困难。患者入院时神志清,消瘦。胸部CT显示左侧肺癌,并伴有大量胸腔积液和心包积液,同时两侧肺气肿;体温36.8 ℃,脉搏126次/分,测动脉血氧分压(PaO_2)为56 mmHg,二氧化碳分压($PaCO_2$)为89 mmHg,血压100/66 mmHg,空腹血糖8.6 mmol/L,白细胞$9.6×10^9$/L,中性粒细胞0.86,经住院评估诊断,患者肺癌已到晚期,医师建议中西医保守治疗。请问:①王某是否已进入临终期?②护士通过死亡教育可以使患者和家属获得怎样的帮助?

一、临终关怀的概念

1.临终关怀的含义

临终关怀,顾名思义,就是对临终者的关怀,关怀的内容包括生理、心理及社会各个方面。临终关怀的英文是"hospice care",由于历史的临终关怀活动与现代的临终关怀活动内容不尽相同,又因不同国家和地区的具体情况不同,学者对这一词译音也不一样,但究其本意,均是对垂危患者的照护。虽然每个临终者的身体状态、心理需求不尽相同,但却有其共性,临终者面对死亡,渴求精神上的支持、躯体上的抚慰,期望能够舒适及得到家属的安慰,从而改善其临终生活质量,有尊严地离开人世。

根据美国国立医学图书馆出版的"医学主题词表"解释,临终关怀是指对临终患者和家属提供姑息性和支持性的医护措施。它强调,不仅临终患者,而且其家属也需要照护和帮助。临终关怀其实是一种特殊的卫生保健服务,是由多学科、多方面的专业人员组成的临终关怀团队,为临终患者及家属提供全面的舒缓疗护,以使临终患者缓解病痛,维护临终患者的尊严,使患者舒适安宁地走完人生最后的旅程。因此,临终关怀不仅仅是一种服务,而且是一门以临终患者的生理、心理发展为依据,为临终患者提供全面照护,减轻其身心压力为研究对象的新兴交叉学科,它要求医护人员也要做好临终患者家属的护理和帮助工作。

2.临终关怀的服务对象

临终关怀的服务对象,狭义上,是指患有恶性和非恶性疾病的病重垂危患者。患者为恶性疾病患者,即晚期癌症患者,占接受临终关怀服务的绝大多数。患者为非恶性疾病者,是指患有心脏疾病、脑血管疾病、慢性呼吸系统疾病、帕金森病和 AIDS 等疾病且病程发展到晚期难以救治的患者。广义上,临终关怀的服务对象包括病重垂危患者及其家属。大部分患者家属在陪伴患者度过人生最后旅程的同时也接受了医务人员的心理辅导和精神支持,使家属在居丧期间因悲哀引起的躯体不适、情感和认知的大起大落及行为异常均可得到减轻。

3.影响临终关怀的主要因素

(1)医务人员对临终关怀的认识不足:由于目前大多数医疗机构缺乏临终关怀的相应培训,大多数医务人员对相关的理念和技能并不熟悉,对临终关怀的哲理和内涵缺乏深入了解,在临床对临终患者还是以治疗为主要服务方式,面对临终或濒死患者,面对需要抚慰的悲伤家属,常常会感到压力。他们总是将最先进的设备和高档的药物投入到患者身上,不仅给患者带来痛苦,同时也造成了医疗资源的浪费。目前为止,全社会对临终关怀、死亡的教育还未普遍开展,人们注重"生"的质量,"死亡"是一个神秘的过程。

(2)社会保障、支持系统严重不足:临终关怀是一种带有慈善性质的非营利性的服务。在国外,临终关怀机构的经费来源主要靠民间慈善性捐赠、各种医疗保险和学术团体的资助、国家政府的资金提供等,更有日本、美国等已将临终关怀费用纳入了本国的医疗保险。而在我国大陆,临终关怀工作还是一种有偿服务,不属于慈善范围,临终关怀机构没有纳入国家医疗保障体系当中,设在综合医院里的临终关怀机构要靠医疗的业务收入来维持,这无疑使部分低收入老年人望而却步。在发达国家中从事临终关怀的除了医护人员外,还有社会工作者、心理学家、专业治疗师、神职人员等较为庞大的志愿者队伍,而我国目前参与临终关怀的志愿者还不多,这些都是制约、阻碍临终关怀事业发展的因素。

(3)传统死亡观和孝道观的影响:一方面,因长期受传统的死亡观、伦理观的影响,大多数患者和家属没有科学的死亡观,对死亡持否认态度,或忌讳谈论死亡,或极度恐惧死亡,导致无法接受死亡将至的事实,有的患者或家属对医务人员产生怨恨情绪。在任何情况下,只要能延长生命,即使是毫无意义的救治,也要不惜一切代价去救治,因为这是符合道德的行为;反之,无论如何都不能在道德上立足。另一方面,家属因孝道的传统伦理影响,认为孝道集中于病、老、死之际。民谚云:"养儿防老",自古以来皆强调子女送终为尽"孝道"。子女害怕放弃对濒死患者无效的治疗和抢救而背上不孝之名。上述因素都阻碍了临终关怀的发展。

(4)缺乏相关的制度保障:临终关怀机构如何建立、运行? 其硬件、软件标准如何? 治疗规范和服务标准等问题的制定对临终关怀的实效至关重要。临终关怀的相关政策、措施、法律、法规缺失或不配套,医疗体制限定了临终关怀医院或科室的收费是非公益性的,我国要真正做到适应老龄化人口的照护,就要从体制上支持临终关怀的开展,使临终关怀逐步走向制度化、规范化。

(5)缺乏对临终者及其家属的心理支持:临终关怀工作无论是理论研究还是临床实践,更多的是从医疗或护理的角度展开,少有人从心理学的角度进行研究、讨论和实践,临终关怀工作的有效开展需要从事临终关怀服务的人员具备相应的心理学知识。由于目前从心理学角度对临终关怀的研究不够,相关从业人员的心理学知识培训也不足,临终关怀事业发展心理支持系统未能有效建立。

(6)没有适合中国国情特色的临终护理模式:从天津医科大学1988年建立我国第一家临终关怀研究中心至今,尚没有建立起一套完整的适合自己的具有中国特色的行之有效的临终护理模式。许多学者提出的护理模式,尚在完善中,未能广泛应用。

(7)临终关怀态度影响因素研究中存在的问题:近年来临终关怀开始逐渐走入大众的视野,临终关怀方面的课题也备受关注。虽然国内已有一定的研究基础,但是仍然存在一些问题:①研究方法单一,国内很多研究都采用的是横断面研究,以发放问卷的形式,使用纵向研究与质性研究的人较少;②研究结论未成果化,研究临终关怀态度的目的在于找出人们对临终关怀态度的差异,由此来确定不同人群的临终关怀实施的方式以及如何才能让临终关怀被更多的人接受。然而,对大众进行临终关怀教育的项目却少之又少;③缺乏信效度高的量表,现在国内学者基本上是采用自行设计的量表或者国外的测量工具,如何结合本国的文化和社会背景开发信效度高的量表是极其重要的。

二、临终与死亡的概念

(一)临 终

每一个人都是在自己的啼哭声中诞生的,啼哭是生命的第一站。给家人带来生机与活力。其间经历过婴幼儿阶段、青少年阶段、中壮年阶段、老年阶段,临终则是生命的最后阶段,人们在他人的哭泣声中结束人生的历程。临终(dying)是各种疾病或损伤造成人体主要器官功能趋于衰竭,显示生命活动即将终止或临近死亡的阶段。根据医学界的解释,临终是临近死亡的阶段,而濒死是临终的一种状态。

关于临终的时间界定,各个国家有不同的标准,目前世界上尚无统一的标准。美国将临终定义为患者已无治疗的意义,估计只能存活 6 个月以内;日本以患者只有 2～6 个月生存时间为终末阶段;英国以预后 2 年或 1 年为临终期。我国不少学者提出,当患者处于疾病末期,死亡在短期内(存活时间为 2～3 个月)不可避免地要发生时,即属于临终阶段。总的说来,临终是指身体日趋恶化,特别是体力、食欲和知觉出现恶化,临近死亡的阶段。

综上所述,临终的界定归纳为:①各种意外伤害,导致人体各主要器官功能衰竭,抢救无效者;②晚期癌症患者出现生命体征和代谢功能紊乱,治疗无效者;③慢性疾病终末期,存活 3～6 个月以内者;④自然衰老,各主要脏器衰竭,生活不能自理者。

(二)死亡

1. 死亡概念

死亡(death)是生命活动不可逆转的终止,是人的本质特征的永久消失,即机体完整性的破坏和新陈代谢的停止,是生命活动的终点。临床上传统的死亡概念是把呼吸和心跳停止作为判断死亡的标准。现代医学和伦理学界人士提出了比较客观的死亡标准,即脑死亡标准。脑死亡(brain death)即全脑死亡,包括大脑、中脑、小脑和脑干在内的全脑功能不可逆地停止,这时尽管有被动心跳、呼吸的存在,仍可宣告死亡。不可逆的脑死亡是生命活动结束的象征。2002 年,卫生部脑死亡法起草小组制定了我国脑死亡诊断的四项标准(成人),明确指出脑死亡是包括脑干在内的全脑功能丧失的不可逆的状态,包括:①先决条件为昏迷,原因明确,排除各种原因的可逆性昏迷;②临床诊断是深昏迷,脑干反射全部消失,无自主呼吸;③确认试验是脑电图平直,经颅脑多普勒超声呈脑死亡图形,体感诱发电位 P14 以上波形消失(确认试验中三项必须有一项阳性);④脑死亡观察时间是首次确认后,观察 12 小时无变化,方可确认为脑死亡。

问题思考 临床上对死亡分为哪三个阶段?

①濒死期:各系统严重紊乱,中枢神经系统功能受到抑制,此期生命处于可逆阶段,若得到及时有效的抢救治疗,则生命可复苏。

②临床死亡期:心跳、呼吸停止,各种反射消失,呈延髓抑制状态,仍有复苏的可能。

③生物学死亡期:机体各组织器官活动不可逆的停止,并相继出现尸冷、尸斑、尸僵、尸体腐败等现象。

2. 死亡教育

死亡教育是引导人们理性地直面死亡、思考死亡,最终帮助自己乃至他人超越对死亡的恐惧,进而反思人生的意义,激发生命活力的教育。不仅绝症患者有临终的问题,实际上人人都将走向临终。所以,临终关怀的性质不应局限在仅仅对绝症患者及家属的照顾,而应理解为一种广义的死亡教育。一个事物的发展总有两面性,临终关怀也带来诸多的问题需要医护工作者去挑战,从实质上讲,死亡教育是对人生的教育的深化。

(1)死亡教育的起源:死亡教育源于美国,1963 年,Robert Fulton 在明尼苏达大学开设了第一门正式的死亡教育课程,1974 年,全美大学学院设有"死亡与死亡过程"等课程的已达 165 所,1977 年《死亡教育》杂志在美国创刊,1992 年,美国已经有 52% 的医学系及 78% 的护理系都设有 3 个必修学分的"死亡与濒死"课程。

(2)死亡教育的目的:开展死亡教育旨在指导人们以健康、正常的观点来谈论生死,使人们树立正确的死亡观,认识到生命价值并不只是表现在长度上,还要衡量其广度和深度。此外,死亡教育的另一个重要目的就是引导亲属、子女正确看待亲人的逝去,积极调整悲伤的思绪,尽快从失去亲人的打击中恢复到正常的生活状态。

(3)死亡教育的内容:死亡并非只是医学性的问题,还涉及诸如社会学、宗教、哲学等方面的问题,因此死亡教育的内容除了死亡基本概念、临床死亡判断标准、死亡心理基本理论外,还包括死亡的社会文化、家庭居丧悲伤与心理辅导、哲学与宗教死亡思想、死亡的道德法律,以及死亡的超越等内容。但是值得一提的是,接受死亡教育的人群并非局限于医务人员,还包括社会大众。死亡教育的基本内容可归纳为三大类:①对死亡本质的教育;②人类对死亡和濒死的态度教育;③对死亡与濒死调适处理的教育。

(4)我国宗教文化中的死亡教育:死亡态度受宗教教义的影响,当医学已不能治愈患者时,宗教就成为其精神寄托以及寻求解脱的途径。宗教文化对国人的思想产生了深远的影响,国人普遍认为我国的宗教文化是"重生忌死"的,视死亡为不吉利的象征,甚至避而远之,这使得死亡教育在我国的开展举步维艰。其实从不同的高度和角度重新挖掘和体会宗教文化的内涵,就不难发现其中有很多与死亡、临终相融合的元素。以儒家、佛教以及道教文化为例,儒家的孟子曰"养生不足以当大事,为送死可以当大事";佛教中虽然有不同于世俗的看法,但也认为"生死一如";最具代表性的当属道家的老子,老子言"出生入死,生之徒,十有三;死之徒,十有三;人之生,动之于死地,亦十有三。夫何故?以其生生之厚"。由此可以看出,古人的思想中即有对生命起点"生"的关注,也有对生命终点"死"的考察。古人的这些思想都值得我们深入学习和借鉴,从而形成结合我国宗教和国情的,具有中国特色的死亡教育。

(5)死亡教育的方法:①死亡教育的基本步骤。a.对医务人员进行死亡教育。因为其职业宗旨是防治疾病、保证健康、减少死亡,加之医务人员是临终护理的主要参与者,应运用自己掌握的死亡知识和技能来帮助和影响患者及家属,使他们接受临终关怀的理念。b.对患者及其家属进行死亡教育。对面临临终或死亡的患者及其家属进行死亡教育,以缓解患者对死亡的恐惧,缓和亲属对死亡的悲伤,在生命的最后时刻接纳死亡,获得生命的升华,安宁地辞别人世,让亲属平稳地度过悲伤期。c.对社会各群体进行死亡教育。可通过广播、电视、报纸、杂志等各种传媒,进行广泛的宣传教育,使广大民众能正确地认识死亡、接受死亡,使人们以所学的知识帮助和影响身边更多的人。②死亡教育的技巧。a.评估临终患者的心理反应。参考库布勒·罗斯博士提出的濒死患者的5个心理期(否认期、愤怒期、协议期、抑郁期及接受期),针对各心理期进行相应的死亡教育。b.在护理工作中体现死亡教育。在护理实践中进行具有影响力的死亡知识和理念的教育,用临终护理的一言一行来减轻和消除患者的恐惧感和家属的悲伤感,而非课堂式教育。c.注意死亡教育的言行和技巧。应采取帮助和鼓励的护理模式,协助其完成各项生活护理,在心理上给予关心和支持,而不是说教、管理。以倾听的方式,帮助患者建立适宜的心理适应机制,让其安然地接受死亡的现实。d.鼓励患者进行表达。人生总有心事牵挂,特别是临终患者具有焦虑和恐惧等沉重的心理压力时,其释放压力的有效方法就是叙述和表达,护理人员应根据其表达内容,进行动态的评估,以制订护理计划。

(6)死亡教育的作用:①缓解临终患者对死亡的恐惧。通过死亡教育减轻患者的心理压力和精神上的痛苦,缓解和消除其失落感或自我丧失的恐惧感,认识生命质量与生命价值,建立适宜的心理适应机制,安然地接受死亡的现实走完人生旅途。②安抚亲朋好友,减轻他们的悲伤。亲人的离去,会带来强烈的离别痛苦,也会给身心带来极大的伤害,过度悲伤又是癌症、心脑血管及精神障碍等疾病的诱因。通过死亡教育可以帮助亲人缩短居丧期的悲伤,尽快调适生活,保持身心健康。③提高临终关怀照护者的工作能力。医务人员及照护者接受死亡教育,可以端正对死亡的认识,更好地把握死亡教育的技巧,理解临终患者及家属的各种问题,提高实施身心整体照护的能力,帮助临终患者安然、舒适、有尊严地离去,也可以使亲属平稳地度过居丧期。④提高临终患者的心理承受能力。尊重患者及时了解病情并决定治疗方案的权利,给予及时的死亡教育将大大地提高患者的心理承受能力,积极配合各项治疗和护理。把病情告知患者取决于患者的实际想法和愿望以及以往应对危机的能力,医务人员运用恰当的沟通技巧,引导患者提出问题,鼓励他们说出对死亡的顾虑和担忧,同时给予相应的教育。⑤有利于人们珍惜生活、尊重生命。使人们普遍地了解生命的价值、"优死"的概念、对自杀的伦理评判,使有自杀意念的患者在正面的死亡知识学习中,克服轻生的意念,培养自助、自救的能力,尊重生命的价值,担负社会责任。同时,也使更多的人运用所学的知识来帮助身边有自杀倾向的人,给处于精神危机状态的人以适时、适度的干预,从而有效地防止、减少自杀。

▌案例分析 10-1▐

老王处于肿瘤晚期,目前因呼吸道感染、高热不退,出现血压下降,意识不清,经消炎、化痰等对症治疗,未见好转,已进入临终阶段,床位医师已发病危通知。社区护士对患者及家属进行死亡教育将获得以下的作用:①缓解患者对死亡的恐惧;②安抚亲朋好友,减轻对死者离去的悲伤情绪;③提高临终关怀照护者的工作能力;④提高临终患者的心理承受能力;⑤有利于人们珍惜生活、尊重生命。

三、安乐死与善终

1. 安乐死(euthanasia)

安乐死有"美好的死亡"和"无痛苦的死亡"的含义,其内容就是患者在治疗无望、濒临死亡、忍受巨大痛苦的情况下,为了摆脱痛苦,自愿要求通过医学技术手段,在无痛苦的状态下结束生命。人们很容易将安乐死解读为"无痛致死""仁慈杀人""无痕自杀"等。《中国大百科全书·法学卷》对安乐死的定义是:"对于现代医学无可挽救的逼近死亡的患者,医生在患者本人真诚委托的前提下,为减少患者难以忍受的剧烈痛苦,可以采取措施提前结束患者的生命。"中国的传统文化普遍表现出对生命的珍重,以及对死亡的厌恶和不接纳。这种乐生恶死的思想导致多数民众排斥现代意义上的安乐死。如儒家认为"死生有命,富贵在天",并提出了"生,人之始也;死,人之终也;终始俱善,人道毕也"的"善终"思想。在道家,生死被看作是一种自然状态,死亡是对生命困顿的解脱,是通向安乐之途。庄子曾言:"夫大块载我以形,劳我以生,佚我以老,息我以死,故善吾生者,乃所以善吾死也。"在中国传统文化中,"顺应死亡""善终"的思想并不强调以人工方法结束生命,而是强调树立一种安乐死亡的观念,以一种顺应死亡的态度对待死亡,体面、尊严、从容而安然地死亡。这恰与安乐死的原始意义相契合。

综上所述,安乐死的本意与中国的"善终"相契合,中国的传统文化和基本国情为原始意义上的安乐死提供了思想基础。

2. 临终关怀与安乐死的相同之处

（1）目的相同：安乐死与临终关怀都是在回避临终前的痛苦，它们都以解除临终者心理和生理上的痛苦为目的。

（2）生命价值观相同：安乐死意味着速死，临终关怀意味着延长生命，提高生命质量。安乐死在一定意义上也是为了提高生命的质量，是为了"死得有质量"。二者都是为了使死亡的过程更舒适、更平静，摆脱病痛的折磨。

（3）手段相同：被动安乐死，即医务人员在无法挽救患者生命的情况下，撤除对患者的治疗设备或者通过不治的行为使患者安然死亡，与临终关怀的手段一样，都是为了不过度浪费医疗资源，使患者安详离去。

（4）服务对象相同：安乐死与临终关怀的服务对象都是重症患者，二者都是医学道德在生命终末期的具体体现。

3. 临终关怀与安乐死的不同之处

（1）概念不同：临终关怀是桑得斯博士于 20 世纪 60 年代提出和创立的；其照顾对象是所有的临终患者，是任何人也不可避免的临终阶段，是大概念。安乐死只是小部分身心极度痛苦的临终患者才有的选择，是小概念，它是由患者首先提出来的，是患者的自我要求。

（2）伦理价值及手段的不同：临终关怀具有浓厚的人道主义色彩，它的医学伦理原则是传统的伦理道德，临终关怀不采取任何促使死亡进程或缩短临终时间的方式。它强调对临终患者的同情、关怀和照护，是以提供缓和医疗为主的支持治疗，它能缓解临终患者的疼痛，维护临终患者的尊严，其核心是提高临终患者的生活质量。安乐死的伦理有两个出发点：一是患者有选择生死的权利，二是功利伦理观，是临终患者对社会和亲人的最后一次回报。安乐死具有极强的针对性，在极短时间内是一种较为简捷的操作手段。

（3）关注的范围和时间不同：临终关怀是缓解、消除临终患者的生理疼痛及心理慰藉，让患者舒适安静地自然死亡。安乐死是用人工方式使死亡时间缩短，使临终患者摆脱极端痛苦，在瞬间无痛苦地死去。

（4）实施对象不同：实施安乐死的对象是那些身患绝症即将离开人世但却在病痛中痛苦挣扎的患者，他们自己要求解除病痛离开人世，而临终关怀的对象是临终患者及其家属。

（5）对死亡的态度不同：实施安乐死后，死亡者家属在心理上多少会留下一些阴影，而临终关怀相对会使他们在心理上得到慰藉。

（6）社会客观反应度不同：临终关怀是在社会的欢迎气氛中产生和发展起来的，是"一个有效的免除安乐死的领域"，无论道德、伦理、宗教等各方面，均易被人接受和欢迎。安乐死在伦理道德上仍有微词，在法律上更是障碍重重。实施安乐死的动机行为已构成故意杀人罪，安乐死从产生到目前一直处于争议之中。

Key Words

1. 临终关怀的内容包括_____、_____及_____各个方面。

2. 临床上将死亡分为三个阶段：_____、_____、_____。

3. 临终关怀是指对临终患者和家属提供_____和_____的医护措施。

4.死亡教育的基本内容可归纳为三大类:①对死亡_____的教育;②人类对死亡和濒死的_____教育;③对死亡与濒死_____的教育。

5.在临终关怀中,与患者和家属进行有效的_____是非常重要的

6.开展死亡教育旨在指导人们以_____、_____的观点来谈论生死,使人们树立正确的死亡观,认识到生命价值并不只是表现在长度上,还要衡量其_____。

任务二 临终关怀的服务模式及机构

学习目标

【掌握】

分析我国现有的临终关怀模式存在的问题及对策。

【熟悉】

说出我国现有的临终关怀模式。

【了解】

识记临终关怀模式的定义。

案例导入 10-2

某边远县城一小区,由于医疗资源缺乏,上级医疗机构在选择临终关怀模式时考虑其特殊性,选择以家庭模式为主的形式,该小区由社区护士小张负责,请问:社区护士小张应怎样开展临终关怀工作?

临终关怀模式指在临终关怀实践中发展起来的一种关于向晚期患者及家属提供照护的标准形式和总体看法,临终关怀模式对临终关怀实践具有重要的指导作用。随着20世纪60年代医疗和护理理论的相继出现,医学模式由"以疾病为中心"向"以患者为中心"转移,临终关怀模式以整体护理为理念,形成了"以临终患者为中心,兼顾对家属的慰藉,争取社会支援"这样一种具有生命力的服务模式。

一、我国现存的临终关怀模式

(一)跨专业合作运作模式

跨专业合作运作模式是指通过构建一个完善的包括医师、护士、社会工作者、心理医师、营养医师、生活护理人员、义工和慈善人士、其他相关科室人员以及患者的亲友等人士,多方共同参与的临终关怀服务团队,进行跨专业合作的运作模式,根据实际情况对患者实施服务。

(二)宁养医疗服务模式

宁养医疗服务模式是指根据患者的需求提供多元化的宁养服务的模式。由于经济及传统文化的影响,宁养机构的资金及人员配置受到一定限制。目前,该模式尚未大面积推广,受益的患者数量也比较有限。

问题思考 多元化的宁养医疗服务包括哪些？

宁养医疗服务包括住院服务（病情较严重的住院患者）、居家宁养服务（居家养病的晚期癌症患者）、日间宁养服务（向患者提供医护、康复治疗、康乐及社交活动服务）、专科门诊（由专科医生提供专业诊断及舒缓治疗）、哀伤辅导（为丧亲者提供情绪安抚）等。

（三）社区医院组织模式

社区医院组织模式指在社区医院或社区卫生服务站开设临终关怀病房或服务中心。该模式具有离家近，照顾方便，亲属、同事、朋友探视方便，收费较低，医护人员较熟悉等特点，较好地解决了患者及家属的心理失衡和经济负担问题，避免了选择居家临终关怀缺乏医护支持，住综合医院费用太高、经济上不能承受，且照顾及探望均不方便等问题，但社区医院大部分医疗费用未纳入医疗保险，因此，社会受益面较窄。死亡教育普及工作薄弱也造成覆盖率较低。

（四）家庭病床模式

家庭病床模式是社区医护人员以社区居民为服务对象，在建立家庭病床的基础上，为生命即将结束的患者及其家属提供全面的身心治疗、护理与支持，从而使临终患者平静、安然地度过人生的最后历程，也使家属得到心理舒缓与抚慰。家庭临终关怀小组由社区医生、护士、义工等组成，同时制定组内人员的岗位职责、对患者及家属落实约定的规范、治疗护理规定和收费标准等。在国外，常常通过"居家护理"来实现这种服务模式。家庭病床模式的服务对象是那些无法进入医院或希望留在家里与家人共度最后生活的患者，具体服务内容包括临终关怀医护人员为临终患者及家属提供良好的照护、协助和咨询，志愿者给予生活照料等。随着空巢家庭数量的增多及家庭规模与职能的缩小，在家庭护理缺乏专业的设施与技巧的背景下，家庭病床模式的应用将面临诸多挑战。

（五）综合模式

公认的综合模式有李义庭的 PDS（one point three direction nine subject）模式：全面构建 1 个中心、3 个方位、9 个结合体系，即以解除患者的病痛为中心；在服务层面上，坚持医院临终关怀、社区临终关怀与家庭临终关怀相结合；在服务主体上，坚持国家、集体、民营相结合；在费用上，坚持国家、集体、社会相结合。该模式的核心是以家庭临终照护与社区临终关怀相结合为主要形式，辅以家庭—社区—医护人员相结合的临终关怀模式、三级网络姑息照顾模式等。综合模式的发展需要多人群参与，也需要更多的资金投入及健全的医疗政策作保障。鉴于我国现状，综合模式还需要一定的发展时间。

（六）其他模式

其他模式有临终关怀人文护理模式、满足模式、本土化临终关怀模式、团队合作性服务模式、非营利性服务模式等。主要从对患者的护理角度论述临终关怀模式的内容，在护理临终患者的过程中关注患者的感受，使其身体舒适、清洁，心理得到满足，有尊严地走过人生的最后一程。

案例分析 10-2

社区护士小张应做以下工作：建立家庭临终关怀小组，由社区医生、护士、义工等组成，制定组内人员的岗位职责、对患者及家属落实约定的规范、治疗护理规定和收费标准等。对临终患者，在建立家庭病床的基础上，为患者及其家属提供全面的身心治疗、护理与支持，使临终患者平静、安然地度过人生的最后历程，也使家属得到心理舒缓与抚慰。

二、我国现有的临终关怀模式存在的问题及对策

（一）加强对患者家属的关怀

临终患者的家属往往比患者更难以接受患者死亡的事实，为失去非常亲近的人而悲伤，会造成严重的疾患，甚至死亡（包括自杀），失去亲人持续而强烈的压抑感会产生许多副作用，包括大幅度削弱工作能力和降低效率。我国医院尚未全面开展对临终患者家属的服务，在国外则有丧亲服务小组，在患者死亡后较长一段时间内，通过信件、电话或访视等为丧亲家属提供关怀服务，收到了良好的效果。

（二）充分调动社会力量

在发达国家的临终关怀服务团队中，社会工作者扮演着重要角色，而我国则缺少义工、志愿者的参与，这主要是由于我国的专业社会工作尚未获得社会的普遍认同，要达到此目标，仍有很长的路要走。

（三）加强老年人的临终关怀服务

老年人是临终关怀服务的主体人群。我国已进入老龄化社会，随着社会的进步和医学的发展，老年人的疾病谱也发生了根本的改变，引起死亡的主要疾病是呼吸系统疾病、脑血管病、恶性肿瘤、心脏病、内分泌系统疾病。而这些疾病的发展过程相对缓慢，致使大多数老年患者在疾病与死亡之间挣扎，因此针对老年人的临终关怀机构的作用和临终关怀事业的发展就显得尤为重要。

（四）促进儿童临终关怀的发展

我国的儿童临终关怀发展明显落后于西方发达国家，目前，还没有一家专门为儿童设立的专业临终关怀机构，我们应该借鉴国外的成功经验，加快我国儿童临终关怀的发展。

（五）恰当地解决伦理冲突

当前，护理人员开展临终关怀面临的伦理冲突有：传统死亡观与临终关怀新观念的冲突、传统医学人道主义和医学功利主义的冲突、生命神圣观与生命质量观的冲突以及患者知情权与"病情保密"的冲突。针对以上冲突，我们要加强死亡教育，树立正确的死亡观，以患者为中心，弘扬医学人道主义精神；尊重临终患者的生命；尊重患者的知情权。

（六）其他

应加强其他方面的服务措施，如提高执业人员的综合素质、增加服务机构的数量、加大国家医疗保险的投入、家庭护士与家政服务人员相辅相成等。

Key Words

1.临终关怀模式指在临终关怀实践中发展起来的一种关于向_____及_____提供照护的标准形式和总体看法。

2.我国现存的临终关怀模式有:_____、_____、_____、_____、_____等。

3.我国现有的临终关怀模式存在的问题及对策:加强对_____的关怀、充分调动_____、加强老年人的_____、促进儿童_____的发展、恰当地解决_____等。

任务三 临终护理

学习目标

【掌握】

1.说出临终护理的主要内容。

2.正确描述临终前患者的五个心理阶段。

3.运用已学到的知识,对临终患者实施心理护理。

【熟悉】

1.学会评估疼痛的方法以及疼痛和呼吸困难的护理要点。

2.理解尊严疗法的特点。

【了解】

1.识记非医疗性临终关怀服务的理念。

2.解释尊严疗法的实施过程。

案例导入 10-3

患者王某,52岁,医务人员,主任医师,有30年的吸烟和饮酒史,单位体检结果为:支气管肺癌晚期,住院后他告诉床位医师,不要做任何有创检查和治疗,不要告诉其家人和亲朋好友有关病情和死亡的信息,临终阶段以尽量减轻痛苦让他舒服为主,并不做任何抢救,同时写下字据,交由床位医师保管。当患者病情危重、意识不清时,其家属强烈要求不惜一切代价进行抢救,希望尽量延长患者的生命,请问:应怎样对临终患者进行心理护理及对丧亲者进行照护?

一、临终护理的概述

为了提升现代人的生死品质,必须大力推进临终关怀事业。人在生命各个历程中都有死亡的现象,而处于临终阶段的患者,比起借用各种医疗器械延长生命,更渴望人文关怀,渴望精神上的支持、躯体上的抚慰,期望能够舒服、有尊严地离开人世。正如美国社会学家昆特(Quint)所说:"如果一个晚期患者得到了成功的护理,他死时就会感到活得有价值。"临终护理是对那些已不能治愈的患者在生命即将结束时所实施的一种积极的身心整体护理。医务人员运用各种知识与技能对临终患者给予精心的照顾,包括生理、心理、社会等方面的护理,是临终关怀的重要组成部分。

社区临终护理的特点:①服务对象为临终患者及其亲属、邻居、朋友;②以患者为中心,以关怀护理为主、治疗为辅;③临终护理由临终关怀机构、家属、社会人员共同承担;④服务形式多样化、本土化。

护理目标:患者在临终期间的生理需要得到基本满足,控制症状、减轻疼痛,享有安详、平和、舒适的生活。

二、临终护理的主要内容

(一)以照护为主

对临终患者,治愈希望已变得十分渺茫,最需要的是身体舒适、控制疼痛、生活护理和心理支持,因此,要由治疗为主转为对症处理和护理照顾为主。

(二)维护人的尊严

尽管患者处于临终阶段,但个人尊严不应该因生命活力降低而递减,个人权利也不可因身体衰竭而被剥夺,只要未进入昏迷阶段,仍具有思想和感情,医护人员应维护和支持其个人权利,如保留个人隐私和自己的生活方式、参与医疗护理方案的制订、选择死亡方式等。

(三)提高生活质量

临终是人生的最后阶段,是一种特殊类型的生活,是一种伴有各种身体痛苦和不适,并有特殊心理变化的状态,所以正确认识和尊重患者最后生活的价值,提高其生活质量是对临终患者最有效的服务。

(四)共同面对死亡

人生总会面临死亡,死亡和出生一样是客观世界的自然规律,是不可违背的,是每个人都要经历的事实,正因死亡才使生显得有意义。临终患者的现在也是每一个人以后要面临的,所以,希望临终患者珍惜生命、珍惜时间,勇敢面对并迎接临终的各种挑战。

三、临终前患者的心理过程

美国精神医学专家库布勒·罗斯指出,临终患者的心理变化通常经过五个阶段(表10-1):否认期、愤怒期、协议期、忧郁期及接受期。

表 10-1 临终患者的心理变化

心理变化阶段	心理反应及表现
否认期	(1)"不,这不会是我,这不是真的" (2)否认患绝症或病情恶化,认为这可能是医生的错误诊断,企图逃避现实,到处询问,要求复查,整日心神不定 (3)否认是一种暂时性自我保护反应,也可导致少数人采取自杀行为
愤怒期	(1)"为什么是我,这不公平" (2)承受死亡的事实,气愤命运的捉弄即将失去的健康和生命 (3)情绪波动明显,愤怒、怨恨、嫉妒和无助的心理情绪交织在一起 (4)患者常以谩骂或破坏性行为对家人或医务人员发泄其内心的不满

心理变化阶段	心理反应及表现
协议期	(1)"请让我好起来,我一定……" (2)承认死亡的来临,提出"协议性"要求,尽一切可能延长生命,期待着有好的治疗效果 (3)此时心情平静或烦恼,但能积极配合治疗和护理 (4)对过去的错误行为表示悔恨,希望能得到宽容,得到较好的治疗与护理
忧郁期	(1)"好吧,那就是我" (2)已认识到将不久于人世,情绪十分消沉、抑郁和绝望 (3)患者变得沉默寡言、极度伤感,急于向家属交代后事安排,愿意家人(特别是至亲者)全天守候在床旁
接受期	(1)"好吧,既然是我,那就去面对吧" (2)认为自己完成了人生的一切,重要的事情均已安排妥当,等待着与亲人的最终告别 (3)患者表现为极度疲劳和衰弱,显得平静、安详,常处于嗜睡状态;同时也要求陪伴的亲人和来访者保持安静

1. 否认期(denial)

患者获知自己的诊断和病情,最初的反应是否认和不相信。这种反应是人的一种心理防御机制,是抵御严重精神创伤的一种自我保护,不要揭穿患者的防卫,但也不要对其撒谎,这时患者往往不承认自己病情的严重性,否认自己已病入膏肓,总希望有治疗的奇迹出现,医务人员应给予充分的理解,不要强迫患者立即接受现实,谈话时要保持一种坦率、诚实、关心的态度,仔细地听患者讲他们所知道的情况,要热心、支持和理解,使之维持适当的希望感,并应为患者提供一些时间和空间,让患者逐渐接受事实。对于癌症等预后不良的疾病,是否将真实情况告诉本人,要看其心理承受能力。

2. 愤怒期(anger)

当患者的诊断已经明确,得知病情确无挽救希望,预感已面临死亡时,他们会感到无助和绝望,表现为难以控制的焦虑、恐惧、烦躁、暴怒,并怨恨命运的不公,这时患者处于一种高度应急状态,易对周围人发怒。在此期间,医务人员应让患者发泄他的愤怒、倾泻他的感情,当他发脾气时,应同情地劝解,可以说:"我要是你也会发脾气的,那就一股脑儿发出来吧",在适当的时候尽量陪着患者。

例 一例肝癌男性,42岁,患者由于较年轻,病前担任重要的领导职务,子女尚小,患者认为患病影响自己及孩子的前途,影响爱人的身体健康,感到内疚,认为老天不公,于是暴躁易怒,拒绝治疗。护士采用上述方法,主动关心患者,协助他完成各项生活护理,并做其子女工作,多抽时间照顾父亲,用同情和婉转的方法解释,使患者减轻负罪感。

3. 协议期(bargaining)

患者对目前的状况可以面对,但仍希望通过努力挽回和改变现状,并愿意配合治疗和护理。此时更应主动关心、体贴患者,认真观察病情,加强护理措施的实施,如及时补充营养和体液,做好基础护理,尽量满足患者的要求。

4. 忧郁期(depression)

临终患者由于不能通过自己的努力使病情得到改善,常感到焦虑、不安和悲哀,情绪低落,以上表现对于临终患者是正常的,医务人员要允许他们根据自己的需要表达这些感情,并及时、耐心地给予解释,尽量满足他们可能实现的要求。

例 一患者,女性,60岁,离休干部,患胃癌并广泛转移,不断地指责儿子、儿媳对她不够关心,时常沉默忧郁、哭泣。护士主动了解情况并与之交谈,找出解决问题的办法,同时劝说儿子、儿媳多陪伴、沟通,并给予精神上的鼓励,使患者情绪稳定,自觉症状减轻。

5. 接受期(acceptance)

当患者确信死亡已不可避免,而且瞬间即来时,患者反而能沉静地对待自己的疾病和死亡的来临,也就进入了接受期。此时,医务人员应为患者提供安静的环境,允许亲人的陪伴,并用亲切的语言表达对患者的爱和关怀,尊重患者的信仰。

患者对死亡的心理反应差异较大,常受年龄、性格、文化程度、信仰以及个人经历的影响。以上五个阶段不一定依次发生,时有交错或重叠。在临终护理时,医务人员应动态评估患者的病情和心理反应,以及时采取措施。

四、临终患者的心理护理

心理护理是临终患者的护理重点,医务人员必须充分理解和关爱患者,尊重其临终要求,给予其心理支持和精神慰藉,尽最大可能减轻患者的焦虑和抑郁。可采取以下措施:

1. 抚摸

护士在护理过程中,针对不同年龄、性别的患者,可以对患者的手、胳膊、额头及胸、腹、背等部位进行轻轻地抚摸,要求动作轻柔,手温适宜,抚摸不仅能取得患者的信任,同时能减轻患者的孤独和恐惧感,并使其产生安全感和温暖感。

2. 倾听和交谈

耐心、仔细地听患者诉说,使其感到支持和理解。对无法交流者,可通过表情、眼神、手势来表达关爱和理解。通过交谈,及时了解临终患者的需求和心愿,尽力给予解决和满足。

3. 允许亲属的陪伴,共同参与临终护理

临终患者最难割舍的是与家人的亲情,最难忍受的是离开亲人的孤独,而亲情的陪伴和付出,是最有效的心理支持和感情交流,可以使患者情绪稳定地走完人生。

4. 帮助患者保持社会联系

依据临终患者的意愿,鼓励其亲朋好友前来探视和交流,尽量与他们保持联系,充分体现患者的生存价值。

5. 提供恰当的信息

根据患者的年龄、社会文化背景、心理反应等因素,恰到好处地宣传优死的意义,适时有度地探讨生与死的意义,并尊重其民族习俗、宗教信仰和殡葬仪式,有针对性地进行精神安慰和心理疏导,让患者以平静的心情面对死亡。

6. 加强与弥留之际患者的心理沟通

美国学者卡顿堡顿对临终老年人精神生活的研究表明,接近死亡的人,其精神和智力状态并不都是混乱的,仅 3% 的人一直处于混乱状态,20% 的人处于清醒与混乱之间,其余的可以是清醒的或有意识的,而这些清醒的临终患者在忍受机体疾病折磨的同时也忍受着求生欲望与抑郁情绪的矛盾冲击。因此,要不断与临终或昏迷的患者沟通和讲话、不断地传递对患者的关爱和尊重。

在临终患者的不同心理阶段，有不同程度的"求生"愿望，他们忍受的是身体的痛苦和精神上的恐惧。因此，及时、准确地评估和了解患者的心理变化，使其心理上得到安慰，精神上得到放松，从复杂的心理定式中解脱出来，坦然地接受和面对现实，避免极端行为及情绪失控，最终可以安详地走完人生的最后一程，以平静的心态告别人生，这就是心理护理的核心和主题。

五、临终患者的常见症状及护理

临终患者的情况各不相同，有的突然死亡，有的逐渐衰竭以致死亡，有的可能在生与死的边缘挣扎较长时间。但是患者并非同时出现所有的濒死症状，也不是所有的濒死症状都会出现，医务人员是患者的直接照顾者，掌握患者常见的症状及护理策略，要知道保持临终患者的尊严和舒服至关重要。临终照护者除了要做好各种基础护理外，一旦出现以下症状，应及时给予相应处理。

（一）疼痛

疼痛是临终患者，尤其是晚期癌症患者最严重的症状之一。在生命的最后几天，超过一半的人会有新的疼痛产生。疼痛严重影响了临终患者的生活、生存质量。常规镇痛治疗并不能使疼痛完全缓解，控制疼痛必须首先给予及时、准确的评估，并正确地使用三阶梯治疗方案，使用止痛药应规律、足量，而不是必须时再用。

1. 疼痛的评估

由于疼痛是一种主观感觉，因此疼痛需进行评估。评估疼痛强度应该以患者的主诉为依据，并如实记录，不能依赖主观判断或怀疑患者报告疼痛的程度和真实性。另外，由于每个人的应对方式不同，表现出来的行为和表情也存在较大差异。因此需应用疼痛评估量表，目前常用的疼痛强度评估工具有："0～10"数字疼痛强度量表（NRS）（图10-1）、目测模拟疼痛评估量表（VAS）、疼痛影响面容量表（wong-baker faces scale）（图10-2）、主诉疼痛程度分级法（VRS）。评估的内容包括：①疼痛的一般情况，包括疼痛部位、疼痛强度、疼痛性质、疼痛持续时间、使疼痛加重和缓解的因素以及目前的治疗情况。②疼痛对患者功能活动的影响。③疼痛对患者心理情绪的影响，慢性复杂的疼痛通常会使患者产生焦虑、沮丧、烦躁、内疚、绝望甚至自杀的念头，这些情绪的改变会加重患者对疼痛的感知和体验。④患者对疼痛治疗的态度和治疗的依从性，在癌症疼痛中，患者的配合度和尊医行为是缓解疼痛的关键之一。⑤社会家庭支持系统的作用，家

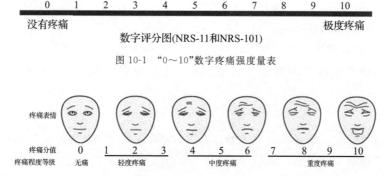

图 10-1 "0～10"数字疼痛强度量表

图 10-2 疼痛影响面容量表

属的支持和关心会影响患者对治疗的态度和行为。因此,护士应评估患者家属对疼痛治疗的知识、态度及在治疗中的作用,通过疼痛教育消除他们对患者的负面影响,充分发挥家属在疼痛控制中的积极作用,共同促进护理目标的实现。

2. 疼痛药物治疗的原则及方法

WHO于1990年设计了一套简单有效、可合理安排的癌症疼痛治疗方案,即三阶梯治疗方案,该方案已被国际癌症疼痛治疗广泛接受。该方案是根据患者疼痛轻、中、重不同程度分别选择第一、第二及第三阶梯止痛药物。第一阶段是以阿司匹林为代表的非阿片类药物;第二阶段是以可待因为代表的弱阿片类药物;第三阶段是以吗啡为代表的强阿片类药物。非阿片类药物可以增强阿片类药物的止痛效果,针对疼痛性质不同各阶段均可以加辅助药物。

WHO推荐止痛药应用的5个要点:口服、按时、按阶梯、个性化、注意细节。口服给药方便、经济,无创伤性,患者能独立完成。按时给药可以使止痛药在体内保持稳定的血药浓度,使疼痛得到持续的缓解。按三阶梯止痛原则,根据疼痛的强度选择不同阶梯的止痛药。个体化给药指个体对止痛药的敏感度差异较大,凡是能得到疼痛缓解的剂量就是正确剂量,应根据个体进行调整。注意细节指对用止痛药的患者要密切观察药物不良反应,如便秘、恶心、过度镇静和尿潴留等。

3. 非药物治疗

常用的非药物治疗有创伤性非药物治疗、物理疗法和心理干预。创伤性非药物治疗包括姑息性手术方法、麻醉方法、神经外科方法等。物理疗法包括皮肤刺激、锻炼、改变体位、固定术、经皮神经电刺激(TENS)及针灸疗法等。皮肤刺激包括冷敷、热敷、湿敷、按摩等。锻炼可以增强肌肉力量,以保持肌肉和关节的功能,但锻炼需适度,当患者因肿瘤发生病理性骨折时,要避免任何负重的锻炼。改变体位是预防和缓解疼痛的常用方法,合适的体位有时可缓解疼痛。适当的心理干预,如采用认知和行为技术能使患者得到疼痛被控制的感觉,转移或分散注意力、放松和臆想是最常用的方法。

(二)呼吸困难

呼吸困难指患者主观感觉空气不足、呼吸费力,客观表现为呼吸活动用力并伴有呼吸频率、深度与节律的异常,常伴有焦虑。

1. 常见的原因和治疗

患者到了终末期经常不能自主清除呼吸道分泌物,这种情况发生在92%以上的终末期患者中,需医务人员及时观察并进行有效的处理,以减轻呼吸困难和焦虑的程度,尽量减轻患者的痛苦。常用的方法有氧气吸入,病情允许时可适当取坐位、半卧位或抬高头与肩,有的患者因呼吸困难加上焦虑而引起喘息,可根据医嘱应用抗焦虑剂,必要时可使用适量的吗啡类药物以降低呼吸速率,同时要保持室内空气清新,可开窗或使用电扇通风;当患者出现痰鸣音而无力咳出时,可使用雾化吸入,使分泌物变稀,易于咳出。

2. 护理

①护理评估:根据患者的病史及身体情况,包括意识、呼吸、表情等来判断清除呼吸道的能力,可协助采取合适的体位,教会患者正确的咳痰方法。②正确给药:选择合适的给药方法,如皮下注射或直肠给药,并及时进行效果评价。③及时监测血氧饱和度:

选择适当的吸氧浓度和时间,必要时协助雾化吸入或机械吸痰。④评估患者的心理状态:评估焦虑的程度,并及时提供非药物护理措施,如指导意向、抚触、放松疗法等,保持室内空气清新、凉爽,有助于减轻气促的症状。⑤保持口腔的清洁:对张口呼吸的患者,用湿巾或棉签湿润口腔,用润唇膏滋润嘴唇,也可用薄湿纱布遮盖口部。

（三）恶心、呕吐

1. 常见的原因和治疗

终末期患者的恶心、呕吐通常有多种原因,最常见的是药物,如阿片类药物引起胃肠动力减弱导致患者出现厌食、饱腹感和慢性恶心。便秘也是引起终末期患者恶心、呕吐较常见的原因。其他还有颅内压升高、代谢异常、恶性肠梗阻、胃十二指肠溃疡以及消化道的各种炎症。可应用甲氧氯普胺等增加胃肠运动药,同时作用于中枢化学感受触发区,起到抗多巴胺的作用,但禁用于完全肠梗阻患者。苯海拉明等抗组胺药用于减轻对其他止吐药不能耐受或完全肠梗阻患者的恶心、呕吐;氟哌啶醇是有效的抗多巴胺药,肠梗阻时可使用。

2. 护理

①评估患者恶心、呕吐的原因和程度;记录呕吐的次数,呕吐物的性质、颜色和量;②正确地使用阿片类药物,预防引起便秘等并发症;③正确地评估肠梗阻患者排气、排便情况,以及部分梗阻还是完全梗阻;④胃管留置者,做好口鼻腔护理,并保证引流的通畅;对胃肠减压者,及时记录引流液的性状、量和颜色;⑤呕吐严重者尽量禁食,同时注意有无水电解质的紊乱,注意血压、脉搏及体重的变化,记录 24 小时液体出入量,及时调整补液的速度和量;⑥患者极度虚弱时,嘱患者头偏向一侧,以免患者呕吐时发生吸入性肺炎。

（四）营养指导

临终患者常有消化功能障碍,进而导致营养不良,故加强饮食护理非常重要,促进患者食欲、鼓励进食,宜少量多餐,原则是提供高蛋白、高热量、维生素丰富且易消化的食物,注意合理搭配和烹调方法,最好色、香、味齐全,以使患者食欲得到满足。根据营养的需求适当地选择肠内外营养的补充。

（五）环境与睡眠

病房或居室应营造人性化的环境,空气清新、色调和谐,根据情况摆设植物或鲜花(图 10-3)。最好不住单人房,避免增加孤独感,尽量增加家庭温馨气氛,以缓解患者焦虑、绝望的情绪。临终患者因焦虑、恐惧和孤独感等心理问题经常出现睡眠紊乱,注意

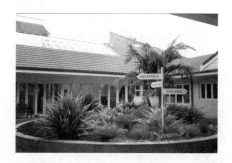
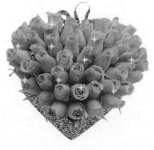

图 10-3　人性化的环境和鲜花

保证睡眠环境安静、光线幽暗、被褥柔软舒适,采取正确卧位,睡前喝些热牛奶,听听轻音乐等以促进入睡,必要时可给予适量的镇静剂或安眠药,但应避免使用巴比妥类药物。

(六)防止并发症

加强生活护理,给患者洗头、擦身,保持皮肤的清洁舒适,维护患者尊严。由于晚期患者大多出现恶病质,免疫力低下,易发生口腔及皮肤感染,护士应仔细做好患者口腔及皮肤护理,饭前、饭后漱口,做到每日早晚刷牙,动作轻柔,防止出血,必要时给予口腔护理。勤翻身、拍背,勤整理,勤更换,预防褥疮、肺炎等并发症。患者要保证足够的睡眠,护士应鼓励并指导患者进行日常生活功能训练。对有意识障碍的临终患者,正确采取非药物措施,做好安全保护工作。如允许专人陪护、加床档、提供安静的环境、尽量减少有创操作,并及时评价效果,以免发生损伤及坠床。总之,临终患者的心理极为敏感、复杂,对人格、友谊、尊严倍加珍视,对护士的一言一行更为注目。因此,护士高尚的道德品质、精湛娴熟的技术、和蔼可亲的笑容都会赢得患者的信赖,哪怕只能给患者带来片刻的欢愉,也要竭尽全力去做,满足患者在人世间最后的要求和心愿,直到患者带着护士最崇高圣洁的"爱"安然离去。

六、尊严疗法

加拿大马尼托巴大学哈维·麦斯·乔奇诺(Harvey Max Chochinov)等教授指出,尊严疗法是一种针对临终患者的个体化、简短的新型心理干预方法,旨在减轻患者的悲伤情绪,提高其人生目的、意义、价值感,降低精神和心理负担,从而提高患者生活质量,增强患者的尊严感。

(一)尊严疗法的特点

(1)对临终患者及患者家属均有积极作用。

(2)重点强调实施此疗法过程本身的意义所在,不注重对研究结果的解释、叙述及报告。

(3)综合多种传统心理学疗法的优点,如借鉴支持疗法中的"移情"和"连通性";言语疗法中的"人生意义";存在主义心理疗法中的"人生意义""希望"及汲取人生回顾法和人生叙事法的优点。

(4)简单易行,可在患者床边进行。

(二)尊严疗法的实施过程

尊严疗法采用访谈形式,由接受过尊严疗法培训的医护人员、心理治疗师或精神学家实施,依据访谈提纲进行。

问题思考 访谈提纲内容如下:

1.请介绍一些关于您人生历程的事情,尤其是您记忆深刻或认为重要的人生经历。

2.您有哪些事想让家人了解或记住?分别是什么?

3.在生活中您承担过的最重要的角色(如家庭、工作或社会角色)是什么?为什么您认为这些角色是最重要的?在这些角色中,您取得了哪些成就?

4.您这一生中最大的成就是什么?最令您自豪的事是什么?

5.您有哪些事想要告诉您爱的人？有哪些事还需要和他们再说一次？

6.您对您爱的人有什么期望或梦想？您在生活中有哪些宝贵的人生经验想传授给家人？您有哪些人生建议及忠告想告知您的子女、配偶、父母或他人？

7.您对家人有什么需要特殊叮嘱的吗？

访谈过程中访谈者可根据被访者情况调整访谈提纲。访谈前向被访者介绍、解释尊严疗法的目的、内容,被访者阅读访谈提纲并思考可能的回答。尽管尊严疗法可在较大程度上改善临终患者的尊严感及生活质量,增强生存意愿,但此疗法尚存在一些不足,如访谈时患者情绪失控或比较偏激、失去生存意愿或自觉没有人生意义时,访谈者应如何应对。

七、做好非医疗性临终关怀服务

非医疗性临终关怀服务是情感支持与精神慰藉层面上的服务,在提高生命质量的同时也维护了患者的尊严。但传统观念、医患关系、经济条件等因素制约了临终关怀服务的大力开展,对此提出了开展临终关怀谈话、建立关怀目标、设立医学伦理咨询顾问、开展家庭会议、加强医学人文教育等相应措施,以期真正实现临终关怀的人文性。

(一)有关临终关怀谈话的注意点

从根本上讲,医学是一门充满人性关怀的学科。进行临终关怀谈话时,需通过人文关爱来软化临终关怀中冷冰冰的以技术导向为主的医学行为,真正体现生物—心理—社会的身心兼顾医学模式。它是医务人员与患者及其亲属情感互动交流的过程,爱心和关怀是谈话的核心。谈话的目的不是单纯的信息传达,而是情感支持的一种表达。就谈话氛围营造与控制原则而言,良好的氛围是情感交流顺利实施的基础。谈话场所应选择安静、不受干扰的地点,同时需重视非语言性良好氛围的创造,包括面向患者、取倾向于患者的身姿、注重眼神交流、积极倾听、允许停顿不打断等。

患者或亲属在谈话的各个阶段,其心态和关注点与医务人员是不同的。在初期信息披露阶段,患者和亲属希望获得更详细的病症信息。在中期,患者及亲属对疾病现状和预后有了充分的认识后,会出现情绪反应,此时暂停技术性的操作,应侧重情感支持和人文关怀(图 10-4)。在后期,患者和亲属接受现实后,渴望在情感上获得关怀和支持,希望周围的人倾听自己的心理感受,医务人员此时的重点应转为以情感支持为主。

图 10-4　情感支持和人文关怀

(二)引导亲属接受符合实际的关怀目标

医务工作者在引导患者亲属制定目标时,首先需克服自身追求技术完美主义的思维,深刻理解患者对生命的价值观和期望,衡量生命期的质量、尊严与无质量性的生命延续的利弊所在,进而推荐出符合人道原则和患者愿望的目标。关怀目标有以下几类:

(1)使用各种医学措施以延长生命。

(2)维持现有功能,以舒缓疼痛为主,使生存期生命质量不降低。

(3)为家庭成员提供情感支持。

(三)及时评估关怀目标的选择

应定期对已实施措施的效果进行评估、改进,其内容包括:①目标设定是否现实;②是否存在着关怀目标、沟通交流、治疗计划、信息理解等各方面所产生的矛盾,以及医疗团队人员是否了解矛盾产生的原因;③交流的频次是否适当;④舒缓治疗方案是否恰当;⑤医疗团队成员是否了解患者及亲属的情感需求等。

(四)设立医学伦理咨询顾问

亲属在患者临终的最后阶段,可能会采取穷尽所有可能以维持生命的立场。医生也更喜欢谈及维持生命支持手段的决策,这样可以减轻心理所承受的压力和道义责任。为符合医学伦理,医生很难把握维持或撤除生命支持措施的尺度。在医院内设立伦理咨询顾问,是解决这一困惑的选择之一。伦理咨询顾问可以为谈话时涉及的有关问题,提供有力的伦理支持依据,并记录其内容,包括患者及亲属所提需求的伦理合理性和可行性、所提出的建议及建议的伦理依据、对建议采纳后的后果再评估等。

(五)开展家庭会议

家庭会议也是非医疗性临终关怀服务的一种形式。家庭会议经常涉及的内容有:家庭成员的需求、医疗团队及负责人、医疗照护的目标、舒缓治疗的内容及方法、预后问题、濒死前应实施的救治措施(使用或撤除呼吸机等生命维持体系)、家庭成员最终决策者或授权代理人等问题。成功的家庭会议会重视一些必要的因素,如:①识别家庭成员的价值观;②对家庭成员情感的认可;③倾听;④尊重患者的自主权;⑤获取家庭成员的主要关注点。

(六)加强医学人文教育

医学的人文性在于要求对患者的价值、生命与健康、权利与需求、人格与尊严进行关心和关注。人文医学与动物医学的区别就在于,解决躯体问题的同时,如何给予人的精神情感支持与慰藉。医务人员需要深刻地改变只注重业务技术,注重先进仪器设备应用,而忽视与患者交流的观念,使医学从沉默的技术回归人文交流的艺术。

八、丧亲者的护理

(一)丧亲者的心理反应

根据安格乐理论,丧亲者的心理反应可以分为以下几个阶段。

(1)震惊与不相信:这是一种防卫机制,将死亡事件暂时拒之门外,让自己有充分的时间加以调整。

（2）觉察：意识到亲人确实死亡，痛苦、空虚、气愤情绪伴随而来，哭泣常是此期的特征。

（3）恢复期：家属带着悲痛的情绪着手处理死者后事，准备丧礼。

（4）释怀：随着时间的流逝，家属能从悲哀中得以解脱，重新对新生活产生兴趣，将永远怀念逝者。

（5）失去亲人后的生活改变：失去亲人后的生活改变越大，越难调适，如中年丧夫、老年丧子等。

（二）丧亲者的照护

丧亲者比死去的人所经历的心理痛苦历程要更为漫长，医务人员应对丧亲者予以同情、理解和帮助，给予情绪和心理上的疏导和支持，给予生活指导和建议，利用社会支持系统给予帮助，适时进行随访等。

在中国推进临终关怀事业的发展，任重而道远。"对临终患者的完善照护，不仅体现对人的尊严的维护，而且在一定程度上可以减轻家庭和单位的负担，也是发展社会生产力的一部分内容，是一种有百利而无一害的善举。"

案例分析 10-3

对该患者的心理护理措施：触摸、倾听和交谈，允许亲属的陪伴、帮助患者保持社会的联系、提供恰当的信息、加强与弥留之际患者的心理沟通。

医务人员应对丧亲者予以同情、理解和帮助，给予情绪和心理上的疏导和支持，给予生活指导和建议，利用社会支持系统给予帮助，适时进行随访等。

Key Words

1.护理目标：患者在临终期间_____得到基本满足、控制_____、减轻_____、享有安详、平和、舒适的生活。

2.临终护理的主要内容：_____、_____、_____、共同面对死亡。

3.美国精神医学专家库布勒·罗斯指出临终患者的心理变化通常经过五个阶段：_____、_____、_____、_____、_____。

4.临终患者心理护理可采取以下措施：_____，_____和_____，允许亲属的陪伴、共同参与临终护理，帮助患者保持社会联系，提供恰当的信息，加强与弥留之际患者的心理沟通。

5.WHO推荐止痛药应用的 5 个要点：_____、_____、_____、_____、_____。

案例分析与思考题

1.老卞同志患糖尿病 50 余年，最近因双目失明，心肌梗死而住院，某日早晨突然发生严重的室性心律失常，医生发出了病危通知。

请解答：（1）分析该患者属于临终和死亡的哪一阶段？

（2）说出死亡教育的技巧和基本内容。

2.某大学钟老师,原有乙型肝炎病史,去年12月份做CT检查,证实是原发性肝癌晚期,情绪十分低落,多次自杀,但未成功。

请解答:(1)该患者临终的主要症状是什么? 还可能出现哪些症状?

(2)分析临终前患者的心理过程,应怎样做好钟老师的临终护理?

(3)能否让该患者在无痛苦的情况下死去? 怎样理解"安乐死"?

(4)说出临终及临终关怀的概念,影响临终关怀的主要因素是什么? 我国现存的临终关怀模式有哪些? 其特点是什么?

3.某夫妻经常因经济问题发生争吵,结婚6年后,妻子不幸得了胆管癌,已到晚期。丈夫不予支付医疗费,其理由是恶性肿瘤晚期,不可能治愈,何必浪费钱呢?

请解答:(1)该丈夫的做法对吗? 为什么?

(2)估计妻子会出现哪些不良心理?

(3)根据安格乐理论,丧亲者的心理反应可以分为哪几个阶段?

(范素云)

参 考 文 献

[1] 李春玉,姜丽萍.社区护理学[M].4版.北京:人民卫生出版社,2017.

[2] 安力彬,陆虹.妇产科护理学[M].6版.北京:人民卫生出版社,2017.

[3] 化前珍,胡秀英.老年护理学[M].4版.北京:人民卫生出版社,2017.

[4] 崔焱,仰曙芬.儿科护理学[M].6版.北京:人民卫生出版社,2017.

[5] 王骏,万晓燕,许燕玲.内科护理学[M].大连:大连理工大学出版社,2016.

[6] 许方蕾.老年保健[M].上海:复旦大学出版社,2013.

[7] 陈海燕,陈淑英.社区护理学[M].北京:高等教育出版社,2012.

[8] 泮昱钦.社区护理[M].杭州:浙江大学出版社,2011.

[9] 陈正英.社区护理学[M].湖南:中南大学出版社,2011.

[10] 周亚林.社区护理学[M].北京:人民卫生出版社,2011.

[11] 张金梅.社区护理学[M].西安:第四军医大学出版社,2011.

[12] 席淑华,卢根娣.现代社区护理[M].上海:第二军医大学出版社,2010.

[13] 赵秋利.社区护理学[M].北京:人民卫生出版社,2010.

[14] 刘建芬.社区护理学[M].北京:中国协和医科大学出版社,2010.

[15] 王柳行.健康教育与健康促进教程[M].北京:中国医药出版社,2009.

[16] 李映兰.社区护理学[M].湖南:中南大学出版社,2008.

[17] 刁利华.老年社区护理与自我管理[M].北京:人民军医出版社,2008.

[18] 吕姿之.健康教育与健康促进[M].北京:北京大学医学出版社,2008.

[19] 李君荣.健康教育与健康促进教程[M].南京:东南大学出版社,2004.

[20] 邱静.论城市环境卫生存在的问题与治理[J].理论探讨/环球市场,2018,4(25):125.

[21] 郭兴辉.临终病人家属的心理反应及护理[J].当代临床医刊,2017,30(4):3262-3297.

[22] 马静,向丽云,李玲.宁夏地区急诊科护士灾害准备度现状及其影响因素的研究[J].中华护理杂志,2017,9(18):1769.

[23] 孙改秀.社区家庭健康教育护理责任制应用于糖尿病患者的效果观察[J].健康之路,2016(8):150-151.

[24] 何秋红.社区健康教育与健康促进工作探讨[J].医药卫生,2015,1(3),283.

[25] 刘军安,胡春平,孙奕等.社区健康教育知识转移理论探索[J].中华医院管理杂志,2013,29(2):130-132.

[26] 强万敏,郑瑞双.尊严疗法在癌症患者中的研究进展及对我国临终护理的启示[J].中华护理杂志,2013,48(10):949-952.

［27］杨清,刘红,杜颜彬.死亡教育与临终关怀的发展［J］.社区医学杂志,2012,10(4)：
47-49.

［28］杨兵.临终关怀中的非医疗性服务［J］.中国医学伦理学,2012,25(1)：46-49.

［29］朱婧."村改居"社区组织性整合研究［J］.南京航空航天大学学报:社会科学版,
2012,14(2)：55-57,67.

［30］贾国燕.传统死亡观与安乐死和临终关怀［J］.中国医学伦理学,2011,24(2)：
224-225.

［31］朱海玲,史宝欣,王丽娜.国内临终关怀模式研究的文献计量分析［J］.护理研究,
2011,25(5)上旬版:1217-1219.

［32］尹诗,姜冬九.我国临终关怀模式探讨［J］.中国护理管理,2011,11(12)：48-50.

［33］励晓红.关于社区健康促进项目评价设计的理论探讨［J］.中国初级卫生保健,
2010,24(5)：20-22.

［34］殷小寒,姜润生.社区健康促进项目评价的现状与思考［J］.昆明医学院学报,
2009,(3B)：67-70.

附录　社区护理实习指导

实习一　社区卫生服务

【实习目的】

1.通过实习了解社区卫生服务机构设置、人员状况、科室配置及社区卫生服务工作内容。

2.初步知晓社区卫生服务中心护士的日常工作情况。

【实习内容】

1.社区卫生服务机构设置、人员状况及科室配置。

2.社区卫生服务中心护士的日常工作情况。

3.社区卫生服务的理念、服务的基本原则、服务模式与社区卫生服务管理档案的建立。

4.初级卫生保健的特点与内容。

5.社区护士在社区三级预防中的职责。

【实习方法】

1.参观社区卫生服务中心。

2.学生在社区护士的带领下做一些简单的日常工作。

3.填写社区卫生服务基本情况调查表。

【实习报告】

1.本次实习中学到的内容。

2.指出实习过程中出现的问题,有何建议?

实习二　社区家庭评估

【实习目的】

1.掌握以家庭为单位的健康照顾全过程,通过实习进一步明确家庭评估的重要性,促使家庭更好地照顾患者和为患者康复创造良好的条件。

2.初步学会家庭评估的方法和内容。

【实习内容】

1.家庭评估基本资料:家庭环境、家庭成员、家庭经济和家庭健康生活等。

2.家庭结构:家庭类型和结构。

3.生活周期:新婚时期、婴幼儿期、学龄前儿童期、学龄儿童期、青少年期、子女离家期、空巢期、老化家庭期。

4.压力和危机。

5.家庭功能:满足感情、生殖和性需要,抚养和赡养功能,卫生健康功能,社会化与经济化功能。

【实习方法】

1.在社区卫生服务中心由社区护士为学生进行一次"家庭评估"的小课堂。

2.学生在社区护士的带领下实地进行家庭访视,采集家庭评估资料。

3.在社区卫生服务中心由师生共同分析家庭评估资料。

【实习报告】

1.本次实习中学到的内容。

2.指出实习过程中出现的问题,有何建议?

实习三　护理程序在社区护理中的应用

【实习目的】

1.通过实习,学生深刻认识到护理程序是社区护士从事社区护理工作时必需的工作手段,也是社区护士为护理对象确认护理问题和解决护理问题的系统的、科学的工作方法。

2.初步学会社区护理程序的五个步骤:护理评估、诊断、计划、实施及评价。

【实习内容】

1.社区护理评估:通过系统地收集和分析社区健康状况的信息,发现社区中现存的和潜在的健康问题,为下一步社区护理计划的制订奠定基础。

(1)收集资料:对个体、家庭、社区进行评估。

(2)分析和解释:将所收集的资料按照社区健康水平和地理特性、社会经济特性以及有关保健资源或服务等进行分类、归纳总结、确认,根据资料显示的结果,将目前情况与过去情况相比较,初步指出社区的具体问题是什么? 导致的因素有哪些?

2.社区护理诊断:在收集、整理、分析评估资料的基础上,确认个人、家庭、群体及社区现存的或潜在的健康问题。

3.社区护理计划:在提出护理诊断后,根据一定的原则,对其进行排序,确定护理重点,制定预期目标,并选择将要实施的护理措施。

4.社区护理实施:社区护理计划完成后,根据计划的要求和具体措施开展护理实践活动。

5.社区护理评价:主要是测量和判断目标实现的程度和措施的有效性。

【实习方法】

1.学生以小组为单位,分别在社区护士的带教下深入社区收集资料。

2.在小组内共同分析与讨论护理诊断、护理计划、护理实施及评价是否正确。

【实习报告】

1.本次实习中学到的内容。

2.指出实习过程中出现的问题,有何建议?

实习四　社区慢性病的预防保健

【实习目的】

1. 能运用流行病学方法对社区居民开展慢性病危险因素的调查与分析。
2. 学会健康教育的方法和技巧,增强预防为主的保健意识。

【实习内容】

1. 了解慢性病的特点。
2. 分析慢性病的危险因素(可干预的危险因素和不可干预的危险因素)。
3. 几种常见慢性病的健康教育(高血压病、冠心病、糖尿病、COPD、中风等)。

【实习方法】

1. 实习前准备,了解社区常见慢性病的防治方法。
2. 学生在社区护士的带领下实地进行问卷调查、身体评估和健康教育。
3. 在社区卫生服务中心由师生共同分析、整理和归纳社区慢性病危险因素和健康教育的四大基石(合理膳食、适量运动、戒烟限酒、心理平衡)。

【实习报告】

1. 本次实习中学到的内容。
2. 指出实习过程中出现的问题,有何建议?

实习五　社区免疫接种

【实习目的】

1. 了解社区免疫接种的程序。
2. 学会免疫接种的方法,不良反应的观察与处理。

【实习内容】

1. 免疫接种的对象和禁忌。
2. 接种剂量、次数、间隔时间和接种途径。
3. 接种后的副作用和处理方法。

【实习方法】

1. 由社区护士向学生介绍常用疫苗、接种对象和方法、注意事项等。
2. 学生在社区护士的带领下实地进行免疫接种。

【实习报告】

1. 本次实习中学到的内容。
2. 指出实习过程中出现的问题,有何建议?

实习六　制订社区健康教育计划

【实习目的】

通过制订社区健康促进计划,熟悉社区健康教育和健康促进的程序,基本掌握社区健康教育需求评估和制订社区健康促进计划的具体方法和策略。

【实习内容】

1.收集社区居民健康教育需求的资料和信息。

2.制订社区健康促进计划。

【实习方法】

1.进入社区,选择和确定开展社区健康促进活动的对象。

2.收集社区健康促进活动对象有关健康教育需求的资料和信息。

(1)收集社区一般资料,以及健康促进活动对象的身心状况、生活方式和医疗卫生资源等方面的资料和信息,从而确定对象对健康教育的需求。

(2)收集健康促进活动对象的教育背景、学习经历、学习特点等资料,以确定对象的学习能力。

(3)根据自身开展健康教育的能力和教育对象对健康教育需求的缓急,与教育对象一起进行健康教育需求先后次序的排列。

3.制订社区健康促进计划:

(1)制定社区健康促进活动的长期及短期目标。

(2)选择社区健康促进的方法和策略。

【实习报告】

1.本次实习中学到的内容。

2.指出实习过程中出现的问题,有何建议?

实习七　社区家庭康复护理技术训练指导

【实习目的】

熟悉康复患者日常生活训练内容和常用的康复护理技术。

【实习内容】

1.饮食训练:分解为卧位变化、抓握餐具、送食物入口、咀嚼和吞咽动作。

2.移动训练:帮助完成日常生活活动、卧位和立位移动、扶持行走训练。

3.行走训练:拐杖行走训练、上下楼梯和平衡杠内行走训练。

4.轮椅训练:轮椅的使用应视患者的具体情况而定,掌握轮椅的配置和使用。

【实习方法】

让学生互相角色扮演,学会使用餐具(如碗、碟、特制横把或长把匙、刀、叉等)、拐杖和轮椅。

【实习报告】

1.本次实习中学到的内容。

2.指出实习过程中出现的问题,有何建议?

实习八 社区健康档案的建立和管理

【实习目的】

1.了解建立和管理个人、家庭和社区健康档案的重要性。

2.了解社区慢性病患者健康档案的建立和管理。

【实习内容】

1.不同年龄段人群健康档案的建立和管理。

(1)儿童:出生史、发育史、目前生活环境和生活方式、喂养方式、现病史、既往史、预防接种史和残疾情况。

(2)妇女:出生日期、青春期、未婚期、孕产期、节育期、妇女保健、更年期情况。

(3)老年人:日常生活能力评定、生活赡养和护理照顾情况、视力指数、牙齿残缺、生育史、月经史、曾做过的检查、常见症状和体征。

2.社区慢性病健康档案的建立与管理。社区常见慢性病健康档案的格式与内容。

3.健康档案的管理系统。包括社区居民档案管理、康复管理、年检管理、随访管理、妇幼管理、特殊病管理、健康管理、社区管理、社区收费、社区药房管理等。

4.健康档案的计算机管理。

【实习方法】

1.学生在社区护士的带领下实地对儿童、妇女、老年人进行健康档案的填写。

2.在社区卫生服务中心师生共同讨论社区常见慢性病健康档案的格式与内容,以及健康档案管理系统的内容。

3.由社区护士演示健康档案的计算机管理,如资料的输入、查询、编号、调用等,力求达到一个连续的动态过程的档案管理。

【实习报告】

1.本次实习中学到的内容。

2.指出实习过程中出现的问题,有何建议?

(陈淑英)